Handbuch Pflegebildung

Handbuch Pflegebildung

Maria A. Marchwacka (Hrsg.)

Maria A. Marchwacka
(Hrsg.)

Handbuch Pflegebildung

Theorie – Empirie – Praxis

unter Mitarbeit von

Veronika Anselmann,
Laura Arndt,
Cecily L. Betz,
Pia Bienstein,
Beate Blättner,
Katja Boguth,
Mathias Bonse-Rohmann,
Roland Brühe,
Monika Büchmann,
Anneke Bühler,
Peter Dehnbostel,
Lena Dorin,
Nadin Dütthorn,
Bettina Flaiz,
Theresa Forbrig,
Karin Gäumann-Felix,
Wolfram Gießler,
Michael Goller,
Susanne Grundke,
Katrin Heeskens,
Daniel Hofer,
Nicola Hofmann,
Wolfgang von Gahlen-Hoops,
Ramona Hummel,
Christian Kißler,
Zoe Klein,
Helen Kohlen,
Nadine Konopik,
Katrin Kunze,
Sofia Mallmann,
Pia Meißner,
Regina H. Mulder,
Doris Nauer,
Miriam Peters,
Felix Rauner,
Karin Reiber,
Birgit Riegraf,
Christa Rustler,
Katrin Schulze,
Astrid Seltrecht,
Lesya Skintey,
Bianca Steffen,
Charlotte Uzarewicz,
Franz Wagner,
Ursula Walkenhorst,
Anja Walter,
Lena Weber

hogrefe

Maria A. Marchwacka (Hrsg.)
Prof. Dr., Hochschullehrerin für Berufspädagogik mit dem Schwerpunkt Gesundheits- und Pflegedidaktik an der VPU/Vallendar und für Medizinpädagogik an der SRH/Campus Stuttgart
Vinzenz Pallotti University, Pallottistr. 3, 56179 Vallendar
E-Mail: marchwacka@icloud.com

Bibliografische Information der Deutschen Nationalbibliothek
Die Deutsche Nationalbibliothek verzeichnet diese Publikation in der Deutschen Nationalbibliografie; detaillierte bibliografische Daten sind im Internet über http://www.dnb.de abrufbar.

Anregungen und Zuschriften bitte an:
Hogrefe AG
Lektorat Pflege
z.Hd. Jürgen Georg
Länggass-Strasse 76
3012 Bern
Schweiz
Tel. +41 31 300 45 00
info@hogrefe.ch
www.hogrefe.ch

Lektorat: Jürgen Georg, Martina Kasper, Rita Madathipurath
Herstellung: Daniel Berger
Umschlagabbildung: skynesher, GettyImages
Umschlag: Claude Borer, Riehen
Satz: Matthias Lenke, Weimar
Druck und buchbinderische Verarbeitung: Multiprint Ltd., Kostinbrod
Printed in Bulgaria

1. Auflage 2023

(E-Book-ISBN_PDF 978-3-456-96122-4)
(E-Book-ISBN_EPUB 978-3-456-76122-0)
ISBN 978-3-456-86122-7
https://doi.org/10.1024/86122-000

Inhaltsverzeichnis

Danksagung

Die vorliegende Publikation ist in der Zeit der COVID-19-Pandemie entstanden. Diese Pandemie stellt eine besondere Situation dar für die Pflegenden in der Berufspraxis (Arbeiten am Limit, Überforderung) und für die Pflegebildung mit besonderer Herausforderung der digitalen Lehre. Dabei handelt es sich um physische und psychische Belastungen durch die Pandemie sowie Zusatzaufgaben – u.a. Stellungnahmen und Leitlinien. Die Bearbeitung der Manuskripte wurde zudem von der Zeit des Ukraine Krieges in Europa geprägt und damit kamen erneute Ungewissheit und gesellschaftliche Herausforderung auf, die zugleich Care im sozialen Kontext sichtbar hervorhebt. Die Solidarität mit *Fremden*, die Fürsorge und das physische, psychische und soziale Wohlbefinden hat die Ganzheitlichkeit der Pflege offenbart.

Vor diesem Hintergrund bedanke ich mich bei allen Autorinnen und Autoren, die in unterschiedlichen Settings arbeiten, wie an Schulen, Hochschulen und der Pflegepraxis, für ihr Engagement und ihre Zuversicht, dass wir gemeinsam ein vielfältiges Handbuch entstehen lassen.

Der Dank gilt aber auch der Community für Pflegewissenschaft, der Pflegepädagogik sowie den Bezugswissenschaften wie der Berufspädagogik, Heilpädagogik, der Sprachwissenschaft, der Soziologie und nicht zuletzt den Gesundheitswissenschaften, die ihre Erkenntnisse in unser Vorhaben eingebracht haben. Hervorheben möchte ich Frau Professorin Beate Blättner, die im Herbst 2021 verstorben ist, sodass ich vermutlich eine ihrer letzten Publikationen veröffentlichen darf. Ihre Verdienste im Kontext der Gesundheitsförderung, Prävention – insbesondere Themen der sozialen Ungleichheit – sind für uns wertvolle Erkenntnisse.

Mit Anerkennung möchte ich an dieser Stelle die erste (und bisher einzige) deutsche Fakultät für Pflegewissenschaft an der Philosophisch-Theologischen Hochschule/PTHV erwähnen – seit dem 8.12.2021 unbenannt in Vinzenz Pallotti University/VPU – sie hat maßgeblich die Entwicklung der Akademisierung der Pflegewissenschaft/Pflegebildung vorangetrieben. Absolventinnen und Absolventen des Promotionsprogramms der Pflegewissenschaft (Dr. rer.cur.; Fakultät für Pflegewissenschaft) vertreten inzwischen zahlreiche Professuren an deutschsprachigen Hochschulen oder engagieren sich in Kliniken, Berufsverbänden, Pflegekammern, in politischen Gremien für die weitere Akademisierung der Pflegeprofession.

Mein Dank geht an Herrn Prof. Dr. Norbert H. Weber (Technische Universität Berlin; Fachgebiet: Allgemeine Didaktik), der mit kritischem Blick für Impulse im Kontext von Bildung und Didaktik sorgte und durch einen intensiven Austausch die Publikation unterstützte. Auch bei Frau Dr. Anette Bentler (Universität Paderborn; Fachgebiet: Bildungswissenschaften) und Herrn Prof. Alexander Martin (Universität zu Köln; Fachgebiet: Unterrichtsfach Pädagogik) bedanke ich mich für wertvolle Impulse und Unterstützung.

Dem Programmleiter des Fachbereichs für Pflege im Hogrefe-Verlag, Herrn Jürgen Georg, sowie der Redakteurinnen, Frau Martina Kasper und Frau Wimmel, danke ich für die wohlwollende Begleitung während der Arbeit am Manuskript.

Mein besonderer Dank gilt meiner Kollegin, Frau Ulrike (Magdalena) Schleinschok (FH Voralberg/Österreich), die die Arbeit an den Texten tatkräftig unterstützte. Ich bedanke mich vom Herzen bei Frau Schleinschok für pflegewissenschaftliche Impulse sowie wertvolle Diskussionen. Schwester M. Monika März (Säkularinstitut der Schönstätter Marienschwestern) danke ich für ihre Unterstützung bei der Korrektur des Manuskripts.

Für den wertvollen wissenschaftlichen Austausch aller an der Publikation Beteiligten bedanken ich mich im Sinne von Sophokles (um 497–405 v. Chr.):

„Es ist ein schlimmes Schicksal, wissend zu sein, wo unser Wissen keinen Dank gewinnt.“

Februar 2022 *Maria A. Marchwacka*

Geleitwort

Franz Wagner

Vorbehaltene Aufgaben und Zukunft der Pflege

Die professionelle Pflege ist ein Heilberuf. So steht es im Grundgesetz. Das hat in der Vergangenheit politisch nur interessiert, da dies die Zuständigkeit des Bundestages für die Zulassung zum Beruf regelt. Für die Altenpflegerinnen und Altenpfleger musste 2003 der Status Heilberuf erst noch vor dem Bundesverfassungsgericht erkämpft werden. Inhaltlich wurde der Anspruch Heilberuf aber rechtlich nicht ernsthaft erfüllt. Da nahmen seit dem Krankenpflegegesetz von 1985 vorwiegend die Europäische Union und deren Berufeanerkennungsrichtlinie (2005/36/EG in der Fassung von 2013/55/EU) Einfluss.

In der Gesellschaft sind Pflegefachpersonen hoch angesehen, sie erreichen in den einschlägigen Befragungen immer sehr gute Platzierungen unter den Top-Drei der vertrauenswürdigen Berufe. Es ist aber unwahrscheinlich, dass dieser Spitzenplatz erreicht wird im Hinblick auf die Frage, ob der Beruf eine anspruchsvolle Ausbildung verlangt oder eine gute Karriere ermöglicht. Das gesellschaftliche Bild ist immer noch vorwiegend geprägt von der körpernahen Dienstleistung bei gebrechlichen Menschen – die zu Hause schließlich auch die Tochter oder Ehefrau übernimmt – oder der Ausführung ärztlicher Weisungen. Es wird verkannt, dass die professionelle Pflege ein komplexes Geschehen ist, das große Fachkenntnis und Erfahrung voraussetzt. Es wird auch verkannt, dass professionelle Pflege dafür eine anspruchsvolle Ausbildung benötigt und ein wachsender wissenschaftlich abgesicherter Wissenskanon die Grundlage für pflegerisches Handeln ist.

Mit dem Pflegeberufegesetz kam – selbst für erfahrene Berufspolitiker überraschend – eine Regelung von vorbehaltenen Tätigkeiten (§ 4 Pflegeberufegesetz). Überraschend deshalb, weil uns jahrzehntelang Juristinnen und Juristen in den Ministerien erzählt hatten, dass es rechtlich nicht möglich sei, in der Pflege einen Vorbehalt zu definieren. Vor dem Hintergrund des Streites um die Generalistik spielte dieser Paragraf in den Beratungen des Gesetzentwurfes kaum eine Rolle bzw. wurde nicht kontrovers diskutiert.

Insofern ist es ein Meilenstein in der Professionalisierung der Pflege, dass es jetzt einen Vorbehalt gibt. Damit hat der Gesetzgeber zwar immer noch nicht abschließend definiert, was denn professionelle Pflege ist. Aber es wurde damit eine klare Botschaft zum Anspruch an die Pflegefachpersonen und deren Rolle und Verantwortung als Heilberuf ausgedrückt.

In seinem Kommentar zum Pflegeberufegesetz drückt Rechtsprofessor Gerhard Igl (2019) das folgendermaßen aus: „Ohne Zweifel wird man die in § 4 Abs. 2 PflBG aufgeführten Tätigkeiten als heilkundliche Tätigkeiten bestimmen können" (S. 82).

Dies ist juristisch ein bedeutsamer Schritt, da damit die ansonsten unbeschränkte Befugnis der Ärztinnen und Ärzte zur Ausübung der Heilkunde beschnitten wird. Igl (2019) sieht das durch den Inhalt des Vorbehaltes und Verweis auf die fehlende Ausbildung der Ärztinnen und Ärzte dafür als rechtlich unproblematisch.

Rechtlich nicht eindeutig geregelt ist, ob der Vorbehalt (uneingeschränkt) auch für Gesundheits- und Krankenpfleger/-innen bzw. Gesundheits- und Kinderkrankenpfleger/innen, die nach Krankenpflegegesetz und Altenpfleger/-innen gilt, die nach Altenpflegegesetz ausgebildet wurden. Ebenso unklar ist dies für die gesonderten Abschlüsse Gesundheits- und Kinderkrankenpfleger/innen und Altenpfleger/-innen nach PflBG (Igl, 2019).

Weitgehend ungeklärt ist allerdings auch noch, welche konkreten Auswirkungen der Vorbehalt auf die pflegerische Praxis haben wird. Der Gesetzgeber hat auch beim Pflegeprozess den Schritt der Umsetzung der im Pflegeprozess geplanten pflegerischen Interventionen nicht explizit erwähnt. Insgesamt werden vermutlich die Pflegeberufekammern eine wichtige Rolle spielen, indem sie pflegerische Aufgaben definieren. 2020 beschloss die Arbeits- und Sozialminister-Konferenz (ASMK), die Gesundheitsminister-Konferenz (GMK) zu bitten, eine Arbeitsgruppe einzurichten mit dem Auftrag „bis zur 98. ASMK (2021) die Problemlage an der Schnittstelle zwischen Ordnungsrecht, Leistungsrecht und Berufsrecht für die Versorgung der Bevölkerung und den Pflegeberuf darzustellen, die Bedeutung und die konkrete Wahrnehmung der Vorbehaltsaufgaben in Abgrenzung zu anderen Berufsgruppen (Hilfskräfte, Sozialberufe, Medizinische und Gesundheitsberufe) herauszuarbeiten und Vorschläge für das weitere Verfahren einschließlich der praktischen Umsetzung (z. B. anhand von Modellprojekten) zu entwickeln." (ASMK, 2020).

Dies unterstreicht die Unsicherheit bezüglich der konkreten Auslegung der gesetzlichen Regelungen in der Pflegepraxis selbst bei den Aufsichtsbehörden.

Der Vorbehalt im Berufszulassungsgesetz ist allerdings nur **ein** Meilenstein auf dem Weg zu einer zeitgemäßen Gesundheitsprofession Pflege. Die Diskussion und Klärung reicht nämlich weit über den Pflegeprozess und die Qualitätssicherung beim individuellen Menschen mit Pflegebedarf hinaus. Es geht um die Frage, wieviel Autonomie Pflegefachpersonen haben, wenn sie ihre vorhandenen Kompetenzen einsetzen. Die grundsätzliche Frage der Aufgabenverteilung zwischen den Gesundheitsprofessionen mit den Stichworten Substitution, Delegation oder auch Pool-Kompetenzen wird oft mit dem Hinweis unterdrückt, es gebe keinen arztfreien Raum (im Krankenhaus). Es besteht scheinbar ein allumfassendes Monopol der Ärzteschaft, was Heilkunde betrifft, soweit nicht das Heilpraktikergesetz davon Ausnahmen erlaubt. Die heutigen Versorgungsbedarfe verlangen aber, die hierarchische Struktur der Zuständigkeiten, die ihre Wurzeln im 19. und der ersten Hälfte des 20. Jahrhundert hat, zu überwinden, um den betroffenen Menschen eine individuell angepasste und im ursprünglichen Sinn des Begriffs „ganzheitliche" Versorgung anbieten zu können.

In anderen Ländern hat sich das längst etabliert und bewährt. Unter dem Stichwort „Erweiterter Pflegepraxis" (Advanced Nursing Practice) arbeiten Nurse Practitioner oder Advanced Practice Nurses weitgehend selbstständig und unabhängig und kollegial zusammen mit Ärztinnen und Ärzten sowie anderen Gesundheitsprofessionen zusammen. Leider hängt Deutschland immer noch etliche Jahre der internationalen Entwicklung hinterher. Die demografische Entwicklung bei Betroffenen und in den Gesundheitsberufen wird aber einen Wandel erzwingen. Der vielfach propagierte Mangel an Ärztinnen und Ärzten ist in Wirklichkeit ein Verteilungsmangel. Wir benötigen weniger von ihnen am Starnberger See und mehr in Brandenburg. Und auch die zunehmende Selbstbestimmung von Menschen mit Gesundheitsproblemen und der Zugang zu Informationen im Internet und über Betroffenengruppen verlangt nach anderen Lösungen als bisher. Selbstmanagement ist gerade bei chronischen

Erkrankungen und auch bei Pflegebedürftigkeit das Gebot unserer Zeit. Hier ist die pflegerische Perspektive mit dem Lebensweltbezug eine wichtige Ressource für mehr Selbstständigkeit, Lebensqualität und Gesundheit. Wir sollten im Sinne von Pool-Kompetenzen die Aufgaben an diejenigen übertragen, die in der jeweiligen Situation am besten geeignet sind, sie zu erfüllen und möglichst gute Ergebnisse erzielen.

Im Alltag – insbesondere im Krankenhaus – wird die Übertragung oft schon gelebt. Allerdings rechtlich im Rahmen von Delegation. Weil aber Formalia, wie Rezepte, nicht erforderlich sind und auch die Frage der Abrechnung („Wer bekommt die Vergütung für die Leistung?“) keine Rolle spielt, geht es tatsächlich um die beste Versorgung. Im ambulanten Bereich und in der stationären Langzeitpflege stellt sich das anders dar. Vordergründig geht es zwar immer um die Versorgungsqualität („Facharztstandard!“), aber tatsächlich geht es doch (auch) stark um Geld. Aus welchem Budget werden heilkundliche Leistungen von Pflegefachpersonen finanziert? Geht das zu Lasten der niedergelassenen Ärztinnen und Ärzte? Die Kassen jedenfalls sind weder an einer Mengenausweitung interessiert noch an höheren Ausgaben. Ihre Idealvorstellung wäre vermutlich bessere Qualität zu niedrigerem Preis. Der Gesetzgeber hat schon vor 15 Jahren anerkannt, dass Pflegefachpersonen mehr Verantwortung und Aufgaben übernehmen könnten. Dies hatte zuvor der Sachverständigenrat zur Begutachtung der Entwicklung im Gesundheitswesen mehrfach in Gutachten festgestellt. 2008 wurde mit dem Pflege-Weiterentwicklungsgesetz eine gesetzliche Regelung zur modellhaften Erprobung der Übertragung von ärztlichen Tätigkeiten im Sinne der selbstständigen Ausübung der Heilkunde geschaffen (§ 63 (3c) SGB V). Der Gemeinsame Bundesausschuss (G-BA) wurde im Gesetz beauftragt, eine entsprechende Richtlinie zu erlassen. Diese wurde nach mehrjähriger schwieriger Diskussion 2012 veröffentlicht. In der Richtlinie gibt es zwei Arten von Systematisierung. Zum einen eine Ordnung nach Diagnose (z. B. Patient mit chronischer Wunde) und zum anderen eine Liste von Interventionen (z. B. Infusionstherapie). Bis 2021 gab es kaum Modelle auf der Grundlage dieser Richtlinie.

Weshalb der Bundestag mit dem Gesundheitsversorgungsweiterentwicklungsgesetz (GVWG) einen neuen § 64 d SGB verabschiedet hat, der verlangt, dass die Krankenkassen in jedem Bundesland bis zum 1.1.2023 mindestens ein Modell gem. § 63 (3c) SGB beginnen muss. In diesem Rahmen muss ein Katalog der ärztlichen Tätigkeiten, die übertragen werden, festgelegt werden, wobei die von der Fachkommission nach § 53 Pflegeberufegesetz (Fachkommission, 2019) entwickelten Module für Modellversuche zu berücksichtigen sind. Es bleibt abzuwarten, ob dieses Gesetz die erhoffte Dynamik für Modellprojekte entfalten wird. Vermutlich wird der Druck der Versorgungsprobleme – verstärkt durch die Erfahrungen während der Pandemie – mehr bewirken als Modelle, die mehrere Jahre dauern und deren Evaluationsergebnis offen ist.

Im jahrzehntelangen Ringen um die Professionalisierung der Pflege wurden mit dem Pflegeberufegesetz zwei wichtige Schritte nach vorne getan: Es wurde die hochschulische Ausbildung als zweiter Regelzugang zum Beruf gesetzlich abgesichert und es wurden vorbehaltene Tätigkeiten definiert. Beides muss aber nachreguliert werden, denn die hochschulische Ausbildung – innerhalb der Europäischen Union und in einem großen Teil der restlichen Welt die Norm – ist gegenüber der beruflichen Ausbildung strukturell benachteiligt. Die Studierenden erhalten beispielsweise keine Praktikumsvergütung. Das man das anders regeln kann, hat der Bundestag im Hebammengesetz, das die Vollakademisierung der Hebammenausbildung regelt, gezeigt. Und die vorbehaltenen Tätigkeiten sind nicht eindeutig definiert. Dies wird gerade angesichts des anhaltenden Mangels an Pflegefachpersonen noch zu heftigen Diskussionen und Versuchen führen, das auszuhöhlen.

Andererseits wird der Druck, die Gesundheitsversorgung in Deutschland grundlegend zu reformieren, zunehmen. Das umfasst die Primärversorgung, aber auch Prävention ebenso wie die Leistungen und Verfügbarkeit von Krankenhäusern. Wir leisten uns eines der teuersten Gesundheitssysteme der Welt, erreichen aber bei etlichen Ergebnisindikatoren nur mittelmäßige Werte. Insofern können Pflegefachpersonen optimistisch in die Zukunft sehen. Sie müssen aber darauf achten, die Veränderungen mitzugestalten. Dafür braucht es starke berufliche Interessensvertretungen in Berufsverbänden und Pflegeberufekammern.

Literatur

ASMK (Arbeits- und Sozialministerkonferenz). (2020). *Externes Ergebnisprotokoll der 97. Konferenz der Ministerinnen und Minister, Senatorinnen und Senatoren für Arbeit und Soziales der Länder am 26. November 2020*. Verfügbar unter https://asmkintern.rlp.de/fileadmin/asmkintern/Beschluesse/Protokoll/2020-12-11_externes_Protokoll_der_ASMK_komplett_final.pdf

Fachkommission. (2019). *Rahmenpläne der Fachkommission nach § 53 PflBG*. Zugriff am 07.09.2022 unter https://www.bibb.de/dienst/veroeffentlichungen/de/publication/show/16560

Igl, G. (2019). *Gesetz über die Pflegeberufe – Praxiskommentar* (2. Aufl.). Heidelberg: medhochzwei Verlag.

Einführung in das Handbuch

Maria A. Marchwacka

Zum Bildungsauftrag (in) der Pflege

Die aktuelle Reform der Pflege(aus)bildung – das Pflegeberufereformgesetz (und die damit einhergehenden vorbehaltenen Tätigkeiten) – sowie die Akademisierung und die Professionalisierung in Pflege und Lehrerinnen-/Lehrerbildung stellen Hochschulen, Schulen und Bildungszentren vor großen Herausforderungen, bieten zugleich aber Chancen und neue Perspektiven für die Pflege(aus)bildung. Dabei steht der Bildungsgedanke im Zentrum dieser Reform – v. a. in den Rahmenplänen der Fachkommission nach § 53 PflBG (Fachkommission, 2019) sowie bei der Lehrkräfteausbildung. Sowohl in der Ausbildung als auch im Pflegeprozess gehört der Bildungsgedanke (im Sinne der Persönlichkeitsentwicklung und dem Erkenntnisgewinn) zum festen Bestandteil der Pflegeprofession – handlungsleitend für die Pflegeprozessgestaltung und die Beziehung zwischen Pflegenden und Menschen mit Pflegebedarf.

In der Geschichte der Bildungswissenschaften blickt der Bildungsbegriff auf eine lange Tradition zurück, aber auch auf diverse Diskurse. In der *griechischen Antike* waren es im wesentlichen Sokrates, Platon und Aristoteles, deren philosophische Ideen zu Bildung und Erziehung bis in die Gegenwart reichen:

- Bereits Sokrates (470–399 v. Chr.) zeigt durch Fragen und Diskurse den Weg zum Erkenntnisgewinn auf.
- Platon (427–347) hebt in seinem „Höhlengleichnis" das natürliche Bedürfnis des Menschen nach Erkenntnis im Bildungsprozess hervor.
- Fragen nach Normen und Werte, die richtungsweisend für menschliches Handeln sind – oder sein sollen –, stehen im Mittelpunkt der „Nikomachischen Ethik" von Aristoteles (384–322).

Die Fragen nach Erkenntnis, Werten und Ethik beschäftigen neben Philosophinnen und Philosophen sowie Pädagoginnen und Pädagogen auch Theologinnen und Theologen, u. a. *Comenius* (1592–1670), der den Bildungsgedanken in der „Pampaedia" für *alle* Menschen (und nicht nur für Eliten) fordert und zugleich den Meilenstein für die Didaktik legt. Mit seiner „Didactica magna" (= „Große Unterrichtslehre") von 1667 entwickelt er eine Vorstellung von Bildungsprozessen im Laufe des Lebens – von der Kindheit bis zum Seniorenalter – und damit den Ursprung lebenslangen Lernens.

Seit der *Aufklärung* ist dem Bildungsbegriff die Vernunft, die Forderung nach selbstständigem Denken und Autonomie immanent. Nach Kant ist es „die Mündigkeit", sich seines eigenen Verstandes zu bedienen: „Sapere Aude! Habe Mut, sich seines eigenen Verstandes zu bedienen!" (Kant, 1784, S. 481).

Der *humanistische Bildungsbegriff* (den Humboldt zu Beginn des 19. Jahrhundert formuliert hat, ist in Institutionen (v. a. in der Schule) als

Persönlichkeitsbildung verankert: Lehrerinnen und Lehrer erhalten den Bildungsauftrag, zu dem sie der Staat verpflichtet. Das ist zugleich die Geburtsstunde des Lehramts – nach Humboldt jedoch nicht im Sinne der Berufsbildung. Die Entwicklung zur Persönlichkeit in der Berufsbildung wird in der *Reformpädagogik* (Kerschensteiner, 1910) verankert, insbesondere reflexives Denken („reflective thought") nach Dewey (1978, 1986) erweitert den Bildungsbegriff und prägt bis dato den Lehr- und Lernprozess.

Die NS-Zeit bringt den humanistischen Bildungsgedanken und die Persönlichkeitsentwicklung im Sinne der Selbstbestimmung zum Erliegen. Fremdbestimmung, die auch das Menschenbild und die Berufsbildung beeinflusst, dominiert – insbesondere im Bereich der Pflege, die der Medizin untergeordnet war. Die Assistenz der Pflegenden gegenüber den Medizinerinnen und Medizinern bzw. die ausführende Funktion der Pflege ließ kaum Entscheidungsmöglichkeiten zu. Gesellschaftliche und berufliche Verantwortung wurden zum ethischen Dilemma: zwischen dem humanitären Gedanken der Fürsorge und der Ausführung der Tätigkeiten, die Medizinerinnen und Mediziner verordnet und entschieden haben und die Leben und Gesundheit von Menschen zur Folge hatte und erst in der Nachkriegszeit aufgearbeitet wurde (Steppe, 1991, 2013). Hilde Steppe (2013) resümiert in ihren Analysen „Die Pflege im Nationalsozialismus hat gezeigt, wie weit ein Beruf zu gehen bereit ist – im Sinne des Gehorsams und der Anpassung und auch auf dem Wege des Widerstands und Sich-Verweigerns" (S. 16).

In der Nachkriegszeit wird die gesellschaftliche Verantwortung in der Pflege aufgearbeitet und Humanität postuliert (Steppe, 2013). Zugleich rücken die ethischen Aspekte (auch im juristischen Kontext der Verantwortung) in das Zentrum pflegerischen Handelns.

Im Bildungsbereich prägt Adornos (1970) „Erziehung nach Ausschwitz" die nächsten Generationen, gepaart mit der Forderung nach Selbstbestimmung und Emanzipation. Diese Aspekte leiten die bildungstheoretischen Ansätze und prägen insbesondere das *didaktische Konzept* von Klafki (1963, 1971). Insofern ist es nachvollziehbar, dass sowohl Ansätze von Adorno als auch das didaktische Konzept von Klafki in die Pflegedidaktik Eingang gefunden haben (Darmann-Finck, 2010; Greb, 2003; Wittneben, 1993). Bis dato dominieren in der Pflegedidaktik die Schlüsselbegriffe wie Emanzipation, Selbst- und Mitbestimmung sowie Solidarität, die Klafki in der Allgemeinen Didaktik prägte.

Obwohl der Schwerpunkt dieses Handbuchs nicht in der Pflegedidaktik liegt, sollen an dieser Stelle die Verdienste der Kolleginnen und Kollegen der Pflegedidaktik hervorgehoben werden, die seit den 1990er Jahren zahlreiche Handbücher und Sammelwerke verfasst haben: u. a. Mischo-Kelling und Wittneben (1995), Olbrich (2009), Ertl-Schmuck und Greb (2015), Brinker-Meyendriesch und Arens (2016), Ertl-Schmuck und Hänel (2021), Darmann-Finck und Sahmel (2021).

In dem vorliegenden Handbuch soll daher die Komplexität der *Pflegebildung* zum Tragen kommen, die sowohl Pflegewissenschaft wie auch die Bildungswissenschaften impliziert und auf ihre Bezugswissenschaften (insbesondere: Medizin, Rechtswissenschaften, Bildungswissenschaften, Psychologie, Soziologie) rekurriert. Nach Remmers (2000) ist Pflege als Handlungswissenschaft zu verstehen, die der doppelten Handlungslogik folgt: Sie impliziert regelgeleitetes Wissen und hermeneutisches Fallverstehen. Behrens und Langer (2021) prägen „Evidence-based Nursing and Caring" und subsumieren darunter die externe (wissenschaftlich geprüft) und interne (individuelle Bedürfnisse und Erfahrungen der Menschen mit Pflegebedarf und Pflegefachpersonen) Evidenz. Folglich bilden evidenzbasiertes Wissen (empirische Erkenntnisse) und Erfahrungen der Pflegefachpersonen sowie die individuellen Bedürfnisse von Menschen mit Pflegebedarf und deren subjektive Empfindungen die Basis der

Pflegeprozessgestaltung. Das Aushandeln im Pflegprozess zwischen Pflegefachpersonen und Menschen mit Pflegebedarf, der zudem leibliches Handeln inkludiert, geschieht in unterschiedlichen Pflegesettings: so u. a. in der pädiatrischen Pflege, der stationären Langzeitpflege, der rehabilitativen Pflege, der psychiatrischen Pflege und der stationären Pflege im Klinikbereich. Im Fokus der Pflegeprozessgestaltung steht ethisches Handeln (Riedel, 2019), das als tragendes Fundament der Pflege(aus)bildung angesehen werden kann. Insbesondere bei der Beziehungsgestaltung im Pflegealltag bilden Leiblichkeit (Uzarewicz, s. **Kap. 1.1**) und Ethik (Kohlen, s. **Kap. 1.2**) wichtige Pfeiler für den professionellen Umgang mit den zu pflegenden Menschen und setzen partizipative Haltung (Marchwacka, s. **Kap. 1.5**) sowie Reflexionskompetenz im Sinne der Persönlichkeitsentwicklung voraus. Um diese Fähigkeiten bei den Auszubildenden im Pflegealltag anzubahnen, bedarf es einer Theorie-Praxis-Verzahnung zwischen Lernort Schule, Lernort Praxis und Skill-Labs.

Zur Konzeption des Handbuchs

Der kurze Aufriss verdeutlicht die Tragweite der Pflegebildung, zugleich soll er die Bedeutung von Emanzipation, (Selbst-)Reflexion, Verantwortung für die Pflegeprofession aufzeigen.

Bildungsauftrag (in) der Pflege kann zum einen die Bedeutung der Bildungskomponenten thematisieren, zum anderen die Eigenverantwortung (u. a. im Hinblick auf vorbehaltene Tätigkeiten), (ethische) Reflexion und die politisch-gesellschaftliche Mitverantwortung hervorheben.

Das vorliegende Handbuch ist deshalb als ein Versuch zu verstehen, die Komplexität des pflegerischen Handelns zu beleuchten und zu einem interdisziplinären Diskurs einzuladen. Die Thematik „Bildungsauftrag (in) der Pflege" wird differenziert, aber nicht erschöpfend behandelt, doch geben die einzelnen Beiträge Anregungen für weitere Publikationen und Diskurse.

Die gendergerechte Sprache wurde in dem Handbuch in unterschiedlicher Weise verwendet. Die Entscheidung über die Formen der gendergerechten Formulierung wurde bewusst den Autorinnen und Autoren der Beiträge überlassen, um die Vielfalt der Genderdiskurse in wissenschaftlichen Disziplinen/Strömungen sichtbar zu machen.

In diesem Sinne werden in **Kapitel 1** theoretische Ansätze aus der Perspektive der Pflegewissenschaft und den Bezugswissenschaften (Pädagogik, Soziologie, Theologie, Gesundheitswissenschaften, Berufliche Bildung) beleuchtet, während in **Kapitel 2** empirische Erkenntnisse im Kontext der Qualitätsentwicklung in der Pflege(aus)bildung erörtert werden. Themen von **Kapitel 3** enthalten Beispiele aus Schule und Hochschule sowie Herausforderungen der Lehrerprofessionalisierung, Sprachsensibilisierung und Praxisanleitung.

Im theoretischen Teil (**Kap. 1**) werden zunächst Ansätze zu den relevanten Themen der Pflegewissenschaft aufgezeigt: Leiblichkeit, Ethik, Kinderkrankenpflege und Gerontologie. Charlotte Uzarewicz, die die Pflege als Berührungsberuf bezeichnet, setzt sich anhand eines Fallbeispiels mit dem Thema „Leiblichkeit" auseinander. Auch im Beitrag von Helen Kohlen wird ein Fallbeispiel präsentiert, um die Relevanz der „Ethik" für pflegerische Tätigkeiten zu begründen. Vor dem Hintergrund der Spezialisierung in der Pflege werden im Verlauf dieses Handbuchs sowohl pädiatrische als auch gerontologische Aspekte erörtert. Da die Kinderkrankenpflege in der deutschen Forschung noch ein Desiderat ist, wurde für dieses Handbuch eine Expertise aus den USA aufgenommen. Cecily L. Betz erläutert sowohl historische Aspekte als auch den aktuellen Stand der „pediatric nursing". Nadine Konopik stellt gerontologische Ansätze und Konzepte sowie Bedürfnisse hochaltriger pflegebedürftiger Menschen vor.

In den **Kapiteln 1.5** bis **1.10** kommen Bezugswissenschaften und interdisziplinäre Aspekte zum Tragen. Zunächst erörtert Maria A. Marchwacka das Dilemma der Partizipation in der Pflege unter besonderer Berücksichtigung der Migrationsgesellschaft und erarbeitet Ansätze zu partizipativer Haltung. Aus soziologischer Perspektive widmen sich Birgit Riegraf und Lena Weber der aktuellen Thematik Care-Arbeit im Kontext der Geschlechterforschung. Einen kritischen Blick und zugleich eine mögliche Zukunftsperspektive zum Thema „Spiritualität" präsentiert der Beitrag von Doris Nauer. Ein aktuell zentrales Thema der Prävention und Gesundheitsförderung beleuchtet die kürzlich verstorbene Kollegin Beate Blättner. Themen der „Interprofessionalität" und „innovatives Lernen" runden die Perspektiven zu den Bezugswissenschaften ab: Die beiden Wissenschaftlerinnen Ursula Walkenhorst und Katrin Kunze setzen sich mit interprofessionalem Lernen als Teil beruflicher Sozialisation der Gesundheitsberufe auseinander. Peter Dehnbostel und Wolfram Gießler fokussieren arbeitsintegrierte Berufsqualifizierung in der Pflege und heben die Relevanz informellen Lernens und kompetenzbasierter Qualifizierung hervor.

Das **Kapitel 2** umfasst ausgewählte wissenschaftliche Erkenntnisse der empirischen Sozialforschung in Bezug auf die Pflegebildung. Zunächst werden Aspekte zur Digitalisierung thematisiert, anschließend weitere Befunde aus empirischen Studien rezipiert. Laura Arndt und Astrid Seltrecht erörtern ihre Studien zur „Computerbezogenen Selbstwirksamkeit von Pflegeschülerinnen und -schülern". Miriam Peters, Zoe Klein und Lena Dorin berichten über die Technikbereitschaft der Lehrenden – untersucht an Altenpflegeschulen in Rheinland-Pfalz. Berufliche Kompetenz, Kompetenzentwicklung und Kompetenzdiagnostik fokussiert Felix Rauner in seinem Beitrag. Veronika Anselmann und Regina H. Mulder schildern Erkenntnisse zum Thema Lernaktivitäten im Team und erläutern den Zusammenhang zwischen informellen Lernaktivitäten, Kohäsion und Performanz von Teams. Michael Goller und Bianca Steffen referieren über Lernpotenziale von Schulstationen, die sie anhand von Tagebüchern der Lernenden untersucht haben. Im Kontext des Studiums der Sonderpädagogik/Rehabilitationswissenschaften berichten Christian Kißler und Pia Bienstein über praktische Pflegefähigkeiten der Studierenden und deren Heterogenität im Zusammenhang mit der Berufsbiografie. Aufschlussreich sind ebenfalls Erkenntnisse des Forschungsteams aus Hannover, Bayern und Berlin – Mathias Bonse-Rohmann, Anneke Bühler, Pia Meißner, Christa Rustler und Katrin Schulze –, die Projekte zur Gesundheitsförderung und Prävention im Pflegesetting vorstellen. Abschließend präsentieren Bettina Flaiz und Katrin Heeskens Erkenntnisse zu Praxisvorbilder im Rahmen eines Kontaktstudiums.

Das **Kapitel 3** widmet sich Praxisbeispielen aus der beruflichen Bildung sowie der Hochschulbildung. Zunächst wird von einigen Pflegedidaktikerinnen und Pflegedidaktikern (Anja Walter, Nadin Dütthorn; Roland Brühe; Maria A. Marchwacka; Wolfgang von Gahlen-Hoops) ein hochschulübergreifendes Projekt zur Fallarbeit vorgestellt, an dem fünf Hochschulen (die Lehrkräftebildung im Kontext Pflegebildung offerieren), beteiligt waren. Susanne Grundke stellt Erkenntnisse zum interdisziplinären Lernen im Pflegestudium dar. Sofia Mallmann und Monika Büchmann berichten über Simulationsprüfungen im Rahmen von Anpassungslehrgängen ausländischer Pflegekräfte. Im Kontext der Heilerziehungspflege erläutert Ramona Hummel anhand eines Fallbeispiels die Bedeutung der Inklusion für Pflegebildung.

In **Kapitel 4** werden zum Thema „Berufliche Bildung und Hochschulbildung – pädagogische Professionalität" Aspekte der Professionalität von Lehrerinnen und Lehrern der beruflichen Fachrichtung „Pflege" von den Pflegepädagoginnen Karin Reiber und Nicola Hofmann erörtert mit dem besonderen Schwerpunkt auf professionsbezogenes Wissen. Fachsprachliche, sprachhandlungsbezogene Anforderungen der Kommunikation in Pflegeberufen erläutern Lesya Skintey und Maria A. Marchwacka und gehen dabei explizit auf den Qualifikationsbedarf angehender Lehrpersonen ein. Zum Schluss berichten Katja Boguth und Theresa Forbrig über die Besonderheiten der Praxisphasen in der hochschulischen Pflegeausbildung und es werden grundlegende Kernaspekte der Praxisbegleitung und Praxisanleitung sowie zukünftige Herausforderungen beleuchtet.

Literatur

Adorno, T.W. (1970). Erziehung nach Auschwitz. In G. Kadelbach (Hrsg.), *Erziehung zur Mündigkeit. Vorträge und Gespräche mit Hellmuth Becker 1959–1969* (S. 92–109). Frankfurt am Main: Suhrkamp.

Behrens, J. & Langer, G. (2021). *Evidence based Nursing and Caring. Methoden und Ethik der Pflegepraxis und Versorgungsforschung – Vertrauensbildende Entzauberung der „Wissenschaft“* (5. Aufl.). Göttingen: Hogrefe. https://doi.org/10.1024/86074-000

Brinker-Meyendriesch, E. & Arens, F. (Hrsg.). (2016). *Diskurs Berufspädagogik Pflege und Gesundheit. Wissen und Wirklichkeiten zu Handlungsfeldern und Themenbereichen.* Berlin: wvb.

Darmann-Finck, I. (2010). *Interaktion im Pflegeunterricht. Begründungslinien der Interaktionistischen Pflegedidaktik.* Frankfurt am Main: Peter Lang. https://doi.org/10.3726/978-3-653-06811-5

Darmann-Finck, I. & Sahmel, K.-H. (Hrsg.). (2021). *Pädagogik der Gesundheitsberufe. Springer Reference Pflege – Therapie – Gesundheit.* Berlin, Heidelberg: Springer. https://doi.org/10.1007/978-3-662-61428-0

Dewey, J. (1978). How We Think. In J.A. Boydston & J. Dewey (Eds.), *The Middle Works 1899–1924. Vol 6: How we think and selected essays, 1910–1911* (pp. 177–356). Carbondale, Edwardsville: Southern Illinois University Press. (Orginal work published 1910).

Dewey, J. (1986). How We Think: A restatement of the relation of reflective thinking to the educative process. In J.A. Boydston & J. Dewey (Eds.), *The later works 1925–1953. Vol. 8: Essays and How we think, revised edition* (pp. 105–352). Carbondale, Edwardsville: Southern Illinois University Press. (Orginal work published 1933).

Ertl-Schmuck, R. & Greb, U. (Hrsg.). (2015). *Pflegedidaktik als forschende und lehrende Disziplin. Ein Handbuch in vier Bänden.* Weinheim, Basel: Beltz Juventa.

Ertl-Schmuck, R. & Hänel, J. (2021). *Theorien und Modelle der Pflegedidaktik. Eine Einführung* (2. Aufl.). Weinheim: Beltz Juventa.

Fachkommission. (2019). *Rahmenpläne der Fachkommission nach § 53 PflBG.* Zugriff am 03.11.2021 unter www.bibb.de/dokumente/pdf/geschst_pflbg_rahmenplaene-der-fachkommission.pdf

Greb, U. (2003). *Identitätskritik und Lehrerbildung. Ein hochschuldidaktisches Konzept für die Fachdidaktik Pflege.* Frankfurt am Main: Mabuse. https://doi.org/10.1024/1012-5302.17.5.354a

Kant, I. (1784). Was ist Aufklärung? *Berlinische Monatsschrift, (12)*, 481–494.

Kerschensteiner, G. (1910). Berufs- oder Allgemeinbildung? In G. Kerschensteiner (Hrsg.), *Grundfragen der Schulorganisation. Eine Sammlung von Reden, Aufsätzen und Organisationsbeispielen* (S. 23–43). Leipzig, Berlin: Teubner.

Klafki, W. (1963). *Studien zur Bildungstheorie und Didaktik.* Weinheim: Beltz.

Klafki, W. (1971). Erziehungswissenschaft als kritisch-konstruktive Theorie: Hermeneutik – Empirie – Ideologiekritik. *Zeitschrift für Pädagogik, 17*(3), 351–385.

Mischo-Kelling, M. & Wittneben, K. (1995). *Pflegebildung und Pflegetheorien.* München, Jena: Urban & Fischer.

Olbrich, C. (2009). *Modelle der Pflegedidaktik.* München: Urban & Fischer, Elsevier.

Remmers, H. (2000). *Pflegerisches Handeln. Wissenschafts- und Ethikdiskurse zur Konturierung der Pflegewissenschaft.* Bern: Hans Huber.

Riedel, A. (2019). Ethikkompetenzen vertiefen und verdichten – Welche Rolle kann die Ethik-Leitlinienentwicklung als exemplarische Methode der Ethikdidaktik in der hochschulischen Pflegeausbildung spielen? *Ethik in der Medizin, 31*(4), 361–390. https://doi.org/10.1007/s00481-019-00544-3

Steppe, H. (1991). Nursing in the Third Reich. *History of Nursing Society Journal, 3*(4), 21–37. https://doi.org/10.1097/00152193-199103000-00009

Steppe, H. (2013). *Krankenpflege im Nationalsozialismus* (10. Aufl.). Frankfurt am Main: Mabuse.

Wittneben, K. (1993). Perspektiven einer kritisch-konstruktiven Didaktik der Krankenpflege. In V. Geldmacher, K.-D. Neander, U. Oelke & K.-P. Wallraven (Hrsg.), *Beiträge zum 1. Göttinger Symposium „Didaktik und Pflege“* (S. 78–86). Basel: Recom.

1 Theoretische Ansätze

„Seit den Anfängen der organisierten Pflege Mitte des 19. Jahrhunderts und der Erkenntnis, dass die Pflege tief in den Traditionen und Praktiken von Chancengerechtigkeit und Inklusion sowie in der Wertschätzung von Vielfalt verwurzelt ist, haben Pflegefachpersonen konsequent vier grundlegende Verantwortlichkeiten anerkannt: Gesundheit fördern, Krankheiten verhüten, Gesundheit wiederherstellen sowie Leiden lindern und ein würdiges Sterben unterstützen. Der Bedarf nach Pflege ist universell.

Der Pflege inhärent ist die Achtung der Menschenrechte, einschließlich der kulturellen Rechte, des Rechts auf Leben und Wahlfreiheit, das Recht auf Würde und respektvolle Behandlung. Die Pflege ist respektvoll und uneingeschränkt in Bezug auf die Merkmale Alter, Hautfarbe, Kultur, kulturelle Zugehörigkeit, Behinderung oder Krankheit, Geschlecht, sexuelle Orientierung, Nationalität, Politik, Sprache, ethnische Zugehörigkeit, religiöse oder spirituelle Überzeugungen, rechtlicher, wirtschaftlicher oder sozialer Status.

Pflegefachpersonen werden für ihren Beitrag zur Verbesserung der Gesundheit von Einzelpersonen, Familien, Gemeinschaften und Bevölkerungsgruppen auf lokaler, nationaler und globaler Ebene geschätzt und respektiert. Sie koordinieren die Versorgung mit anderen Gesundheitsfachpersonen und weiteren involvierten Gruppen. Pflegefachpersonen zeigen professionelle ethische Werte wie Respekt, Gerechtigkeit, Empathie, Verlässlichkeit, Fürsorge, Mitgefühl, Vertrauenswürdigkeit und Integrität" (ICN, 2021, S. 4).

Literatur

ICN (International Council of Nurses). (2021). *Der ICN-Ethikkodex für Pflegefachpersonen.* Zugriff am 10.01.2022 unter https://www.dbfk.de/media/docs/download/Allgemein/ICN_Code-of-Ethics_DE_WEB.pdf

1.1 Körper und Leib in der Pflege – mehr als nur Anatomie

Charlotte Uzarewicz

Abstract

Wenn Pflege als Beziehungs- und Berührungsberuf definiert und verstanden wird, muss die Körper-Leib-Thematik in Pflege und Pflegebildung einen zentralen Stellenwert einnehmen. Denn Körper ist weit mehr als ein Konglomerat aus Anatomie, Physiologie, Pathologie. Bei jeder Kommunikation ist der Körper beteiligt. Körper stellen Interaktionsordnungen her (Goffman, 2001), sind Träger von Symbolen und vermitteln soziokulturelle Selbstverständlichkeiten. Pierre Bourdieu (1979) untersuchte die Entstehung des Habitus durch Inkorporierungsprozesse. Und nicht zuletzt ist Körper ein zentrales Thema in der Genderdebatte. Ebenso ist die Leiblichkeit in jeder Körperdiskussion gegenwärtig, meist jedoch schweigsam. Das Spüren am eigenen Leib, die leibliche Kommunikation (Schmitz, 1998), die immer stattfindet, gestaltet maßgeblich die pflegerischen Situationen mit.

In diesem Beitrag stelle ich in der gebotenen Kürze ausgewählte Klassiker vor, die sich mit dem Verhältnis von Körper, Individuum und Gesellschaft befasst haben und die ich für eine Ausformulierung einer Körper-Leib-Theorie für Pflege wegen ihrer Anschlussfähigkeit an die Leibphänomenologie für sehr brauchbar erachte. Anhand eines Fallbeispiels möchte ich aufzeigen, welche Bedeutung eine Körper-/Leibtheorie für Pflege hat und eine Begründung versuchen, warum die Pflegewissenschaft solche Theorien braucht.

Schlüsselbegriffe

- Habitus
- Interaktionsordnung
- Körper, leibliche Kommunikation
- Anthropologie
- Pflegebildung

1.1.1 Einführende Überlegungen

Pflegende werden durch die Ausbildung beruflich sozialisiert. Damit erwerben sie ein Wissen über den Körper des Menschen, das dominant aus Anatomie, Physiologie und Pathologie besteht: Das Wissen über Verhalten und Handeln, zum Umgang mit dem Körper der Patientinnen und Patienten generiert sich aus der Perspektive medizinisch diagnostizierter Krankheitsbilder und psychologischer Grundlagen der Kommunikation. Fragt man Studierende der Pflege, wie Körper üblicherweise in der Pflegeausbildung, im Pflegemanagement oder in der Pflegepädagogik thematisiert wird, so ist die Antwort doch erschreckend eindeutig: Es geht um Leistungen und Funktionen des Körpers, meist der der anderen (Patientinnen und Patienten). Hier liegt dezidiertes Wissen vor. Der Handlungsbedarf ergibt sich aus dem Etikett „pathologisch" und erst dann wird das Augenmerk auf Themen wie Beziehungsstrukturen und -gestaltung gelegt. Ganz klar werden zwischen den Körpern der Patientinnen und Patienten und den Körpern der Pflegenden unterschieden. Bei ersteren stehen Funktionen und ihre Veränderungen im Fokus. Bei Letzteren dient der Körper als Werkzeug, um Pflege durchzuführen. Als Ressource scheint er nicht verstanden zu werden, denn Strategien der Gesunderhaltung und der Prävention gelten als nebensächlich.

Seit den 80er Jahren des letzten Jahrhunderts wird von der „Wiederkehr des Körpers" (Kamper & Wulf, 1982) in den Sozialwissenschaften gesprochen. Um die Jahrtausendwende entwickelt sich der Begriff „body turn", der eher programmatisch zu verstehen ist, und zwar als Forschungsgegenstand, in Bezug auf sozial- und kulturwissenschaftliche Körpertheorien sowie auf epistemologischer Ebene (Gugutzer, 2006). Im englischsprachigen Raum finden sich entsprechende Ansätze unter dem Label „Embodiment" (Shilling, 2007). Angesichts dieser aufkeimenden Wende in den Sozial- und Kulturwissenschaften ist es verwunderlich, dass dieser Diskurs in der Pflegewissenschaft in Deutschland nur rudimentär Eingang gefunden hat (Uschok, 2016), handelt es sich doch um zentrale Bezugsdisziplinen der Pflegewissenschaft.

Die anthropologische Basis fällt im Rahmen der pflegerischen Ausbildung einer funktionalistischen Differenzierung und Verobjektivierung anheim. Das ist die Grundlage der professionellen Handlungsstrategien. Körperorientierte Interaktionstheorien fehlen in diesem Beziehungs- und Berührungsberuf. Es gilt, die vorhandene implizite Anthropologie zu explizieren, um die Rehabilitierung des Lebendigen mit all seinen Stadien, Strukturen und Qualitäten als anthropologische Theorie der Pflege zu entwickeln.

1.1.2 Zwischen Sozialkonstruktivismus und Neophänomenologie

Es gibt keinen „natürlichen" Körper. Vielmehr ist die anatomisch-physiologische Basis hochgradig historisch, kulturell und sozial überformt. Selbst unser allopathisches Medizinsystem ist ein kulturelles Konstrukt und historischen Wandlungen unterworfen (Lux, 1999; Stürzer & Wolf, 1996), sodass man eigentlich nicht von einer objektiven Medizin sprechen kann. Sie hat den Körper seziert, analysiert und Standards gesetzt. Diese prägen unsere Wahrnehmung, unser Selbstverständnis und unser Handeln und Verhalten. Je nachdem, wie sich die Gesellschaft ändert, ändern sich die Themen rund um den Körper. Gugutzer (2016) hat den body turn in der Gesellschaft und für die Sozialwissenschaften aufgezeigt: Körper ist gleichzeitig Produkt und Produzent der Gesellschaft. Welche Auffassung wir vom Körper haben bestimmt, wie wir ihn wahrnehmen; und das sagt auch etwas über unsere Auffassung von Gesellschaft aus. Körperkontrolle ist nach Douglas (1981) Ausdruck der sozialen Kontrolle. Wer seinen Körper nicht richtig unter Kontrolle hat, der wird auch schnell sozial suspekt. Das hat einerseits Auswirkungen auf die Interaktionsebene im face-to-face-Kontext, andererseits auch auf die Gesellschaft als Ganzes; sie kann sich immer nur einen gewissen Prozentsatz von Abweichungen leisten, wenn sie stabil bleiben will. Welche Rolle spielen Pflegende, die meist mit Menschen zu tun haben, die ihre Körperkontrolle verlieren oder dem allgemeinen Körperideal nicht mehr entsprechen können? Körper verweist also auf weit mehr als nur auf eine physische Entität. Das gesamte soziale Feld von Interaktion und Kommunikation hat eine physische Basis.

1.1.3 Fallbeispiel

Lena befindet sich am Ende des ersten Ausbildungsjahres. In dieser Woche wird sie auf einer neuen Station eingesetzt. Sie kommt pünktlich zur Frühschicht und trifft die neuen Kolleginnen und Kollegen im Stationszimmer an. Nach einer kurzen Begrüßung und Vorstellung wird die Arbeit verteilt. Lena soll in einem Zweibettzimmer bei Frau Sommer, einer älteren, bettlägerigen Patientin, die Morgentoilette durchführen. Monika, die Praxisanleiterin, begleitet Lena und erklärt ihr unterwegs, wo die Pflegeutensilien zu finden sind. Danach gehen beide in das Patientinnenzimmer. Monika stellt Lena kurz vor, erklärt Frau Sommer die nächsten Schritte und geht dann aus dem Raum, weil die Patientenglocke läutet. Lena geht zunächst an das Bett von Frau Heine, begrüßt diese und fragt, ob alles in Ordnung sei und ob sie allein klarkommt. Frau Heine ist noch schläfrig und winkt ab. Lena geht daraufhin zu Frau Sommer und beginnt ein Gespräch; sie erkundigt sich nach dem Befinden und erklärt ihr, was sie jetzt vorhat. Frau Sommer freut sich, dass ihr ein so netter junger Mensch um diese frühe Uhrzeit helfen möchte. So kann sie sich für das Frühstück und die anstehende Arztvisite fein zurecht machen. Lena stellt alles bereit und beginnt, während sie sich mit Frau Sommer unterhält, die Ganzkörperwaschung. Frau Sommer ist kooperativ, sodass beide schnell fertig sind. Als Lena die Pflegeutensilien wieder wegräumen will, bittet Frau Sommer Lena, aus dem Schrank ihr Parfüm zu holen und an Ohrläppchen, Handgelenken und ein bisschen am Hals aufzutragen. Das ist schnell erledigt. Auch hat Frau Sommer den Wunsch, heute ihre duftende Bodylotion zu benutzen. Auch diesem Wunsch entspricht Lena und cremt Frau Heine von Kopf bis Fuß ein. Das nimmt etwas Zeit in Anspruch, da Lena ihr das Nachthemd erst wieder ausziehen muss. Danach erklärt Frau Sommer, dass Lena ihr helfen soll, den Lippenstift, der im Nachtschrank liegt, richtig aufzutragen und ein wenig Make-up kann auch nicht schaden. Lena spürt eine innere Unruhe aufkommen, weil sie sich nun schon länger als allgemein üblich bei dieser Patientin aufhält; sie ist neu auf der Station, möchte von Anfang an einen guten Eindruck machen und zeigen, dass sie gut und schnell arbeiten kann. Gleichzeitig sind die Wünsche von Frau Sommer nachvollziehbar und sie möchte auch, dass sich Frau Sommer wohl fühlt in ihrer Haut. So erfüllt Lena ihr auch diesen Wunsch, wird aber etwas schneller in der Ausführung ihrer Tätigkeit. Das merkt Frau Sommer und will ihre „Sonderwünsche" erklären. Sie beginnt ein Gespräch mit Lena, bei dem sie ihr erzählt, dass sie früher als Kosmetikerin gearbeitet habe und dass ihr der Beruf sehr viel Freude bereitet hat. Immer gut auszusehen sei wichtig, um Anerkennung zu bekommen und kompetent zu wirken. Sie fragt Lena, welche Kosmetikprodukte sie verwende und will ihr Tipps geben, wie sie sich am besten schminken kann und welche Farben zu ihrem Teint passen. In dieser Situation kommt die Praxisanleitung ins Zimmer, schaut sich kurz um und sagt dann: „Lena, kannst Du mal bitte ins Stationszimmer kommen?" Daraufhin packt Lena die Pflegeutensilien schnell zusammen, verabschiedet sich von Frau Sommer und eilt aus dem Zimmer.

1.1.4 Habitus der Pflege: Wie entsteht der „Stallgeruch"?

Pierre Bourdieu gehört zu den bedeutenden Stichwortgebern des Sozialkonstruktivismus. Er hat die Bedeutung von Leib und Körper in den Sozialtheorien hervorgehoben, indem er sein ursprüngliches Kapitalkonzept (Anm. der Autorin: In seiner Absetzbewegung vom klassischen, ökonomisch fixierten Marxismus, erweitert er den Kapitalbegriff um kulturelles, soziales und symbolisches Kapital, die alle ineinander konvertierbar sind.) um den ‚Körper als Kapital' (Gugutzer, 2004) erweitert. Der menschliche Körper wird in diesem Sinne als ein Werkzeug verstanden, mit dem nicht nur ökonomische Gewinne (harte Arbeit) erzielt werde können, sondern auch soziale, kulturelle psychische, z. B. Prestige, Ansehen, Anerkennung, Status oder (zusätzliche) Chancen.

Sowohl Lena als auch Frau Sommer setzen ihren Körper als Kapital ein, jeweils mit unterschiedlichen Zielen und Interessen. Frau Sommer will als bettlägerige alte Frau einen guten, gesunden Eindruck machen und knüpft an ihren beruflichen Habitus als Kosmetikerin an. Lena will als Pflegeschülerin einen guten Eindruck bei den neuen Kolleginnen machen, arbeitet schnell und zügig und wird körperlich spürbar unruhig, weil sie ihrer Meinung nach schon zu lange bei der Patientin tätig ist. Sie versucht, den bis dahin erfahrenen Habitus der Pflege nachzuahmen. Wenn das nicht der Fall wäre, würde sie nicht auf die Idee kommen, dass sie zu lange braucht und sie würde auch nicht unruhig werden. Körper als Kapital ist eine Form des kulturellen, sozialen und/oder symbolischen Kapitals. Wir setzen den Körper ein, um unsere Ziele zu erreichen und unsere Wünsche zu erfüllen: Durch richtige Inszenierung zeigen wir, dass wir zu einer bestimmten Gesellschaftsschicht und/oder Profession gehören und uns gegenüber anderen abgrenzen.

Bourdieu (1979) versteht unter Habitus etwas „Inkorporiertes“, das das Resultat von (willkürlich oder unwillkürlich) eingeübten Handlungs- und Verhaltensweisen ist. „Habitus ist [...] die vermittelnde Kategorie zwischen Klassenzugehörigkeit und (Körper-)Praxis“ (Gugutzer, 2004, S. 70–72). Die sozio-kulturelle Herkunft und die berufliche Sozialisation manifestieren sich an den Körpern. So kann man an Körpern kollektive Dispositionen von Habitus ablesen (z. B. die kräftigen Hände von Handwerkern, die flinken Bewegungen von Pflegenden) (Bourdieu, 1979). Mit diesem Konzept macht Bourdieu darauf aufmerksam, dass das Verhältnis von Körper und Gesellschaft keine Einbahnstraße ist. Der Körper ist kein bloßes Instrument der Gesellschaft, der Körper selbst ist an der Konstituierung von Gesellschaft beteiligt, deren Schnittstelle der Habitus ist. Damit hebt sich Bourdieu von diversen anderen Körpertheoretikern ab, da er den Habitus nicht mehr als ein „ausschließlich kognitives Konzept“ versteht, sondern er „integriert [...] auch körperliche und leibliche Aspekte: Als *körperliches* Konzept verweist der Habitus auf die sichtbare Verkörperung der Lebensgeschichte einer Person, also auf das, was auch alltagssprachlich als Habitus bezeichnet wird, als *leibliches* Konzept auf das leibliche Wissen, den sozialen Spürsinn [...] oder, in Bourdieus Terminologie, den ‚praktischen Sinn‘“ (Gugutzer, 2004, S. 72). Der Habitus steht somit an der Schwelle von Natur und Kultur und unterläuft sie beide. Es lässt sich gar nicht mehr sagen, ob der Körper ein rein biologisches oder soziokulturelles Produkt ist. Wenn Lena sich das Gruppenfoto von vor Beginn der Ausbildung ansieht und mit dem Gruppenfoto nach dem Staatsexamen vergleicht, wird sie die Veränderung durch die berufliche Sozialisation an ihrem eigenen Gesichtsausdruck, an der Art und Weise, wie sie dasteht, erkennen können, ohne genau zu sagen, welcher Muskel nun wie anders funktioniert. Und auch Frau Sommer ist ein bestimmter Habitus zu eigen; sie kann nicht ungeschminkt bleiben, denn dann bliebe die Morgentoilette für sie unvollendet.

Der Habitus wird durch die sozialgeschichtliche Eingebundenheit der Einzelnen (Geschlecht, soziale Herkunft und Stellung ethnische Zugehörigkeit etc.) und dem dazugehörigen Lebenslauf geprägt. Wir können den Habitus einer Person am konkreten Verhalten erkennen: Wahrnehmung, Kommunikationsstil, Kleidung, Körperhaltung, Gestik etc. Während der Sozialisation bildet sich der Habitus heraus und wird so verinnerlicht, dass er zur „zweiten Natur“ wird und damit eine hohe Beständigkeit erreicht. Er ist aber veränderbar, wenn auch nur mit großen Anstrengungen und bis zu einem gewissen Grad. Mit dem Habitus werden gesellschaftliche Ordnungen gelebt, aufrechterhalten und geschaffen. Das ist der „Stallgeruch“ der Pflege, der im Rahmen der beruflichen Sozialisation durch Mimesis individuell angeeignet und gesellschaftlich bedeutsam wird. Besonders deutlich ist dies kürzlich im Rahmen der Coronapandemie medial übermittelt worden. Bilder von Pflegenden, die nachts vermummt bis zum Umfallen arbeiten und glücklich lächeln, wenn andere Menschen applaudieren! Kritik an solchen Bildern oder gar gesellschaftskritische Stellungnahmen kamen dezent erst sehr viel später. So etwas gehört nicht unbedingt zum Habitus der Pflege. Habitus bedeutet, dass alles, was wir Menschen im Laufe unserer Sozialisation erleben, in unseren Körper eingeschrieben wird. So bildet sich allmählich unser spezifischer Habitus heraus. Es ist eine Form von inkorporiertem Wissen. Die berufliche Ausbildung als sekundäre Sozialisation trägt entscheidend dazu bei, welcher Habitus in der Pflege weitergetragen wird, wie der Körper als Kapital eingesetzt wird.

1.1.5 Körper in Interaktion

Erving Goffman hat den menschlichen Körper in unmittelbaren Interaktionssituationen untersucht. In der direkten Präsenz von Menschen entstehen immer wieder aufs Neue Ordnungen der Interaktion.

„Die Interaktionsordnung bezeichnet jene kleinen Räume der Interaktion, in denen wir in körperlicher Präsenz mit anderen handeln. Es ist gerade ihre Unmittelbarkeit, die ihre Eigengesetzlichkeit ausmacht – im Unterschied zur Gesellschaftsstruktur; [...] hier zeigen sie [die Personen; Ch. Uz.] ihre Aufmerksamkeit und Anteilnahme, hier findet die Koordination von Handlungen statt, und hier sind ihre Körper verletzlich [...]" (Knoblauch, 2001, S. 34–35).

Die Verletzlichkeit des Körpers von Frau Sommer ist unmittelbar nachvollziehbar. Wenn man bettlägerig ist und auf die Hilfe von fremden, meist viel jüngeren Menschen angewiesen ist, liegt die Abhängigkeit und Verletzlichkeit vor Augen. Lena muss Frau Sommer „angreifen", um ihre Arbeit zu tun. Ob dieses „Angreifen" sanfte Berührungen sind, die auch „unter die Haut" gehen, ob es eher forsch ist und einschüchternd wirkt in der vulnerablen Situation, ob es flüchtig, schnell, belanglos ist – all das gebiert immer wieder aufs Neue Interaktionsordnungen. Lena wiederum setzt ihren Körper ein, um Körperpflege bei Frau Sommer durchführen zu können; sie fasst einen fremden Körper an, fühlt diese Haut auf ihrer Haut, zeigt oder unterdrückt das Gefühl, das sie dabei überkommt, wird innerlich unruhig, als die Zeit dahinläuft, macht deswegen schnellere Bewegungen .... Es sind die kleinen Gesten des Körpers, die Stimmungslagen vermitteln, die die zwischenmenschliche Atmosphäre ausmachen und damit Ordnungen schaffen. Die meisten Menschen verbringen einen Großteil des Tages in Gegenwart anderer, d. h. sie sind wechselseitig miteinander verstrickt, aufeinander bezogen und bringen ihre Körper in diese Situationen mit ein: „Das macht uns verwundbar, da wir durch unsere Körperlichkeit prinzipiell Angriffen anderer [...] ausgesetzt sein können, die sie Kraft ihrer Körper in die Situation einbringen. Handgreiflichkeiten [...] und Behinderungen der Bewegungsfreiheit können wir zum einen dann ausgesetzt sein, wenn uns wider allen Vereinbarungen Gewalt angetan wird. [...] Zum anderen sind wir in der Gegenwart anderer durch ihre Worte und Gesten ähnlichen Angriffen auf unser seelisches Leben ausgesetzt [...]" (Goffman, 2001, S. 60).

Interaktionsordnung bedeutet also, dass die Anwesenheit von Körpern in Interaktions- und Kommunikationssituationen bestimmte soziale Ordnungen herstellen und auch verändern können. Als Monika in das Patientinnenzimmer kommt und sich kurz umblickt, hat sie mit ihrer bloßen körperlichen Anwesenheit die gerade geschaffene Interaktionsordung verändert. Interaktion ist „als der wechselseitige Einfluss von Individuen untereinander auf ihre Handlungen während ihrer unmittelbaren physischen Anwesenheit definiert" (Goffman, 2006, S. 18), und damit eine Form unmittelbarer Kommunikation. Direkte Interaktionen sind die Basis alles Gesellschaftlichen, aber nicht die Gesellschaft selbst.

Im Alltag agieren wir, als ob immer andere gegenwärtig wären, ob sie das tatsächlich sind oder nicht. Daher brauchen wir allgemein verbindliche Regeln, die uns buchstäblich in Fleisch und Blut übergegangen sind als „habitualisierte soziale Regulierungen" (Hettlage, 1999, S. 192). Nur so können wir in der sozialen Welt leben. Lena arbeitet zugewandt, aber zügig, weil sie weiß, was ein guter Eindruck ist, den sie unbedingt bei ihren neuen Kolleginnen hinterlassen möchte. Woher kommt eigentlich die Regel, dass Pflege immer zügig arbeitet? Und hängt diese Regel mit einem anderen pflegetypischen Phänomen zusammen, nämlich dem, dass Pflege immer zu wenig Zeit hat? (Anm. der Autorin: Körperstudien zu Bewegungsabläufen in Interaktionssituationen sind ein spannendes Feld auch in der Pflege). Wenn wir es genau nehmen, können wir feststellen, dass wir rund um die Uhr von Regeln umstellt und durchdrungen sind. Eine Berufsausbildung dient der Einübung in die Regeln, die für die Ausübung des Berufes und die Ausführungen der einzelnen Tätigkeiten grundlegend sind. Das wird gewöhnlich kontrolliert und sanktioniert (z. B.

durch Notengebung). Im Prinzip ist aber unter Menschen alles möglich und jede Situation ergebnisoffen. Regeln schränken diese grundsätzlich unerschöpfliche Ergebnisoffenheit ein, das gelingt aber nur begrenzt, sodass für immer ein „Rest an Unbestimmtheit" (Hettlage, 1999, S. 192) bleibt. Wir müssen im Prinzip immer auf alles gefasst sein, aber gleichzeitig erwarten wir nicht alles. Natürlich gibt es in der Pflege Zahlen, Daten, Fakten, Dokumentationen und Pflegeplanung. Aber Pflege ist auch charakterisiert durch ihre Nichtplanbarkeit; sie findet immer im Modus der Unmittelbarkeit statt (Maio, 2016). Lena weiß, was zu tun ist bei der Ganzkörperwaschung, das hat sie schließlich gelernt. Einige Sonderwünsche von Frau Sommer können in dem vorgegebenen Rahmen berücksichtigt werden. Die Grenze, was möglich ist und ab welchem Punkt in der Interaktionssituation eine Grenzüberschreitung stattfindet, kann im Vorhinein nicht definiert oder festgelegt werden. Das Parfüm, der Lippenstift, das Make-up, das Gespräch, das Auftauchen der Praxisanleiterin im Zimmer ... Hier wird deutlich, dass der Faktor Zeit einen maßgeblichen Einfluss auf das Körpergeschehen hat. Lena arbeitet gut und schnell, spürt ab einem gewissen Punkt eine innere Unruhe, die sie zu beherrschen versucht. All das sind körperliche Aktionen, die die Interaktionsordnung bedingen und grundieren. Lena erwartet z. B. nicht, dass Frau Heine plötzlich wach wird und ebenfalls Unterstützung einfordert, das kann aber auch geschehen.

Auch wird um die frühe Uhrzeit kein Besuch erwartet, weder von den Patientinnen noch von Lena, aber auch das kann geschehen und sie überraschen. Da wir keinen direkten Zugang zum Anderen haben, bleiben wir darauf angewiesen, die Zeichen und Ausdrucksformen zu lesen, die uns übermittelt werden, und daraus blitzschnell unsere Schlüsse zu ziehen. Gleichwohl bleiben auch diese Schlüsse vorläufig, weil wir uns irren können. Jede Situation muss also ausgehandelt werden; in der Regel geschieht das ganz unspektakulär über Gesten, kurzen Augenkontakt, Mimik, Worte, Bewegungen, Laute, Abstände, also über Aktionen von Körper(teile)n. Die geregelten Alltagsroutinen sind die Gewähr dafür, dass die Ordnungen der sozialen Welt aufrechterhalten werden können. „Kinder, Komiker, Betrunkene und psychisch Auffällige zeigen uns, was es bedeutet, wenn der ‚evidente Charakter' [...] der sozialen Welt sich als brüchig erweist" (Hettlage, 1999, S. 194). Wenn Frau Sommer nicht so kooperativ wäre, sondern eher stur, renitent und aggressiv, könnte sie die gesamte Ordnung der sozialen Welt „Station" (zer-)stören. In jeder Interaktion versuchen wir wesentlich mittels unseres Körpers ein Image zu kreieren, das wir aber jeweils nicht allein zu bestimmen haben. Letztlich handeln wir unser Image und das der anderen wechselseitig miteinander aus. Niemand kann erwarten, dass sein *Ausdruck*, sein Image eins zu eins übernommen und akzeptiert wird. Man muss immer damit rechnen, dass man von anderen niemals auch nur annähernd alles zu sehen, hören, fühlen bekommt. Wir können nur das Bild, das wir vermitteln wollen, zu einem gewissen Teil kontrollieren, den *Eindruck*, den wir auf andere machen, jedoch nicht. Ob wir Eindruck machen, liegt nicht in unserer Hand, sondern in der unseres Gegenübers. Welchen Eindruck möchte Lena bei ihrer neuen Station, bei der Praxisanleiterin, bei Frau Sommer machen? Welchen Eindruck hinterlässt Monika bei Frau Sommer oder bei Lena? „Impression management", wie Goffman (2006) das nennt, also Eindrucksmanagement, ist so besehen eher Ausdrucks- oder Imagemanagement. Dabei können wir nur den willkürlichen Ausdruck kontrollieren, den unwillkürlichen (den Habitus) nicht; den strahlen wir aus. Wir vermitteln den anderen mal subtile, mal sehr direkte Botschaften, senden ihnen Zeichen, ohne Einfluss darauf, ob und wie sie diese aufnehmen und interpretieren. Immer wollen wir in einem günstigen Licht erscheinen, auch dann, wenn wir z. B. Schwäche zeigen. Das funktioniert zumeist recht gut, wenn unser Handeln und Verhalten der Situation angemessen sind. Die Entscheidung darüber, was angemessen ist, sagt etwas über die herrschenden Normen in einer sozialen Situation aus. Das Schminken, um abends auszugehen, ist mit anderen Normen kodiert als das Schminken einer älteren, bettlägerigen Person im Krankenhaus. An dem Beispiel werden die Nuancen der Normierung deutlich: Ist es angemessen, dass Frau Sommer für die Arztvisite geschminkt sein möchte? Ist es angemessen, dass sie nachträglich die duftende Bodylotion aufgetragen bekommen möchte? Ist es angemessen, als bettlägeriger und von Dritten abhängiger Mensch solche Sonderwünsche zu formulieren? Unter einer körperorientierten interaktionstheoretischen Perspektive stellt sich die Frage nach der Angemessenheit als subjektive Befindlichkeit und als Möglichkeit der Eindruckstechnik (und ist nicht nur ethisch zu diskutieren).

Grundsätzlich unterscheidet Goffman (1973, zitiert nach Hettlage, 1999, S. 192) „zwei Arten von Begegnungen (‚encounters‘): zentrierte und nichtzentrierte“. Zentrierte Begegnungen sind konkrete Interaktionen, in denen die Betroffenen direkt aufeinander bezogen sind (Lena und Monika, Lena und Frau Sommer und für eine kurze Zeit Lena und Frau Heine), in nichtzentrierten sind sie unbeteiligte Anwesende (Zuschauer), die eher nebeneinander bloß körperlich da sind (Frau Sommer und Frau Heine). Aber in beiden Fällen sind alle Anwesenden auf der Hut voreinander. Das sind soziale Tatsachen. Was wir sind, sind wir wesentlich durch und in Bezug auf Andere.

1.1.6 Leibliches Verstehen

Der Mensch als Akteur und Patheur (Hasse, 2015)

Körper kann sich gegen Diskurse widersetzen, was in den neueren Gender- und Queerdebatten offenkundig wird. Körper ist nicht nur Objekt sozialer Strukturen, sondern auch Subjekt sozialen Handelns und gestaltet damit soziale Wirklichkeit (Gugutzer, 2004). Wie könnte man sich anders bemerkbar machen als mit dem eigenen Körper? Man könnte weder sprechen, lesen, noch schreiben. Wie könnte man Körper-Pflege durchführen, ohne körperliche Anwesenheit? Was passiert leiblich, wenn wir körperlich interagieren? Die Neue Phänomenologie hat den eigenleiblichen Regungen, dem, was wir am eigenen Leibe spüren, eine Sprache gegeben, die über die subjektive Ebene hinaus zentrale Lebensphänomene intersubjektiv kommunizierbar macht. Ausführlich beschäftigt sich Hermann Schmitz (1998) in seinen Werken mit dem Thema. Leib ist eine dynamische Struktur unseres Daseins und verweist auf verschiedene Qualitäten von Lebendigkeit.

Frau Heine ist schläfrig, Frau Sommer freut sich, dass Lena an diesem Morgen bei ihr ist, Lena ist freundlich, zugewandt und flink. „Der Leib kann gewissermaßen nur von einem anderen Leib verstanden werden“ (Fuchs, 2004, S. 18). Frau Sommer spürt die Unruhe von Lena und versucht atmosphärisch zu beruhigen, in dem sie eine Erklärung für ihre Sonderwünsche liefert.

Wir wissen auf einer leiblichen Ebene, wie es ist, wenn man Hunger oder Durst hat, wie dumpfe oder stechende Schmerzen sind, was Müdigkeit oder Frische sind, weil wir selbst hungrig und durstig, freudig erregt, müde oder frisch sind. Trotz der großen historischen und kulturellen Relativität und Variabilität (z. B. des Gehens oder Liegens) gibt es auch ein ganz entschiedenes, gegenseitiges Verständnis, jenseits symbolischer Vermittlungen, das aus der anthropologischen Grunddisposition resultiert.

Diese anthropologische Disposition ist in reduktionistischer – weil bedürfnisorientierten – Form in den Pflegekonzepten versteckt, die auf den Aktivitäten des täglichen Lebens (ATL) bzw. den Aktivitäten und existentiellen Erfahrungen des täglichen Lebens (AEDL) basieren.

Erweitert man diese psychosomatisch verstandenen Kategorien um die leibliche Dimension, erhält man ein umfassenderes Handlungskonzept. Dazu bedarf es noch weiterer Forschungen.

Die klassischen Handlungs- und Interaktionstheorien haben viele wichtige Aspekte wie z. B. Kontext, Eindrücke, synästhetische Wahrnehmung, nicht bedacht. Wenn man aber nicht nur von verbaler und nonverbaler Kommunikation ausgeht, erkennt man eine Fülle von impliziten, expliziten und erst sich allmählich verdeutlichenden Botschaften, die ein Interaktionsgeschehen maßgeblich bestimmen. Im Fallbeispiel scheint alles seinen normalen geregelten Gang zu gehen. Lena macht ihre Arbeit gut und erfüllt die Erwartungen der Patientinnen und der Praxisanleitung. Frau Sommer ist „compliant", die Praxisanleitung kümmert sich um die neue Schülerin. Was steht in dem Fallbeispiel zwischen den Zeilen? Welche Stimmungen, Atmosphären, Fantasien entstehen beim Nachvollzug einer solchen Situation? Genau das ist das Thema der Theorie der Leiblichkeit und der leiblichen Kommunikation.

Das Zentrum der Neuen Phänomenologie ist das eigenleibliche Spüren. Was damit gemeint ist, kann man sich zum einen daran klarmachen, wie man etwa die Angst, den Hunger, den Ekel oder die Trauer wahrnimmt; das sind alles Regungen, deren Quelle das Subjekt jeweils selbst ist, dafür braucht man keinen einzigen der klassischen fünf Sinne. Aber auch für die Wahrnehmung der Umwelt und der Kommunikation mit ihr, für die man dann in der Tat die Sinne braucht, ist das Spüren unabdingbar.

Man sollte das nicht mit dem Fühlen verwechseln, da die aufgeführten Regungen keine Gefühle sind und zum anderen man auch nicht jedes Gefühl fühlen muss. Wenn etwa die coole Soziologin zu einer Beerdigung kommt, so spürt sie die Traurigkeit der anderen, aber wahrscheinlich, ohne selbst traurig zu sein.

Das Spüren ist das primäre Medium leiblicher Kommunikation, Sehen, Hören, Schmecken, Riechen, Tasten sind sekundäre Medien. Sekundär sind sie dahingehend, dass es kein sinnhaftes Sehen, Hören, Tasten usw. ohne Spüren gibt, aber sehr wohl ein Spüren ohne Sehen, Tasten, Schmecken. Wenn nach Goffman jede Interaktion immer auch Kommunikation ist, dann können wir jetzt neophänomenologisch ergänzen: Jede Wahrnehmung ist leibliche Kommunikation. Der Leib ist kein stoffliches Gebilde wie der Körper. Die Leiblichkeit geht über die fest umschriebene Materialität der Körperlichkeit hinaus. Als körperlicher Leib ist dieser zwar an Stofflichkeit gebunden; aber Leiblichkeit geht über den Körper hinaus und bezeichnet eine dynamische Struktur des Lebendigen. Daher heißt leiblich sein in erster Linie (sich) spüren. Um die Begriffe besser voneinander abzugrenzen, mag folgende Differenzierung hilfreich sein: Die Grenze des *Körpers* ist die Haut; sie umhüllt diesen und lässt eine Unterscheidung zwischen einem Innen (im Körper) und einem Außen (außerhalb des Körpers) zu. Die Grenze des *leiblichen Körpers* ist das mit den Sinnen Wahrnehmbare, der sinnliche Körper; die Sinne reichen über die Hautgrenze des Körpers hinaus (z. B. riechen, hören), sind aber aufgrund ihrer Stofflichkeit (Sinnesorgane) an diesen gebunden. Die Grenze des *Leibes* ist das Spürbare. Der Leib hat keine klar umgrenzten Konturen. Man kann jenseits der Sinne etwas spüren. Dieses Spüren ist ein Vorgang, der den Menschen insgesamt umfasst, oft urplötzlich, noch bevor die Sinne ins Spiel kommen. Auch Menschen, deren Sinne nicht (mehr) arbeiten (Anm. der Autorin: Gemeint sind damit z. B. Apalliker, Narkotisierte in unterschiedlichen Tiefen, Komatöse) spüren etwas: die Anwesenheit der Pflegenden im Raum, die Atmosphäre im Zimmer. Was spürt Monika, als sie in das Zimmer kommt? Warum überlegt Lena nicht lange oder fragt nach, was im Stationszimmer los sei? Sie macht das, was sie sowieso getan hätte, plötzlich schneller; bloß, weil da jetzt ein anderer Körper (Monika) dazu gekommen ist? Die Veränderung der Interaktionsordnung durch das Eintreten der Praxisanleiterin ist atmosphärisch am eigenen Leibe (von Lena, von Frau Sommer) spürbar. Wir nehmen Körper zwar mit den Sinnen wahr, spüren dabei aber etwas am eigenen Leib. „Ohne eigenleibliches Spüren könnten wir unseren Körper nicht als eigenen wahrnehmen, weil da nichts wäre, was man sinnvoll ‚wir' und ‚uns' nennen könnte und weil wir nicht wissen könnten, um wessen Körper es sich handelt" (Uzarewicz & Uzarewicz, 2005, S. 73–74).

Leiblichkeit als Kategorie liegt also quer zu der bisherigen Denkweise. Unsere Körperlichkeit nehmen wir nicht erst dann zur Kenntnis, wenn wir über sie reden, sondern wir erleben sie unmittelbar. Wenn wir von ihm sprechen, so ist das schon ein abstrahierendes Denken, denn der Körper ist nicht etwas Anderes als wir, wir sind jeweils dieser Körper – auch wenn wir ihn von uns abstrahierend und verobjektivierend auf Distanz halten können. Unser Körper, der wir immer schon selbst sind, ist nicht nur ein Objekt diverser Perspektiven oder Diskurse, sondern Subjekt von Praktiken. Das soll heißen, wir leben nicht nur, im Sinne Max Webers, jeweils in subjektiven Sinnwelten, wir leben auch in vorgängigen objektiven Bedeutungswelten. Solche Bedeutungswelten, solche Bedeutsamkeiten sind primär. Sinn ist selbst gemacht, Bedeutung nicht! Der Hunger, der Durst, die Angst, der Schrecken haben schon für den präreflexiven Säugling Bedeutung, ohne dass er auch nur ein Wort sagen oder denken kann, ohne ihnen einen Sinn abgewinnen zu können. Das sind präreflexive Kategorien.

In diesem Sinne ist auch Merleau-Ponty (1966) mit seinem Konzept der „Praktognosie" zu verstehen; es bietet „uns eine Weise des Zugangs zur Welt und zu Gegenständen, eine ‚Praktognosie', die es eigenständig, ja vielleicht als ursprünglich anzuerkennen gilt. Mein Leib hat seine Welt oder begreift seine Welt, ohne erst den Durchgang durch ‚Vorstellungen' nehmen oder sich einer ‚vielleicht objektivierenden' oder ‚Symbol-Funktion' unterordnen zu müssen" (Merleau-Ponty, 1966, S. 170).

Sinn bedeutet, dass wir etwas oder jemanden einen Sinn zuschreiben, d.h. konstruieren. Hinter der Sinngebung steht also ein kognitiver Bewusstseinsakt. Bedeutung ist etwas einer Sinnzuschreibung Vorgängiges und bezieht sich auf das leibliche Spüren. Hunger oder Durst haben für uns eine leibliche Evidenz, die ich unmittelbar spüre, auch dann, wenn ich nicht (mehr) denken kann. Wenn Körper und Leib zusammen gedacht und erforscht werden, könnte die vielbeschworene Rede von der Ganzheitlichkeit der Pflege tatsächlich ein Gesicht bekommen. Menschen sind nicht nur Akteure; Lena ist aktiv und daher Akteurin ihrer Arbeit. Gleichzeitig widerfährt ihr etwas, nämlich die unterschiedlichen Stimmungen von Frau Heine und Frau Sommer, die Situation auf der neuen Station, die Art und Weise, wie Monika ‚drauf' ist. All das wird ihr vorbewusst gewahr. In diesem Sinne ist sie auch Patheurin in ihrer Situation.

1.1.7 Fazit

Das zügige, flotte Arbeiten in der Pflege, bei gleichzeitig empfundenem, permanentem Zeitmangel macht mitunter keinen Sinn, hat aber als Bestandteil des Habitus der Pflege zentrale Bedeutung, denn nichts kann dieses Gefühl auflösen. Das Gefühl, eine Pflegende zu sein, ist also mit dem Gefühl der permanenten Zeitknappheit verbunden. Für die Pflege und in der Pflegebildung gilt es also, Bedeutungen und ihre leibliche Relevanz zu identifizieren und diese mit einem Sinn in Bezug auf Handlungspraktiken zu verknüpfen. Hier treffen sich die Habitustheorie von Bourdieu (1979, 1999), die Interaktionstheorie von Goffman (2001, 2006) und die Leibtheorie von Schmitz (1998). In einer fundierten Ausarbeitung und empirischen

Überprüfung könnte ein Verstehen des Pflegens hierzulande in den Institutionen des Gesundheitswesens (warum es so ist wie es ist) in Gang gebracht werden – ein zentrales Ziel jeglicher Pflegebildung und die erste Voraussetzung für Veränderung. Dabei kann die in den Anfängen der deutschen Pflegewissenschaft geführte Diskussion, ob Pflege eine Praxis- oder Handlungswissenschaft sei, vielleicht anders weitergeführt werden. Wenn *Pflege-Handeln* untersucht wird, liegt es nahe, an Handlungstheorien anzusetzen oder diese zu entwickeln. Die US-amerikanischen Pflegetheorien gehen dabei immer von einem richtigen oder guten Handeln aus, sind also normativ. Hierzulande wird das Thema als ethischer Diskurs geführt. Geht man das aber von der Seite der *Pflege-Praxis* an, muss sich diese Praxeologie mit Körper-Pflege-Praktiken befassen. Und in diesem Feld verweisen mögliche Körpertheorien auf eine Anthropologie der Leiblichkeit in dem Sinne, dass Mensch als Akteur und Patheur gleichermaßen ‚Gegenstand' empirischer Untersuchungen wird. Denn Leiblichkeit ist das Proprium der Pflege (Uzarewicz, 2003), und eine Leibpflege umfasst Themen wie Kultivierung der Gefühle, Analyse der Atmosphären und des (Betriebs-) Klimas (Uzarewicz, 2016), und legt Augenmerk auf Wahrnehmungsveränderungen, Eindruckstechniken, Situationen und Konstellationen. Eine systemrelevante Disziplin muss die Verflochtenheit von Körpern und Gesellschaft bzw. Vergesellschaftungsprozessen in den Blick nehmen.

Literatur

Bourdieu, P. (1979). *Entwurf einer Theorie der Praxis.* Frankfurt am Main: Suhrkamp.

Bourdieu, P. (1999). *Sozialer Sinn. Kritik der theoretischen Vernunft.* Frankfurt am Main: Suhrkamp.

Douglas, M. (1981). *Ritual, Tabu und Körpersymbolik. Sozialanthropologische Studien in Industriegesellschaft und Stammeskultur.* Frankfurt am Main: Suhrkamp.

Fuchs, T. (2004). *Leibgedächtnis und Lebensgeschichte. Leib und Biografie.* Dokumentation der Vortragsveranstaltung am 12.5.2004 an der EFH Rheinland-Westfalen-Lippe, Bochum.

Goffman, E. (2001). *Interaktion und Geschlecht.* Frankfurt am Main: Campus.

Goffman, E. (2006). *Wir alle spielen Theater. Die Selbstdarstellung im Alltag.* München: Piper.

Gugutzer, R. (2004). *Soziologie des Körpers.* Bielefeld: transcript. https://doi.org/10.14361/9783839402443

Gugutzer, R. (2006). Der body turn in der Soziologie. Eine programmatische Einführung. In R. Gugutzer (Hrsg.), *Body turn. Perspektiven der Soziologie des Körpers und des Sports* (S. 9–13). Bielefeld: transcript. https://doi.org/10.1515/9783839404706-intro

Gugutzer, R. (2016). Die Körper der Gesellschaft. Eine soziologische Entdeckungsreise. In A. Uschok (Hrsg.), *Körperbild und Körperbildstörungen* (S. 69–84). Bern: Hogrefe.

Hasse, J. (2015). *Was Räume mit uns machen und wir mit ihnen. Kritische Phänomenologie des Raumes.* Freiburg: Karl Alber. https://doi.org/10.5771/9783495860540

Hettlage, R. (1999). Erving Goffman (1922–1982). In D. Kaesler (Hrsg.), *Klassiker der Soziologie 2. Von Talcott Parsons bis Pierre Bourdieu* (S. 188–205). München: C.H. Beck.

Kamper, D. & Wulf, C. (Hrsg.). (1982). *Die Wiederkehr des Körpers.* Frankfurt am Main: Suhrkamp.

Knoblauch, A.H. (2001). Erving Goffmans Reich der Interaktionen – Einführung. In E. Goffmann (Hrsg.), *Interaktion und Geschlecht* (S. 7–49). Frankfurt am Main: Campus.

Lux, T. (1999). *Krankheit als semantisches Netzwerk. Ein Modell zur Analyse der Kulturabhängigkeit von Krankheit.* Berlin: VWB.

Maio, G. (2016). Das Besondere der Pflege. Aus Sicht der Ethik und der Gesellschaft. *procare, 4*, 6–9. https://doi.org/10.1007/s00735-016-0627-6

Merleau-Ponty, M. (1966). *Phänomenologie der Wahrnehmung.* Berlin: de Gruyter. https://doi.org/10.1515/9783110871470

Schmitz, H. (1998). *System der Philosophie, Bd. II. Der Leib. Teil 1.* Bonn: Bouvier.

Shilling, C. (Ed.). (2007). *Embodying Sociology: Retrospect, Progress and Prospects. Sociological Review Monographs.* Oxford: Blackwells.

Stürzer, M. & Wolf, A. (Hrsg.). (1996). *Die gesellschaftliche Konstruktion von Befindlichkeit: ein Sammelband zur Medizinethnologie.* Berlin: VWB.

Uschok, A. (Hrsg.). (2016). *Körperbild und Körperbildstörungen.* Bern: Hogrefe.

Uzarewicz, C. (2003). Das Konzept der Leiblichkeit und seine Bedeutung für die Pflege. In DV Pflegewissenschaft (Hrsg.), *Das Originäre der Pflege entdecken. Pflege beschreiben, erfassen, begrenzen* (S. 13–26). Frankfurt am Main: Mabuse.

Uzarewicz, C. (2016). *Kopfkissenperspektiven. Fragmente zum Raumerleben für Krankenhäuser und Heime*. Freiburg im Breisgau: Karl Alber.

Uzarewicz, C. & Uzarewicz, M. (2005). *Das Weite suchen – Einführung in eine phänomenologische Anthropologie für Pflege*. Stuttgart: Lucius + Lucius. https://doi.org/10.1515/9783110509762

Weiterführende Literatur

Uzarewicz, C. (2020). Akustische Atmosphären und ästhetische Arbeit im Krankenhaus – Zwei Thesen zu den Herausforderungen in der Krankenpflege. In G. Maio (Hrsg.), *Von Angesicht zu Angesicht. Zur Bedeutung der persönlichen Begegnung in der Medizin* (S. 132–155). Freiburg im Breisgau: Herder.

Uzarewicz, M. (2011). *Der Leib und die Grenzen der Gesellschaft*. Stuttgart: Lucius + Lucius.

1.2 Pflegeethik

Helen Kohlen

Abstract

Zu einer Beschäftigung mit Pflegeethik gehört die Frage nach einer historischen Verantwortung von Pflegenden. Das zeigt die Beteiligung von Pflegenden im Nationalsozialismus, die bis heute nicht zur Verantwortung gezogen wurden. Pflegeethik kann sich an traditionellen Modellen orientieren, dabei aber ihre eigenen Themen ggf. nicht zur Sprache bringen. Ein Denken im Rahmen feministischer Ansätze bietet die Möglichkeit, soziale Lagen, Gender, Ethnizität und generell Ungleichheiten zur Sprache zu bringen. Der Beitrag skizziert die Entwicklung der Pflegeethik aus einer historischen, soziologischen und feministischen Perspektive.

Schlüsselbegriffe

- Soziale Praxis
- Ungleichheit
- Verantwortung
- Feministische Ethik

1.2.1 Einleitung

Die Herausgeberin des internationalen Journals *Nursing Ethics*, Ann Gallagher, schreibt in ihrem Geleitwort des von Settimio Monteverde herausgegeben Handbuchs Pflegeethik (Monteverde, 2020, S. 7): „Nie war eine ethisch reflektierte Pflege -und Sorgekultur dringlicher als heute. Der demografische und ökologische Wandel sowie soziale und technologische Veränderungen sind unübersehbar. Parallel dazu blicken Menschen in vielen Ländern (einschließlich Deutschland) einer unsicheren Zukunft entgegen, welche durch Fachkräftemangel und begrenzten Ressourcen geprägt ist". Daraus folgt, dass Pflegeethik im Rahmen stetig wandelnder Bedingungen stattfindet, die in der Regel auf allen Ebenen des Handelns Einfluss nehmen: (1) auf der Mikroebene im Umgang mit Patient_innen und ihren An- und Zugehörigen; (2) auf der organisatorischen bzw. institutionellen Mesoebene, wie beispielsweise eines Krankenhauses und (3) auf der Makroebene der Gesellschaft, Politik und des Rechts. Die ethischen Herausforderungen steigen mit dem Grad an Komplexität der Bedingungen und sind praktisch ohne eine Auseinandersetzung mit den angrenzenden Disziplinen bzw. den verantwortlichen Akteuren der drei Ebenen nicht möglich. In der Auseinandersetzung haben Pflegende einen Platz oder wie Joan Liaschenko (2010, S. 35–42) es nennt, „a social space", d.h. einen Raum, der es ihnen grundsätzlich erlaubt, für sich zu sprechen und ihre originären ethischen Anliegen und generell pflegeethische Themen einzubringen. Allerdings müssen Pflegende sich diesen Raum nehmen und ihn mit einer eigenen Stimme besetzen, um ihr Wissen und ihre Erfahrungen zum Ausdruck zu bringen. Und das, obwohl die Privilegien und Machtverhältnisse ungleich verteilt sind, wie beispielsweise bei einer Sitzung eines Klinisches Ethikkomitees in der Diskussion mit Ärzt_innen, Seelsorger_innen, Justiziar_innen sowie anderen Mitgliedern eines Komitees (Kohlen, 2010, 2019).

In den letzten 30 Jahren haben Stimmen der Ethik im akademischen wie im gesellschaftspolitischen Diskurs, v.a. im Zuge von ökologischen Herausforderungen, technologischen Entwicklungen, ökonomischen Veränderungsprozessen und aktuell in Zeiten einer Pandemie, an Gewicht gewonnen. Westliche Individualisierungsbestrebungen, ein stetig zunehmender Wertepluralismus aufgrund von Ungleichheiten, sei es aufgrund des Geschlechts, der sozialen Lage oder Ethnizität, stellen auch Pflegende in ihrer Alltagspraxis vor neuen kommunikativen und ethischen Herausforderungen. Auch eine zunehmende Digitalisierung und Technisierung, u.a. in Form von Pflegerobotik erfordern ethische Reflexionen aus der Perspektive der Pflegenden. Welche Denk- und Lösungsansätze sind für die Entwicklung einer Pflegeethik in Wissenschaft und Praxis möglich? Wie kann eine Erweiterung der Reflexion auf allen Ebenen ermöglicht werden? Und: Welche theoretischen Ansätze, Modelle und Konzepte gilt es entsprechend im Bereich der Anwendung, des Managements, der Pädagogik und der Wissenschaft zu entwickeln?

Pflegeethik befasst sich nicht nur mit Einzelfragen und Fallgeschichten im pflegerischen Alltag, sondern beinhaltet auch die Reflexion von ethischen Grundlagen (Lay, 2004). Dazu gehört die Reflexion von Begriffen, Konzepten, Modellen und Theorien, die im Feld der Pflege bisher Anwendung gefunden haben oder finden können. Beispielsweise könnte eine feministisch ausgerichtete Pflegeethik einen theoretischen Rahmen bieten (Kohlen & McCarthy, 2020). Denn sie umfasst politische Fragen und stellt die Sorge um verantwortungsbewusste Pflegeaktivitäten, die auch Fragen nach Gerechtigkeit hinsichtlich Gender, Sozialstatus und Ethnizität klären, in den Vordergrund. Dieser Fokus bedingt eine Reflexion von Asymmetrien und Machtungleichheiten, die dem Pflegeberuf inhärent sind.

Leitend ist für diesen Beitrag die Frage nach den alternativen Denkmöglichkeiten, und zwar jenseits des vorherrschenden (medizinischen) Diskurses und einem grundsätzlichen Bewusstsein zur Freiheit und den Mut, die ethischen Fragen zu stellen, die im Hier und Jetzt aus der jeweiligen Pflegesituation zu stellen sind. Das Plädoyer kann argumentativ gestützt werden durch die Erkenntnis von Geoffrey James Warnock aus den 1970er Jahren:

„When we talk about ‚morals' (or ethics), we do not all know what we mean; what moral problems, moral principles, moral judgements are not a matter so clear that it can be passed over as simple datum. We must discover when we would say, and when we would not, that an issue is a moral issue, and why; and if, as is more than likely, disagreements should come to light even at the stage, we could at least discriminate and investigate what reasonably tenable alternative positions (and ways of thinking) there may be" (Warnock, 1967, S. 75).

1.2.2 Interdisziplinäre Standortbestimmung

Im Vergleich zu den klassischen akademischen Disziplinen, die sich mit ethischen Fragen und Themen auseinandersetzen (Ökologie, Medizin, Wirtschaft), mittels verankerter Lehrstühle die Forschung und Lehre vorantreiben und Bereichsethiken (Umweltethik, Medizinethik, Wirtschaftsethik) entwickelt haben, sind die Pflegeethik und ihre originären Themen im deutschsprachigen Raum kaum akademisch vertreten. Während in der Regel jede medizinische Fakultät über einen Lehrstuhl „Geschichte, Theorie und Ethik der Medizin" verfügt, wird die Pflegeethik überwiegend durch vereinzelte Fachhochschulprofessuren vertreten und damit kaum systematische Pflegeethikforschung betrieben. Wenn auch zunehmend mehrere deutschsprachige Lehrbücher zur Pflegeethik vorliegen (Fölsch, 2021; Hiemetzberger, 2020; Körtner, 2012; Lay, 2004; Monteverde, 2020; Riedel & Linde, 2018; Schiff & Dallmann, 2021; Schnell, 2008) und unter anderen die Herausgeber_innen wie auch Autor_innen des ersten Themenheftes zur Pflegeethik (Kohlen et al., 2019) der Zeitschrift für Ethik in der Medizin stetig in ethischen Fachdiskursen vertreten sind, haben die Themen der Pflege eher eine marginale Position, auch in der Pflegepraxis (Kohlen, 2009a, 2009b, 2019, 2020a, 2020b).

Wenn es um Pflege geht, gewinnen pflegeethische Fragen keine grundsätzliche Aufmerksamkeit, sondern sporadisch in Schüben, wie beispielsweise beim Einsatz von Robotik und insgesamt von neuen Technologien (Kohlen & McCarthy, 2020). Könnte es sein, dass die Aufmerksamkeit, gar Legitimation zu pflegeethischen Fragen von außen gesteuert ist? Denn beispielsweise wurde die Care-Robotik entwickelt, bevor pflegeethische Fragen zur Anwendung kamen (Kohlen, 2021).

1.2.3 Arbeitsdefinition und ethische Orientierungen

Pflege kann m. E. grundsätzlich als eine professionelle sorgende soziale Praxis verstanden werden. Auch Silvia Kühne-Ponesch (2004) definiert Pflege als eine Praxisdisziplin, deren Aufgabe es ist, „einzelne Menschen und Gruppen von Menschen verschiedenen Geschlechts, Alters, kultureller (und sozialer) Prägung in ihrer Gesundheit zu fördern und zu beraten, sie während einer Krankheit im Genesungsprozess zu unterstützen oder in chronischen nicht heilbaren Stadien, Wohlbefinden zu ermöglichen und Schmerzen zu lindern“ (S. 14). Vor diesem Hintergrund kann Pflegeethik in Anlehnung an Megan Johnstone (2010) im weitesten Sinne als die Untersuchung aller Arten von ethischen und bioethischen Fragen aus der Perspektive der Pflegepraxis- und Theorie definiert werden, die wiederum auf den vereinbarten Kernkonzepten der Pflege beruhen, nämlich: Person, Kultur, Pflege, Gesundheit, Heilung, Umwelt und Pflege selbst, die alle in der Pflegeliteratur umfassend beschrieben worden (Käppeli, 1996; Neumann-Ponesch, 2021). Im Gegensatz zu anderen ethischen Ansätzen erkennt die Pflegeethik die unverwechselbaren Stimmen der Pflegenden an und betont die Bedeutung von Pflegeerzählungen und Geschichten aus dem Feld (Johnstone, 2010; Kohlen, 2009a, 2009b). Analysen dieser Erzählungen legen nicht nur die Themen der Pflegenden offen, sondern zeigen auch eine andere narrative Struktur, d.h. die Konstellation von Figuren bzw. Personen verändert sich aus dem pflegerischen Blickwinkel und damit auch die Betrachtung der Spannungsfelder, Konflikte sowie der Lösungsansätze (Kohlen, 2009a, 2009b, 2009c).

Aus einer praxeologischen Sicht ist eine grundsätzliche Legitimation zu pflegeethischen Fragen offensichtlich: Patient_innen, Bewohner_innen und Gäste wollen gut versorgt und begleitet (gepflegt) werden. Pflegende wollen in der Regel in ihrem Beruf gut pflegen. Die Frage danach, was „gut“ ist hat eine ethische Dimension, verbunden mit der grundsätzlichen Frage: Wie will ich handeln? Was soll ich tun? Gute Pflege ist abhängig von guten institutionellen und politischen Rahmenbedingungen (Kohlen et al., 2019). Der Blick auf gegebene und gute Rahmenbedingungen verbindet Fragen danach, wie es ist (empirische Ethik) und danach, wie es sein soll (normative Ethik). Pflegewissenschaft als Praxiswissenschaft benötigt empirische Befunde, um Erkenntnisse über die Realitäten des Alltags zu vermitteln. Sie stützen die Entwicklung pflegerischer Konzepte einschließlich ethischer Maßstäbe, die zur Qualitätsentwicklung beitragen und die Argumentationen zur Forderung nötiger Rahmenbedingungen stärken.

Treffen Pflegende auf ein ethisches Problem, so werden sie mit mindestens drei basalen Fragen konfrontiert: (1) Was soll ich in dieser Situation tun bzw. wie soll ich zu diesem Thema oder dieser Frage Stellung nehmen? (2) Was ist das Richtige? (3) Wie kann ich sicher sein, dass meine (Denk-) Entscheidungen und Handlungen, die in dieser Situation bzw. zu diesem Thema oder dieser Frage möglich sind, moralischen Ansprüchen gerecht werden? In Kürze: Wie kann ich sicher sein, dass meine ethische Orientierung richtig ist bzw. ich die richtige Auswahl zwischen verschiedenen ethischen Orientierungen getroffen habe?

Eine relativ weite ethische Orientierung bieten Ethikkodizes, insbesondere der International Council of Nurses (https://www.icn.ch). Je nach Anwendungsfeld bedarf es einer Übersetzung der Kodizes, d.h. es gilt sie gemäß den Kontexten der ethischen Fragestellung zu interpretieren. Konkretere Anweisungen im Praxisalltag bieten ethische Leitlinien, da sie sich in der Regel bereits auf ein spezifisches Handlungsfeld beziehen, wie beispielsweise eine Leitlinie zur Sterbebegleitung in Pflegeheimen (Riedel, 2019). Im Rahmen der klinischen Ethik sind es Modelle zur ethischen Entscheidungsfindung, die für den Praxisalltag Instrumente zur Lösung von ethischen Fragen bieten können (Rabe, 2005). Sie beruhen in der Regel auf Modelle der Prinzipienethik, wie das Vier-Prinzipien-Modell von Tom Beauchamp und James Childress (2019), in dem es bei der Lösungsfindung eines ethischen Problems primär um die vier Prinzpien Autonomie, Benefizienz (Wohltun), Non-Malefizienz (Nicht-Schaden) und Gerechtigkeit geht.

In Bezugnahme auf Ethikkodizes, Leitlinien sowie auch Pflegeleitbildern versuchen Pflegende im Idealfall in kritischer Auseinandersetzung mit gegebenen Situationen ihre Vorstellungen vom Guten und Richtigen zu hinterfragen und beschäftigen sich mit ethisch begründeten alternativen Handlungsmöglichkeiten, beispielsweise im Rahmen einer ethischen Fallbesprechung im Team. Wenn die Warnung von Lavinia Lloyd Dock (1900) auch bereits mehr als ein Jahrhundert zurückliegt, so hat sie bis heute Geltung: Kodizes wie auch andere Regeln und Formen einer Regulierung können jenen dienlich sein, die „jung und unerfahren in der Selbstkontrolle sind" (Dock, 1900, S. 20), aber sie ersetzen die ethische Reflexion nicht. In diesem Zusammenhang sei auf Theda Rehbock (2005) verwiesen. Sie hat eine grundsätzliche Kritik der Ethik medizinischen Handelns vorgelegt. Eine Form der Reflexion jenseits von Kodizes, Leitlinien, Prinzipien, Standards und insgesamt vorgeprägten Denkstilen, Theorien, Modellen und Konzepten bringt Hannah Arendt in ihrem Werk und mit ihrer Formulierung „Denken ohne Geländer" auf den Punkt (Arendt, 2010).

1.2.4 Historischer Rückblick

1.2.4.1 Folgen einer Tugend des Gehorsams und historische Verantwortung

Die Tugenden Gehorsam, Aufopferung, Sauberkeit und Fleiß charakterisierten das Ideal der Pflegenden Anfang des 20. Jahrhunderts. Während des Nationalsozialismus waren Pflegende derart gehorsam, dass sie sich an der Ermordung von Behinderten und Kranken oft widerstandslos beteiligten. Trotz der grundlegenden historischen Arbeit der verstorbenen Pflegewissenschaftlerin Hilde Steppe und weiteren Forschungsarbeiten auf diesem Gebiet, wissen wir bis heute sehr wenig über den spezifisch pflegerischen Anteil an den Gräueltaten. Fest steht jedoch, dass Krankenschwestern und Krankenpfleger an allen Phasen der Vernichtung beteiligt waren. Sie arbeiteten in psychiatrischen Anstalten, von denen aus Patient_innen in den Tod geschickt wurden; sie waren tätig in den Mordanstalten, in denen Tausende vergast wurden, und einige von ihnen waren sogar nacheinander in mehreren Anstalten und Vernichtungslagern tätig. Krankenpfleger_innen töteten pflegebedürftige Menschen in psychiatrischen Anstalten in der Phase der sogenannten ‚wilden Euthanasie' (von 1941–1945) selbst. Ebenso wurde die Auswahl der zu Ermordenden in den einzelnen Anstalten teilweise von Pflegepersonen vorgenommen. Nach dem Ende des Krieges mussten sich Ärzte und Pflegende für ihr Handeln verantworten. Während Ärzte voll zur Verantwortung herangezogen wurden, waren die Gerichtsurteile für Pflegende meist mild, da ihnen die Verantwortung nicht vollständig zugesprochen wurde. So heißt es in der Urteilsbegründung des zweiten Hadamar-Prozesses von 1948:

„Alle Angeklagten des Pflegepersonals sind Menschen von einfachem Geist, die als Pfleger dem Arzt und als Untertanen der Staatsführung zu gehorchen gewohnt waren. Sie waren alle innerlich zu unselbständig und von einer zu starken Trägheit des Willens besessen, um

Situationen von solcher Schwere, wie sie für die Angeklagten entstanden, in ausreichendem Maße gewachsen zu sein. […] Nicht verbrecherische Gesinnung, sondern menschliche Schwäche veranlasste die Angeklagten, die Stimme der Natur oder die des Gewissens zu überhören und willensschwach den Weg zu beschreiten, auf dem ihnen Menschen vorangingen, denen sie zu gehorchen gewohnt waren" (Steppe, 1993, S. 167).

Pflegerisches Handeln wurde damals im Rahmen der genannten Tugenden als ethisches Handeln verstanden. Bis heute hat kein Prozess für eine Form restaurativer Gerechtigkeit stattgefunden, d.h. eine explizite Verantwortungsübernahme für die Beteiligung an den Morden, eine damit verbundene öffentliche Entschuldigung und Schlussfolgerungen für die Zukunft.

1.2.4.2 Zur Entwicklung einer „modernen" Pflegeethik in Deutschland

Bis zur Mitte der 1970er Jahre galten bürgerlich-weibliche und karitative Tugenden als Leitidee. Ab Mitte der 1970er Jahre bis zum Ende der 1980er Jahre lässt sich eine neue Phase fassen: Leitidee war eine umfassende („ganzheitliche") Versorgung des Patienten im Sinne einer Ethik des guten Lebens. Es ging um Fragen des guten Umgangs mit Patient_innen, gekennzeichnet durch eine helfende Gesprächsführung, Unterstützung in Krisensituationen sowie die Begleitung von Schwerkranken und Sterbenden. Einen großen Einfluss hatten v.a. Seelsorger_innen sowie Psycholog_innen. In Folge kam es zur Erweiterung der Lehrpläne und Fortbildungsprogramme mit soziologischen und psychologischen Inhalten. Das neue Fach „Berufsethik" entstand (Bobbert, 2002).

In den 1980er Jahren kam es in Deutschland im Zuge einer Professionalisierung und Akademisierung zu Formulierungen eigener Ziele in der Pflege. Die Begründung pflegefachlichen Handelns fußte auf ethische Argumente und eine eigene, d.h. eine Pflegeethik als Bereichsethik wurde erstmals diskutiert. Eine Vorreiterin ist Marianne Arndt (1994), die eine erste pflegewissenschaftliche Dissertation zu einem pflegeethischen Thema verfasste. Schließlich kam es in den 1990er Jahren zur Erarbeitung nationaler Ethikkodizes. Der mitgliedsstärkste Deutsche Berufsverband für Krankenpflege (DBfK) formuliert im Gegensatz zu konfessionellen Berufsverbänden noch keinen eigenen Kodex, doch enthält die Berufsordnung von 1992 moralische Zielbestimmungen. Die 1990er Jahre sind darüber hinaus durch eine Identifikation von ethischen Themen aus dem eigenen Handlungsbereich gekennzeichnet. Curricula in Fort- und Weiterbildung werden durch das Fach Ethik ergänzt. Es folgt die Einrichtung von Fachhochschulprofessuren, die das Fachgebiet Ethik vertreten. Schließlich werden die ersten Monographien und Expertisen zu pflegeethischen Themen veröffentlicht. Dazu gehören u.a.:

- Fragen der Wahrhaftigkeit am Krankenbett und die Rolle Pflegender (Hofmann, 1996)
- Fragen nach der Konturierung einer Ethik für die Altenpflege (Schwerdt, 1998)
- Wissenschaftliche und ethische Konturierung pflegerischen Handelns (Remmers, 2000)
- Fragen nach den Verantwortungsbereichen Pflegender (Tewes, 2001)
- Patientenautonomie und Pflege (Bobbert, 2002)
- Patientenautonomie und Paternalismus (Giese, 2002)
- Klinische Ethikkomitees und Pflege (Kohlen, 2009b)
- Ethik in der Pflegeausbildung (Rabe, 2009).

1996 kam es zur Gründung der Arbeitsgruppe Pflege und Ethik im Rahmen der Jahrestagung der Akademie der Ethik in der Medizin in Berlin. Eine erste Fachtagung fand 1999 an der Universität Göttingen statt. Hier wurde das Thema Gewalt thematisiert. Aber auch:

- Fragen nach der Rolle Pflegender als Fürsprecher_innen (Advocacy),

- Methodisch-didaktische Fragen bei der Vermittlung von Ethik,
- Fragen nach der Rolle Pflegender in Aufklärungsgesprächen.

Seit dem Jahr 2000 finden in regelmäßigen Abständen pflegeethische Fachtagungen statt, wie beispielsweise an der Evangelischen Akademie in Loccum. An der Universität Osnabrück (2001) wurde Pflegeethik als Lehrfach angeboten und an der Privaten Universität Witten-Herdecke (2003) wurde Martin Schnell auf einen Lehrstuhl berufen, der maßgeblich die Entwicklung der Forschungsethik in der Pflege voranbrachte. 2005 wurde im Rahmen der Deutschen Gesellschaft für Pflegewissenschaft (DGP) eine Ethikkommission (mit Sitz an der Universität Witten-Herdecke) gegründet, die bundesweit Forschungsprojekte begutachtet. 2008 wurde die Juniorprofessur für Care Policy und Ethik in der Pflege an der Philosophisch-Theologischen Hochschule in Vallendar eingerichtet, die 2014 zu einer unbefristeten Professur verstetigt wurde. Qualifikationsarbeiten zu pflegeethischen Themen mündeten in erfolgreiche Monographien (Adam-Paffrath, 2016; Gödecke, 2018; Haas, 2014; Hummel, 2022; Maase, 2021; Proksch, 2014; Weißflog, 2014) und bahnten den Karriereweg v.a. zu Fachhochschulprofessuren. Am Lehrstuhl für Pflegewissenschaft der Universität Osnabrück (Hartmut Remmers) war die Pflegeethik ein Forschungsschwerpunkt. Die Arbeiten haben entscheidend zur Konturierung einer Ethik in der Pflegewissenschaft beigetragen (Remmers, 2000). Die Pflegehistorikerinnen Karen Nolte und Susanne Kreutzer sind seit einigen Jahren die Herausgeberinnen der open-access Fachzeitschrift: (the) „European Journal for Nursing History and Ethics" (https://www.enhe.eu/).

1.2.5 Aktuelle Aufgaben und Perspektiven

In einem der ersten Lehrbücher hat Reinhard Lay (2004) den Vorschlag gemacht, zwischen verschiedenen „Handlungsfeldern der Pflege" zur pflegeethischen Reflexion zu differenzieren, nämlich „Pflegepraxis, Pflegemanagement, Pflegepädagogik, Pflegewissenschaft" (S. 64). Letztlich ist es neben einer Ausdifferenzierung in den verschiedenen Feldern zur Differenzierung verschiedener Themenbereiche gekommen, etwa Pflegeethik in der Endphase des Lebens, Migrationssensitive Ethik, Forschung und Pflegeethik sowie die Vermittlung einer Ethik in der Pflege. Monteverde (2020) hat sich mit den Verhältnisbestimmungen in der Pflegeethik beschäftigt. Er definiert ihr Verhältnis zum Pflegeethos, zur Care-Ethik, Gesundheitsethik, der ärztlichen Profession allgemein sowie der ärztlichen Profession und Medizinethik (Monteverde, 2020). Die seit 2020 gültigen gesetzlichen Rahmungen der Pflegeausbildung weisen der Ethik explizit Relevanz als Gegenstand und Kompetenzbereich zu (§ 5 Abs. 2 und 4 PflBG). Es stellen sich u. a. die Fragen: Welche Gestalt soll eine professionelle Pflegeethik mit welchen Zielen annehmen? Welche Inhalte sollten in welchem Ausbildungsstadium vermittelt werden und welche Perspektiven – theoretisch und methodisch – sollten Pflegende eröffnen, um zum Beispiel Fragen zu Ungleichheit wie etwa Gender in den ethischen Diskurs einzubringen.

In Bezug auf die Entwicklung der Forschungsethik ist es notwendig, Klarheit zu gewinnen, welche Forschungsprojekte in der Pflege zukünftig evaluiert werden müssen (unabhängig von einer Selbstverpflichtung), d.h. aus juristischen Gründen einer Ethikkommission vorgelegt werden müssen und welche nicht. Im Feld der Klinischen Ethik geht es unter anderem um die Frage nach einem Verständnis von Partizipation, dass keine passive und symbolische, sondern eine aktive und authentische Beteiligung von Pflegenden in ethischen Fallbesprechungen und Klinischen Ethikkomitees sicherstellt (Kohlen, 2020a). Hierzu gehört auch die pflegerische Verantwortung für ethische Fallbesprechungen zu initiieren und der konkreten Beschreibung originär pflegerisch-ethischen Themen Raum zu geben. Auf der gesellschaftlich-politischen Ebene geht es um die Stärkung der Teilhabe von Pflege an ethischen Stellungnahmen im Nationalen Ethikrat, wie beispielsweise zum Thema Ethik und Demenz. Das gilt auch für die Repräsentation von Pflegenden aus deutschsprachigen Ländern in internationalen Ethikdiskursen. Beispielsweise ist bisher die Platzierung von Fachartikeln aus dem deutschsprachigen Raum im internationalen *Journal Nursing Ethics* im Vergleich zu anderen europäischen Ländern, insbesondere den Niederlanden, Norwegen, Belgien und Finnland, auffällig gering.

Ethische Fragen in der Pflege haben zwar in der Wissenschaft, in der klinischen Praxis und im öffentlichen Diskurs noch eine Randstellung, aber dass das ethische Engagement groß ist, zeigt u.a. die hohe Anzahl an Mitgliedern in der deutschsprachigen Fachgesellschaft für Medizinethik, die Akademie für Ethik in der Medizin (AEM) sowie die Etablierung von zwei AEM-Arbeitsgruppen, die sich pflegeethischen Themen widmen. Die Professorin für Pflegeethik und Vizepräsidentin der AEM, Annette Riedel, ist in den Nationalen Ethikrat berufen worden und hat damit die Gelegenheit, die Perspektive der Pflege in einem renommierten, politischen Beratungsgremium einzubringen. Auch ist es den akademisch tätigen Pflegeethiker_innen gelungen ein Themenheft zu aktuellen Herausforderungen der Pflegeethik in der Zeitschrift der AEM zu platzieren (Kohlen et al., 2019). Zudem zeichnet sich ein Vorstoß zu einer kritischen und international ausgerichteten Perspektive in Form der englischsprachigen Edition *Nursing Ethics – Feminist Perspectives* ab (Kohlen & McCarthy, 2020). Damit wurde ein feministischer Diskurs von der nationalen Seite der Pflegeethik angeregt, bevor eine Gruppe von Nachwuchswissenschaftler_innen in der Medizin die Arbeitsgruppe Feministische Ethik in der Medizin- und Bioethik gründete (https://www.nds-lagen.de/newsletter/rundbrief-052021/).

1.2.6 Plädoyer für eine feministische Perspektive

Die Möglichkeit eines Denkens, das soziale, moralische und ethische Fragen vereint und den Fragen nach Ungleichheit Rechnung trägt, bietet der Ansatz von Margaret Urban Walker (1998). Die Philosophin hegt wie andere feministische Kritikerinnen ihre Zweifel am moralischen Theoretisieren jenseits konkreter Lebenszusammenhänge und den historischen Bezügen sowie Bedürfnissen von einzelnen Individuen in besonderen Situationen. Ein Denkrahmen, der kulturelle und soziale Erfahrungswelten einzelner Menschen und Gruppen außer Acht lässt, bezeichnet Walker (1998) als ein theoretisch-juridisches Modell. Sie beschreibt ihre Überlegungen als: „[...] an exercise in transparency (that is) meant to test our thoughts about what we do and whom we take to be judges" (Walker, 2003, S. 182). Sie erklärt: „Testing the moral authority of our practices means discovering how they actually go, what they actually mean, and what it is actually like to live with them. [...] It means examining the power-bounded social arrangements [...]" (Walker, 2001, S. 10).

Walker (1998, 2001, 2003) plädiert dafür, die moralischen Autoritäten unserer Praktiken zu hinterfragen. Dabei soll aufgedeckt werden, in welche Richtung sie sich bewegen, was sie tatsächlich bedeuten und was es heißt, mit ihnen zu leben. Dabei gelte es auch, die an Macht gebundenen Verhältnisse zu untersuchen und den eigenen moralischen Standpunkt deutlich zu machen. Für Walker (1998, 2003) ist moralisches Wissen nicht von sozialem Wissen trennbar und moralische Praktiken nicht von sozialen Praktiken. Sie vermischen sich und sind im Zusammenhang mit sozialen Positionen und Rollen zu sehen. Walkers Ansatz (1998, 2001, 2003) versteht unter Moral und Ethik etwas, dass wir nicht nur alleine, sondern auch gemeinsam tun bzw. wir begeben uns im Sinne Walkers auch in gemeinsame Reflexionsprozesse, um Verantwortlichkeiten zu klären. Moralische Praxis und angewandte Ethik sind nicht trennbar von einer Klärung von Verantwortlichkeiten, verbunden mit den Fragen: wer sie für was trägt, akzeptiert, delegiert, scheut, darüber neu verhandelt oder ablehnt (Walker, 1998). Berghs et al. (2007) zeigen, wie sich der Ansatz von Walker (1998) auf Fragen einer historischen Verantwortung übertragen lässt indem sie die Praktiken des Nationalsozialismus untersucht haben.

Was soziale Praktiken für einzelne Gruppen bedeuten und wie Verantwortlichkeiten zugeschrieben werden, hängt für Walker von unseren eigenen Leistungen, aber auch von Klasse, Alter, Geschlecht und Ethnizität ab. Es sind die sozialen Kräfte, die es erlauben, dass einige Menschen Verantwortung für Dinge übernehmen, die Spaß machen und zu Anerkennung führen, während anderen Menschen diejenigen verantwortlichen Praktiken auferlegt werden, die sie von den guten Dingen im Leben abhalten (Walker, 1998). Walker (1993) spricht in ihrem Aufsatz „Keeping moral space open – new images of ethics consultation" von einer spezifischen Verantwortung, die Ethikern als Berater_innen zukomme, nämlich: „... to keep open, accessible, and active those moral reflective spaces in institutional life where a sound and shared process of deliberation and negotiation can go on" (Walker, 1993, S. 38). Letztlich beinhaltet ihr Ansatz, soziale Fragen, die Klärung von Verantwortlichkeiten und damit die Thematisierung von Ungleichheit und Ungerechtigkeiten, beispielsweise in Bezug auf Alter und Geschlecht, in der ethischen Reflexion nicht außer Acht zu lassen.

1.2.7 Resümee

Oft stehen Vorstellungen wie Pflege sein soll mit realen sozialen (Macht-)Verhältnissen und u. a. ökonomischen sowie technologischen Bedingungen, d. h. einem komplexen Praxisumfeld im Spannungsverhältnis. Vorhandene ethische Orientierungsangebote, wie der ICN-Code (2006) oder das Prinzipienmodell zur ethischen Entscheidungsfindung können hilfreich sein. Sie entlassen die Pflegeethik bzw. ihre Akteure aber nicht, eigenständige Fragen zu stellen, die sich den traditionellen Denkmodellen entziehen. Ethische Reflexion in Bezug auf soziale Positionen, Ungleichheiten und Verantwortlichkeiten sind für eine zukunftsfähige Pflegeethik unabdingbar. Anlass zu Fragen nach einer historischen Verantwortung gibt die Pflegegeschichte im Nationalsozialismus wie der historische Abriss zeigen konnte. Feministische Perspektiven können einen Zugang zu Fragen nach Ungleichheiten bieten, sei es in Bezug auf die soziale Position, Alter, Geschlecht und Ethnizität. Ein Beispiel bietet der Ansatz von Walker (1998).

Letztlich hat der kritische Hinweis von Geoffrey James Warnock (1967) aus den 1970er Jahren bis heute Geltung, denn er weist auf die Möglichkeiten eines Denkens in Alternativen hin, auch für die Disziplin der Ethik und die Professionen im Gesundheitswesen. Folgende Fragen lassen sich für die Pflege ableiten: Was meinen Akteur_innen im Feld der Pflege, wenn sie von einem moralischen Problem oder von moralischem Stress sprechen? Was bewegt sie warum? Und inwiefern sind ethische Prinzipien hilfreich oder nicht? Welche Erkenntnisse aus welchen wissenschaftlichen Disziplinen sind zutreffend für das Pflegerische und in welcher Sprache müssen sie übersetzt werden, um die reale Welt der Pflege abzubilden?

Antworten haben nur vorübergehend Bestand. Wer sich mit (Pflege-)Ethik beschäftigt, geht immer aufs Neue den – vorläufig und in Grenzen geklärten – Fragen nach.

Literatur

Adam-Paffrath, R. (2016). *Würde und Demütigung aus der Perspektive der professionellen Pflege. Eine qualitative Untersuchung zur Ethik im ambulanten Pflegebereich.* Frankfurt am Main: Mabuse.

Arendt, H. (2010). *Denken ohne Geländer. Texte und Briefe.* München: Piper.

Arndt, M. (1994). Nurses' medication errors. *Journal of advanced nursing, 19*(3), 519–526. https://doi.org/10.1111/j.1365-2648.1994.tb01116.x
Beauchamp, T. & Childress, J. (2019). *Principles of biomedical ethics* (8th ed.). New York: Oxford University Press.
Berghs, M., Dierckx de Casterlé, B. & Gastmans, C. (2007). Practices of responsibility and nurses during the euthanasia programs of Nazi Germany: a discussion paper. *International journal of nursing studies, 44*(5), 845–854. https://doi.org/10.1016/j.ijnurstu.2006.05.003
Bobbert, M. (2002). *Patientenautonomie und Pflege. Zur Begründung und Anwendung eines moralischen Rechts.* Frankfurt am Main: Campus.
Dock, L. L. (1900). Ethics – or a Code of Ethics? In L. L. Dock (Ed.), *Short papers on nursing subjects* (pp. 37–56). New York: M. Louise Longeway.
Fölsch, D. (2021). *Ethik in der Pflegepraxis. Anwendung moralischer Prinzipien auf den Pflegealltag.* Wien: Facultas.
Giese, C. (2002). *Die Patientenautonomie zwischen Paternalismus und Wirtschaftlichkeit. Das Modell des „Informed Consent" in der Diskussion.* Münster: LIT.
Gödecke, C. (2018). *Langzeitbeatmung im eigenen Lebensumfeld. Sichtweisen auf die Pflege in der außerklinischen Beatmung.* Frankfurt am Main: Mabuse.
Haas, M. (2014). *Pflegende in Entscheidungsfindungsprozessen zur PEG-Sonde bei Demenz. Eine Analyse von Settings und Rollen.* Frankfurt am Main: Mabuse.
Hiemetzberger, M. (2020). *Ethik in der Pflege.* Wien: Facultas.
Hofmann, I. (1996). *Aufgaben einer Pflegeethik und – als Beispiel – Wahrhaftigkeit im Umgang mit kranken Menschen* (Bd. 9). München: Humanitas-Verlag.
Hummel, R. (2022). *Erfahrungen von Verletzlichkeiten und Ausdruck von Schmerz. Einsichten in die Behindertenhilfe.* Frankfurt am Main: Mabuse.
ICN (International Council of Nurses). (2006). *The ICN Code of Ethics for Nurses.* Genf: ICN.
Johnstone, M.-J. (2010). *Bioethics: A nursing perspective* (5th ed.). London: Elsevier.
Käppeli, S. (1996). *Pflegekonzepte.* Bern: Huber.
Kohlen, H. (2009a). *Conflicts of Care. Hospital Ethics Committees in the USA and Germany.* Frankfurt am Main: Campus.
Kohlen, H. (2009b). *Klinische Ethikkomitees und die Themen der Pflege. IMEW Expertise.* Berlin: Institut für Mensch, Ethik und Wissenschaft.
Kohlen, H. (2009c). Pflegerische Betreuung eines Patienten mit muslimischem Hintergrund nach Organtransplantation. Kommentar zur Fallgeschichte. In A. Frewer, U. Fahr & W. Rascher (Hrsg.), *Patientenverfügung und Ethik. Beiträge zur guten klinischen Praxis* (S. 21–29). Würzburg: Könighausen & Neumann.
Kohlen, H. (2010). Klinische (Bio-)Ethikkomitees – Gender, Macht und Pflege. In H. Remmers & H. Kohlen (Hrsg.), *Bioethics, Care and Gender. Herausforderungen für Medizin, Pflege und Politik* (S. 235–249). Göttingen: V&Runipress.
Kohlen, H., Giese, C. & Riedel, A. (Hrsg.). (2019). Themenheft Pflege und Ethik. Aktuelle Herausforderungen. *Ethik in der Medizin, 31*(4), 283–288. https://doi.org/10.1007/s00481-019-00550-5
Kohlen, H. (2019). Ethische Fragen der Pflegepraxis im Krankenhaus und Möglichkeiten der Thematisierung. Internationale Erfahrungen aus drei Dekaden. *Ethik in der Medizin, 31*(6), 1–19. https://doi.org/10.1007/s00481-019-00547-0
Kohlen, H. (2020a). Hospital Ethics Committees and the Dismissal of Nursing Ethical Concerns: A Feminist Perspective. In H. Kohlen & J. McCarthy (Eds.), *Nursing Ethics. Feminist Perspectives* (pp. 117–133). Cham: Springer International Publishing. https://doi.org/10.1007/978-3-030-49104-8_8
Kohlen, H. (2020b). Partizipation von Pflegenden in Klinischen Ethikkomitees. In S. Monteverde (Hrsg.), *Handbuch Pflegeethik. Ethisch denken und handeln in den Praxisfeldern der Pflege* (S. 327–337). Stuttgart: Kohlhammer.
Kohlen, H. (2021). Sorge-Ethik als menschliche Praxis im Unterschied zu Technik und Robotik in der Pflege. *Zeitschrift für medizinische Anthropologie und Bioethik (IMABE), 28*(2), 129–135.
Kohlen, H. & McCarthy, J. (Eds.). (2020). *Nursing Ethics. Feminist Perspectives.* Berlin: Springer Nature Switzerland. https://doi.org/10.1007/978-3-030-49104-8
Körtner, U. H. J. (2012). *Grundkurs Pflegeethik* (2., überarb. u. erw. Aufl.). Wien: Facultas.
Kühne-Ponesch, S. (2004). *Modelle und Theorien in der Pflege.* Wien: Facultas. https://doi.org/10.1024/1012-5302.18.2.128b
Lay, R. (2004). *Ethik in der Pflege. Ein Lehrbuch für Aus-, Fort- und Weiterbildung.* Hannover: Schlütersche Verlagsgesellschaft. https://doi.org/10.1024/1012-5302.18.3.201b
Liaschenko, J. (2010). „... to take one's place ... and the right to have one's part matter." In H. Remmers & H. Kohlen (Hrsg.), *Bioethics, Care and Gender. Herausforderungen für Medizin, Pflege, Politik* (S. 35–42). Göttingen: V&R unipress.

Maase, A. (2021). *Internationale Pflegefachkräfte in der akutmedizinischen Versorgung. Kulturelle Herausforderungen und Spannungsfelder*. Frankfurt am Main: Mabuse.

Monteverde, S. (2020). *Handbuch Pflegeethik. Ethisch denken und handeln in den Praxisfeldern der Pflege* (2. Aufl.). Stuttgart: Kohlhammer.

Neumann-Ponesch, S. (2021). *Modelle und Theorien in der Pflege*. Wien: Facultas.

Proksch, S. (2014). *Ethik und das Selbstverständnis im Pflegemanagement. Eine qualitative Untersuchung*. Münster: LIT.

Rabe, M. (2005). Strukturierte Falldiskussion anhand eines Reflexionsmodells. In Arbeitsgruppe Pflege und Ethik (Hrsg.), *„Für alle Fälle ..." Arbeit mit Fallgeschichten in der Pflegeethik* (S. 131–143). Hannover: Brigitte Kunz.

Rabe, M. (2009). *Ethik in der Pflegeausbildung. Beiträge zur Didaktik*. Bern: Huber.

Rehbock, T. (2005). *Personsein in Grenzsituationen. Zur Kritik der Ethik medizinischen Handelns*. Paderborn: Mentis. https://doi.org/10.30965/9783969757086

Remmers, H. (2000). *Pflegerisches Handeln – Wissenschafts- und Ethikdiskurse zur Konturierung der Pflegewissenschaft*. Bern: Huber.

Riedel, A. (2019). Ethikkompetenzen vertiefen und verdichten. Welche Rolle kann die Ethik-Leitlinienentwicklung als exemplarische Methode der Ethikdidaktik in der hochschulischen Pflegeausbildung spielen? *Ethik in der Medizin, 31*(4), 361–390. https://doi.org/10.1007/s00481-019-00544-3

Riedel, A. & Linde, A.-C. (2018). *Ethische Reflexion in der Pflege. Konzepte, Werte, Phänomene*. Heidelberg: Springer. https://doi.org/10.1007/978-3-662-55403-6

Schiff, A. & Dallmann, H.-U. (2021). *Ethik in der Pflege*. Stuttgart: Utb. https://doi.org/10.36198/9783838555874

Schnell, W. M. (2008). *Ethik als Schutzbereich. Kurzlehrbuch für Pflege, Medizin und Philosophie*. Bern: Huber.

Steppe, H. (1993). „Mit Tränen in den Augen haben wir dann diese Spritzen aufgezogen". Die Beteiligung von Krankenschwestern und Krankenpflegern an den Verbrechen gegen die Menschlichkeit. In H. Steppe (Hrsg.), *Krankenpflege im Nationalsozialismus* (S. 137–174). Frankfurt am Main: Mabuse.

Schwerdt, R. (1998). *Eine Ethik für die Altenpflege: Ein transdisziplinärer Versuch aus der Auseinandersetzung mit Peter Singer, Hans Jonas und Martin Buber*. Bern: Huber.

Tewes, R. (2001). *Pflegerische Verantwortung*. Bern: Huber.

Walker, M. U. (1993). Keeping moral space open. New images of ethics consulting. *The Hastings Center report, 23*(2), 33–40. https://doi.org/10.2307/3562818

Walker, M. U. (1998). *Moral understandings. A feminist study in ethics*. New York: Routledge.

Walker, M. U. (2001). Seeing power in morality: A proposal for feminist naturalism in ethics. In P. DesAutels & J. Waugh (Eds.), *Feminists doing ethics* (pp. 3–14). Lanham: Rowman & Littlefield.

Walker, M. U. (2003). *Moral Contexts*. Lanham: Rowman & Littlefield.

Warnock, G. J. (1967). *Contemporary Moral Philosophy*. New York: Macmillan Education. https://doi.org/10.1007/978-1-349-00332-7

Weißflog, S. (2014). *Wissen, Wahrheit und Macht im Diskurs der Psychiatriepflege. Die Debatte über Pflegeplanung in „Psych. Pflege Heute" 1995–2011*. Frankfurt am Main: Mabuse.

Weiterführende Literatur

Bundesministerium der Justiz & Bundesamt für Justiz. (2017). *Gesetz über die Pflegeberufe (Pflegeberufegesetz-PflBG)*. Zugriff am 19.01.2022 unter https://www.gesetze-im-internet.de/pflbg/BJNR258110017.html

Nolte, K. & Kreutzer, S. (2022). *European Journal for Nursing History and Ethics*. Verfügbar unter https://www.enhe.eu/

Rabe, M. (2017). *Ethik in der Pflegeausbildung. Beiträge zur Theorie und Didaktik* (2., überarb. u. erg. Aufl.). Bern: Hogrefe.

Steppe, H. (Hrsg.). (1993). *Krankenpflege im Nationalsozialismus*. Frankfurt am Main: Mabuse.

1.3 Pediatric Nursing in the United States: Growth and Development

Cecily L. Betz

Abstract

This chapter will provide an overview of pediatric nursing education in the United States (US). The factors that impact pediatric nursing education will be discussed that include a demographic profile of U.S. pediatric nurses to illustrate professional trends. The historical context of pediatric nursing education will be presented beginning more than one hundred years ago up to the present. A discussion of the current challenges that include the limited content on pediatric nursing offered in undergraduate nursing programs affecting pediatric nursing education will be discussed and their implications for the future.

Schlüsselbegriffe

- Pediatric nursing education
- pediatric nursing core competencies
- pediatric educational standards

1.3.1 Introduction

The purpose of this chapter is to provide the reader with an overview of pediatric nursing education in the United States (US). To achieve this end, an understanding of the factors that impact pediatric nursing education is needed. This chapter will begin with a discussion of the demographic profile of U.S. nurses compared with pediatric nurses as a means of illustrating contrasting trends. Next, the historical context of pediatric nursing education will be introduced beginning more than one hundred years ago up to the present day. The challenges affecting the education of students in the specialty of pediatric nursing will be reviewed concluding with implications for the future.

1.3.2 Profile of U.S. Pediatric Nurses

Pediatric nursing is influenced by a myriad of practice, educational and societal factors. In the United States (US) as well as elsewhere in the world, pediatric nursing is one of smaller specialties of nursing practice. National Nursing Workforce (NNW) Surveys conducted in 2013, 2015 and in 2017 reveal a decline in the percentages of nurses reporting pediatrics as their primary area of practice specialization since 2013, 6 %, 4.3 % and 4.7 % respectively (Smiley et al., 2018). In contrast, recent findings of the NNW Survey presented the profile of nurses in the United States as there are now nearly four million nurses. Since 2015, there has been a six percent (*n*=261, 275) increase in the number of practicing nurses. Of relevance to the changing demographics of U.S. nurses, there have been increases in the percentages of men in nursing, an increase of 2.5 % since 2013. Additionally, nearly twenty percent of U.S. nursing professionals are ethnically diverse (Smiley et al., 2018). As the survey data demonstrates, while the number of nurses practicing in the United States is on the rise; similar growth in pediatric nursing is not evident.

The most recent profile of nurses in the U.S. indicates advances in the educational backgrounds of nurses entering nursing. More nurses enter into nursing with their baccalaureate degree; the most recent 2017 NNW Survey indicated 41.8 % reported the baccalaureate as their entry level degree, which is a 2.8 % increase from 2015. Additionally, higher percentages of nurses have a graduate degree in nursing; 17.1 % have a Master's degree, which is an increase of 3.3 % from 2013; 1.1 % have a Doctorate of Nursing Practice (DNP), which is twice the percentage reported in 2015 (Smiley et al., 2018). In contrast, there has been a steady decline of pediatric nurse graduates with PhDs since 2010. The trend in doctoral level education for pediatric nurses is to obtain doctorates in nursing practice (DNP), which is an advanced practice degree (Harrison et al., 2020).

A discussion of the curricular development of pediatric nursing education in the US follow. Pertinent to exploring current features of pediatric nursing education in the US is understanding its foundational roots over a hundred years ago.

1.3.3 Historical Context of Pediatric Nursing Education

In one of the earliest nursing curriculum standards published more than 100 years ago, a comprehensive psychosocial approach to pediatric nursing education was evident. Content focused on the illness conditions affecting infants and children during that period of time (i.e. diphtheria, influenza); societal factors affecting children such as child labor and "bad housing"; and psychological (i.e. play) and developmental issues (i.e. cognition) (Committee on Education of the National League of Nursing Education, 1919). A few years later, the first pediatric nursing text, entitled *Pediatric Nursing* was published in 1923 followed by a second edition in 1931 (Connolly, 2005; Cutler et al., 1923, 1931). The authors stated that the first edition "... has been used by graduate and undergraduate students of nursing in several countries" (Cutler et al., 1931, p. IX). Both editions addressed needs of sick and ill children. Of interest, rooming in, the value of play for hospitalized children and hospital-based school teachers were described in the 1931 edition.

The biopsychosocial educational framework associated with the early historic roots of pediatric nursing education, although evolved with the passage of time with societal developments, advances in science and technology, and improvements in nursing pedagogy has remained (Committee on Education of the National League of Nursing Education, 1919; Taylor, 2006). The specialty practice of pediatric nursing was shaped as well by pediatric clinical experts, leaders and early researchers who made important contributions to the field. These individuals included Kathryn Barnard, Florence Blake, Jo Eland, Reva Rubin, Eugenia Waechter, and Donna Wong.

Florence Blake, a pioneer in pediatric nursing introduced advancements in the nursing curricula of children and families; she published several early nursing textbooks used in schools of nursing including *The Child, His Parents and the Nurse* (Blake, 1954; Taylor, 2006). Drs. Jo Eland and Donna Wong were instrumental in calling attention to the need of pain management for children (Eland, 1974, 1978, 1981; Wong & Baker, 1988). Dr. Eland, referred to as the "mother of pediatric pain management" was a prominent and early advocate for pain management for children (Turner, 2015). Donna Wong and colleague Connie Baker developed the Wong-Baker Faces Tool that has been used extensively to assess not only pediatric pain but adult pain as well (Wong & Baker, 1988).

Nursing experts recognized and called attention to the importance of facilitating the maternal-infant bond and attachment. Reva Rubin (1963, 1967), in her landmark work on maternal touch and the development of the maternal role provided insights on formulation of the mother-infant bond. Kathryn Barnard's work focused on mother-infant attachment and fostering infant development. Her work led to the establishment of the Nursing Child Assessment Satellite Training (NCAST) now known as the Parent-Child Relationship Program at the Barnard Center (University of Washington, School of Nursing, n.d.). Eugenia Waechter's research provided new insights and understanding of children's conception of death for those children who were fatally ill. Her research demonstrated that children had an understanding of their impending death not formerly acknowledged (Waechter, 1971; Waechter et al., 1986).

Philosophical frameworks of pediatric and child health care that are foundational for clinical practice were conceived and advocated by other pediatric and child health nurses. In 1969, Dr. Claire Fagin introduced the importance of parental visitation through her seminal work with hospitalized children (Barnsteiner, 2009). Fifty years ago, a group of pediatric nurses at Children's Hospital Los Angeles published a compilation of articles on family-centered care, a pivotal introduction of the importance of this concept of care. Family-centered-care is regarded as an essential concept of care that is integral to pediatric nursing curriculums in undergraduate and graduate education in the US and internationally (Harrison, 2009; Mott et al., 2018). More recently, pediatric nursing leaders have advocated that health care services should be based upon a stronger emphasis of child-centered care. This evolution of the shift in the provision of care will warrant close attention by pediatric nurse educators (Coyne et al., 2018; Ford et al., 2018).

1.3.4 Pediatric Nursing Educational Standards

Today, educational guidelines for pediatric nursing in the United States are governed by a myriad of regulatory requirements issued by the individual state Boards of Registered Nursing, American Association of Colleges of Nursing (AACN), and Commission on Collegiate Nursing Education (CCNE). Additionally, specialty organizations in pediatric and child health nursing provide guidance that align with the regulatory guidelines.

Specialty Pediatric Guidelines

Three major nursing organizational efforts have provided leadership with the development of guidelines for pediatric nursing practice and education. These efforts are detailed below. More recently, the Society of Pediatric Nurses with review and input from national pediatric specialty, academic nursing and nursing education accrediting organization developed core competencies for the education and training of pediatric nurses. Two different sets of competencies were developed; one for prelicensure nursing programs and another for pediatric nurse residency programs (Mott et al., 2018). The core competencies for prelicensure program is composed of three domains and competencies as presented in Box 1 The competencies for residency training programs is discussed later in the chapter. Additionally, SPN has been in the forefront of formulating research priorities in pediatric nursing, which impacts the development of science in the field (Green et al., 2014; McDowell & Pasek, 2020).

Box 1: Core Competencies for Pre-Licensure Students

Domains	Competencies
Role of the Pediatric Nursing	• Assessment • Plan of Care • Critical Thinking • Communication • Ethical Practice • Professionalism
Growth and Development	• Physiological and Holistic Care • Health Promotion • Quality of Life
Child and Family-Centered Care	• Cultural Sensitivity • Collaboration • Advocacy

Child, Adolescent and Family (CAF) Expert Panel of the American Academy of Nursing has a long history over several decades of promoting standards of excellence in pediatric nursing (Betz et al., 2018; Betz et al., 2004, 2016; Craft-Rosenberg et al., 2002; Craft-Rosenberg & Krajicek, 2006). Under its leadership, Health

Care Quality and Outcomes Guidelines for the Nursing of Children, Adolescents, and Families were formulated and later revised to provide guidance (Betz, 2018). The 17 guidelines, based upon eight assumptions and four values of exemplary standards of care for infants, children and youth provide a framework for promoting excellence in nursing care across all specialty areas of pediatric and child health practice in clinical and community based settings.

The American Nurses Association (ANA) is the largest professional nursing organization in the United States. Inherent in its mission to promote nursing, and advocate for public health issues and optimal care for the American public, is its commitment to promote excellence in nursing care. To this end, ANA provides leadership and support for the development of standards of nursing and specialty practice. Two have been produced that have relevance for pediatric nursing practice: Scope and Standards of Practice: Pediatric Nursing, 2nd Edition (ANA et al., 2015) and Scope and Standards of Practice: Intellectual and Developmental Disabilities, 3rd Edition (ANA, 2021). Both of these resources provide guidance as to competencies associated with Standards of Practice and Standards of Professional Nursing Practice. The resources provide the templates for nursing practice expectations in these specialty areas.

1.3.5 Certification Programs

Two certification programs influence the advancement of pediatric nursing practice, one through direct certification of practice, *Pediatric Nursing Certification Board (PNCB)* and another indirectly with promotion of institutional standards, *Magnet Recognition Program®* that includes advancing parameters that denote excellence with nursing professional practice. The PNCB, first established in 1975, administers certification examinations in the field of pediatric nursing. Certification is available for Certified Pediatric Nurse (CPN); Primary Care CPNP (CPNP-PC); Acute Care CPNP (CPNP-AC), and Pediatric Primary Care Mental Health Specialist (PCMS) (PNCB, n.d.). Certification for the pediatric nurse, "... validates knowledge and expertise of pediatric nurses beyond basic RN licensure." Certification for the other advanced pediatric practice roles is the validation of the graduate-level knowledge acquired. Certification of practice for pediatric nurses and advance practice practitioners is demonstratable of excellence in practice that is widely evident in US health care settings. Currently there are more than 50.000 certified nurses and practitioners in the specialty field of pediatric nursing.

The *Magnet Recognition Program®* (American Nurses Credentialing Center, n.d.) acknowledges health care organizations (HCOs) that exemplifies the excellence of Magnet standards. HCOs that seek to become a Magnet Designated Organization must go through a rigorous process of evaluation. The Magnet model consists of five components: transformational leadership, structural empowerment, exemplary professional practice, new knowledge, innovation and improvement, and empirical quality results. Of relevance for nurses employed pediatric hospitals/medical centers, higher expectations exist for professional practice such as involvement in quality improvement projects, research and other extraprofessional activities. Nurses in Magnet organizations are encouraged to have a baccalaureate degree in nursing and to seek certification in their practice specialty. Currently there are 548 Magnet facilities worldwide.

1.3.6 Regulatory Organizations

In the US, nursing education standards are regulated by the Boards of Registered Nursing (BRNs) in each of the 50 states, the District of Columbia and its 4 territories (American Samoa, Guam, Northern Mariana Islands, Virgin Islands). The BRNs enact the statutory requirements of its state's Nurse Practice Act, which is the compilation of rules and regulations that provides oversight on nursing. More specifically, responsibilities of the BRNs include determining the academic requirements; providing approval for registered nursing and advanced practice nursing programs; and to overseeing the process of licensing for registered nursing and certification for advanced practice nursing roles.

American Association of Colleges of Nursing (AACN) is responsible for establishing academic standards for baccalaureate, master's and doctorate nursing programs. The Commission on Collegiate Nursing Education (CCNE, n.d.) is responsible for accrediting nursing education programs. The National Council of State Boards of Registered Nursing (NCSBRN) which has the oversight.

1.3.7 Challenges

There are several challenges that have and continue to impact pediatric nursing education. Currently, there is limited pediatric content and curricular hours of undergraduate credit required in U.S. undergraduate nursing programs (Delack et al., 2015; McCarthy & Wyatt, 2014; Mott et al., 2018; Society of Pediatric Nurses, 2020). Typically, the pediatric content is focused on acute care, that is, clinical training placements in pediatric hospitals/medical centers. This focus can be problematic as the availability of in-hospital placements for students can be limited, particularly for high density and rural geographic regions. For example, in the large metropolitan areas, there can be numerous nursing programs yet not the number of clinical placement available for students (McCarthy & Wyatt, 2014). This can also be problematic in rural regions in the U.S. as typically, pediatric facilities are distant from these locations. In the United States, there are more than 220 children's hospitals nationwide (Children's Hospital Association, n.d.) located in larger metropolitan areas. Given this acute care focus, it can be difficult to enable nursing programs to provide the clinical opportunities needed for nursing students to meet pediatric course objectives.

Observers have noted that the didactic pediatric nursing content is not reflective of status of child health/pediatric care as it pertains to major U.S. public health care issues affecting children (Delack et al., 2015; McCarthy & Wyatt, 2014). For example, the leading cause of death in children and adolescents, ages 0 to 19 is injury, often caused by motor vehicle accidents. Obesity is a major U.S. public health issue as 17.8 % of children and adolescents ages 2 to 19 years were reported as obese (U.S. Department of Health and Human Services, Office of Disease Prevention and Health Promotion, 2020a, 2020b). These health issues speak to the ongoing health care needs of children and adolescents in the community. Additionally, pediatric health care challenges identified by major pediatric and child health nursing organizations and leaders have emphasized health-illness continuum and population health (Betz et al., 2018; Society of Pediatric Nurses, 2020).

This programmatic dilemma has created the necessity of exploring other alternative placements/options for nursing students during their pediatric rotation. Placement options can include day care centers, school settings, community-based clinics (Carlson, 2012; Curry & Samawi, 2011; Leonard et al., 2008; McCarthy & Wyatt, 2014; Society of Pediatric Nurses, 2020). Nursing programs have employed simulation activities, online courses and virtual learning communities for pediatric training opportunities (Bowling, 2015; Carlson, 2012; Peachey, 2021; Romaniuk et al., 2017; Weston et al., 2021). As a result, for nursing students who aspire to work in the field of pediatric nursing are not prepared to enter this field of practice without additional specialty training in pediatric nursing (Betz, 2017; Delack et al., 2015).

Coupled with the marginalization of pediatric nursing content in undergraduate programs, is the paucity of nursing faculty members who have pediatric and child health expertise (McCarthy & Wyatt, 2014; Society of Pediatric Nurses, 2020). Coupled with recruitment challenges are the financial renumeration of faculty; generally, the compensation of entry level faculty is not comparable to the salaries of nurses in clinical practice (Leonard et al., 2008; McCarthy & Wyatt, 2014). To address this recruitment challenge, nursing programs have hired their own graduates. Acknowledgement of the challenges associated with pediatric undergraduate education have resulted in the development of bridge training efforts known as nurse residency programs, to foster the transition of nursing graduates into pediatric nursing practice.

1.3.8 Pediatric Nurse Residency Programs

The dilemmas associated with undergraduate pediatric nursing education has resulted in the development of pediatric nurse residency programs. These programs, which are sponsored by children's hospitals, are designed to provide new graduates and experienced nurses who have changed their specialty practice with the needed specialized training to practice safely and competently in children's hospitals (Delack et al., 2015; Mott et al., 2018).

This bifurcated approach to pediatric nursing education, that is preliminary exposure to pediatric nursing practice in undergraduate nursing programs and intensive specialized training in a hospital-based program have emerged as the training model for nurses who want to specialize in pediatric nursing. These programs have become commonplace models of training associated with major pediatric hospitals and medical centers (Institute of Pediatric Nursing, n. d.). Pediatric nursing residency programs are typically six to twelve months in length. During this training period, new graduates acquire the competencies needed to function independently in a clinical setting. Unlike typical orientation programs, nurse residency programs feature selection and training of preceptors, structure curriculum, closely supervised clinical training, and formalized evaluations (Smith et al., 2015). A survey of pediatric nurse residency programs found over 80 % reported the following training commonalities "... critical thinking, stress management, small group support systems, professional role transition, pediatric resuscitation training, and evidence based practice/research" (Smith et al., 2015, p. 191). Several of these content areas are aligned with the more recent competencies issued by the Society of Pediatric Nurses (2017), which are identified in Box 1.3.8.

Box 2: SPN Pediatric Residency Core Competencies Domains

- Safety and Quality Improvement
- Advocacy
- Communication
- Collaboration and Teamwork
- Leadership and Professional Development
- Evaluation and Outcomes
- Technology and Informatics
- Research and Evidence-Based Practice

1.3.9 Characteristics of Future Nursing Students

Pediatric nursing students of future generations will be characteristically very different in contrast to the generations of the past. Experts have referred to these new generations as Generation Z and the Alpha Generation (Adamson et al., 2018; Pew Research Center, 2018). These students' lives have been immersed and raised in a technological world unlike past generations. These students are accustomed to accessing extensive information and treasure trove of resources with an immediacy of time and effort. The new generations of students will have equitable opportunities to have the same access to resources as their faculty members, which will present new challenges for instruction. All of these factors and others will significantly impact not only the educational methods of instruction but the content provided as well to pediatric nursing students in the future.

1.3.10 Conclusions

This chapter provided an overview of the historic roots and complex array of factors affecting pediatric nursing education in the United States. The chapter content included a profile of US nursing students now and in the future. The historical perspective of pediatric nursing education was presented that served as the foundation for ensuring development of pediatric nursing education. The current challenges facing U.S. pediatric nursing and its implications for future pediatric nursing education are presented. Advancements in pediatric nursing education are needed to remain current with practices in pediatrics and child health and to foster growth and development of this field of practice.

References

Adamson, M.A., Chen, H., Kackley, R. & Micheal, A. (2018). For the Love of the Game: Game- Versus Lecture-Based Learning With Generation Z Patients. *Journal of psychosocial nursing and mental health services, 56*(2), 29–36. https://doi.org/10.3928/02793695-20171027-03

American Nurses Credentialing Center. (n.d.). *ANCC Magnet Recognition Program®*. Retrieved January 16, 2021, from https://www.nursingworld.org/organizational-programs/magnet/

ANA. (2021). *Intellectual and developmental disabilities nursing: Scope and standards of practice* (3rd ed.). Silver Spring: American Nurses Association.

ANA, National Association of Pediatric Nurse Practitioners (NAPNAP) & SPN. (2015). *Pediatric nursing: Scope and standards of practice* (2nd ed.). Silver Spring: American Nurses Association.

Barnsteiner, J.H. (2009). Letter to the editor. *Journal of Pediatric Nursing, 24,* 446. https://doi.org/10.1016/j.pedn.2008.03.003

Betz, C.L. (2017). Call to Action: Addressing the challenges facing pediatric nursing. *Journal of Pediatric Nursing, 33*, 1–2. https://doi.org/10.1016/j.pedn.2017.02.029

Betz, C.L. (2018). Promoting excellence in pediatric nursing practice and science. *Journal of Pediatric Nursing, 38,* i–iii. https://doi.org/10.1016/j.pedn.2017.11.016

Betz, C.L., Cowell, J.M., Faulkner, M.S., Feeg, V.D., Greenberg, C.S., Krajicek, M.J., Lipman, T.H., Lobo, M.L., Nehring, W.M., Craft-Rosenberg, M. & Vessey, J.A. (2016). Advancing the Development of the Guidelines for the Nursing of Children, Adolescents, and Families: 2014 Revision: Process, Development, and Dissemination. *Journal of pediatric health care, 30*(3), 284–288.

Betz, C.L., Cowell, J.M., Lobo, M.L. & Craft-Rosenberg, M. (2004). American Academy of Nursing Child and Family Expert Panel Health Care quality and outcomes guidelines for nursing of children and families: Phase II. *Nursing Outlook, 52,* 311–316. https://doi.org/10.1016/j.outlook.2004.10.003

Betz, C.L., Krajicek, M. & Craft-Rosenberg, M. (Eds.). (2018). *Guidelines for nursing excellence in the care of children, youth, and families* (2nd ed.). New York: Springer Publishing. https://doi.org/10.1891/9780826169624

Blake, F.G. (1954). *The child, his parents and the nurse.* Philadelphia: JB Lippincott.

Bowling, A.M. (2015). The effect of simulation on skill performance: a need for change in pediatric nursing education. *Journal of Pediatric Nursing, 30,* 439–446. https://doi.org/10.1016/j.pedn.2014.12.010

Carlson, K.L. (2012). Re-envisioning pediatric nursing education. *American Journal of Maternal Child Nursing, 37*, 379–384. https://doi.org/10.1097/NMC.0b013e31825dea85

Children's Hospital Association. (n.d.). *About the Association.* Retrieved January 2, 2021, from https://www.childrenshospitals.org/About-Us/About-the-Association

Connolly, C. (2005). Growth and development of a specialty: The professionalization of child health care. *Pediatric Nursing, 31*(3), 211–215.

Commission on Collegiate Nursing Education (CCNE). (n.d.). *CCNE accreditation.* Retrieved January 6, 2021, from https://www.aacnnursing.org/CCNE

Committee on Education of the National Leagues of Nursing Education. (1919). *Standard curriculum for schools of nursing*. Baltimore: Waverly Press.

Coyne, I., Holmström, I. & Söderbäck, M. (2018). Centeredness in healthcare: A concept synthesis of family-centered care, person-centered care and child-centered care. *Journal of Pediatric Nursing, 42,* 45–56. https://doi.org/10.1016/j.pedn.2018.07.001

Craft-Rosenberg, M. & Krajicek, M. (2006). *Nursing excellence for children and families.* New York: Springer.

Craft-Rosenberg, M., Krajicek, M. & Shin, D. (2002). Report of the American Academy of Nursing Child-Family Expert Panel: Identification of quality and outcome indicators for maternal child nursing. *Nursing Outlook, 50*(2), 57–60. https://doi.org/10.1067/mno.2002.122475

Curry, D.M. & Samawi, Z. (2011). Preparing pediatric nurses for the 21st century: Perceptions of nurse managers, nursing faculty, and staff nurses. *Journal of Pediatric Nursing, 26,* 599–603. https://doi.org/10.1016/j.pedn.2011.09.001

Cutler, B.I., Pierce, E. & Bancroft, M.C. (1923). *Pediatric nursing.* New York: McMillian.

Cutler, B.I., Pierce, E. & Bancroft, M.C. (1931). *Pediatric nursing* (2nd ed.). New York: McMillian.

Delack, S., Martin, J., McCarthy, A.M. & Sperhac, A.M. (2015). Nurse residency programs and the transition to child health nursing practice. *Journal of Nursing Administration, 45,* 345–350. https://doi.org/10.1097/NNA.0000000000000210

Eland, J.M. (1974). *Children's Communication of Pain.* Iowa: University of Iowa.

Eland, J.M. (1978). Living with pain. *Nursing Outlook, 26,* 430–431.

Eland, J.M. (1981). Minimizing pain associated with prekindergarten intramuscular injections. *Issues in Comprehensive Pediatric Nursing, 5,* 361–372. https://doi.org/10.3109/01460868109106351

Ford, K., Dickinson, A., Water, T., Campbell, S., Bray, L. & Carter, B. (2018). Child centred care: challenging assumptions and repositioning children and young people. *Journal of Pediatric Nursing, 43,* e39–e43. https://doi.org/10.1016/j.pedn.2018.08.012

Green, A., Gance-Cleveland, B., Smith, A., Toly, V.B., Ely, E. & McDowell, B.M. (2014). Charting the course of pediatric nursing research: The SPN Delphi study. *Journal of Pediatric Nursing, 5,* 401–409. https://doi.org/10.1016/j.pedn.2014.03.026

Harrison, T.M. (2009). Family-centered pediatric nursing care: state of the science. *Journal of Pediatric Nursing, 25,* 335–343. https://doi.org/10.1016/j.pedn.2009.01.006

Harrison, T.M., Steward, D., Tucker, S., Fortney, C.A., Militello, L.K., Smith, L.H., Thrane, S., Tubbs-Cooley, H.L. & Pickler, R.H. (2020). The future of pediatric nursing science. *Nursing outlook, 68*(1), 73–82. https://doi.org/10.1016/j.outlook.2019.06.020

Institute of Pediatric Nursing. (n.d.). *Pediatric nurse residency programs in the U.S.* Retrieved January 15, 2021, from https://www.ipedsnursing.org/pediatric-nurse-residency-program-directory

Leonard, B.J., Fulkerson, J.A., Rose, D. & Christy, A. (2008). Pediatric nurse educator shortage: implications for the nursing care of children. *Journal of Professional Nursing, 24,* 184–191. https://doi.org/10.1016/j.profnurs.2008.01.001

McCarthy, W. & Wyatt, J.S. (2014). Undergraduate pediatric nursing education: Issues, challenges and recommendations. *Journal of Professional Nursing, 30,* 130–138. https://doi.org/10.1016/j.profnurs.2013.07.003

McDowell, B.M. & Pasek, T.A. (2020). Midpoint follow-up of the 2012 SPN delphi study. *Journal of Pediatric Nursing, 50,* 134–137. https://doi.org/10.1016/j.pedn.2019.10.011

Mott, S., Fogg, N., Foote, N., Hillier, M., Lewis, D.A., McDowell, B.M., Saunders, K., Taylor, J.T., Wiggins, S., Ivey, J.B., O'Brien Benedetto, C., Beam, P.H., McKnight, K.B., Taha, A.A. & Vann-Patterson, A. (2018). Society of Pediatric Nurses' core competencies for the pediatric nurse. *Journal of Pediatric Nursing, 38,* 142–144.

Peachey, L. (2021). Shaping clinical imagination as new graduate nurses in maternal-child simulation. *Nurse Education Today, 97,* 104668. https://doi.org/10.1016/j.nedt.2020.104668

Pew Research Center. (2018, November). *Early benchmarks show 'post-millennials' on track to be most diverse, Best-educated generation yet.* Retrieved December 26, 2018, from http://www.pewsocialtrends.org/2018/11/15/early-benchmarks-show-post-millennials-on-track-to-be-most-diverse-best-educated-generation-yet/

PNCB (Pediatric Nursing Certification Board). (n.d.). *About us. The Pediatric Nursing Certification Board.* Retrieved January 3, 2021, from https://www.pncb.org/about

Romaniuk, D., Chu, S., D'Annunzio, D. & Garvey, G. (2017). A health care-academic partnership: Developing pediatric nursing education. *Journal of Continuing Education in Nursing, 48,* 557–562. https://doi.org/10.3928/00220124-20171115-07

Rubin, R. (1963). *Maternal touch, Nursing Outlook, 11,* 828–829.
Rubin, R. (1967). Attainment of the maternal role part 1: Processes. *Nursing Research, 16,* 237–255. https://doi.org/10.1097/00006199-196701630-00006
Smiley, R.A., Lauer, P., Bienemy, C., Berg, J.G., Shireman, E., Reneau, K.A. & Alexander, M. (2018). The 2017 National Nursing Workforce Survey. *Journal of Nursing Regulation, 9*(3 Supplement), S1–S88. https://doi.org/10.1016/S2155-8256(18)30131-5
Smith, J.B., Rubinson, D., Echtenkamp, D., Brostoff, M. & McCarthy, A.M. (2015). Exploring the Structure and Content of Hospital-Based Pediatric Nurse Residency Programs. *Journal of Pediatric Nursing, 31*(2), 187–195. https://doi.org/10.1016/j.pedn.2015.10.010
Society of Pediatric Nurses. (2017). *Pediatric nurse core competencies.* Retrieved January 6, 2021, from http://www.pedsnurses.org/page2017/core-competencies
Society of Pediatric Nurses. (2020). *Child health content in the undergraduate curriculum.* Retrieved January 15, 2021, from http://www.pedsnurses.org/p/cm/ld/fid=220&tid=28&sid=3277
Taylor, M.K. (2006). Mapping the literature of pediatric nursing. *Journal of the Medical Library Association, 94*(2 Suppl), e128–e136.
Turner, H.N. (2015). Jo Eland may be gone, but her legacy remains. *Pain Management Nursing, 17,* 352–353. https://doi.org/10.1016/j.pmn.2016.10.006
U.S. Department of Health and Human Services, Office of Disease Prevention and Health Promotion. (2020a). *Healthy People 2030. Reduce the rate of deaths in children and adolescents aged 1 to 19 years - MICH-03.* Retrieved January 14, 2021, from https://health.gov/healthypeople/objectives-and-data/browse-objectives/children/reduce-rate-deaths-children-and-adolescents-aged-1-19-years-mich-03/data
U.S. Department of Health and Human Services, Office of Disease Prevention and Health Promotion. (2020b). *Healthy People 2030. Reduce the proportion of children and adolescents with obesity – NWS-04.* Retrieved January 14, 2021, from https://health.gov/healthypeople/objectives-and-data/browse-objectives/overweight-and-obesity/reduce-proportion-children-and-adolescents-obesity-nws-04
University of Washington, School of Nursing, (n.d.). *Parent-child relationship program at the Barnard Center.* Retrieved January 18, 2021, from https://www.pcrprograms.org/
Waechter, E.H. (1971). Children's awareness of fatal illness. *American Journal of Nursing, 7*(6), 1168–1172. https://doi.org/10.1097/00000446-197106000-00019
Waechter, E.H., Crittenden, M., Mikkelsen, C. & Holaday, B. (1986). Concomitants of death imagery in stories told by chronically ill children undergoing intrusive procedures: a comparison of four diagnostic groups. *Journal of Pediatric Nursing, 1*(1), 2–11.
Weston, J., Kimble, L.P., Kaplan, B. & Dryer, A. (2021). An Innovative Educational Approach Integrating Simulation, Classroom, and Clinical Practice for Teaching Pediatric Nursing. *Nurse educator, 46*(2), 71–72. https://doi.org/10.1097/NNE.0000000000000865
Wong, D. & Baker, C. (1988). Pain in children: comparison of assessment scales. *Pediatric Nursing, 14,* 9–17.

Literature recommendations

Barnsteiner, J.H. (2005). Milk depots, yarn trusses, and pediatric nurses. *Urologic Nursing, 25,* 160–161.
Buerhaus, P.I., Skinner, L.E., Auerbach, D.I. & Staiger, D.O. (2017). Four challenges facing the nursing workforce in the United States. *Journal of Nursing Regulation, 8,* 40–46.
Cleaver, K., Essex, R., Malamateniou, C., Narramore, N., Shekede, H., Vargo, E.J. & Weldon, S.M. (2021). A systematic scoping review and textual narrative synthesis of undergraduate pediatric nursing simulations: What, why, and how? *Clinical Simulation in Nursing, 53*(C), 10–31.
Gigli, K.H., Kahn, J. & Martsolf, G. (2020). Availability of Acute Care Pediatric Nurse Practitioner Education in the United States: A Challenge to Growing the Workforce. *Journal of pediatric health care, 34*(5), 481–489.
Mörelius, E., Foster, M. & Gill, F.J. (2020). A Scoping Review of Nursing Research Priorities in Pediatric Care. *Journal of pediatric nursing, 52,* e57–e69.
National Association of School Nurses. (2016). *Education, licensure, and certification of school nurses (Position Statement).* Silver Spring: National Association of School Nurses.

1.4 Gerontologische Pflege: Theorie, Forschung und Praxis

Nadine Konopik

Abstract

Ziel des Beitrags ist es, ausgewählte Konzepte und Befunde aus (öko)gerontolgischer Perspektive für die professionelle gerontologische Pflege und Pflegepraxis zum einen unter den neuen Bedingungen der Generalistik und Akademisierung, zum anderen unter (neuen) Bedürfnissen und Bedarfen alter und hochaltriger pflegebedürftigen Menschen zu diskutieren. Hierfür werden in einem ersten Teil Konzepte zu Gesundheit, Entwicklung, Gesundheitskompetenz und sozialem Austausch im Alter hinzugezogen. In einem zweiten Teil werden Praxisbedingungen, die die gerontologische Pflege maßgeblich prägen, näher beleuchtet. Hier geht es um Pflegeumwelten, kritische Lebensereignisse, Tabuthemen und um den doppelten Bezugspunkt für gerontologische Pflege, wenn alte und hochaltrige Menschen selbst alte Menschen pflegen. Abschließend werden hieraus Perspektiven für die Gesundheits- und Pflegebildung abgeleitet und unter ethischen und rechtlichen Gesichtspunkten reflektiert.

Schlüsselbegriffe

- Gerontologie
- Altenpflege
- Praxisbedingung
- Pflegebildung
- Professionalisierung

1.4.1 Einleitung

Anfang 2020 wurde die dreijährige Berufsausbildung für die Pflege der größten Gruppe pflegebedürftiger Menschen durch eine generalistische Pflegeausbildung ersetzt. Daraus ergibt sich, dass bisherige Inhalte für die gemeinsame Ausbildung anders ausgerichtet bzw. verteilt werden müssen. Bei der zukunftsfähigen Ausbildung für die professionelle Pflege alter Menschen geht es aber auch darum, die Kategorie „Alter“ in Verbindung zu bringen mit Potentialen und Risiken „neuer“ Gruppen Älterer. Zu den Potentialen und Risiken zählen hochaltrige Pflegedyaden, Alleinlebende, Demenzformen, Behinderung, Sucht, neue Technologien und Digitalisierung und verschiedene Wohn- und Lebensformen alter und sehr alter Menschen. Die Gerontologie stellt als interdisziplinäre Wissenschaftsdisziplin Konzepte und Befunde zur Verfügung, die die Diversität in der Gruppe alter und sehr alter Pflegeempfänger und Pflegeempfängerinnen adressieren. Diese sind für die berufliche und hochschulische Bildung mit Versorgungsstrukturen in der Praxis zusammen zu denken.

Wie vom Gesetzgeber zur Begründung der Pflegereformen hervorgebracht, wird gerontologische Expertise sowohl in der stationären Akut- als auch in der stationären Langzeitpflege benötigt (BMG & BMFSFJ, 2015). Das ist auch wichtig, wenn durch die Veränderungen durch das Pflegeberufegesetz die Ausbildung zum Altenpfleger und Altenpflegerin wegfällt und seit 2020 ausschließlich eine Spezialisierung auf Alten- oder Kinderkrankenpflege ab dem dritten Ausbildungsjahr möglich ist. Ähnlich verhält es sich in den primärqualifizierenden pflegewissenschaftlichen Studiengängen. Die große Gruppe alter Menschen unter den Pflegebedürftigen und die Pflegereformen werfen deshalb umso dringender die Frage auf, welche Inhalte für die Pflege alter Menschen wichtig sind.

Professionelle Pflege alter Menschen wird beschrieben als „das an ethische Normen gebundene, entlang einer eigenen Wissensbasis und theoretisch begründetem, hermeneutisch-verstehendem, systematisch geplantem und methodisch reflektiertem Handeln mit dem Ziel der bestmöglichen Lebensqualität und Autonomie, welches seinen eigenen Gegenstandsbereich zwischen Gerontologie und Pflegewissenschaft hat (DGGG, 1996; Entzian, 1999, zitiert in Brandenburg et al., 2006). Die Autoren und Autorinnen legen ein erweitertes Verständnis von Evidence-based Nursing zugrunde, welches zudem stark mit ethischen Normen und eigenständiger gerontologisch-pflegewissenschaftlicher Wissenschaft verknüpft ist.

In diesem Beitrag werden deshalb ausgesuchte Konzepte und Befunde für eine gerontologisch informierte Pflegewissenschaft mit einem Schwerpunkt auf die Ökogerontologie, die alte Menschen in ihrem räumlich-dinglichen-sozialen Umfeld ins Blickfeld nimmt, aufgeführt. Teil 1 behandelt gerontologische Konzepte und Befunde, die die Merkmale professioneller Pflege alter Menschen spezifizieren. Teil 2 vertieft diese praxisorientiert entlang verschiedener Kontextbedingungen in der Pflege alter Menschen. Teil 3 erarbeitet abschließend Perspektiven für die Gesundheits- und Pflegebildung. Die Inhalte des vorliegenden Beitrags werden abschließend an die Reform der Generalistik angebunden.

1.4.2 Eine gerontologische Sicht auf die Pflege

Das Alter kennzeichnet die facettenreichste Lebensphase in unserer Lebensspanne. Die von Wahl und Heyl (2015) beschriebenen 12 Essentials der Gerontologie verweisen aufgrund der *Multidimensionalität* und *Multidirektionalität* des Alternsprozesses auf die Heterogenität von Personen im höheren Erwachsenenalter. Dabei bedeutet Multidimensionalität, dass wir auf unterschiedlichen Ebenen altern, z. B. körperlich, psychisch oder sozial und multidirektional. Multidirektionalität heißt, dass wir auf diesen Ebenen jeweils unterschiedliche Entwicklungen nehmen können: *Steigerung*, *Verlust* oder *Beibehaltung* der Fähigkeiten (Wahl & Heyl, 2015). Die pflegerelevanten theoretischen Inhalte ergeben sich also aus der Vielfalt des Alters und der unterschiedlichen Alternsverläufe. Sie sind Teil der Voraussetzungen für professionelle gerontologische Pflege, die legitimiert ist durch spezifische Aspekte in der Pflege alter und hochaltriger Menschen.

Zu den altersspezifischen Inhalten zählen Multi- und Komorbidität, gerontopsychiatrische Erkrankungen und geriatrisch-gerontologische Syndrome, z. B. Frailty oder das Immobilitätssyndrom (Pantel et al., 2014), aber auch die Entwicklung der Person, Erfahrung und Kompetenz, die in vielfältige Formen von Engagement und sozialer Teilhabe münden können. Nachfolgend werden hieraus Inhalte exemplarisch aufgeführt.

1.4.2.1 Gesundheit im Alter: objektiv, subjektiv, differentiell

Mit dem höheren Alter erhöht sich auch die Wahrscheinlichkeit für chronische Krankheiten, Komorbidität und Mehrfacherkrankungen (Multimorbidität) und damit einhergehend Multimedikation (Böhm et al., 2009; Divo et al., 2014). Dazu zählen Erkrankungen des Herz-Kreislauf-Systems, Krebserkrankungen, chronische Lungenerkrankungen, muskuloskelettale Erkrankungen und Diabetes mellitus (Robert-Koch-Institut, 2015). Hinzu kommen pflegerelevante Phänomene, wie zum Beispiel Hautrisse „Skin Tears", die bisher in der Pflegeausbildung bzw. Studiengängen der Pflege noch zu wenig beachtet werden (Scheele et al., 2020). Zu den häufigsten neuropsychiatrischen Erkrankungen im Alter zählt Demenz (Robert-Koch-Institut, 2015). Geriatrische Patienten und Patientinnen sind zudem im Vergleich zu jüngeren Patienten und Patientinnen öfter zeitgleich durch Einschränkungen der körperlichen und der kognitiven Funktionalität betroffen (Pantel, 2014). Die damit einhergehende Multimedikation fordert insbesondere sehr alte Patienten und Patientinnen, aber auch die Professionellen aus der

Gesundheit und Versorgung heraus. Durch dauerhaft zu hohen Dosierungen, ungünstigen Kombinationen von Präparaten bzw. falschen Gaben verfehlen Medikamente ihre Wirkung oder es treten teils schwere Nebenwirkung auf, sodass es zu weiteren Folgeschäden, insbesondere Stürzen, kommen kann (Ming & Zecevic, 2018). Eine Studie des Zentrums für Qualität in der Pflege (ZQP) weist auf die große Rolle pflegender Angehöriger und weitere mögliche Einsatzfelder für ambulante Pflegefachpersonen für die Medikamentensicherheit von Pflegebedürftigen hin (Eggert et al., 2019).

Neben dem objektiv beobachtbaren Gesundheitszustand alter Menschen spielt auch deren eigene Einschätzung ihrer Gesundheit (subjektive Gesundheit) eine große Rolle. Diese wird einerseits beeinflusst von Personmerkmalen (u.a. Widerstandsfähigkeit, Kontrollüberzeugungen und Bewältigungstechniken), andererseits auch von Umweltmerkmalen (u.a. Ausmaß und Art der sozialen Unterstützung, Bewertung der Gesundheit durch andere Menschen) (Kruse, 2006). Es ist wichtig zu wissen, dass alte Menschen ihre eigene Gesundheit häufig trotz vorhandener Erkrankungen oder Einschränkungen als gut bewerten, weshalb sich oft die subjektive und die objektive Gesundheit im Alter nicht decken (Robert-Koch-Institut, 2015). Die Selbsteinschätzung der Gesundheit wird als prognostisch wichtiger Faktor beschrieben, der mit unterschiedlichen zukünftigen Gesundheitsproblemen in Verbindung steht. Andersherum zeigt sich, dass Bemühungen, die Wahrnehmung des Alters bzw. das eigene Alterserleben zu verändern auch für das subjektive Wohlbefinden hilfreich sind (Hajek & König, 2020). Das Konstrukt der gesundheitsbezogenen Lebensqualität ist umfassender und beinhaltet verschiedene Aspekte subjektiven Wohlbefindens. Neben der körperlichen und psychischen Domäne zählen hierzu die der sozialen Beziehungen, Unabhängigkeit, Rahmenbedingungen/Umwelt und Spiritualität. Die einzelnen Facetten können in einer Publikation der WHO (2006) auf Seite 21 nachgelesen werden.

Alltagsrelevante Funktionsfähigkeiten, selbstbestimmte Lebensführung (Autonomie) und die Entwicklung erfolgreicher Bewältigungsstrategien sind wichtig, um Wohlbefinden im Alter zu fördern (Robert-Koch-Institut, 2015). Um pflegebedürftige alte Menschen in ihrer Selbständigkeit im Sinne von Aktivität und Partizipation zu fördern, müssen die wesentlichen Faktoren identifiziert werden, die bei Therapie und Pflege berücksichtigt werden müssen. Verschiedene Assessmentverfahren stehen für eine multidimensionale Anamnese zur Verfügung (Biografie, ADL-Status, Wohnverhältnisse und Zugänglichkeit des Wohnraums und der Wohnumgebung, körperliches und soziales Befinden, ökonomischer Status, medizinische Daten, Ernährung, Hautzustand, psychisches Befinden und kognitive Veränderungen). Dass Erlebens- und handlungsbezogene Aspekte mit Wohlbefinden zusammenhängen, zeigt sich im sehr hohen Alter. So konnten Oswald et al. (2013) belegen, dass außerhäusliche Aktivitäten, soziale Zusammengehörigkeit und stadtteilbezogene Identität den negativen Einfluss schlechter Gesundheit auf das Wohlbefinden abmildern können. Je nach bestimmten Krankheiten können individuelle Übergänge in ein eher ressourcenarmes Lebensalter in verschiedenem Alter bzw. auch im jüngeren Alter stattfinden. Rein das kalendarische Alter bei Gesundheits- und Pflegeentscheidungen in den Fokus zu stellen, kann deshalb auch zu Altersdiskriminierung (Ageism) führen.

1.4.2.2 Entwicklungsprozesse im hohen und sehr hohen Alter

Entwicklungen kennzeichnen lebenslange Veränderungen menschlichen Erlebens und Verhaltens. Dabei geht es nach Kruse (2014) auch um Veränderungen in den Mechanismen und Prozessen, die dem Erleben und Verhalten der Person zugrunde liegen, was dann auch erklären könne, dass Zufriedenheit erhalten bleibt trotz abnehmender Ressourcen und zunehmender Verluste. So kann sich auch bei pflegebedürftigen, alten Menschen trotz widriger Umstände ein stabiles Wohlbefinden zeigen („Wohlbefindensparadox" oder „Zufriedenheitsparadox") (Staudinger, 2008, S. 88).

Das entwicklungspsychologische Konzept der Lebensspanne geht von Gewinnen, Stabilitäten und Verlusten im Alter aus. Verluste und Gewinne („gains and losses") werden nicht als Widerspruch betrachtet. Vielmehr beinhaltet die menschliche Entwicklung nach dem Lebensspannenkonzept Gewinne sowie auch Verluste (Baltes & Baltes, 1990). Auch wenn im Alter die bio-psycho-sozialen Leistungs- und Kapazitätsreserven abnehmen, sind hiernach doch auch Reserven und Ressourcen vorhanden und ausbaubar („Gewinn-Stabilitäts-Verlust-Prinzip") (Baltes & Baltes, 1990). So sieht Kruse auch im Prozess des Sterbens Möglichkeiten zu wachsen und Entwicklungspotenziale zu verwirklichen, z.B., indem der Sterbeprozess nach eigenem Wunsch gestaltet wird (z.B. Auswahl von Musik, wichtiger Personen) (Kruse, 2006).

Neben Gewinnen und Verlusten zeigen sich aber auch Aspekte der Beibehaltung bzw. Stabilität. Nämlich dann, wenn Pflegebedürftige nicht ausschließlich auf ihre Patienten- bzw. Patientinnenrolle beschränkt werden, sondern sich in ihrer Lebenswelt weiterhin in anderen sozialen Rollen, z.B. Ehemann bzw. Ehefrau, Nachbar bzw. Nachbarin, Angehöriger bzw. Angehörige einer Religionsgemeinschaft oder kultureller Traditionen wahrgenommen fühlen (Franke et al., 2017). Professionelle Pflege sollte deshalb darauf hinwirken, dass pflegebedürftige, alte Menschen darin unterstützt werden, sich als individuelle Person selbstwirksam und wichtig für andere zu erleben. Für die Pflege soll das hier skizzierte Verständnis von Entwicklung aufzeigen, dass der Verlust von Selbständigkeit im Alter nicht einseitig vorgezeichnet ist, sondern durch günstige Entwicklungskontexte auch gelindert werden kann, wenn Maßnahmen und Angebote den Zusammenhang von Gewinnen, Stabilität und Verlusten systematisch mit einbeziehen (Kruse, 2014).

1.4.2.3 Biografische Gesundheitskompetenz im Alter

In der professionellen Pflege spielen Beratungs- und Schulungssituationen mit älteren zu pflegenden Menschen zur Förderung deren Gesundheitskompetenz eine große Rolle. Gesundheitskompetenz bedeutet, zu wissen, wie, wo und wann man welche Hilfe braucht und bekommt. Als besondere Risikogruppen für unzureichende Gesundheitskompetenz werden bildungsferne alte Menschen (gemessen mit besuchten Schuljahren) mit Migrationshintergrund beschrieben (Messer et al., 2017). Weiterhin konnte in einer qualitativen Vertiefungsstudie zu Gesundheitskompetenz im Alter aufgezeigt werden, dass Gesundheitserleben im Alter in Zusammenhang steht mit Prägungen über die Lebensspanne durch Erziehung, Sozialisation und Erfahrung. Hiernach werden schon sehr früh Voraussetzungen für Muster eigenen Gesundheitserlebens und -handelns geschaffen und diese werden über den Lebensverlauf durch neue prägende Erfahrungen verändert bzw. an vorangegangenes Gesundheitserleben und -handeln adaptiert (Konopik, 2019). Verinnerlichte Erfahrungen treffen dann auf äußere Umweltzusammenhänge, die ermöglichend oder verhindernd wirken. Unter Einbezug von Biografie und Umwelt kann Gesundheitskompetenz im Alter wie folgt gefasst werden:

„Gesundheitskompetenz im Alter basiert auf der allgemeinen Literacy und Prägungen über den Lebenslauf, steht in engem Zusammenhang mit Ermöglichungs- und Verhinderungsstrukturen der Umwelt und umfasst gesundheitsbezogene Erlebens- und Handlungsmuster, die dabei helfen in ressourcenreichen und ressourcenarmen Alternsverläufen die Lebensqualität zu erhalten, zu verbessern oder es erleichtern mit Verlusten umzugehen" (Konopik, 2019, S. 300, mod. nach Sørensen et al., 2012, S. 3).

Gesundheitskompetenz ist demnach ein Lebensalter spezifisches Konzept, das sich über den Lebenslauf entwickelt. Will professionelle Pflege Gesundheitskompetenz im Alter fördern, so sollten nicht nur von außen erwartete gesundheitspräventive Absichten und Handlungen alter Menschen adressiert werden, sondern auch biografische Erlebens- und Handlungsmuster sowie umweltbezogene Kontextfaktoren (Konopik, 2019) mit einbezogen werden. Dazu gehört auch der Wunsch bzw. das Recht auf Wissen und Nicht-Wissen.

Was seit einiger Zeit an Bedeutung gewinnt, ist digitale Gesundheitskompetenz (Digital Health Literacy). Hierzu zählen Technikkompetenz und digitale Medienkompetenz. Bei chronischer Krankheit spielt das Internet eine große Rolle, u.a. um zusätzliche Informationen zu beschaffen, bei Verständnisschwierigkeiten, offenen Fragen oder um Erfahrungen mit „Peers" auszutauschen und Trost zu bekommen (Schaeffer et al., 2019). Aber nicht nur bei der Informationssuche, sondern auch im Rahmen anderer Anwendungen ist digitale Gesundheitskompetenz wichtig, z.B. elektronische Gesundheitsakte, Gesundheits-Apps, Online-Kurse. Nicht zuletzt ist ein digitaler Zugang zu wissenschaftlich fundierten Informationen und Fakten gerade in Zeiten eingeschränkter Mobilität wichtig, um informierte und kompetente Entscheidungen für seine Gesundheit zu treffen.

1.4.2.4 Isolation und Soziale Teilhabe

Soziale Isolation ist gekennzeichnet durch einen Mangel an sozialen Kontakten, Zugehörigkeit, Teilhabe sowie erfüllenden Sozialbeziehungen (Kruse et al., 2014). Krankheit kann in jedem Lebensalter zu sozialer Isolation führen, welche wiederum die Gesundheit als Risikofaktor beeinträchtigt und zudem den Verlauf von Krankheit negativ beeinflussen kann (Kruse et al., 2014). Nach Huxhold und Engstler (2019) steigt das Risiko sozialer Isolation in der zweiten Lebenshälfte an (befragt wurden hier im Rahmen des Deutschen Alterssurveys 19969 Personen zwischen dem 40. und 90. Lebensjahr), da sich die sozialen Netzwerke beziehungsweise die Anzahl wichtiger Personen kontinuierlich verringern. Als Gründe dafür gelten Umzug, Tod, eine schlechter werdende Gesundheit und zunehmende funktionale Einschränkungen. Anders verhält es sich nach den Autoren bei dem Einsamkeitsrisiko: „Vom Alter 40 bis Mitte 60 sinkt es, danach nimmt es wieder zu, ist aber selbst im sehr hohen Alter, mit 90 Jahren, mit rund elf Prozent nicht höher als mit 40 Jahren" (Huxhold & Engstler, 2019, S. 71). Bedeutsam sind hiernach auch geschlechtsspezifische Unterschiede, wonach Männer im mittleren Erwachsenenalter zwischen 40 und 60 Jahren etwas häufiger einsam sind als Frauen, welche insbesondere im hohen Alter (mit 90 Jahren) mehr einsam sind als Männer (Huxhold & Engstler, 2019).

Das Problem der Isolation und die Bedeutung emotional wichtiger Kontakte im Alter führen zu sozialer Teilhabe als wichtiges Konzept für die Pflege. Das Konzept der Sozialen Teilhabe, das auf Handlungen zielt und definiert wird als sozial orientierte gemeinsame Nutzung individueller Ressourcen, wird häufig als wichtiges Kriterium für die Lebensqualität im Alter angesehen. Nach Bukov et al. (2002) gibt es drei Arten der sozialen Beteiligung, die sich in Bezug auf Inhalt, Kontext und Ressourcen, die für die Teilnahme bzw. soziale Aktivität erforderlich sind, unterscheiden: kollektive (in Gruppen), produktive (Dienstleistungen, Waren und Vorteile für andere) und politische Beteiligung (Entscheidungshandlungen über soziale Gruppen und die Zuweisung von Ressourcen). In der Frankfurter BEWOHNT-Studie zeigte sich, wie schon aus anderen Studien bekannt, dass im sehr hohen Lebensalter eher die „subtileren" Formen sozialer Teilhabe wichtig sind, d.h. mitzubekommen, was in der Nachbarschaft geschieht und miteinander reden, anstatt Geschehnisse selbst zu beeinflussen (Oswald et al., 2013). Wenn professionelle Pflege Partizipation im Quartier bis ins sehr hohe Alter unterstützen möchte, sind also eher niedrigschwellige Formen sozialer Teilhabe zu fördern. Nachfolgend geht es nun darum, gerontologisches Wissen mit der Praxis der Pflege alter Menschen zu verbinden.

1.4.3 Praxiskontexte in der gerontologischen Pflege

Jedes Pflegesetting der Pflege alter Menschen setzt sich ganz individuell zusammen aus den unterschiedlichen Umwelten, in denen sich Pflegende und Gepflegte befinden. Nachfolgend wird der Fokus auf Austauschprozesse alter pflegebedürftiger Personen mit ihrer Umwelt gelegt.

1.4.3.1 Umwelten der Pflege und Person-Umwelt-Beziehungen

Person-Umwelt-Beziehungen sind bedeutsam für den Alltag älterer Menschen und es geht um oft jahrelange Austauschprozesse, „in denen objektive Umweltaspekte so stark verinnerlicht werden, dass die alternde Person gewissermaßen mit diesen untrennbar ‚verwächst‘, d.h., dass Handlungs- und Erlebensroutinen und Automatismen auftreten und dass Umwelt zur Materie gewordene Biografie werden kann“ (Oswald, 2010, S. 171). Die Förderung des Wohnenbleibens alter pflegebedürftiger Menschen und Unterstützung pflegender Angehöriger durch gerontologisch geschulte, professionell Pflegende (ambulante Pflege und teilstationäre Pflege, Community oder Public Health Nursing, Pflegeberatung) sind deshalb wichtige Aufgaben. Dies ist nicht zuletzt dadurch begründet, dass es zahlreiche Befunde gibt, die belegen, dass die Wohnumwelt (Nachbarschaft bzw. Quartier) mit all den Potentialen und Barrieren für das Leben alter Menschen eine große Rolle für Selbständigkeit, Wohlbefinden und Versorgung spielt. Weiterhin zeichnet sich die Pflege alter Menschen durch die verschiedenartigen und teils (nicht mehr so) neuen Settings aus, in denen gepflegt, und darunter betreut, informiert und beraten wird. Relevant werden daher Bildungsinhalte, die neben den klinischen Pflegesettings private und ambulante Wohnformen adressieren, wie betreute Wohngemeinschaften und Angebote in der Kommune, wie zum Beispiel (Pflege-)Beratungsstellen.

Zu den Herausforderungen der stationären Langzeitpflege zählen Alterssegregation bzw. die Integration stationärer Pflegeeinrichtungen in das Quartier. Um einen unmittelbaren Bezug zu den Bewohnern und Bewohnerinnen der Stadt und zu ihren Bedürfnissen herzustellen, können partizipative Methoden (regionale Pflegekonferenzen) dazu beitragen möglichst viele ältere Stadtteilbewohner und Stadtteilbewohnerinnen in die pflegebezogene Angebotsgestaltung einzubinden. Dabei stellt sich auch die Frage, wer die neuen Gruppen alter Menschen in stationären Pflegesettings sind. Schon heute zeichnet sich ab, dass ältere Menschen mit körperlichen und/oder geistigen Behinderungen eine größer werdende Gruppe sind, deren Pflege in den unterschiedlichen Settings spezifische Anforderungen hat wie z. B. erhöhten Kommunikations-, Hilfe- oder Pflegebedarf – ggf. rund um die Uhr-, Erhalt von Mobilität und Förderung von Teilhabemöglichkeiten (Schäper et al., 2010).

Im Jahr 2017 lebten ca. 45 % der Frauen und ca. 20 % der Männer ab 65 Jahren allein in einem Haushalt (Statistisches Bundesamt, 2018). Mit höherem Alter steigt nicht nur der Anteil der Alleinlebenden, sondern auch die Unterschiede zwischen den Geschlechtern werden größer. Fast drei Viertel (73 %) der hochbetagten Frauen ab 85 Jahren lebten allein, während es bei den Männern der gleichen Altersgruppe nur ein Drittel (33 %) war (Statistisches Bundesamt, 2018). Ein weiteres Augenmerk ist deshalb auf die stark anwachsende Gruppe der alleinlebenden Menschen mit Pflegebedarf zu richten, welche laut einer Untersuchung des Zentrums für Qualität in der Pflege in Krisensituationen häufig auf sich gestellt sind (z. B. bei finanziellen Belastungen und belastenden Konflikten im sozialen Umfeld) (Zentrum für Qualität in der Pflege [ZQP], 2014). Es ist weiter davon auszugehen, dass unter den alleinlebenden hochaltrigen Menschen auch die Personengruppe mit Demenzerkrankung zunehmen wird. Hier ist die Pflege, je nach Stadium der Erkrankung, auf die Kooperation mit anderen Akteuren und Akteurinnen (darunter z. B. auch Wohnungsbaugenossenschaften, Sozialpsychiatrischer Dienst für alte Menschen, Nachbarschaftsinitiativen) angewiesen bzw. kann hier die häusliche Pflege an Grenzen stoßen, was (die Hinwirkung zu) Wohnberatung bzw. die prozesshafte Begleitung des Umzugs in ein anderes Versorgungssetting (z. B. WG oder stationäre Langzeitpflege) erforderlich macht.

1.4.3.2 Kritische Lebensereignisse im Alter

Übergänge in der Lebensphase Alter gehen mit Veränderungen in sozialen Gruppen und Rollen, sozialem Status und verändertem Selbstbild einher. Zu den einschneidenden Übergangen im Alter zählt der Eintritt von Pflegebedürftigkeit (Franke et al., 2017). Der Übergang in die Pflegebedürftigkeit kann unter bestimmten Konstellationen auch ein kritisches Lebensereignis darstellen, z. B. bei vorbestehenden oder zusätzlich eintretenden Belastungen wie niedriger sozio- ökonomischer Status und Demenz. Pflegebedürftig zu werden geht mit existenziellen und alltagsrelevanten Verlusten auf mehreren Ebenen einher. Hier muss unterschieden werden zwischen einer temporären Pflegebedürftigkeit und dauerhaften Pflegebedürftigkeit im Alter. Diese beinhaltet, akzeptieren zu müssen, dass das ursprüngliche gesundheitliche Funktionsniveau nicht wieder erreicht wird (Franke et al., 2017). Hinzu treten dann emotionale Belastung und Angst, z. B. hinsichtlich des Verlustes vertrauter und identitätsstiftender Räume, biografischer Gewohnheiten, der Gefahr der Fremdbestimmung der Pflegebedürftigen und der Verunsicherung von Angehörigen (Franke et al., 2017).

Zu den weiteren einschneidenden Lebensereignissen alter Menschen, die mit erheblichen gesundheitlichen Risiken einhergehen, zählt Verwitwung. Denn ähnlich wie beim Eintritt von Pflegebedürftigkeit steht den Betroffenen kein erprobtes Bewältigungshandeln zur Verfügung (Franke et al., 2017). Die meisten Paare der Generation 65 plus sind viele Jahre verheiratet bzw. verpartnert (Statistisches Bundesamt, 2016) und der Tod des Lebensgefährten oder der Lebensgefährtin wird zumeist als Bruch und Verlust erlebt. Dies führt überwiegend zu einer radikalen Veränderung des vertrauten und von Routinen geprägten Alltags und des gemeinsam aufgebauten Haushalts, also einen tiefen Einschnitt in ein von Gemeinsamkeit, Vertrautheit und Intimität geprägtes soziales Gefüge, in dem sich die eigene Identität oft nicht ohne weiteres von der Paaridentität abgrenzen lässt („dyadisches Denken“). Wie die Verwitwung individuell erlebt wird, hängt von verschiedenen Faktoren ab, wie Alter, vorangegangene Krankheit, Pflegebedürftigkeit der verstorbenen Person und Erwartbarkeit des Todes (Franke et al., 2017).

Der überwiegende Anteil alter Menschen stirbt in Institutionen (Krankenhäusern, Pflegeheimen oder Hospizen) (Dasch et al., 2015). Obwohl die meisten Menschen im Alter zuhause wohnen bleiben und auch sterben möchten, zeigen Berechnungen auf, dass das Sterben in Institutionen konstant bleibt bzw. eher noch zunimmt (Dasch et al., 2015). Wo möglich und gewünscht, braucht es vertrauenswürdige, verlässliche und kompetente, zugehende Angebote für die Begleitung in dieser Lebensphase im Quartier, auch als „Care-Mix“ aus Professionellen, Semi-Professionellen und Laien. Professionelle Pflege alter Menschen kann das Abschiednehmen alter Menschen voneinander mitgestalten. Sowohl beim Eintritt von Pflegebedürftigkeit als auch bei Verwitwung geht es neben organisatorischen und eher praktischen Kompetenzen pflegerischen Handelns insbesondere um emotionale Kompetenzen geriatrischer Pflegefachpersonen.

1.4.3.3 Gewalt in der häuslichen Pflege durch Angehörige

Zu einer besonders vulnerablen Gruppe zählen versorgungsabhängige alte Menschen. Es gibt Fälle, in denen Privatwohnen für die Gesundheit gepflegter alter Menschen und ihre pflegenden Angehörigen Gefahren birgt. Neben gemeldeten Fällen in der Polizeistatistik geben Viktimisierungssurveys Hinweise darauf, dass Gewalt gegen informell Pflegende und Gepflegte keine seltene Ausnahme ist (Görgen et al., 2012). Gewalt in der Pflege alter Menschen kann in Anlehnung an die Definition von Elder Abuse der WHO (WHO, 2008) und der Istanbul Konvention (Bundestag & Bundesrat, 2017) verstanden werden als:

„eine einmalige oder wiederholte oder fehlende gebotene Handlung innerhalb einer Pflegebeziehung, die bei einer älteren Person und/ oder der pflegenden Person zu körperlichen, sexuellen oder psychischen Schäden oder Leiden führt oder führen kann, einschließlich der Androhung solcher Handlungen, der Nötigung und der Freiheitsentziehung“ (Konopik et al., 2021, S. 84).

Im Rahmen eines Forschungsprojekts an der Goethe-Universität Frankfurt wurden aus sozial- und rechtswissenschaftlicher Perspektive 16 Empfehlungen für den Gesetzgeber und die Verwaltung zur Gewährleistung eines wirksamen Schutzes vor Gefährdungen in der häuslichen Pflege entwickelt (Wellenhofer et al., 2019). Sie adressieren auch die professionelle Pflege bei Maßnahmen der Prävention (z.B. Vermeidung von Fixierung, multiprofessionelle Teams zur Aufdeckung und Unterstützung der Familie) wie auch Intervention (z.B. Entbindung von der Schweigepflicht, Täter-Opfer-Trennung bzw. alternative Wohnformen). Die professionelle Pflege hat für das Wohl des Patienten bzw. der Patientin eine Garantenstellung. Sie sollte deshalb Anzeichen von Gewalt erkennen und weitergeben können, z.B. an Vorgesetzte oder eine unabhängige Beschwerdestelle. Ebenso sollte es – wie im Kindesschutz – Hilfen geben, um einzuschätzen, ob Gewalt in der Pflege alter Menschen vorliegt oder nicht und bei weiteren Schritten zu helfen (siehe Medizinische Kinderschutzhotline).

Die professionelle Pflege alter Menschen sollte darauf abzielen, im interprofessionellen Team (insbesondere Hausarzt bzw. Hausärztin, aber auch mit Ehrenamtlichen wie Pflegebegleiter und Pflegebegleiterinnen) einen besseren Schutz für Pflegende und Gepflegte zu gewähren, um entweder das sichere Wohnenbleiben bei Pflegebedürftigkeit zu ermöglichen oder Alternativen schützender Umwelten vorzuschlagen (z.B. Pflegefamilien für alte Menschen, Pflege-WG oder Wohnen auf Probe im Pflegeheim), wenn dies nicht mehr möglich ist.

1.4.3.4 Alte Menschen als Pflegende

Es gibt zwischen drei und fünf Millionen private Pflegepersonen, wobei sich die Pflege von Angehörigen oft auf mehrere Schultern verteilt, jedoch die Hauptlast meist weibliche Familienmitglieder tragen und über 70-jährige den höchsten zeitlichen Umfang an Unterstützung leisten (Nowossadeck et al., 2016). Regelmäßige Pflegeleistung wird v.a. von Personen im jungen Seniorenalter erbracht. Aber auch im hohen Alter gehören diese Unterstützungsleistungen zum Alltag (Nowossadeck et al., 2016). Mittlerweile steigt der Anteil pflegender Männer und es gibt Hinweise darauf, alte Männer als neue Ressourcengruppe für informelle Pflege („Caring Masculinities“) zu adressieren (Elliott, 2016). Pflegende Angehörige haben einen schlechteren Gesundheitszustand im Vergleich zu nichtpflegenden, was auch durch internationale Befunde bekräftigt wird (Wetzstein et al., 2015). In der Leitlinie 6 der Deutschen Gesellschaft für Allgemeinmedizin und Familienmedizin (DEGAM Leitlinie 6: Pflegende Angehörige, Version von 2005) heißt es:

„[...] Wegen der häufigen Fokussierung auf die Pflegebedürftigen werden die pflegenden

Angehörigen unter Umständen (auch von ihren Hausärzten) nicht als behandlungsbedürftig wahrgenommen oder sogar ausgeklammert. Die Rolle des Hausarztes und seine Unterstützungsmöglichkeiten gegenüber dem Pflegenden sollen daher genauer spezifiziert werden. [...]" (Lichte et al., 2005, S. 80).

Das Problem, überlastete oder überforderte pflegende Angehörige nicht zu erkennen, betrifft auch professionell Pflegende. Hierbei könnten die in der mittlerweile neu aufgelegten Leitlinie aufgeführten Instrumente und Maßnahmen (z.B. körperliche Untersuchung, Häusliche Pflegeskala zur Erfassung von Belastungen, Flyer, Notfallkarte, Hinweis auf weitere Unterstützungsleistungen und Pflegekurse, Weiterleiten an externe Beratung) (Deutsche Gesellschaft für Allgemeinmedizin und Familienmedizin, 2018) ebenso im Rahmen einer (erweiterten und spezialisierten) Pflegepraxis (z.B. Familiy Health Nursing) zum Tragen kommen.

Der Aufbau und die Steuerung von Teams mit professionellen, semi-professionellen und informellen Pflegepersonen um die Patienten und Patientinnen herum (Case- und Care-Managment), werden deshalb nicht ausschließlich wegen der großen Anzahl alter Menschen, die zuhause gepflegt werden möchten, sondern auch wegen dem vermutlich in Zukunft abnehmendem informellen Pflegepotential zu einer zunehmend wichtigen Aufgabe professioneller Pflege alter Menschen in ihrer angestammten Wohnumgebung. Zu einer guten Versorgung alter Menschen in der Nachbarschaft kann die Vernetzung und Zusammenarbeit zwischen Professionen aus den Bereichen Sozialarbeit, Pflege, Gerontologie, Medizin, Stadtentwicklung, Raumplanung, Politik und Bildung beitragen. Die komplexen Bedarfe im Alter erfordern die Vernetzung bzw. gemeinsames Handeln und multiprofessionelle Zusammenarbeit von öffentlichen und freien Trägern, Vereinen, Initiativen interkultureller Öffnung sowie ressortübergreifendes Denken, z.B. um Angebote der Migrationsarbeit mit der Altenhilfe oder -pflege zu verbinden.

Nach den Überlegungen in Kapitel eins und zwei wird nun vertieft aufgegriffen, wie eine gerontologisch informierte Pflegebildung dazu beitragen kann, dass verschiedene Gruppen alter pflegebedürftiger Personen in den unterschiedlichen Settings so gepflegt werden können, dass Selbständigkeit, Autonomie und Lebensqualität möglichst lange erhalten bleiben.

1.4.4 Perspektiven für die Gesundheits- und Pflegebildung

Die hier skizzierten Perspektiven gehen zum Einen auf neue Berufsfelder und Versorgungsmodelle ein und zeigen zum Anderen auf, wie technologische Entwicklung die professionelle Pflege alter Menschen ergänzen und verändern kann. Es folgen sodann ethische und rechtliche Reflexionen, die kohorten- und altersspezifische Merkmale aufgreifen.

1.4.4.1 Formen der Ausdifferenzierung und Professionalisierung

Für den stationären und ambulanten Bereich gibt es in Deutschland bereits Fachweiterbildungen, wie z.B. die Fachkraft für Geriatrie, Rehabilitation und Gerontopsychiatrie. Im Rahmen der akademischen Pflegeausbildung wäre zudem eine Spezialisierung/Vertiefung pflegerelevanter gerontologischer Inhalte und Kompetenzen in einem Bachelor- bzw. Masterstudium zielführend, auch im Sinne von erweiterten Pflegekompetenzen bzw. Advanced Nursing Practice (Geriatric Nurse Practitioner in den USA und Kanada). Es gibt an drei Standorten in Deutschland (Katholische Stiftungshochschule München, Universität Witten-Herdecke und Evangelische Hochschule Dresden) den Masterstudiengang Community Health Nursing (CHN). Zu erwähnen ist, dass ebenso die Philosophisch-Theologische Hochschule Vallendar den Masterstudiengang ursprünglich angeboten hatte und damit wichtiger Vorreiter ist, mittlerweile aber die pflegewissenschaftliche Fakultät dort teilweise geschlossen wurde.

CHN ist ein weiteres, auch für die Pflege alter Menschen, zukunftsweisendes Vorhaben für die Erweiterung des pflegerischen Handlungsfeldes in die Primär- und Langzeitgesundheitsversorgung, insbesondere von chronisch kranken Menschen und in die kommunale Daseinsvorsorge (Schaeffer et al., 2015; Völkel & Peters, 2020). Zu den Aufgaben und Rollen von Community Health Nurses am Beispiel von kommunalen Gesundheitszentren zählen die Einleitung pflegediagnostischer Prozesse, klinische (Routine-)Untersuchungen, Organisation von Angeboten, Koordination und Steuerung der gesundheitlichen Versorgung sowie Vermittlung von Beratung (Völkel & Peters, 2020). Hierfür und für weitere Aufgabenfelder z. B. im Setting der stationären Langzeitpflege werden, neben einer hohen Fach- und Sozialkompetenz, Wissen aus der Pflege, Public Health und dem Sozialrecht zu den unterschiedlichen „Communities" benötigt (Völkel & Peters, 2020).

In Deutschland werden seit einiger Zeit Alterssimulationsanzüge benutzt, um jungen Menschen in der Pflege und Medizin die körperlichen Veränderungen im Alter nahezubringen (z. B. wie verändert sich Hören und Sehen, wie wird eingeschränkte Mobilität erlebt bzw. wie kann Pflege darauf eingehen) (siehe Mallmann i. d. B.). Gerade geriatrische Patienten und Patientinnen sind auf interdisziplinäre Abstimmung bzw. Versorgung in den unterschiedlichen Settings angewiesen. Um interprofessionelle Zusammenarbeit zu fördern, gibt es z. B. an der Medizinischen Fakultät Freiburg gemeinsam mit der Katholischen Hochschule Freiburg (KHF) den „Longitudinalen Strang Interprofessionalität" (LongStI). Studierende unterschiedlicher Professionen (Pflegewissenschaft, Medizin und Soziale Arbeit) erhalten so die Möglichkeit, im Rahmen interprofessioneller Lehre eine spätere Zusammenarbeit z. B. mithilfe von Simulationspatienten und -patientinnen im Rahmen von Fallbesprechungen zu erproben.

Wohingegen sich professionelle Pflege für das autonome und unabhängige Alter verstärkt auf den Erhalt von Selbstständigkeit und Partizipation konzentrieren wird, stehen für das eher abhängige und hilfebedürftige Alter v. a. die häusliche Pflege und die Unterstützung in der Bewältigung mehrfach belasteter Lebenslagen im Vordergrund (DGGG, 2011). Hier ergeben sich Handlungserfordernisse in der pflegerischen Versorgung zur Sicherstellung eines möglichst selbstbestimmten Lebens und sozialer Teilhabe auch bei eingetretener Hilfe- und Pflegebedürftigkeit (DGGG, 2011). Voraussetzung dafür sind die klare Positionierung und Zuständigkeit professioneller Pflege, die neben den gesetzlichen Grundlagen auch durch theoriegeleitetes Vorgehen in Form von Expertenstandards und Fachsprache gefördert wird. Weiterhin wird es in der Gemeinde eine wesentlich größere Rolle spielen müssen, neue Gruppen pflegebedürftiger Älterer mit unterschiedlichen Lebensweisen durch Netzwerke und Netzwerkstrukturen zu erreichen.

1.4.4.2 Digitalisierung und neue Technologien

In vielen Settings der Pflege sind digitale Angebote und Technologien bereits Alltag. Das Potential von Technik im Alter kann aus Sicht der Pflege vielseitig genutzt werden, z. B. für Wohnen (Smart Home), Kommunikation, Beobachtung von Patienten und Patientinnen, Medikamenteneinnahme und Telekonsultationen. Dabei bringen z. B. technische Assistenzsysteme, Telemonitoring sowie Ortungs- und Trackingsysteme (GPS), die der Lokalisierung kognitiv eingeschränkter Menschen anhand von Wearables (z. B. Armbänder) ethische Herausforderungen mit sich, auch was das Persönlichkeitsrecht und den Datenschutz angeht. Technik kann dann eine Rolle spielen, wenn es darum geht, eingetretene Funktionseinbußen auszugleichen, bestimmte Fähigkeiten und Fertigkeiten zu optimieren oder aber allgemeine Anpassungsprobleme zu verbessern. Beispielweise kann nachlassende Gedächtnisleistung und ein erhöhtes oder neu entstandenes Sicherheitsbedürfnis adressiert werden (Claßen et al., 2014). Die Gero-Technologie ist der forschungs- und anwendungsbezogene Bereich, der sich mit technischen Produkten befasst, welche die Lebensqualität und Autonomie im Alter erhöhen sollen (Wahl, 2016). Zu den neueren Entwicklungen zählen sozio-emotionale Robotik, wie die Roboter-Robbe Paro oder Exoskelette, die Therapieerfolge oder die Alltagsmobilität alter Menschen unterstützen sollen (Wahl, 2016). Eine wichtige Aufgabe professioneller Pflege ist die Förderung von Technikakzeptanz und Techniknutzung bzw. die Vermittlung von Technikberatung und Schulungen, für Technikunerfahrene (z. B. Altersgerechte Assistenzsysteme oder ein Smartphone zu nutzen, umso z. B. auch Pflege auf Distanz/Distant Care durch Angehörige zu ermöglichen). Eine weitere wichtige Aufgabe von Pflegebildung ist es, die ICT-Kompetenzen professioneller Pflegekräfte selbst zu fördern, z. B. im Anwendungsbereich von Telepflege.

1.4.4.3 Ethische und rechtliche Überlegungen

Die professionelle Pflege alter Menschen bewegt sich im Spannungsfeld zwischen Autonomie und Fürsorge. Verschiedene Bedingungen machen alte Menschen zu einer vulnerablen Gruppe. Dazu zählt, dass eine Vielzahl der heute älteren Deutschen in ihrer Kindheit und Jugend im Zweiten Weltkrieg traumatische Erfahrungen gemacht haben (Radebold et al., 2009). Dass die Kriegserfahrungen und damit einhergehenden weiteren existentiellen Erfahrungen (u. a. Hunger, Flucht, Tod, Gewalt) mit Abwehrverhalten, ängstlichem und aggressivem Verhalten im Rahmen professioneller Pflegesituationen in Verbindung gebracht werden können, zeigen u. a. Wilhelm und Zank (2014) auf. In der Gruppe älterer Menschen sind depressive Erkrankungen ein häufiges und folgenschweres Gesundheitsproblem, das häufig nicht erkannt und behandelt wird, z. B. durch zugehende Psychotherapie (Tegeler et al., 2020). Hier ist die Rolle professioneller Pflege weiter zu stärken, z. B. durch psychologisch geschulte Kommunikationsfertigkeiten und psychosoziale Unterstützung, insbesondere wenn eine subklinische Symptomatik vorliegt und im Rahmen eines schrittweisen Behandlungsansatzes, um Psychotherapie einzuleiten (Tegeler et al., 2020). Ähnlich ist Schmerz im Alter ist ein sehr häufiges Symptom (Saß et al., 2009). Insbesondere Schmerzuntererfassung und eine insuffiziente Schmerztherapie bei Menschen mit Demenz sind ethische Probleme für Ärzte und professionelle Pflege, die damit einhergehen, dass verfügbare Methoden der Schmerzerfassung nicht ausreichend bekannt sind (Bornemann-Cimenti et al., 2012). Daraus können schwere Konsequenzen, wie die Verschlechterung der Lebensqualität und funktioneller Fähigkeiten (Aktivitäten des täglichen Lebens), Verwirrtheitszustände, Schlafstörungen, Depressionen und Angstzuständen resultieren (Pfisterer, 2019). Eine Aufgabe professioneller Pflege alter Menschen ist es, Schmerzen im Alter valide zu erkennen und hierfür verschiedene Möglichkeiten der Schmerzerfassung zu nutzen, wie Selbstauskunft, Proxy-Auskunft, Beurteilungsskalen, Messung, Patientenbeobachtung) (Pfisterer, 2019).

Demenzen zählen zu den häufigsten neuropsychiatrischen Erkrankungen des hohen Lebensalters und noch weit höher liegt die Häufigkeit der leichten kognitiven Beeinträchtigung (LKB) (Karakaya et al., 2014). Damit gehen unterschiedliche Herausforderungen in der Pflegepraxis einher. Jede medizinische und pflegerische Maßnahme, die in die körperliche Unversehrtheit eingreift, erfüllt sowohl in straf- als auch in zivilrechtlicher Hinsicht den objektiven Tatbestand der Körperverletzung (DGGG et al., 2020). Sie ist jedoch dann gerechtfertigt, wenn eine wirksame Einwilligung vorliegt (§ 228 StGB sowie § 630d BGB). Dabei ist es wichtig, dass die Diagnose einer Demenz die Einwilligungsfähigkeit nicht prinzipiell ausschließt (DGGG et al., 2020), was auch den grundlegenden Unterschied zwischen Selbständigkeit und Autonomie hervorhebt. Es herrscht aber Unsicherheit über Einwilligungsfähigkeit, das Prozedere der informierten Einwilligung unter den gegebenen Praxisbedingungen, über adäquate Informationen, wie Einwilligungsfähigkeit ggf. hergestellt werden kann (Supported Decision Making) und wie Entscheidungen gemäß dem Willen und der Präferenzen Betroffener vorausplanend und stellvertretend getroffen werden können, wenn Einwilligungsfähigkeit nicht herstellbar ist (DGGG et al., 2020). Mittlerweile gibt es mit der S2k-Richtlinien „Zustimmung von Demenzkranken zur medizinischen Behandlung" hierfür strukturierte praktische Empfehlungen, die auch für Pflegehandlungen, die in die körperliche Unversehrtheit eingreifen, gelten. Es gibt aber auch erste Hinweise, dass weitere Instrumente wie Advance-Care-Planning (ACP), das ermöglicht und begleitet wird durch Medizin und professionelle Pflege, die Pflege und die Folgen für Patienten bzw. Patientinnen und ihre Angehörigen, insbesondere im Bereich von End-of-Life Care, verbessern (The Hospice and Palliative Nurses Association, 2011; Jimenez et al., 2018). Weitere Forschung hierzu ist nötig.

Gerade im Bereich der professionellen Pflege von Menschen mit Demenz gibt es weitere Themen, die unter ethischen-rechtlichen Gesichtspunkten diskutiert werden müssen. Hierzu zählen GPS-Tracking, Telemonitoring und Robotik in der Pflege. Aber inwieweit dürfen wir den direkten menschlichen Kontakt ersetzen durch eine überwachende Pflege-Technologie? Wie weit dürfen das Recht auf Freiheit und das Recht auf Selbstgefährdung gehen? Das verweist auf die nach der Pflegeberufe-Ausbildungs- und Prüfungsverordnung zu erlernenden Kompetenz „[...] das Selbstbestimmungsrecht des zu pflegenden Menschen [zu wahren], insbesondere auch, wenn dieser in seiner Selbstbestimmungsfähigkeit eingeschränkt ist" (Bundesministerium für Familie, Senioren, Frauen und Jugend & Bundesministerium für Gesundheit, 2018, S. 1593). Weiter gibt es in der professionellen Pflege alter Menschen Themen, über die jenseits medizinischer Probleme im Vergleich zu anderen weniger gesprochen wird. Hierzu zählen neben Gewalt (Kap. 4.4.4) Substanzmissbrauch und Sucht, insbesondere auch Sexualität.

Obwohl Studien belegen, dass Sexualität und Intimität wichtige Bestandteile von Lebensqualität im Alter sind (Robinson & Molzahn, 2007), wird im Rahmen professioneller Pflege alter Menschen noch zu wenig gesprochen, wie persönliche Beziehungen für ältere Erwachsene dahingehend unterstützt werden können (Syme et al., 2020). Mittlerweile erfährt auch die Gruppe älterer Menschen, die sich als lesbisch, schwul oder transgender identifizieren und die ihr Leben auch im Alter mit einem gleichgeschlechtlichen Partner teilen, mehr Beachtung. Denn hier spielen nach Misoch (2017) Kinderlosigkeit, Single zu sein und v. a. bei Pflegebedürftigkeit Angst vor Diskriminierung und Stigmatisierung zu haben eine größere Rolle als bei cisgender, heterosexuellen alten Menschen. Eine weitere wachsende Gruppe sind alte Menschen mit körperlicher, geistiger und psychischer Behinderung (Maetzel & Sulzer, 2018) (s. Bienstein i. d. B.). Es ist deshalb dringend angezeigt, dass professionelle Altenpflege auch auf Erkenntnisse aus der klinischen Heilpädagogik zurückgreift bzw. dass Elemente aus der klinischen Heilpädagogik in den Curricula verankert sind.

Am Ende dieses Abschnitts soll noch einmal betont werden, ältere Menschen nicht nur als Risikogruppe, sondern auch als Ressourcengruppe zu sehen, „gebraucht werden" (Kruse & Schmitt, 2012). Dazu zählt, dass professionelle Pflegefachpersonen nicht nur eigene Altersbilder reflektieren, sondern auch an Altersbildern in der Gesellschaft aktiv und ggf. korrektiv mitwirken.

1.4.5 Diskussion und Ausblick

Keine Lebensphase ist heterogener als das Alter, das sich durch den Dreiklang von Steigerung, Verlust und Beibehaltung von Fähigkeiten auszeichnet und in dem unterschiedlicher Ressourcen- und Risikolagen auch in unterschiedlichen Pflegesettings aufeinandertreffen. Eine Pflegebildung, die gerontologische Inhalte in ausreichendem Maße berücksichtigt, ist deshalb nötig, um pflegerelevante Alternsprozesse fachlich begleiten zu können. Diese sollte allgemein die Ziele verfolgen, Selbständigkeit und Autonomie zu erhalten, Pflegebedürftigkeit hinauszuzögern und Lebensqualität zu bewahren.

Wünschenswert wäre es weiterhin, gerade im Rahmen der generalistisch ausgerichteten Pflegeausbildung, Lebensalter übergreifend voneinander zu lernen, um eine „Allgemeine Pflegewissenschaft" weiterzuentwickeln (z.B. mithilfe von Konzepten, wie Person-Umwelt-Austausch).

Zu den dringend zu beantwortenden Forschungsdesiderata, die in der Pflegebildung und -praxis begründet sind, zählen die Bedürfnisse und Bedarfe sog. „vulnerabler Gruppen" alter Menschen, u.a. multikulturelle Aspekte in der Pflege sehr alter Menschen (erste Einwanderergeneration) und die Pflege „neuer" Gruppen Älterer und Hochaltriger, z.B. Menschen mit Behinderung und Menschen mit Suchterkrankung. Hier ist das Risiko der Unter- oder Fehlversorgung im Bereich der Pflege vermutlich größer als im Bevölkerungsdurchschnitt (Hackmann et al., 2018).

Seit den 50er Jahren hat sich die Altenpflege zu einem eigenständigen Beruf entwickelt (Riedel, 2007). Die professionelle Pflege alter Menschen hat sich in den letzten Jahren ausdifferenziert und nun stellt sich die Frage, wie der Prozess der Professionalisierung in der Akut- und Langzeitpflege unter den Bedingungen der Generalistik fortgeführt werden und was die (hochschulische) Pflegebildung dazu beitragen kann. Neben gerontologischen Inhalten in der Ausbildung, Fort- und (Fach-)Weiterbildung oder einem Masterstudienabschluss mit gerontologischem Schwerpunkt, der Desiderata der Pflegepraxis adressiert, könnte auch die Beobachtung von Modellvorhaben der ambulanten Grundversorgung alter Menschen durch die Pflegebildung dazu beitragen, benötigte Kompetenzen zu aktualisieren. Das ist dann besonders wichtig, wenn zukünftig die Möglichkeit des gewählten Schwerpunkts „Pflege alter Menschen" wegfallen kann. Bereits heute zeichnet sich ein erhöhter Bedarf an professioneller Pflege alter Menschen ab, der mit einem ebenso komplexen Pflegebedarf und den dringend benötigten Fachqualifikationen für die professionelle Pflege anderer Altersgruppen (insbes. Kinderkrankenpflege) für eine möglichst bedarfsgerechte Versorgung ausbalanciert werden muss. Dafür ist ein kontinuierlicher Austausch mit Vertretern und Vertreterinnen aus der Pflegepraxis, Pflegewissenschaft, Gerontologie und Politik nötig.

Literatur

Baltes, S.B. & Baltes, M.M. (1990). Psychological perspectives on successful aging: The model of selective optimization with compensation. In S.B. Baltes (Ed.), *European network on longitudinal studies on individual development. Successful aging: Perspectives from the behavioral sciences* (pp. 1–34). New York: Cambridge University Press. https://doi.org/10.1017/CBO9780511665684.003

Böhm, K., Tesch-Römer, C. & Ziese, T. (Hrsg.). (2009). *Beiträge zur Gesundheitsberichterstattung des Bundes. Gesundheit und Krankheit im Alter*. Berlin: Robert Koch-Institut.

Bornemann-Cimenti, H., Wejbora, M., Michaeli, K., Kern-Pirsch, C. & Sandner-Kiesling, A. (2012). Schmerzerfassung bei Demenz. *Der Nervenarzt, 83*(4), 458–466. https://doi.org/10.1007/s00115-011-3385-5

Brandenburg, H., Huneke, M.J. & Bremer, D. (2006). *Professionelle Pflege alter Menschen: Eine Einführung* (1. Aufl.). Stuttgart: Kohlhammer.

Bukov, A., Maas, I. & Lampert, T. (2002). Social participation in very old age: Cross-sectional and longitudinal findings from BASE. Berlin Aging Study. Journals of Gerontology. *Series B, Psychological Sciences and Social Sciences, 57*(6), 510–517. https://doi.org/10.1093/geronb/57.6.P510

Bundesministerium für Familie, Senioren, Frauen und Jugend & Bundesministerium für Gesundheit. (2018). *Pflegeberufe-Ausbildungs- und Prüfungsverordnung PflAPrV. Bundesgesetzblatt*. Jahrg. 2018

Teil I Nr. 34, ausgegeben am 10. Oktober 2018. Bonn: Bundesanzeiger Verlag.

Bundesministerium für Gesundheit & Bundesministerium für Familie, Senioren, Frauen und Jugend (2015). *Referentenentwurf des Bundesministeriums für Gesundheit und des Bundesministeriums für Familie, Senioren, Frauen und Jugend: Entwurf eines Gesetzes zur Reform der Pflegeberufe*. Verfügbar unter https://www.bmfsfj.de/blob/119126/d7c3b5b3a334fe2a61de569eb6188398/pflegeberufe-data.pdf

Bundestag & Bundesrat. (2017). Gesetz zu dem Übereinkommen des Europarats vom 11. Mai 2011 zur Verhütung und Bekämpfung von Gewalt gegen Frauen und häuslicher Gewalt. *Bundesgesetzblatt, Teil II*(19), 1026–1064.

Claßen, K., Oswald, F., Doh, M., Kleinemas, U. & Wahl, H.-W. (Hrsg.). (2014). *Umwelten des Alterns: Wohnen, Mobilität, Technik und Medien*. Stuttgart: Kohlhammer.

Dasch, B., Blum, K., Gude, S. & Bausewein, C. (2015). Place of Death: Trends Over the Course of a Decade: A Population-Based Study of Death Certificates From the Years 2001 and 2011. *Deutsches Arzteblatt International, 112*(29–30), 496–504.

Deutsche Gesellschaft für Allgemeinmedizin und Familienmedizin (DEGAM). (2018). *Pflegende Angehörige von Erwachsenen: S3-Leitlinie, AWMF-Register-Nr. 053-006, DEGAM-Leitlinie Nr. 6*. Verfügbar unter https://www.awmf.org/uploads/tx_szleitlinien/053-006l_S3_Pflegende-Angehoerige-von-Erwachsenen_2019-03.pdf

DGGG. (1996). *Professionelle Pflege alter Menschen. Positionspapier.* Freiburg: Berlin.

DGGG. (2011). *Positionspapier Teilhabe und Pflege alter Menschen – Professionalität im Wandel.* Verfügbar unter https://www.dggg-online.de/fileadmin/user_upload/201112_DGGG_Positionspapier_Teilhabe_und_Pflege_alter_Menschen.pdf

DGGG, DGPPN & DGN. (Hrsg.). (2020). *Einwilligung von Menschen mit Demenz in medizinische Maßnahmen: Interdisziplinäre S2k-Leitlinie für die medizinische Praxis*. Stuttgart: Kohlhammer.

Divo, M.J., Martinez, C.H. & Mannino, D.M. (2014). Ageing and the epidemiology of multimorbidity. *European Respiratory Journal, 44*(4), 1055–1068. https://doi.org/10.1183/09031936.00059814

Eggert, S., Sulmann, D. & Teubner, C. (2019). *Medikation in der häuslichen Pflege aus Sicht pflegender Angehoriger.* Verfügbar unter https://www.zqS.de/wp-content/uploads/ZQP-Analyse-Medikation.pdf

Elliott, K. (2016). Caring Masculinities. *Men and Masculinities, 19*(3), 240–259. https://doi.org/10.1177/1097184X15576203

Entzian, H. (1999). *Altenpflege zeigt Profil: Ein berufskundliches Lehrbuch. Beltz Edition sozial*. Weinheim: Beltz.

Franke, A., Heusinger, J., Konopik, N. & Wolter, B. (2017). *Kritische Lebensereignisse im Alter – Übergänge gestalten. Forschung und Praxis der Gesundheitsförderung: Band 49*. Köln: Bundeszentrale für gesundheitliche Aufklärung (BZgA).

Görgen, T., Herbst, S., Kotlenga, S., Nägele, B. & Rabold, S. (2012). *Kriminalitäts- und Gewalterfahrungen im Leben älterer Menschen: Zusammenfassung wesentlicher Ergebnisse einer Studie zu Gefährdungen älterer und pflegebedürftiger Menschen*. Berlin: Bundesministerium für Familie, Senioren, Frauen und Jugend. Verfügbar unter https://www.bmfsfj.de/blob/94188/26fade4c1250f7888ef17b68f2437673/kriminalitaets-und-gewalterfahrungen-aelterer-data.pdf

Hackmann, T., Huschik, G., Maetzel, J., Schmutz, S., Sulzer, L. & Vollmer, J. (Hrsg.). (2018). *Pflege- und Unterstützungsbedarf sogenannter vulnerabler Gruppen. Schlussbericht.: Studie der Prognos AG im Auftrag des Bundesministeriums für Gesundheit*. Bonn: Bundesministerium für Gesundheit. Verfügbar unter https://www.bundesgesundheitsministerium.de/fileadmin/Dateien/5_Publikationen/Pflege/Berichte/Vulnerable_Gruppen_Schlussbericht_FINAL_2018_05_17.pdf

Hajek, A. & König, H.-H. (2020). Feeling too old? Consequences for subjective well-being. Longitudinal findings from the German Ageing Survey. *Archives of Gerontology and Geriatrics, 90*, 104127. https://doi.org/10.1016/j.archger.2020.104127

The Hospice and Palliative Nurses Association. (2011). The Nurse's Role in Advance Care Planning: HPNA Position Statement. *Journal of Hospice & Palliative Nursing, 13*(4), 199–201. https://doi.org/10.1097/NJH.0b013e3182230a2b

Huxhold, O. & Engstler, H. (2019). Soziale Isolation und Einsamkeit bei Frauen und Männern im Verlauf der zweiten Lebenshälfte. In C. Vogel, M. Wettstein & C. Tesch-Römer (Hrsg.), *OPEN. Frauen und Männer in der zweiten Lebenshälfte: Älterwerden im sozialen Wandel* (S. 71–88). Wiesbaden: Springer VS. https://doi.org/10.1007/978-3-658-25079-9_5

Jimenez, G., Tan, W.S., Virk, A.K., Low, C.K., Car, J. & Ho, A.H.Y. (2018). Overview of Systematic Reviews of Advance Care Planning: Summary of Evidence and Global Lessons. *Journal of Pain and Symptom Management, 56*(3), 436–459.e25. https://doi.org/10.1016/j.jpainsymman.2018.05.016

Karakaya, T., Fußer, F. & Pantel, J. (2014). Demenz und leichte kognitive Beeinträchtigung. In J. Pantel, J. Schröder, C. Bollheimer, C. Sieber & A. Kruse (Hrsg.), *Praxishandbuch Altersmedizin: Geriatrie; Gerontopsychiatrie; Gerontologie* (S. 299–330). Stuttgart: Kohlhammer.

Konopik, N. (2019). *Gesundheitskompetenz im Alter: Erweiterung von Health Literacy unter Berücksichtigung biografischer und umweltbezogener Aspekte.* Wiesbaden: Springer. https://doi.org/10.1007/978-3-658-28382-7

Konopik, N., Schwedler, A., Oswald, F., Wellenhofer, M., Zenz, G. & Salgo, L. (2021). Menschenrechtsverletzungen bei Pflegebedürftigkeit: Empfehlungen an den Gesetzgeber zum Schutz vor Gewalt aus dem interdisziplinären Forschungsprojekt VERA. *Psychotherapie im Alter, 18*(1), 83–98. https://doi.org/10.30820/1613-2637-2021-1-83

Kruse, A. (2006). Der Beitrag der Prävention zur Gesundheit im Alter – Perspektiven für die Erwachsenenbildung. *Bildungsforschung, 3*(2), 1–25.

Kruse, A. (2014). Entwicklung. In J. Pantel, J. Schröder, C. Bollheimer, C. Sieber & A. Kruse (Hrsg.), *Praxishandbuch Altersmedizin: Geriatrie; Gerontopsychiatrie; Gerontologie* (S. 130–140). Stuttgart: Kohlhammer.

Kruse, A., Pantel, J. & Schmitt, E. (2014). Isolation. In J. Pantel, J. Schröder, C. Bollheimer, C. Sieber & A. Kruse (Hrsg.), *Praxishandbuch Altersmedizin: Geriatrie; Gerontopsychiatrie; Gerontologie* (S. 470–489). Stuttgart: Kohlhammer.

Kruse, A. & Schmitt, E. (2012). Generativity as a route to active ageing. *Current gerontology and geriatrics research, 2012,* 647650. https://doi.org/10.1155/2012/647650

Lichte, T., Beyer, M., Mand, P. & Fischer, G.C. (2005). Die neue DEGAM-Leitlinie Nr. 6 „Pflegende Angehörige". *Zeitschrift für Allgemeinmedizin, 81*(2), 79–84. https://doi.org/10.1055/s-2005-836320

Maetzel, J. & Sulzer, L. (2018). Ältere Menschen mit Behinderung, insbesondere mit geistiger Behinderung, und Pflegebedürftigkeit. In T. Hackmann, G. Huschik, J. Maetzel, S. Schmutz, L. Sulzer & J. Vollmer (Hrsg.), *Pflege- und Unterstützungsbedarf sogenannter vulnerabler Gruppen. Schlussbericht.: Studie der Prognos AG im Auftrag des Bundesministeriums für Gesundheit* (S. 211–273). Bonn: Bundesministerium für Gesundheit.

Messer, M., Vogt, D., Quenzel, G. & Schaeffer, D. (2017). Health Literacy und Prävention bei älteren Menschen mit Migrationshintergrund. In D. Schaeffer & J.M. Pelikan (Hrsg.), *Health literacy: Forschungsstand und Perspektiven* (S. 189–203). Bern: Hogrefe.

Ming, Y. & Zecevic, A. (2018). Medications & Polypharmacy Influence on Recurrent Fallers in Community: A Systematic Review. *Canadian Geriatrics Journal, 21*(1), 14–25. https://doi.org/10.5770/cgj.21.268

Misoch, S. (2017). „Lesbian, gay & grey": Besondere Bedürfnisse von homosexuellen Frauen und Männern im dritten und vierten Lebensalter. *Zeitschrift für Gerontologie und Geriatrie, 50*(3), 239–246. https://doi.org/10.1007/s00391-016-1030-4

Nowossadeck, S., Engstler, H. & Klaus, D. (2016). Pflege und Unterstützung durch Angehörige. *Report Altersdaten, 1.*

Oswald, F. (2010). Subjektiv erlebte Umwelt und ihre Bedeutung für Selbständigkeit, Identität und Wohlbefinden im Alter. In A. Kruse (Hrsg.), *Leben im Alter: Eigen- und Mitverantwortlichkeit in Gesellschaft, Kultur und Politik; Festschrift zum 80. Geburtstag von Ursula Lehr* (S. 169–179). Heidelberg: Akademische Verlagsgesellschaft AKA.

Oswald, F., Kaspar, R., Frenzel-Erkert, U. & Konopik, N. (2013). *„Hier will ich wohnen bleiben!" Ergebnisse eines Frankfurter Forschungsprojekts zur Bedeutung des Wohnens in der Nachbarschaft für gesundes Altern.* Verfügbar unter https://www.uni-frankfurt.de/54421039/Oswald-etal-2013-Hier-will-ich-wohnen-bleiben.pdf

Pantel, J. (2014). Gerontopsychiatrie. In J. Pantel, J. Schröder, C. Bollheimer, C. Sieber & A. Kruse (Hrsg.), *Praxishandbuch Altersmedizin: Geriatrie; Gerontopsychiatrie; Gerontologie* (S. 54–59). Stuttgart: Kohlhammer.

Pantel, J., Schröder, J., Bollheimer, C., Sieber, C. & Kruse, A. (Hrsg.). (2014). *Praxishandbuch Altersmedizin: Geriatrie; Gerontopsychiatrie; Gerontologie* (1. Aufl.). Stuttgart: Kohlhammer.

Pfisterer, M. (2019). Mehr Schmerzassessment bei Menschen mit fortgeschrittener Demenz! Ohne gezielte Beobachtung ist keine angemessene Therapie möglich. *Schmerz, 33*(6), 499–501. https://doi.org/10.1007/s00482-019-00423-2

Radebold, H., Heuft, G. & Fooken, I. (Hrsg.). (2009). *Kinder des Weltkrieges. Kindheiten im Zweiten Weltkrieg: Kriegserfahrungen und deren Folgen aus psychohistorischer Perspektive* (2. Aufl.). Weinheim: Juventa.

Riedel, A. (2007). *Professionelle Pflege alter Menschen: Moderne (Alten-)Pflegeausbildung als Reaktion auf gesellschaftlichen Bedarf und die Reformen der Pflegeberufe*. Marburg: Tectum Verlag.

Robert-Koch-Institut. (2015). *Gesundheit in Deutschland. Gesundheitsberichterstattung des Bundes – Gemeinsam getragen von RKI und Destatis*. Berlin: Robert-Koch-Institut.

Robinson, J. G. & Molzahn, A. E. (2007). Sexuality and quality of life. *Journal of Gerontological Nursing, 33*(3), 19–27. https://doi.org/10.3928/00989134-20070301-05

Saß, A.-C., Wurm, S. & Ziese, T. (2009). Somatische und psychische Gesundheit. In K. Böhm, C. Tesch-Römer & T. Ziese (Hrsg.), *Beiträge zur Gesundheitsberichterstattung des Bundes. Gesundheit und Krankheit im Alter* (S. 31–61). Berlin: Robert Koch-Institut.

Schaeffer, D., Hämel, K. & Ewers, M. (2015). *Versorgungsmodelle für ländliche und strukturschwache Regionen: Anregungen aus Finnland und Kanada* (1. Aufl.). Weinheim, Basel: Beltz Juventa.

Schaeffer, D., Vogt, D. & Gille, S. (2019). *Gesundheitskompetenz – Perspektive und Erfahrungen von Menschen mit chronischer Erkrankung*. Bielefeld: Universität Bielefeld. Verfügbar unter https://www.aok-bv.de/imperia/md/aokbv/gesundheitskompetenz/schaeffer_et_al_2019.pdf

Schäper, S., Schüller, S., Greving, H. & Dieckmann, F. (2010). *Anforderungen an die Lebensgestaltung älter werdender Menschen mit geistiger Behinderung in unterstützten Wohnformen: Ergebnisse einer Literaturanalyse und Expertenbefragung; zweiter Zwischenbericht zum Forschungsprojekt „Lebensqualität inklusiv(e): innovative Konzepte unterstützten Wohnens älter werdender Menschen mit Behinderung" (LEQUI)*. Münster: KatHO NRW. Verfügbar unter http://www.lwl.org/spur-download/pdf/zwischenbericht_2.pdf

Scheele, C. M., Göhner, W. & Schumann, H. (2020). Querschnittstudie zu Skin Tears in fragiler Altershaut: Pflegedefizite bei einer häufigen Problematik in Deutschland. *Pflege, 33*(3), 123–132. https://doi.org/10.1024/1012-5302/a000742

Sørensen, K., van den Broucke, S., Fullam, J., Doyle, G., Pelikan, J., Slonska, Z. & Brand, H. (2012). Health literacy and public health: A systematic review and integration of definitions and models. *BMC Public Health, 12*, 1–13. https://doi.org/10.1186/1471-2458-12-80

Statistisches Bundesamt. (2016). *Ältere Menschen in Deutschland und der EU*. Verfügbar unter https://www.destatis.de/DE/Themen/Gesellschaft-Umwelt/Bevoelkerung/Bevoelkerungsstand/Publikationen/Downloads-Bevoelkerungsstand/broschuere-aeltere-menschen-0010020169004.pdf?__blob=publicationFile

Statistisches Bundesamt. (2018). *45 % der Seniorinnen in Deutschland leben allein: Pressemitteilung*. Verfügbar unter https://www.destatis.de/DE/Presse/Pressemitteilungen/Zahl-der-Woche/2018/PD18_49_p002.html

Staudinger, U. M. (2008). Was ist das Alter(n) der Persönlichkeit? Eine Antwort aus verhaltenswissenschaftlicher Sicht. In U. M. Staudinger & H. Häfner (Hrsg.), *Schriften der Mathematisch-naturwissenschaftlichen Klasse der Heidelberger Akademie der Wissenschaften: Vol 18. Was ist Alter(n)? Neue Antworten auf eine scheinbar einfache Frage* (S. 83–94). Berlin, Heidelberg: Springer.

Syme, M. L., Johnson, S. E. & Fager, M. (2020). Person-Centered Sexual Expression: Determining Preferences of Future Nursing Home Residents. *The Gerontologist, 60*(4), 725–734. https://doi.org/10.1093/geront/gnz016

Tegeler, C., Beyer, A.-K., Hoppmann, F., Ludwig, V. & Kessler, E.-M. (2020). Aktueller Forschungsstand zur Psychotherapie für zu Hause lebende vulnerable ältere Erwachsene mit depressiven Erkrankungen. *Zeitschrift für Gerontologie und Geriatrie, 53*(8), 721–727. https://doi.org/10.1007/s00391-020-01805-3

Völkel, M. & Peters, M. (2020). Community Health Nursing. *Pro Alter*, (2), 24–27.

Wahl, H.-W. (2016). *Gero-Technologie: Hintergrundpapier zum Positionspapier der Deutschen Gesellschaft für Gerontologie und Geriatrie DGGG e. V.* Verfügbar unter https://www.dggg-online.de/fileadmin/user_upload/201607_Hintergrundpapier_Positionspapier_Alter-und-Technik_DGGG.pdf

Wahl, H.-W. & Heyl, V. (2015). *Gerontologie – Einführung und Geschichte* (2. Aufl.). Stuttgart: Kohlhammer.

Wellenhofer, M., Schwedler, A., Oswald, F., Konopik, N., Zenz, G. & Salgo, L. (2019). Interdisziplinäre Untersuchung zu Rechtsschutzdefiziten und Rechtsschutzpotentialen bei Versorgungsmängeln in der häuslichen Pflege alter Menschen (VERA). *BtPrax – Betreuungsrechtliche Praxis, 2019*(2), 43 47.

Wetzstein, M., Rommel, A. & Lange, C. (2015). Pflegende Angehörige – Deutschlands größter Pflegedienst. *GBE kompakt, 6*(3), 1–12.

WHO. (2006). *WHOQOL-OLD: Manual*. Geneva: World Health Organization. Available from

https://www.who.int/mental_health/evidence/WHOQOL_OLD_Manual.pdf?ua=1
WHO. (2008). *A global response to elder abuse and neglect: Building primary health care capacity to deal with the problem worldwide; main report*. Geneva: World Health Organization. Available from http://site.ebrary.com/lib/academiccompletetitles/home.action
Wilhelm, I. & Zank, S. (2014). Zweiter Weltkrieg und pflegerische Versorgung heute: Einfluss von Kriegstraumatisierungen auf professionelle Pflegesituationen. *Zeitschrift für Gerontologie und Geriatrie, 47*(5), 410–414. https://doi.org/10.1007/s00391-013-0514-8
Zentrum für Qualität in der Pflege. (2014). *ZQP-Studie zu Einflussfaktoren auf Pflegearrangements in Privathaushalten* (ZQP Faktenblatt). Verfügbar unter https://www.zqp.de/pflegearrangements-privathaushalte/

Weiterführende Literatur

Boltz, M., Capezuti, E., Zwicker, D. & Fulmer, T. T. (2020). *Evidence-Based Geriatric Nursing Protocols for Best Practice* (6. Aufl.). New York City: Springer Publishing Company.
Kopera-Frye, K. (Eds.). (2017). *Health Literacy Among Older Adults*. New York City: Springer Publishing Company.
Miller, C. A. (2016). *Elder Abuse and Nursing: What Nurses Need to Know and Can Do About It*. New York City: Springer Publishing Company.

1.5 Partizipative Haltung (in) der Pflege(bildung)

Zwischen Selbstbestimmung und Angewiesensein unter Berücksichtigung der Migrationsgesellschaft

Maria A. Marchwacka

Abstract

Beziehungen im professionellen Setting (Bildungsprozesse; Pflegeprozesse) können als „Solidarität unter Fremden" angesehen werden (Brunkhorst, 1997a, 1997b). Dabei übernehmen die professionellen Berufe (Pädagoginnen und Pädagogen, Pflegefachpersonen) die Pflicht, gegenüber ihren Bezugspersonen solidarische und fürsorgliche Beziehungen zu gestalten, die Entscheidungsfindung unter Teilhabe der „Fremden" ermöglichen. Ob die Entscheidungsfindung im Sinne der Bezugsperson erfolgt (shared decision making), hängt nicht zuletzt von den Möglichkeiten und Stufen der Partizipation ab, die zwischen den institutionellen Strukturen (zeitliche und persönliche Ressourcen, ökonomisches Machtgefälle) sowie partizipativer Haltung liegen. Insofern ist eines der brisanten Themen in der Pflege(aus)bildung der Anspruch auf Teilhabe und Autonomie, die Unterstützung und Fürsorge aber auch der Einschränkung der Selbstbestimmung impliziert. Das Dilemma zwischen Selbst- und Fremdbestimmung, zwischen Selbstbestimmung und Fürsorge sowie Verantwortung (unter Einbeziehung der ethischen und juristischen Aspekte) rückt in den Mittelpunkt der Aushandlungsprozesse.

Angesichts der Diversität in der (Migrations-)Gesellschaft können individuelle Bedürfnisse und Ressourcen der Bezugspersonen (Patientinnen und Patienten, Bewohnerinnen und Bewohner in Pflege- und Seniorenheimen) sowie deren Erwartungen eine Herausforderung darstellen. Sprachliche und sozio-kulturelle Aspekte wie beispielsweise Einstellungen, Werte, das Verständnis von Gesundheit sowie fehlende bzw. defizitäre Informationen über das Gesundheits- und Pflegesystem können die pflegerischen Beziehungen sowie die Teilhabe im Pflegeprozess beeinflussen.

Ausgehend von der Frage, inwiefern Teilhabe und Diversität in der Pflege- und Gesundheitsversorgung (u.a. bedingt durch Machtstrukturen, sichtbare und unsichtbare Distinktionsmechanismen) relevant sind, richtet sich der Fokus dieses Beitrags auf die Erarbeitung von Merkmalen partizipativer Haltung – wie z.B. Achtsamkeit, emotionale Anerkennung, Empowerment, (Selbst-)Reflexion.

Schlüsselbegriffe

- Partizipative Haltung
- Advocacy
- Migrationsgesellschaft
- Solidarität unter Fremden
- Beziehungsgestaltung

1.5.1 Advocacy im Kontext der Beziehungsgestaltung

Der International Council of Nursing (DBfK et al., 2021) sieht eine der Schlüsselaufgaben der Pflege in der „Wahrnehmung der Interessen und Bedürfnisse" von Menschen mit Pflegebedarf (Advocacy). Benner (2001) schreibt hierzu: „Patients and families frequently need the nurse to run defense for them. They may be mystefied by the medical jargon, or their understanding may be blocked by fear. The nurse can interpret patient to doctor and doctor to patient. I call this kind of power advocacy power" (S. 212).

Für Behrens (2019) ist die Selbstbestimmung der zu Pflegenden die zentrale Dimension der Pflege. Seiner Ansicht nach soll der von der Pflegefachperson erkannte Pflegebedarf als selbstbestimmtes Bedürfnis der zu Pflegenden legitimiert werden (Behrens, 2019). Insofern kann Advocacy im Sinne der Selbstbestimmung der Personen als Grundlage der Pflegetätigkeit, als eine zentrale Dimension der Pflegeversorgung fungieren.

Aus der Pflegebedürftigkeit – die im Gesetz verankert ist (PSG III – drittes Pflegestärkungsgesetz) – resultiert der Pflegebedarf und damit der Anspruch auf Unterstützung. Zugleich wird Pflegebedürftigkeit (durch den Verlust gesundheitlicher – körperlicher und/oder kognitiver – Fähigkeit) mit Auslieferung an fremde Entscheidungen und fremde Bedingungen assoziiert (Graefe, 2012). Menschen mit eingeschränkten physischen und/oder psychischen Fähigkeiten bedürfen somit der Unterstützung – der Pflege unterschiedlicher Art – beispielsweise im Kontext der Akutpflege, Gerontologie, der Kurz- und Langzeitpflege durch Grund- und Behandlungspflege, der Heilerziehungspflege durch Assistenz im (Berufs-)Alltag, Sorge um das Wohlbefinden, Selbstbestimmung sowie in der Eingliederungshilfe (Seifert et al., 2001; Klauß, 2007, 2011).

Pflegeberufe übernehmen Fürsorgeaufgaben und tragen zugleich Verantwortung für den Pflegeprozess. Dabei steht im Zentrum das hermeneutische Fallverstehen (Remmers, 2000): den Pflegebedarf ermitteln (durch Kenntnisse der Evidenz/Regelwissen) und Anpassung an den jeweiligen Kontext und die Person (unter Einbezug der Perspektive und Bedürfnisse der Patientinnen und Patienten/Bewohnerinnen und Bewohner). Bedarfsgerechte und bedürfnisorientierte, aber auch ressourcenbewusste Entscheidungsfindung erfolgt in Aushandlungsprozessen zwischen Menschen mit Pflegebedarf und der Pflegeperson. Vulnerabilität verursacht eine gewisse Form des Angewiesenseins und legt Machtasymmetrie offen: Pflegebedarf seitens der Patientinnen und Patienten/Bewohnerinnen und Bewohner (Unterstützung wird benötigt) und Pflegeversorgung seitens der Pflegefachperson (Unterstützung wird erteilt/ermöglicht). Inwiefern hierbei Teilhabe möglich wird, hängt u.a. von folgenden Faktoren ab: vom Alter, vom physischen und psychischen Gesundheitszustand, von Ressourcen, vom individuellen Erleben der Belastung und vom Schmerzempfinden – nicht zuletzt von den jeweiligen Lebenswelten und den Wünschen bzw. Einstellung der Angehörigen.

Der selbstbestimmte Wille der Menschen mit Pflegebedarf in Abwägung der vorhandenen Ressourcen einerseits und der Fürsorge der Pflege andererseits gilt als Menschenrecht – auch in Ausnahmesituation (Notfälle, akute Situationen, Sterbebegleitung). Zugleich kann aufgrund physischer oder psychischer Einschränkungen der Personen mit Pflegebedarf die autonome Entscheidung begrenzt sein bzw. auch verhindert werden. Des Weiteren stellen sprachliche sowie kulturell-religiöse Komponenten die vulnerable Gruppe vor besonderen Herausforderungen der Teilhabe. In der Migrationsgesellschaft (Anm. der Autorin: zu Kultur und Interkulturalität in Gesundheitsberufen s. Marchwacka [2021]) erschweren zudem strukturelle Hürden (Zugang und Teilhabemöglichkeiten) sowie Distinktionsmechanismen (u.a. Sprachbarrieren) den Partizipationsprozess. Somit ist die Advocacy-Rolle der Pflegefachpersonen zentral anzusehen, denn diese vertritt das Interesse der Menschen mit Pflegebedarf partizipativ und unterstützt deren Teilhabe.

1.5.2 Migrationsgesellschaft in der Pflege- und Gesundheitsversorgung

Laut Mikrozensus leben in Deutschland ca. 21 % Personen mit Migrationshintergrund, darunter 11,5 % Deutsche, 9,5 % Ausländerinnen und

Ausländer (ohne deutsche Staatsangehörigkeit), und ca. 40 % Kinder unter fünf Jahren (Statistisches Bundesamt, 2018).

Statistik zum Thema Migration

Die amtliche Statistik verwendet das Konstrukt „Migrationshintergrund", der alle Ausländerinnen und Ausländer, alle Eingebürgerten, alle (Spät-)Aussiedlerinnen und (Spät-)Aussiedler sowie Kinder umfasst, die als deutsche Staatsangehörige geboren und einer dieser drei Gruppen zugehörig sind (Statistisches Bundesamt, 2018, S. 28).

In der deutschen Gesundheitsversorgung ist eine steigende Tendenz der Personen in den Pflegeberufen zu beobachten: Beispielsweise betrug diese Zahl im Jahre 2013 ca. 74 000, im Jahr 2018 bereits über 150 000; die Zahl der Ärztinnen und Ärzte hingegen stieg von 10 000 im Jahre 1995 auf über 30 000 im Jahr 2013 an und erreichte 2018 ca. 50 000 (Bundesärztekammer, 2014, 2015; Bundesagentur für Arbeit, 2021). (Anm. der Autorin: Die Angaben variieren nach Statistik und Erfassung der registrierten Fachkräfte insbesondere im Pflegesektor).

Das Bundesministerium für Gesundheit (BMG, 2016) schätzte die Zahl dieser Erwerbstätigen in den Gesundheitsberufen mit Migrationshintergrund auf 15 %. Der größte Teil davon arbeitet in der Altenpflege (23 %) gemäß einer Prognose im Auftrag der BMG (BMG, 2016; Statistisches Bundesamt, 2018). Die meisten ausländischen Pflegekräfte kommen aus den Ländern Polen, Bosnien und Herzegowina, Türkei, Kroatien sowie Rumänien (Bundesagentur für Arbeit, 2021). Auch die Zahl der Auszubildenden in Gesundheitsberufen ist kulturell-sprachlich heterogen (Marchwacka, 2021).

Die statistischen Befunde, die zwischen Migrantinnen/Migranten und Nicht-Migrantinnen/Nicht-Migranten (zwei konstruierte Kategorien) differenzieren, sind (trotz Informationsgehalt bezogen auf Daten) in der Gesundheits- und Pflegeversorgung kritisch zu rezipieren, da diese Dichotomisierung in „Wir" (Deutsche) und „die Anderen" (Migrantinnen und Migranten) mit sich bringen. Aufgrund der konstruierten Kategorien werden gesundheitliche Risikofaktoren wie Suchtverhalten, Adipositas, Einstellung zu Gesundheit und Pflege nach ethnischer Zugehörigkeit („russische", „türkische" Jugendliche, Kinder) identifiziert und problematisiert. Die Angaben zu Dauer der Migration, den sozioökonomischen Ressourcen, Gender etc. werden hingegen selten mitberücksichtigt (Marchwacka, 2013). Folglich können Menschen mit Migrationshintergrund unter den erfassten homogenen Migrantinnen- und Migrantengruppen konstruiert werden. Dadurch wird Individualität (im Sinne der Patientinnen bzw. der Patientenorientierung) in Frage gestellt, denn die pauschale Orientierung kann weder an deutschen Patientinnen und Patienten/Bewohnerinnen und Bewohnern noch an beispielsweise türkische Patientinnen und Patienten/Bewohnerinnen und Bewohner (bzw. andere Personen mit Migrationshintergrund) der Individualität der Menschen mit Pflegebedarf gerecht werden. Insofern ist hierbei die defizitäre Haltung zu problematisieren.

Die Gruppe der Personen mit Migrationsgeschichte ist nicht homogen, vielmehr besteht eine Vielfalt an (familiären) Lebenswelten, Unterschiede an soziokulturellen Ressourcen und Verwendung von Sprachen (bikulturell, ethnische Community), an biografischen Erfahrungen und Erwartungen. Trotz gemeinsamer Migrationserfahrung unterscheiden sich Personen mit Migrationsgeschichte vielfältig (z. B. hinsichtlich von Sprache, Religion und Kultur). Darüber hinaus verweist „die" Kultur auf Überschneidungen (Intersektionalität) innerhalb unterschiedlicher Dimensionen (Geschlecht, Alter, Sprache, Bildungsstatus, Ethnie, Beruf, soziale und ökonomische Ressourcen etc.). Die Komplexität der Kultur wird mit der Metapher des Eisberg-Modells (den sichtbaren und unsichtbaren Merkmalen) visualisiert. Die *sichtbaren* Aspekte, wie Sprachkenntnisse, Essgewohnheiten werden im Pflegealltag wahrgenommen, die zugrundeliegenden Werte, Normen, die

Begründungen oder Überzeugungen bleiben unsichtbar, verborgen (bzw. werden erahnt und subjektiv gedeutet). Zugleich bedürfen sie vor dem Hintergrund kultureller Sensibilisierung der Auseinandersetzung mit Menschen mit Pflegebedarf und deren Perspektiven. Die *unsichtbaren* Aspekte dagegen, stellen eine Herausforderung für eine adäquate (sprachsensible, gender- und altersgerechte) Kommunikation und einen partizipativen Pflegeprozess (z.B. den Aufbau von Beziehungen) dar.

Die Vielfalt der Sprachen und Kulturen in der Migrationsgesellschaft lässt zwar kulturelle Sensibilisierung und ein adäquates Diversitätsmanagement in Organisationen vermuten, doch ist die Realität eine andere: Die monokulturelle und monolinguale Ausrichtung ist in den Organisationsstrukturen weiterhin erkennbar. Dies gilt beispielsweise für Phänomene wie den monolingualen Habitus der multilingualen Schule (Gogolin, 1993) sowie die institutionelle Diskriminierung (Gomolla & Radtke, 2002); sie offenbaren eine defizitorientierte Haltung gegenüber Personen mit Migrationshintergrund und Distinktionsmechanismen auf der institutionellen Ebene.

In der Gesundheits- und Pflegeversorgung wird Diversität normativ als Bereicherung postuliert, zugleich wird sie jedoch in der Praxis (in der Pflege(aus)bildung, in der Gesundheits- und Pflegeversorgung) mit Herausforderungen und mehr Aufwand assoziiert (Marchwacka, 2021).

Ausländische Fachkräfte treffen auf Barrieren hinsichtlich der Anerkennung ihrer Abschlüsse (Best et al., 2019; Döring, 2019) und stoßen damit an Grenzen der beruflichen Integration bzw. erfahren Ausgrenzung. So werden die im Ausland erworbenen theoretischen und praktischen Qualifikationen in Deutschland niedriger bewertet bzw. nur bedingt anerkannt: Dies gilt beispielsweise für Aufgabenbereiche, aber auch für Zuständigkeiten, sodass auch Interaktionen im Team zu Irritationen und Unzufriedenheit auf beiden Seiten führen können (Schilgen et al., 2019). Hinzu kommen mangelnde Deutschkenntnisse, die eine Kommunikationsbarriere (trotz Ausbildung/Studium) darstellen (können). Aus dem Gefühl der Sprachlosigkeit kann eine „Regression der Ich-Fähigkeiten" und Infantilisierung resultieren, die zudem psychischen Stress verursachen können (Kürsat-Ahlers, 2000). Dieses Gefühl der Unzufriedenheit und der Ohnmacht, die (mutter-)sprachlichen Kommunikationsformen nicht adäquat verwenden zu können, erfahren Fachkräfte aus dem Ausland, denn sie können meist aufgrund ihrer schlechteren Deutschkenntnisse ihre Fachkenntnisse nicht adäquat in der Berufspraxis artikulieren, folglich werden ihre Kompetenzen nicht angemessen honoriert.

Unzureichende bzw. fehlende Kenntnisse der Gesundheits- und Pflegeversorgung sowie mangelnde deutsche Sprachkenntnisse stellen die Patientinnen und Patienten vor eine Herausforderung der Teilhabe. Zugleich können kulturspezifische Pauschalisierungen sowie eine defizitäre Haltung gegenüber Patientinnen und Patienten mit Migrationshintergrund die Gestaltung von pflegerischen Beziehungen erheblich erschweren. Insofern beruht die mangelnde Teilhabe häufig auf Missverständnissen, mitunter auf Misstrauen einerseits und Fehldiagnosen (z.B. wiederholte Untersuchungen und Frustration) andererseits.

Resümierend stellt sich deshalb die Frage, wie die partizipative Haltung in der Pflegeversorgung unter Berücksichtigung der Migrationsgesellschaft gewährleistet werden kann – unabhängig von gesundheitlicher Einschränkung, Alter, Ethnie, Sprachkenntnissen, Geschlecht sexueller Orientierung, politisch-religiösen Überzeugungen.

1.5.3 Beziehungsgestaltung: „Solidarität unter Fremden"

„Solidarität unter Fremden" als Gestaltung einer professionellen Beziehung bedeutet die Pflicht, gegenüber ihren Bezugspersonen solidarisch und fürsorglich aufzutreten – die *fremd* sind, weil es nicht die eigene Familie, Freunde oder Bekannte sind (Brunkhorst, 1997a, 1997b).

Mit Solidarität kann Beziehungsarbeit als Arbeitsbündnis zwischen den Pflegefachpersonen und den zu Pflegenden gesehen werden, die auf solidarischen Werten aufgebaut wird: auf Unterstützung und Loyalität und zugleich auf eine partizipative Haltung – im Sinne der Patient Advocacy (Thacker, 2008), die folgende Aspekte fokussiert: „protecting the patient, listening to the patient's voice, moral and ethical decision making, and promoting patient well-being" (Saleh et al., 2020).

Der Stellenwert guter sozialer Beziehungen ist in vielen human- und geisteswissenschaftlichen Disziplinen erörtert, u.a. bei Pierre Bourdieu, George Herbert Mead, Kurt Lewin, Annemarie und Reinhard Tausch, Abraham Maslow sowie Wolfgang Klafki. Historische Anknüpfungspunkte finden wir aber auch bei Pädagogen wie Jean-Jacques Rousseau, Johann F. Herbart und nicht zuletzt bei Janusz Korczak (1999), der als Pädagoge und Arzt nicht nur Achtung und Wertschätzung gegenüber vulnerablen Gruppen fordert, sondern zugleich auch Anerkennung im Kontext der Sozialen Arbeit und Sozialmedizin. Korczak (1999), der eine Pädagogik der Achtung und Achtsamkeit entwickelte, suchte vor dem Hintergrund der Kinderrechte das Recht auf Selbstbestimmung zu etablieren. Seine Forderung nach Solidarität/Advocacy (primär: Rechte für Kinder) verdienen im Kontext der Gesundheits- und Pflegeversorgung besondere Beachtung: Die Rechte der Kinder können stellvertretend als Symbolik der Rechte von vulnerablen Gruppen gelten, deren Autonomie und Individualität zu schützen bzw. zu vertreten (Interessenvertretung/Advocacy) gilt; dies erfordert zugleich eine partizipative Haltung in der Beziehungsgestaltung.

1.5.3.1 Arbeitsbündnis „zwischen den Fremden"

Uzarewicz & Uzarewicz (2005) bezeichnet Pflege als „Beziehungs- und Berührungsberuf" (S. 177), die körperliche Nähe (Berührungen) und einen besonderen Zugang zum leiblichen Handeln/Leiblichkeit (**Kap. 1.1**) impliziert, sodass leibliche Sensibilisierung im pflegerischen Handeln erforderlich ist. Remmers (2011) hebt die Schlüsselrolle der Beziehungsarbeit hervor, die er im Sinne eines pflegerischen Arbeitsbündnisses definiert, auf die sich pflegerische Aufgaben und Funktionen beziehen. In diesem Kontext sind u.a. folgende Aspekte bei dem Arbeitsbündnis „zwischen den Fremden" aus der Perspektive der Pflegefachperson zu berücksichtigen:

- Wer ist die/der zu Pflegende? (u.a. Alter, Neugeborene, Kinder, Seniorinnen und Senioren)?
- Worin besteht der Pflegebedarf? (u.a. Erkrankungen, Langzeitversorgung)
- Welche Emotionalität ist zu erwarten? (u.a. Angst, Hilflosigkeit, Wut)
- Wie sind die Pflegebedürfnisse des Individuums (u.a. Erwartungen, Pflege- und Gesundheitsverständnis) – aber auch die der Angehörigen – einzuschätzen?
- Wie sind die Ressourcen der Menschen mit Pflegebedarf (u.a. Lebenswelten, Sprachkenntnisse, Kenntnisse der Versorgung/Versorgungsystems)?
- Wo findet die Pflege statt? (u.a. Klinik, häusliche Versorgung, Reha, Seniorenheim, Hospiz)?
- Welche Ressourcen im Pflegesetting sind zu erwarten/vorhanden (u.a. multiprofessionelles Team, Versicherung/Versorgung)?

1.5.3.2 Emotionen und Machtasymmetrie

Unabhängig von Alter, Kultur, Pflegebedarf und Pflegeort ist die Pflegesituation der Patientinnen und Patienten/Bewohnerinnen und Bewohner eine besondere: Bedingt durch Krankheit und ggf. Alter (u.a. auf einer Intensivstation oder im Fall einer Demenzerkrankung) verspüren die zu Pflegenden oft Scham, Hilflosigkeit, Abhängigkeit von Pflegefachpersonen (auch Gesundheitsberufen ggf. Angehörigen), nicht selten auch Angst vor Entmündigung. Gleichzeitig wird das Bedürfnis nach emotionaler Zuwendung sowie Teilhabe bei Entscheidungen erwartet. Diese Ambivalenz der Emotionen kann unterschiedliche Reaktionen hervorrufen: „Manche Patientinnen und Patienten reagieren darauf mit Resignation; sie zeigen sich angepasst und gehorsam und sind dabei oft depressiv. Andere verhalten sich scheinbar angepasst, sind aber, wenn sie sich unbeobachtet fühlen, ‚unvernünftig' und missachten Ge- und Verbote. Hier äußert sich der Protest der Patientinnen und Patienten – wenn auch auf eher kindische Art – gegen die Bevormundung, die sie im Krankenhaus erfahren" (Schmid-Hösl, 1984, S. 88).

Solche Situationen erinnern an das „mütterliche" Prinzip oder die „Mutter-Kind-Beziehung", sodass die Pflegefachperson die Hilflosigkeit und/oder Unselbständigkeit der Patientinnen und Patienten kompensiert (Schmid-Hösl, 1984). Die Nähe-Distanz-Beziehung kann bei Entscheidungsfindung als Herausforderung empfunden werden, da dieses autonome Entscheiden ein Dilemma zwischen Fürsorge und Verantwortung offenbart und Professionalität seitens der Pflegefachpersonen bedarf.

Aufgrund der besonderen Situation, die eine immanente Nähe-Distanz-Beziehung impliziert, können viele Menschen mit Pflegebedarf nur bedingt eine mündige Haltung gegenüber den Pflegefachpersonen entwickeln bzw. aufrechterhalten. Die Beziehungen zwischen den zu Pflegenden und den Pflegefachpersonen sind somit durch eine gewisse Machtasymmetrie gekennzeichnet: Menschen mit Pflegebedarf, die sich häufig machtlos und verunsichert fühlen, einerseits und die Pflegefachperson, die die pflegerischen Tätigkeiten leiten und (mit-)gestalten, andererseits.

Betrachten wir die Bedeutung der Kommunikation im pflegerischen Handeln bei Zegelin (2013) („Pflege als Kommunikationsberuf") und bei Darmann-Finck (2010) („Pflege als Interaktion"), wird die Relevanz der Sprache erkennbar, die auch Distinktionsmechanismen birgt und als Machtinstrument verwendet werden kann (Bourdieu, 1982). Die Vulnerabilität der Menschen mit Pflegebedarf und die damit verbundenen Emotionen (Ängste, Resignation) verhindern eine symmetrische Verteilung von Redeanteilen sowie die freie Wahl von Sprechakten – die für den diskursiven Charakter erforderlich sind (Habermas, 1981a, 1981b). Damit entstehen asymmetrische Kommunikationen (auch Beziehungen) und zugleich das Risiko des Machtmissbrauchs. Die „... faktisch bestehende Asymmetrie in der Gesundheitsversorgung, die grundsätzlich bei allen zu pflegenden Menschen besteht, ist bei Menschen aus anderen (Sprach-)kulturen besonders hoch" (Marchwacka, 2021). Beispielsweise kann die Verwendung der Fachsprache als Machtgefüge eine anspruchslose Haltung bzw. eine abgebrochene Kommunikation mitverursachen (Dreißig, 2005). Des Weiteren können fehlende Deutschkenntnisse zur Kommunikationsbarriere werden und damit die Teilhabe gänzlich verhindern. Erzwungene Teilhabe, übermäßige Anpassung/Unterordnung bzw. Anspruchslosigkeit können die Folge sein und das Angewiesensein verstärken.

Die Situationen sind auch institutionell nicht machtfrei; vielmehr zeigen sich Machtgefälle in Verhältnissen unterschiedlicher Art (Funktion) und werden durch Hierarchien, aber auch durch Ökonomisierung geprägt. Entlang des Machtgefüges (wenn wir Macht im Sinne der Verantwortlichkeit begreifen) geht es darum, das Machtgefälle zugunsten den Menschen mit Pflegebedarf (als Fürsorge) zu nutzen – nicht umgekehrt. Emotionale Anerkennung und partizipative Haltung gegenüber den Patientinnen und Patienten/Bewohnerinnen und Bewohner kann die Advocacy-Rolle der Pflegefachpersonen stärken und Teilhabe im Sinne der Selbstbestimmung seitens der Menschen mit Pflegebedarf ermöglichen.

1.5.4 Partizipation: Zwischen Selbst- und Mitentscheiden

Der ursprünglich paternalistische Ansatz, der die beschützende Rolle der Gesundheitsberufe fokussierte („das Wohl und nicht den Willen des Patienten") (Rehbock, 2002, S. 132) folgt seit den 1980er Jahren dem Partizipationsgedanken der WHO (Ottawa-Charta/WHO, 1986). Dieser Ansatz fordert Teilhabe der Patientinnen und Patienten und setzt das partizipative Vorgehen in der Gesundheits- und Pflegeversorgung voraus (Messer, 2018).

Partizipation bedeutet zunächst „Entscheidungen, die das eigene Leben und das Leben der Gemeinschaft betreffen, zu teilen und gemeinsam Lösungen für Probleme zu finden" (Schröder, 1995, S. 14). Wie die *Teilhabe* erfolgen kann, veranschaulicht das Stufen-Modell der Partizipation **(Abb. 1-1)**, dass die Stufung – von „Scheinpartizipation" im Sinne der Alibi-Partizipation über „Meinungsäußerung" als Mitwirkung zu der wahren Form der „Teilhabe" führt, in der „Mit- und Selbstbestimmung" ermöglicht wird (Arnstein, 1969; Hart, 1992). Beispielsweise können Fragen nach eigener Meinung als Symbolik genutzt werden (rhetorische Fragen, die lediglich Zustimmung erwarten) oder auch als Manipulation im pflegerischen Handeln („Sie möchten bestimmt nicht, dass ..."). Auch Meinungsäußerung im Sinne von Informieren entspricht nicht der Teilhabe. Mit- oder Selbstbestimmung kann beispielsweise bei der Wahl einer alternativen Behandlung bzw. einer Intervention erfolgen, vorausgesetzt, dass Informationen und Folgen der Behandlungen/der Intervention bzw. alternative Möglichkeiten zugrunde gelegt werden und darüber hinaus Gespräche über Angst, Emotionen sowie Auswirkungen auf die eigene Lebenswelt erfolgen. Hierzu bedarf es einer partizipativen Haltung der Pflegefachpersonen (aber auch weiterer Gesundheitsberufe, die involviert sind), struktureller Rahmenbedingungen sowie zeitlicher und personeller Ressourcen, die die Partizipationsprozesse im eigentlichen Sinne zulassen.

Im Kontext der Gesundheits- und Pflegeversorgung wird das Konzept der Partizipation als Recht auf Mitbestimmung, d.h. „Einflussnahme auf Planungs- und Entscheidungsprozesse" rezipiert (Zerbe et al., 2020; Knauer & Sturzenhecker, 2005; Fegert, 2013, 2016). Dabei ist auf die Relevanz partizipativer Konzepte (Selbstwirksamkeit und Selbstvertrauen) hinzuweisen – Aspekte, die dem Pflegeprozess immanent sind. Beispielsweise wird der Behandlungserfolg im Kontext von Teilhabe interpretiert (Street & Herts 2005; Edbrooke-Childs et al., 2016; Fiks et al., 2012). Zu den etablierten Konzepten in der Versorgung gehören partizipative Entscheidungsfindung, Advance

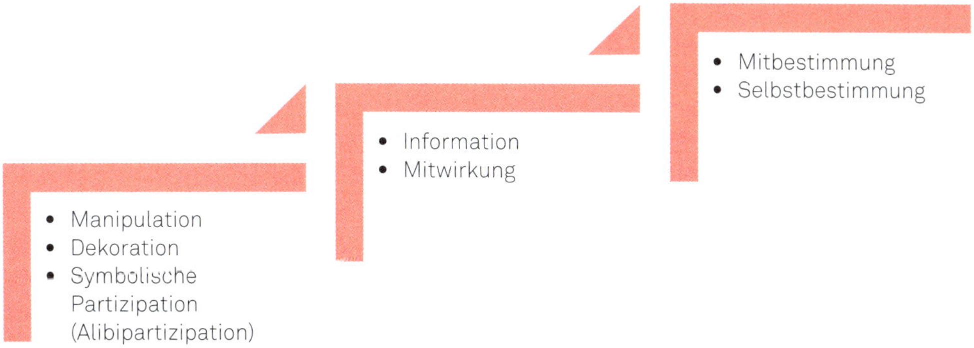

Abbildung 1-1: Stufen der Partizipation (Quelle: Eigendarstellung in Anlehnung an Arnstein, 1969; Hart, 1992)

Care Planning und Empowerment (Zerbe et al., 2020):

- *Partizipative Entscheidungsfindung* (shared decision making/SDM) basiert in erster Linie auf den ethischen Prinzipien der Autonomie und Fürsorge (Rockenbauch & Schildmann, 2011; Smith & Mee, 2017) und wird als Interaktionsprozess verstanden.
- *Empowerment* kann als Prinzip für eigenverantwortliches Handeln aufgefasst werden (Rappaport, 1977), dass ein Wiedererlangen und eine Gestaltung des eigenen Lebens ermöglicht (Lenz, 2009).
- *Advance Care Planning* (ACP) kann als Vorausplanung, (Versorgungsplanung/Behandlung) im Sinne der Patientin oder des Patienten verstanden werden, z.B. Selbstbestimmung am Lebensende, Patientinnen- und Patientenverfügung (Coors et al., 2015; Rietjens et al., 2021).

In der deutschen Gesundheits- und Pflegeversorgung erfährt das Verständnis von Teilhabe und Teilnahme eine beachtenswerte Rezeption (Rosenbrock & Hartung, 2012) – zentral bleiben dabei – im nationalen und internationalen Diskurs – Patientinnen- und Patientensicherheit (Versorgungssicherheit) sowie Orientierung an Menschen mit Pflegebedarf (Lebensqualität, Selbstverantwortung und Anspruch auf Autonomie). Das Streben nach Autonomie ist ein ethisches und juristisches Prinzip, das der Gesundheits- und Pflegeversorgung eine Orientierung bietet (Zerbe et al., 2020).

Im Rechtssystem sind sowohl die Rechte der Menschen (u.a. Partizipation in der Gesellschaft als Grundrecht jedes Menschen unabhängig von Religion, Geschlecht, Alter, Nationalität, Überzeugungen) verankert, zugleich aber auch deren Einschränkungen (u.a. Altersgrenzen, Alterseinschränkungen): Altersgrenzen dienen im juristischen Sinne dem Schutz der Menschen, so ist z.B. der Schutz der Kinder- und Jungendentwicklung im Jugendschutzgesetz verankert. Die Altersgrenzen setzen eine gewisse Leistungs- und Urteilsfähigkeit voraus, zugleich legen sie Defizite nahe, die die Menschenbilder (z.B. Kinder, Senioren und ihre Rechte) gesellschaftlich prägen und die Teilhabe beeinflussen (können) (Marchwacka, 2019). Die gesellschaftliche Teilhabe im Alter wird u.a. von Hanna Arendt in der Schrift *Vita activa* oder *Vom tätigen Leben* gefordert und im Kontext der Gerontologie als eine Form des Imperativs rezipiert: „Es geht darum, dass wir das Alter in die Mitte der Gesellschaft (polis) holen und nicht an den Rand der Gesellschaft drängen" (Arendt, 1960, zitiert nach Krause & Schmitt, 2005, S. 13). Aus den Ausführungen von Arendt (1960) und Krause und Schmitt (2005) kann v.a. gesellschaftliche Verantwortung und Selbstbestimmung abgeleitet werden. „Ziel sollte es sein, die Menschen im Altern mit ihren Ressourcen zu stärken, ihre Erfahrung anzuerkennen und nicht als Objekte in der Gesellschaft zu betrachten" (Marchwacka, 2019, S. 59)

Wenn Eigenverantwortlichkeit (im Sinne: eigene Interessen erkennen und entsprechend zu handeln) durch körperliche oder intellektuelle Fähigkeiten eingeschränkt sind, wird Advocacy zur „Fürsorgepflicht für Personen, die ihre eigenen Angelegenheiten nicht selbst besorgen können" (Ganner, 2005, S. 235). Vor dem Hintergrund vulnerabler Gruppen ist die anwaltschaftliche Funktion als Stimme für die Unterstützung der Autonomie der zu Pflegenden in der Rechtsordnung verankert. Exemplarisch kann auf die Autonomie hochbetagter Menschen „in Beziehung und mit Hilfe anderer" hingewiesen werden, die Unterstützungssysteme (informell durch Familie, Nachbarn und professioneller Pflege) voraussetzt, um ein selbstbestimmtes Leben und deren Bewältigung (Teilhabe) zu gewährleisten. Diese Autonomie, die als „relationale Autonomie" bezeichnet wird, schließt Unterstützung und Fürsorge für ein selbstbestimmtes Leben ein.

In diesem Kontext verweise ich auf das „Beteiligungsparadoxon" (Zerbe et al., 2020, S. 708): Patientinnen und Patienten mit Entwicklungsdefiziten oder psychischer Erkrankung, die weniger Beteiligung erfahren als diejenigen, die durch günstige Vorbedingungen die Teilhabe selbst initiieren können (Fegert, 2013). Hierbei wird auf das Vorhandensein von Ressourcen und sozialen Determinanten (soziale und wirtschaftliche Bedingungen sowie Strukturen) hingewiesen, die die Partizipation bzw. die Autonomie ermöglichen oder erschweren, wenn ihnen ihre Grenzen bewusstwerden (z.B. bei psychischen oder demenziellen Erkrankungen) (Zerbe et al., 2020).

Resümierend kann das Streben nach Autonomie als ein (humanes) Grundbedürfnis angesehen werden und Partizipation als ein normatives Argument im Kontext der Menschenrechte, die u.a. in der UN-Kinderrechtskonvention, den UN-Behindertenrechtskonvention (u.a.) verankert ist (Fegert, 2013; Kerbl, 2014). Das partizipative Vorgehen zwischen Abwägen der Verantwortung und Fürsorgepflicht seitens der Pflegefachperson und Autonomie (mit Berücksichtigung der Ressourcen) der zu Pflegenden liegt dem pflegerischen Handeln zugrunde. Partizipative Haltung kann die Menschen mit ihren Ressourcen stärken, sie bei ihrer Lebensqualität (mit ihren individuellen Möglichkeiten) unterstützen - nicht jedoch als Objekte zu betrachten. Zugleich entscheidet jedes Individuum über seine Partizipationsmöglichkeiten bzw. auf deren Verzicht - ohne den (kollektiven) Druck der Autonomie.

1.5.5 Partizipative Haltung in der Pflegebildung

Partizipationsprozesse sind Bildungsprozesse, die u.a. den Erwerb von Haltungen ermöglichen, denn die „gebildete" Haltung ist nach Gadamer eine „Seinsweise" und entspricht dem hermeneutischen Verständnis (Bastian, 2019), das auf Reflexion basiert. Besonders in der Pflegebildung wird die Notwendigkeit der gebildeten Haltung erkennbar, denn „Ein rein auf praktischem Erfahrungswissen beruhendes Vorgehen wäre stattdessen mit Vorurteilen und ewig gleichförmigen ‚Das-haben-wir-immer-so-gemacht'-Handlungen" als „Schlendrian" zu bezeichnen (Bastian, 2019, S. 93)

Ein Verstehen im hermeneutischen Sinne – als Kunst des Verstehens als hermeneutischer Zirkel (Gadamer, 1972), das dem Prinzip der Horizontverschmelzung (unterschiedlicher Perspektive) folgt – können in der Pflegebildung richtungsweisend sein, um Perspektiven der Menschen mit Pflegebedarf, der Institution sowie die eigene Perspektive als Pflegefachperson bei Partizipationsprozessen im Blick zu behalten und zwischen den Perspektiven wechseln zu können.

Im Zentrum der Partizipationsprozesse steht (Selbst-)Reflexion, sodass die Pflegefachperson eine Position bzw. Haltung einnimmt, die es ermöglicht „... Dinge von einem anderen Standpunkt oder aus einem anderen Blickwinkel zu betrachten ..." (Hilzensauer, 2008, S. 2). In diesem Kontext verweise ich auf Ansätze der Pflegedidaktik, die die Persönlichkeitsbildung fokussiert. Beispielsweise betonen Greb (2003) und Darmann-Finck (2010) die Bedeutung von Urteilsbildung und kommunikativer Kompetenz in Pflegesituationen (auch vor dem Hintergrund der Aushandlungsprozesse und Machtstrukturen). Nicht zuletzt wird das Ineinanderwirken von Befähigen und Befugnis in Partizipationsprozessen als Bildungsprozess hervorgehoben, denn „um befugt zu sein, muss man befähigt werden; um sich befähigen zu können, muss man dazu berechtigt sein" (Coelen, 2009, S. 125). Insofern inkludieren Partizipationsprozesse auf der einen Seite mit der Persönlichkeitsbildung (im Sinne Befähigen), auf der anderen Seite mit der Legitimation (Befugnis), den Strukturen und der Macht in den jeweiligen Strukturen/Organisationen.

Im Sinne der professionellen Pflege, die das Verstehen von Menschen mit Pflegebedarf voraussetzt, um eine individualisierte Pflege nach dem Prinzip der Selbstbestimmung zu gestalten (Behrens, 2019; Benner, 2012), kann partizipative Haltung als zentral in der Pflegebildung angesehen werden. Partizipative Haltung, die zum einen strukturelle Voraussetzungen und Legitimation der Autonomie (Befugnis) schafft, ist zum anderen um emotionale Anerkennung (Helsper & Wiezorek, 2006), Achtsamkeit und Empowerment (Befähigen) bemüht **(Abb. 1-2).**

Resümierend kann partizipative Haltung als Teil der Professionalität im Pflegeberuf betrachtet werden, die folgende Merkmale/Aspekte kennzeichnen:

- aufrichtiges Interesse am Gegenüber
- Perspektivenwechsel mit dem Ziel, den jeweiligen subjektiven Sinn zu begreifen
- Anerkennung als eine durch Zuwendung unterstützte „Bejahung von Selbstständigkeit" (Honneth, 2003)
- Eingestehen von Rechten und damit die Möglichkeit der Selbstachtung (Honneth, 2003)
- Förderung von Eigenständigkeit und Stärken der Menschen; Empowerment: „empowerst he patient by bringing hope, confidence and trust" (Benner, 2001, S. 213)
- (Selbst-)Reflexion.

Sensibilisierung für die „Anderen" (deren Perspektive, Deutung und Anerkennung diverser Bedürfnisse) und Initiierung von (Selbst-)Reflexion ist somit in der Pflegebildung zu fokussieren. Schließlich steht das Dialogprinzip und die Autonomie der Menschen im Zentrum der Aushandlungsprozesse zwischen Pflegefachpersonen und Menschen mit Pflegebedarf sowie der Umgang mit Differenzen und Machtstrukturen.

Für den Bildungsprozess können diskursive Betrachtungen der Situation und des Perspektivenwechsel sowie Reflexivität (auch eigener Emotionen) fokussiert werden. Folgende Maßnahmen können zukünftig eine partizipative Haltung (in) der Pflege(bildung) fördern:

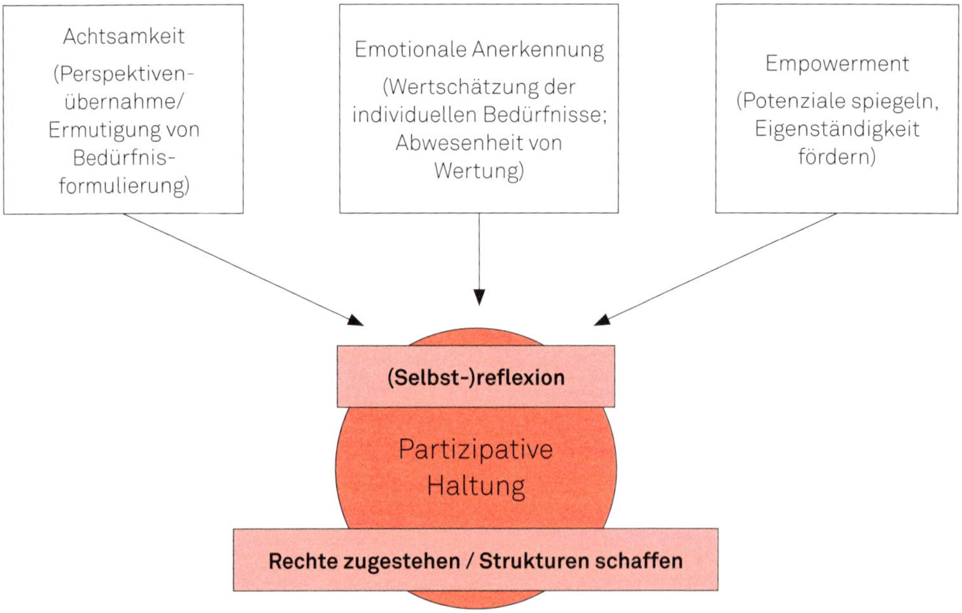

Abbildung 1-2: Partizipative Haltung in der Pflege (Eigendarstellung in Anlehnung an Korczak, 1999; Behrens, 2019; ICN, 2021)

- In methodischer Hinsicht kann die Analyse von Fällen (Kasuistik) Anlass von Lernprozessen sein. Beispielsweise können u.a. Rollenspiele, Simulationen, die Perspektivübernahme (Patientinnen und Patienten-/Bewohnerinnen und Bewohner bzw. Klientinnen- und Klientenorientierung) ermöglichen, indem die individuellen Bedürfnisse und Befindlichkeiten aus Sicht der Menschen mit Pflegebedarf eruiert und analysiert werden. Damit kann der Blick für die Vielfalt der Bedürfnisse der zu Pflegenden geschärft werden. Außerdem kann partizipative Haltung mit Hilfe von moralischen Dilemmata erzeugt werden – vor dem Hintergrund ethischer Dilemmata aus der Pflegepraxis, die u.a. kulturelle und religiöse Diversität bewusst hervorheben und reflektieren lassen.
- Im Sinne reflektierten Handelns bieten komplexe Berufssituationen Möglichkeiten das Denken in Alternativen (aus unterschiedlichen Perspektiven) und das Erproben von Handlungsstrategien. Auszubildende können durch didaktische Formen der Irritation (u.a. Critical Incidents) (Flanagan, 1954; Marchwacka, 2021) zur Entwicklung einer differenzsensiblen Haltung angeregt werden, und Reflexionsfähigkeit hinsichtlich eigener Alltagstheorien und Vorurteile erwerben. Irritationen und anschließende Reflexionen können zudem zur Haltung der Lernenden/Personen beitragen, die für den Konstruktionscharakter von Differenzen sensibel sind (Mecheril et al., 2013; Bastian, 2019).
- In der Lehrkräftebildung ist die Teilhabe der Auszubildenden zu fokussieren: Die partizipative Lernkultur – die Wertschätzung, Achtsamkeit, emotionale Anerkennung und Empowerment im Schulalltag verankert und das schulische Miteinander beeinflusst –, kann auch die berufliche Haltung prägen und zu Professionalität in außerschulischen Lernorten und anschließend bzw. im Pflegeberuf beitragen.
- Schließlich sind Strukturen in Organisationen auf Diversitätsmanagement zu überprüfen: Wie sehen die Personalentwicklung im Sinne des Assessments, die Rekrutierung, die Maßnahmen der Fort- und Weiterbildung aus? Inwiefern sind sprachliche, kulturelle und religiöse Aspekte im Management der Pflege und in den Gesundheitseinrichtungen (als außerschulische Lernorte) sowie in der Schulentwicklung inkludiert?

Literatur

Arendt, H. (1960). *Vita activa oder vom tätigen Leben.* Stuttgart: Kohlhammer.

Arnstein, S.R. (1969). A Ladder of Citizen Participation. *Journal of the American Planning Association, 35*(4), 216–224. https://doi.org/10.1080/01944366908977225

Bastian, P. (2019). *Sozialpädagogische Entscheidungen. Professionelle Urteilsbildung in der Sozialen Arbeit.* Opladen: Barbara Budrich. https://doi.org/10.36198/9783838551517

Behrens, J. (2019). *Theorie der Pflege und der Therapie. Grundlagen für Pflege- und Therapieberufe.* Göttingen: Hogrefe. https://doi.org/10.1024/85916-000

Benner, P. (2001). *From Novice to Expert. Excellence and Power in Clinical Nursing Practice.* New Jersey: Prentice-Hall.

Benner, P. (2012). *Stufen zur Pflegekompetenz. From Novice to Expert* (2. Aufl.). Bern: Hans Huber.

Best, U., Erbe, J., Schmitz, N., Arnold, S., Koch, R., Mundt, S. & Rausch-Berhie, F. (2019). *Berufliche Anerkennung im Einwanderungsprozess – Stand und Herausforderungen bei der Antragstellung aus dem Ausland. Ergebnisse des BIBB-Anerkennungsmonitorings.* Bonn: BIBB.

BMG. (2016). *Kurzstudie: Ausländische Beschäftigte im Gesundheitswesen nach Herkunftsländern.* Zugriff am 20.11.2021 unter https://www.bundesgesundheitsministerium.de/fileadmin/Dateien/3_Downloads/A/Auslaendische_Beschaeftigte/Bericht_Auslaendische_Fachkraefte_Gesundheitswesen.pdf

Bourdieu, P. (1982). *Die feinen Unterschiede.* Frankfurt am Main: Suhrkamp.

Brunkhorst, H. (1997a). *Solidarität unter Fremden.* Frankfurt: Fischer.

Brunkhorst, H. (1997b). Solidarität unter Fremden. In A. Combe & W. Helsper (Hrsg.), *Pädagogische Professionalität. Untersuchungen zum Typus päda-*

gogischen Handelns (S. 340–367). Frankfurt am Main: Suhrkamp.

Bundesagentur für Arbeit. (2021). *Arbeitsmarktsituation im Pflegebereich.* Zugriff am 20.10.2021 unter https://statistik.arbeitsagentur.de/DE/Statischer-Content/Statistiken/Themen-im-Fokus/Berufe/Generische-Publikationen/Altenpflege.pdf?__blob=publicationFile

Bundesärztekammer. (2014). *Ärztestatistik 2014: Etwas mehr und doch zu wenig.* Zugriff am 28.03.2020 unter http://www.bundesaerztekammer.de/ueber-uns/aerztestatistik/aerztestatistik-2014/

Bundesärztekammer. (2015). *Ausländische Ärzte und Ärztinnen.* Zugriff am 20.12.2021 unter http://www.bundesaerztekammer.de/ueber-uns/aerztestatistik/aerztestatistik-2015/auslaendische-aerztinnen-und-aerzte/

Coelen, T. (2009). (Vor-)Politische Sozialisation. In I. Benken & J. Mikota (Hrsg.), *Sozialisation, Biografie und Lebenslauf* (S. 121–139). Weinheim, München: Juventa.

Coors, M., Jox, R.J. & in der Schmitten, J. (Hrsg.). (2015). *Advance Care Planning. Von der Patientenverfügung zur gesundheitlichen Vorausplanung.* Stuttgart: Kohlhammer.

Darmann-Finck, I. (2010). Eckpunkte einer interaktionistischen Pflegedidaktik. In R. Ertl-Schmuck & F. Fichtmüller (Hrsg.), *Theorien und Modelle der Pflegedidaktik* (S. 13–54). Weinheim, München: Juventa.

DBfK, ÖGKV & SBK. (2021). *International Council of Nurses. Der ICN-Ethikkodes für Pflegefachpersonen.* Zugriff am 14.12.2021 unter https://www.dbfk.de/de/presse/meldungen/2021/ICN-Ethikkodex-fuer-professionell-Pflegende-aktualisiert.php

Döring, O. (2019). Erkennung und Anerkennung informell und non-formal erworbener Kompetenzen: Einstieg in eine breite Nutzung fragmentierter Beschäftigungsfähigkeit. In J. Seifried, K. Beck, B.-J. Ertelt & A. Frey (Hrsg.), *Beruf, Beruflichkeit, Employability* (S. 137–159). Bielefeld: wbv.

Dreißig, V. (2005). *Interkulturelle Kommunikation im Krankenhaus. Eine Studie zur Interaktion zwischen Klinikpersonal und Patienten mit Migrationshintergrund.* Bielefeld: transcript. https://doi.org/10.15 15/9783839403921

Edbrooke-Childs, J., Jacob, J., Argent, R., Patalay, P., Deighton, J. & Wolpert, M. (2016). The relationship between child- and parent-reported shared decision making and child-, parent-, and clinician-reported treatment outcome in routinely collected child mental health services data. *Clinical child psychology and psychiatry, 21*(2), 324–338. https://doi.org/10.1177/1359104515591226

Fegert, J.M. (2013). Teilhabe und Partizipation von Kindern – Beschwerdemanagement und Patienteninformation. In P. Weiß & A. Heinz (Hrsg.), *Gleichberechtigt mittendrin – Partizipation und Teilhabe* (S. 249–254). Bonn: Psychiatrie-Verlag.

Fegert, J.M. (2016). Selbst- und Mitbestimmung von Kindern und Jugendlichen mit psychischen Problemen und seelischer Behinderung. In P. Weiß & A. Heinz (Hrsg.), *Selbsthilfe – Selbstbestimmung – Partizipation* (S. 73–89). Bonn: Psychiatrie-Verlag.

Fiks, A.G., Mayne, S., Localio, A.R., Alessandrini, E.A. & Guevara, J.P. (2012). Shared decision-making and health care expenditures among children with special health care needs. *Pediatrics, 129*(1), 99–107. https://doi.org/10.1542/peds.2011-1352

Flanagan, J.C. (1954). The critical incident technique. *Psychological Bulletin, 51*(4), 327–358. https://doi.org/10.1037/h0061470

Gadamer, H.-G. (1972). *Wahrheit und Methode. Grundzüge einer philosophischen Hermeneutik.* Tübingen: Mohr.

Ganner, M. (2005). *Selbstbestimmung im Alter. Privatautonomie für alte und pflegebedürftige Menschen in Österreich und Deutschland.* Wien: Springer.

Gogolin, I. (1993). *Der monolinguale Habitus der multilingualen Schule.* Münster: Waxmann.

Gomolla, M. & Radtke, F.-O. (2002). *Institutionelle Diskriminierung. Die Herstellung der ethnischen Differenz in der Schule.* Opladen: Springer. https://doi.org/10.1007/978-3-322-97400-6

Graefe, S. (2012). Autonomie und Teilhabe: Eckpunkte emanzipatorischer Altersforschung. In S. Kümpers & J. Heusinger (Hrsg.), *Autonomie trotz Armut und Pflegebedarf? Altern unter Bedingungen von Marginalisierung* (S. 249–260). Bern: Huber.

Greb, U. (2003). *Identitätskritik und Lehrerbildung. Ein hochschuldidaktisches Konzept für die Fachdidaktik Pflege.* Frankfurt am Main: Mabuse. https://doi.org/10.1024/1012-5302.17.5.354a

Habermas, J. (1981a). *Theorie des kommunikativen Handelns. Bd. 1: Handlungsrationalität und gesellschaftliche Rationalisierung.* Frankfurt am Main: Suhrkamp.

Habermas, J. (1981b). *Theorie des kommunikativen Handelns. Bd. 2: Zur Kritik der funktionalistischen Vernunft.* Frankfurt am Main: Suhrkamp.

Hart, R. (1992). *Children's participation: From tokenism to citizenship.* Zugriff am 15.12.2022 unter http://www.unicef-irc.org/publications/pdf/childrens_participation.pdf

Helsper, W. & Wiezorek, C. (2006). Zwischen Leistungsforderung und Fürsorge. Perspektiven der Hauptschule im Dilemma von Fachunterricht und Unterstützung. *Die Deutsche Schule, 98*(4), 436–455.

Hilzensauer, W. (2008). Theoretische Zugänge und Methoden zur Reflexion des Lernens. Ein Diskussionsbeitrag. *Bildungsforschung, 5*(2).

Honneth, A. (2003). *Kampf um Anerkennung. Zur moralischen Grammatik sozialer Konflikte.* Frankfurt am Main: Suhrkamp.

ICN (International Council of Nurses). (2021). *Der ICN-Ethikkodex für Pflegefachpersonen.* Zugriff am 10.01.2022 unter https://www.dbfk.de/media/docs/download/Allgemein/ICN_Code-of-Ethics_DE_WEB.pdf

Kerbl, R. (2014). Partizipation von Kindern und Jugendlichen in der Medizin – wer, was, wann, warum, wozu? *Pädiatrie & Pädologie, 49*, 68–74. https://doi.org/10.1007/s00608-014-0178-7

Klauß, T. (2007). Pflege für Menschen mit hohem Hilfebedarf. Eine pädagogische Aufgabe? *Behinderte Menschen, 5*, 22–36.

Klauß, T. (2011). Gute Pflege für Menschen mit schwerer und mehrfacher Behinderung. In A.D. Fröhlich, N. Heinen, T. Klauß & W. Lamers (Hrsg.), *Schwere und mehrfache Behinderung interdisziplinär* (S. 87–108). Oberhausen: Athena.

Knauer, R. & Sturzenhecker, B. (2005). Partizipation im Jugendalter. In B. Hafeneger, M.M. Jansen & T. Niebling (Hrsg.), *Kinder- und Jugendpartizipation. Im Spannungsfeld von Interessen und Akteuren* (S. 63–94). Opladen: Barbara Budrich.

Korczak, J. (1999). Das Recht des Kindes auf Achtung. In J. Korczak (Hrsg.), *Sämtliche Werke* (Bd. 4). Gütersloh: Gütersloher Verlagshaus.

Krause, A. & Schmitt, E. (2005). Zur Veränderung des Altersbildes in Deutschland. *Aus Politik und Zeitgeschichte, 55*(49–50), 9–17.

Kürsat-Ahlers, E. (2000). Migration-Frauen-Gesundheit. In M. David, T. Borde & H. Kentenich (Hrsg.), *Migration und Gesundheit* (S. 45–56). Frankfurt am Main: Mabuse.

Lenz, A. (2009). Empowerment – eine Perspektive für die psychosoziale Praxis. *Psychotherapie im Dialog, 10*(4), 341–346. https://doi.org/10.1055/s-0029-1223390

Marchwacka, M.A. (2013). Zu Risiko- und Schutzfaktoren in den Lebenswelten von Jugendlichen mit Zuwanderungsgeschichte – kritische Anmerkungen. In M.A. Marchwacka (Hrsg.), *Gesundheitsförderung im Setting Schule* (S. 301–326). Wiesbaden: Springer. https://doi.org/10.1007/978-3-658-00528-3_18

Marchwacka, M.A. (2019). Recht auf Gesundheit und Partizipation im Alter – Frage der Altersbilder und partizipativer Haltung in der Gesellschaft? In M. Enders. (Hrsg.), *Menschlich altern. Multidisziplinäre Betrachtung des menschlichen Alters* (S. 51–70). Nordhausen: Traugott.

Marchwacka, M.A. (2021). Interkulturelles Lernen als inhärenter Teil der Gesundheits- und Pflegebildung. In I. Darmann-Finck & K.-H. Sahmel (Hrsg.), *Pädagogik im Gesundheitswesen. Springer Reference. Pflege – Therapie – Gesundheit.* Springer. Berlin, Heidelberg: Springer. https://doi.org/10.1007/978-3-662-61428-0_23-1

Mecheril, P., Arens, S., Fegter, S., Hoffarth, B., Klingler, B., Machold, C., Menz, M., Plößer, M., Rose, N. et al. (2013). *Differenz unter Bedingungen von Differenz. Zu Spannungsverhältnissen universitärer Lehre.* Wiesbaden: Springer. https://doi.org/10.1007/978-3-658-01340-0

Messer, M. (2018). *Patientinnen und Patientenpartizipation aus Sicht der Pflege.* Weinheim, Basel: Beltz.

Rappaport, J. (1977). *Community psychology: Values, research, and action.* New York: Harcourt School.

Rehbock, T. (2002). Autonomie – Fürsorge – Paternalismus. *Ethik in der Medizin, 14*(3), 131–150. https://doi.org/10.1007/s00481-002-0180-7

Remmers, H. (2000). *Pflegerisches Handeln. Wissenschafts- und Ethikdiskurse zur Konturierung der Pflegewissenschaft.* Bern: Hans Huber.

Remmers, H. (2011). Pflegewissenschaft als transdisziplinäres Konstrukt – Einleitung. In H. Remmers (Hrsg.), *Pflegewissenschaft im interdisziplinären Dialog* (S. 7–47). Göttingen: V&R unipress.

Rietjens, J., Korfage, I. & Taubert, M. (2021). Advance care planning: the future. *BMJ Supportive & Palliative Care, 11*(1), 89–91. https://doi.org/10.1136/bmjspcare-2020-002304

Rockenbauch, K. & Schildmann, J. (2011). Partizipative Entscheidungsfindung (PEF) eine systematische Übersichtsarbeit zu Begriffsverwendung und Konzeptionen. *Das Gesundheitswesen, 73*(7), 399–408. https://doi.org/10.1055/s-0030-1262870

Rosenbrock, R. & Hartung, S. (Hrsg.). (2012). *Handbuch Partizipation und Gesundheit.* Bern: Hans Huber.

Saleh, U., Aboshayga, A., O'Conner, T., Saleh, M., Patton, D., Ampang, A.M.G. (2020). Nurses' Perspective of Patient Advocacy: A Systematic Mixed Studies Review. *International Journal of Nursing &*

Clinical Practices, 7, 317. https://doi.org/10.15344/2394-4978/2020/317

Schilgen, B., Nienhaus, A., Handtke, O. & Mösko, M. (2019). Work-related barriers and re-sources of migrant and autochthonous homecare nurses in Germany: A qualitative comparative study. *Applied Nursing Research, 46,* 57–66. https://doi.org/10.1016/j.apnr.2019.02.008

Schmid-Hösl, D. (1984). *Entwurf eines Kurses medizinischer Psychologie für das Krankenpflegepersonal* (Dissertation). Universität Würzburg, Würzburg.

Schröder, R. (1995). *Kinder reden mit! Beteiligung an Politik, Stadtplanung und Stadtgestaltung.* Weinheim, Basel: Beltz.

Seifert, M., Fornefeld, B. & Koenig, P. (2001). *Zielperspektive Lebensqualität. Eine Studie zur Lebenssituation von Menschen mit schwerer Behinderung im Heim.* Bielefeld: Bethel.

Smith, L. & Mee, S. (2017). Patient advocacy: breaking down barriers and challenging decisions. *Nursing Times, 113*(1), 54–56.

Statistisches Bundesamt. (2018). *Bevölkerung und Erwerbstätigkeit - Bevölkerung mit Migrationshintergrund.* Zugriff am 10.12.2021 unter https://www.destatis.de/DE/Themen/Gesellschaft-Umwelt/Bevoelkerung/Migration-Integration/Publikationen/Downloads-Migration/migrationshintergrund-2010220177004.pdf?blob=publicationFile&v=4

Street, C. & Herts, B. (2005). *Putting Participation into Practice: A guide for practitioners working in services to promote the mental health and well-being of children and young people.* London: Young Minds.

Thacker, K. (2008). Nurses' advocacy behaviors in end-of-life nursing care. *Nursing Ethics, 15*(2), 174–185. https://doi.org/10.1177/0969733007086015

Uzarewicz, C. & Uzarewicz, M. (2005). *Die Weite suchen. Einführung in eine phänomenologische Anthropologie für Pflege.* Stuttgart: Lucius & Lucius.

Weltgesundheitsorganisation (WHO). (1986). *Ottawa-Charta zur Gesundheitsförderung.* Kopenhagen: WHO-Regionalbüro für Europa. Zugriff am 20.04.2021 unter https://www.euro.who.int/de/publications/policy-documents/ottawa-charter-for-health-promotion,-1986

Zegelin, A. (2013). Pflege ist Kommunikation. *Die Schwester/der Pfleger, 52*(7), 636–639.

Zerbe, P.-S., Roettele, N. & Körner, M. (2020). Partizipation von Patienten im Kontext der stationären Kinder- und Jugendpsychiatrie - ein Scoping Review. *Praxis der Kinderpsychologie und Kinderpsychiatrie, 69,* 700–719. https://doi.org/10.13109/prkk.2020.69.8.700

Weiterführende Literatur

Straßburger, G. & Rieger, J. (Hrsg.). (2019). *Partizipation kompakt: Für Studium, Lehre und Praxis sozialer Berufe* (2. Aufl.). Weinheim, Basel: Beltz Juventa.

Schwalb, H. & Theunissen, G. (Hrsg.). (2018). *Inklusion, Partizipation und Empowerment in der Behindertenarbeit: Best Practice-Beispiele: Wohnen - Leben - Arbeit - Freizeit.* Stuttgart: Kohlhammer.

Tobiano, G., Marshall, A., Bucknall, T., Chaboyer, W. (2015). Patient participation in nursing care on medical wards: An integrative review. *International Journal of Nursing Studies, 52*(6), 1107–1120.

1.6 Geschlechterkonstruktionen und Care-Arbeit

Birgitt Riegraf & Lena Weber

Abstract

Die Analyse des Zusammenhangs zwischen Care, Care-Arbeit und Geschlechterkonstruktionen beschäftigt die Geschlechterforschung von Anbeginn an. Die Care-Forschung bildete bereits früh zentrale empirische Forschungsfelder und gab stets Anlass für theoretische Debatten. Dabei kann ein breiter Begriff von Care, der Sorgen und Pflegen von Immateriellem wie Menschlichem umfasst, von einem engeren Verständnis unterschieden werden, das konkrete Berufs- und Tätigkeitsfelder begreift, wie Kinderbetreuung, Alten- und Krankenpflege. Die mit Care sowie mit leiblicher und emotionaler Care-Arbeit verbundenen Handlungsorientierungen, Tätigkeiten und Haltungen sind seit der Industrialisierung eng mit Weiblichkeitskonzeptionen verknüpft. Eine grundlegende Erkenntnis der Geschlechterforschung wiederum ist, dass kein Geschlecht aufgrund ‚natürlicher' Veranlagung für Care und Care-Arbeit eher geeignet ist als das andere, sondern dass prinzipiell alle Menschen Sorgetragende und Umsorgte sein können.

In den letzten Jahren steigt das wissenschaftliche und politische Interesse an Care und Care-Arbeit erkennbar an, was auf gesellschaftliche Entwicklungen, wie dem demografischen Wandel, der zunehmenden Erwerbstätigkeit von Frauen und der damit entstandenen ‚Care-Lücke' in der familialen Sphäre sowie dem sozialstaatlichen Umbau und dem Ausbau der Digitalisierung zurückzuführen ist.

Der Aufsatz widmet sich der Frage, was Care und Care-Arbeit genau ausmacht und wie die Verbindung zu Geschlecht historisch entstanden ist. Schließlich werden Veränderungen in den wohlfahrtstaatlichen Institutionen betrachtet und abschließend danach gefragt, welche Konsequenzen sich aus all diesen Debatten für die Pflegeausbildung ergeben.

Schlüsselbegriffe

- Gender
- Care
- Männlichkeit/Weiblichkeit
- Migration
- Digitalisierung

1.6.1 Einleitung

Care, Care-Arbeit und Geschlechterkonstruktionen stehen in einem engen Verweisungszusammenhang, der sich mit der Entstehung der modernen Gesellschaften herausgebildet hat. Die Geschlechterforschung trug wesentlich dazu bei, diesen Zusammenhang aufzudecken und kenntlich zu machen. Demnach liegt die Homologie von Care, Care-Arbeit und Weiblichkeit keineswegs in der „Natur des Geschlechts" begründet. Vielmehr ging die Aufspaltung in eine private/reproduktive und öffentliche/produktive Sphäre, die sich im Zuge der Transformation von der ständisch-feudalen Gesellschaft zur kapitalistisch organisierten Industriegesellschaft vollzog, mit einer „Polarisierung der Geschlechtercharaktere" (Hausen, 1976) einher, durch die es zur Verknüpfung von Weiblichkeit mit Care und Care-Arbeit über Wesenszuschreibungen kommen konnte. Fürsorglichkeit, Emotionalität, Zugewandtheit, liebevolle Aufmerksamkeit für andere werden zum Bestandteil von Weiblichkeitskonstruktionen, die wiederum als „natürliche" Anlagen gelten (Riegraf, 2019; Brückner, 2010; Aulenbacher et al., 2014b), weshalb die Geschlechter seither aufgrund ihres natürlichen Wesens als unterschiedlich zuständig für Care und Care-Arbeit gelten. Dieser Geschlechterdualismus spiegelte sich auch in den Rechtsstellungen wider und wirkt bis heute nach: Lange Zeit bauten konservative Wohlfahrtsstaaten wie Deutschland in ihren Versorgungsstrukturen auf den binären Geschlechter-Leitbildern auf, die ihren Niederschlag im Modell der mütterlichen Hausfrau und dem männlichen Familienernährer fand (Lewis, 1992; Pfau-Effinger, 2014). Wie weitreichend die Konsequenzen waren, zeigt die Tatsache, dass es Ehefrauen bis 1977 ohne die Erlaubnis ihres Ehegatten untersagt war, einer Erwerbstätigkeit nachzugehen. Gleichzeitig leisteten Ehefrauen, Töchter oder Schwestern im Privaten und in der kirchlichen Fürsorge nicht oder schlecht entlohnte, aber gesellschaftlich notwendige Fürsorgearbeit.

Ein zentraler Ausgangspunkt der Analysen zur Verknüpfung von Care und Care-Arbeit mit Weiblichkeitskonstruktionen war in der Geschlechterforschung in den 1970er Jahren die Diskussion zu „Arbeit aus Liebe“ (Bock & Duden, 1977). Mehrere Studien deckten auf, dass die im Privaten erbrachten Care-Leistungen zwar gesellschaftlich notwendig sind, aber in ihrer Relevanz unsichtbar bleiben (Becker-Schmidt, 2011; Knobloch, 2019; Madörin, 2009). Care und Care-Arbeit wird – so das Ergebnis der Studien – als liebevolle Zuwendung an Angehörige klassifiziert und als natürliche Gabe von Frauen angesehen. Damit wird die Nichtentlohnung beziehungsweise die ihrem Aufwand nicht angemessene, geringe Entlohnung von Care und Care-Arbeit legitimiert. Die Arbeiten der Geschlechterforschung zeigen ebenfalls, dass entgegen der Alltagsannahmen kein Geschlecht *per se*, also aufgrund „natürlicher“ Veranlagung für Care-Arbeit eher geeignet ist als das andere, sondern dass grundsätzlich alle Menschen Sorgetragende und Umsorgte sein können (Nussbaum, 2003). Um die Relevanz der Geschlechterdualismen für gesellschaftliche Prozesse zu verstehen, gilt es herauszuarbeiten, wie und warum die essentialistische Zuschreibung in gesellschaftlichen Prozessen hergestellt wird und wie sie eingebettet sind.

Auch wenn Care-Leistungen aufgrund der Auflösung des traditionellen Familienmodells gegenwärtig zunehmend kommodifiziert, ökonomisiert und als bezahlte Arbeit erbracht werden, geschieht dies häufig in schlecht bezahlten und prekären Beschäftigungsverhältnissen (Aulenbacher et al., 2018; Auth, 2013). Care und Care-Arbeit werden in diesen Veränderungsprozessen nicht gleichwertig zwischen den Geschlechtern, sondern zwischen Frauen unterschiedlicher sozialer und kultureller Herkunft aufgeteilt. Sie bleiben in aller Regel weiterhin in ‚weiblicher Hand‘. Dazu zählt ebenso die Arbeit in privaten Haushalten, die vielfach von Migrantinnen erbracht wird, wie die in als typisch weiblich klassifizierten Berufen zum Beispiel der Kranken- und Altenpflege. Die scheinbar „natürliche“ Veranlagung von Frauen für Care und Care-Arbeit legitimiert wiederum die Abwertung der Qualifikationen für Care-Arbeit sowie schlecht bezahlte und prekäre Beschäftigungsverhältnisse (Busch, 2013; Gottschall, 2000).

Im Folgenden gehen wir der Frage nach, was die besonderen Kennzeichen von Care und Care-Arbeit sind (**Kap. 1.6.2**) und wie die Verbindung zwischen Care-Arbeit und Geschlechterkonstruktionen historisch entstanden ist (**Kap. 1.6.3**). Schließlich greifen wir die gesellschaftlichen Veränderungen u. a. in den wohlfahrtsstaatlichen Institutionen auf (**Kap. 1.6.4**), um abschließend danach zu fragen, welche Konsequenzen sich aus diesen Debatten für die Pflegeausbildung ergeben.

1.6.2 Was ist Care und Care-Arbeit?

Bereits seit ihren Anfängen in den 1970er Jahren beschäftigt sich die Geschlechterforschung mit der Verbindung von Care, Care-Arbeit und Geschlechterkonstruktionen (Aulenbacher et al., 2014b; Brückner, 2010; Riegraf,

2019). Mittlerweile ist die Debatte über diesen Verweisungszusammenhang weit verzweigt. Unterschiedliche Perspektiven sind nicht zuletzt auf die Besonderheiten von Care und Care-Arbeit zurückzuführen.

Bei Care handelt es sich notwendigerweise um umfassende und ganzheitliche Tätigkeiten am Menschen, die einer sehr eigenen Rationalität folgen (Aulenbacher & Dammayr, 2014a; Aulenbacher et al., 2017). Die Besonderheit der Tätigkeit zeigt sich bereits in der Übersetzung des englischsprachigen Begriffs *care* ins Deutsche mit *Für- und Selbstsorge* oder *Pflege*. In einem eher breiten Verständnis wird Care als sich Sorgen, Kümmern und Betreuen umschrieben, das sich in den Beziehungen zwischen *care-giver* (Sorgenden) und *care-receiver* (Sorgeempfangenden) abspielt. Unterschieden wird zwischen den emotionalen Sorgeverhältnissen (*to care about*) und den eher medizinisch-körperlichen Tätigkeiten des Pflegens und Betreuens (*to care for*) (Chamberlayne, 1996). Nicht zuletzt wird die Selbstsorge unter dem Begriff von Care gefasst, die wiederum als Voraussetzung dafür gilt, Fürsorge an anderen leisten zu können. Care-Arbeiten folgen wiederum einer eigenen Zeitlogik, denn die dafür aufgewendete Zuwendung und Aufmerksamkeit lassen sich nicht oder nur schwer in strikt vorgegebene Zeitfenster übertragen und bewerten. Care-Arbeiten sind nicht immer leicht von anderen Tätigkeitsfeldern abzugrenzen. Unter Care-Arbeiten fallen Kinderbetreuung, Sozialarbeit, Alten- und Krankenpflege, deren Grenzziehung zur Erziehung, Bildung und Unterhaltung häufig schwer gelingt.

Inwiefern Tätigkeiten der *domestic work* (Haushaltstätigkeiten) ebenfalls zu Care-Tätigkeiten gezählt werden, beziehungsweise die Sorge und Pflege von Dingen oder Kollektivgütern (Demokratische Bildung, Freiwilligendienste, Ehrenamt, Open Sources im Internet wie Wikipedia) sowie Sex-Arbeit, wird teils heftig diskutiert (Tünte et al., 2010).

Die Politikwissenschaftlerinnen Joan Tronto und Berenice Fisher (1990, S. 40; Tronto, 2000) definieren Care sehr allgemein als „eine Gattungstätigkeit, die alles umfasst, was wir tun, um unsere ‚Welt' so zu erhalten, fortdauern zu lassen und wiederherzustellen, dass wir so gut wie möglich in ihr leben können. Diese Welt umfasst unseren Leib, unser Selbst und unsere Umwelt, die wir in einem komplexen, lebenserhaltenden Netz miteinander verflechten" (Tronto, 2000, S. 26). In dieser breiten Definition ist Care eine Tätigkeit mit Bezug auf andere Menschen, das Selbst und die gesellschaftliche Umwelt, sogar immaterielle Dinge wie Wissensgüter, die dazu beitragen, die soziale Welt herzustellen und zu erhalten.

Tronto (1993) und die Philosophin Elisabeth Conradi (2001) betrachten Care und Care-Arbeit zudem als einen Interaktionsprozess, der mit Zuwendung und Aufmerksamkeit in sozialen Konstellationen und in der alltäglichen gesellschaftlichen Praxis einhergeht. Care und Care-Arbeit, das eint die Perspektiven von Tronto (1993) und Conradi (2001), werden in asymmetrischen sozialen Abhängigkeitsverhältnissen geleistet, die nicht immer mit einer zeitlich unmittelbaren Reziprozität einhergehen. Dabei können die Machtverhältnisse und Abhängigkeiten zwischen Sorgendem und Sorge-Empfangenden unterschiedliche Facetten aufweisen: In der Regel ist jedoch die sorgetragende Person im Machtvorteil gegenüber dem Sorgeempfangenden.

In der deutschsprachigen Diskussion nimmt Cornelia Klinger (2012, 2013, 2014) mit dem Konzept der „Lebenssorge" eine ähnlich umfassende Perspektive auf Care und Care-Arbeit ein. Sie untersucht zugleich, wie Care und Care-Arbeit historisch variiert und gesellschaftlich durch Institutionen gerahmt ist. Nach Klinger steht jede Gesellschaft vor der Herausforderung, die Anforderungen zu bewältigen, die sich aus der Kontingenz, der Endlichkeit und Verletzlichkeit des menschlichen Daseins ergeben. Sie erzeugen Zufälligkeiten beziehungsweise Hinfälligkeiten, Prekaritäten und Volatilität, die menschliches Handeln und Organisieren herausfordern. Die Bewältigung von Care-Anforderungen ist demnach entscheidend, um Leben zu ermöglichen, und die gesellschaftliche Organisation von Care und Care-Arbeit ist zentral, um den Zusammenhalt in modernen Gesellschaften herzustellen und zu erhalten. Wie sind diese Prozesse nun mit Geschlecht verbunden?

1.6.3 Geschlechterkonstruktionen und Care-Arbeit

In industrialisierten Gesellschaften ist für die Bewältigung der Care-Anforderungen die Organisation sozialer Beziehungen und Verhältnisse entlang der Grenzziehung von Privatheit und Öffentlichkeit, wie einleitend bereits erwähnt, entscheidend, wobei diese Grenzziehung auf den Dualismus von Weiblichkeit und Männlichkeit verweist, beziehungsweise in das asymmetrische Geschlechterverhältnis eingewoben ist (Klinger, 2012, 2013, 2014; Becker-Schmidt, 2011). Der *Leibdienst* mitsamt „den entwürdigenden Begleiterscheinungen von Zwang und Gewalt, Abhängigkeit und Hörigkeit, kurzum, dem ganzen Schmutz und Elend menschlicher Kontingenz“ (Klinger, 2012, S. 258), wird in diesem historischen Transformationsprozess zu einem *Liebesdienst* von Frauen deklariert (Bock & Duden, 1977). Das Bild der Familie und des Haushalts als zentraler Ort der Reproduktion, des Privaten, der Emotionalität, der Affektivität, der Erholung und der Empathie, also als Ort, an dem Care und Care-Arbeit *aus Liebe an anderen* geleistet werden, entsteht zeitgleich mit der Idee eines ‚natürlichen' Frau-Seins, das sich durch Einfühlungsvermögen, Zugewandtheit und Gefühlsbetontheit auszeichnet. Damit wird diese Arbeit im Zuge der Industrialisierung und dem zeitgleichen Ausbau des Kapitalismus nicht nur im Privaten unsichtbar gemacht und gehalten, sondern es werden auch Handlungsorientierungen, die eng mit leiblicher und emotionaler Care und Care-Arbeit für andere verbunden sind wie Pflege, Erziehung oder Ernährung von pflegebedürftigen Abhängigen – Kinder, Kranke oder ältere Menschen – eng an die Konzeptionen von Weiblichkeit geknüpft.

Im Gegenzug werden für die Sphäre der Öffentlichkeit und Erwerbsarbeit Handlungsorientierungen wie vernunftbezogenes Handeln und Rationalität, Selbstbezogenheit, Konkurrenz, Machtinteresse und Durchsetzungsfähigkeit veranschlagt, die ihrerseits eng mit Männlichkeitsvorstellungen verwoben sind (Biermann et al., 2013; Aulenbacher et al., 2014a; Riegraf, 2019). Die Homologie zwischen Privatheit und Weiblichkeit, Öffentlichkeit und Männlichkeit geht zugleich mit unterschiedlichen Bewertungen einher: Der öffentliche Bereich wird nicht nur männlich konnotiert, sondern auch gesellschaftlich aufgewertet, dies zeigt sich beispielsweise in den besseren Gehältern von typisch männlichen Berufsbranchen (Busch, 2013; Gottschall, 2000). Care und Care-Arbeit wird hingegen im privaten, informellen Bereich oft unbezahlt geleistet oder ist im Niedriglohnsektor verortet. Dies spiegelt sich auch sozialstrukturell wider: Beispielsweise übernehmen eher Töchter die Pflege von Angehörigen und reduzieren dafür ihre Erwerbstätigkeit (Auth & Dierkes, 2015; Schmid, 2015).

Mit der Entstehung des Wohlfahrtsstaates in der Nachkriegszeit wurde dieses asymmetrische Geschlechterverhältnis über sozialstaatliche Institutionen abgesichert. Wohlfahrtsstaaten bauten lange Zeit auf der informell und unentgeltlich geleisteten Sorgearbeit im Privaten durch Frauen auf. Aber auch im sogenannten dritten Sektor, d.h. durch freigemeinnützige und kirchliche Träger erbrachte Pflege- und Sorgedienstleistungen, werden überwiegend von Frauen erbracht, am Beispiel Pflege von Auth (2013) thematisiert. In der feministischen Wohlfahrtsstaatsforschung ist diese Erkenntnis in Typologien eingegangen (Theobald, 2019). In diesen Forschungen werden Wohlfahrtsstaaten danach klassifiziert, inwiefern die Sorgeregime auf einem ungleichen Geschlechterarrangement beziehungsweise auf innerhalb der Familie geleisteten Sorgetätigkeiten aufbauen.

Unterschieden wird zwischen Staaten, denen mehr oder minder das *male breadwinner model* zugrunde liegt (Lewis, 1992; Pfau-Effinger, 2014) oder ob sozialstaatliche Angebote Care-Leistungen im Familienverbund unterstützen (Familialismus) beziehungsweise eine staatliche oder privatwirtschaftliche Infrastruktur für bezahlte Care-Dienstleistungen geschaffen wird (Defamilialismus) (Leitner, 2003; Theobald, 2009). In der auf der bekannten Wohlfahrtsstaats-Typologie von Gøsta Esping-Andersen (1990) aufbauenden Sorgeregime-Forschung wird Deutschland als konservativer Wohlfahrtsstaat eingeordnet, der stark durch steuerpolitische Maßnahmen und den gesetzlich verankerten Schutz der Institution der Ehe am *male breadwinner model* ausgerichtet ist. Im Vergleich dazu sind skandinavische Länder Repräsentanten des sozialdemokratischen Modells, dass durch den breiten Ausbau öffentlicher Sorgeeinrichtungen, individueller Absicherung und solidarischer Sozialleistungen gekennzeichnet ist. Die liberalen Regime, dem Großbritannien zugerechnet wird, kennzeichnet der Glaube an eine Marktregulation, niedrige Sozialleistungen mit Bedarfsprüfung und private Dienstleistung für Kinderbetreuung und Pflege.

In den letzten Jahrzehnten nahm die Diskussion um die „Krise des Sozialstaates" beziehungsweise der „Reproduktionskrise" an Fahrt auf (Aulenbacher & Dammayr, 2014b; Knobloch, 2013; Winker, 2015). Damit sind zwei miteinander verwobene Prozesse gemeint: Einerseits die Debatte darüber, welche Art der Pflege und welche Pflegequalität der Wohlfahrtsstaat sich ‚leisten' kann beziehungsweise wie der Pflegeversorgung und den sich abzeichnenden Engpässen begegnet wird (Aulenbacher & Dammayr, 2014b; Becker-Schmidt, 2011; Aulenbacher et al., 2018). Zunehmende Frauenerwerbstätigkeit, erhöhte Lebenserwartung und steigende Anforderungen an die Qualität in der Kinderbetreuung, Alten- und Krankenpflege führen zu einer größeren Nachfrage nach Care-Angeboten, die einen enormen Fachkräftemangel in diesen Bereichen nach sich zieht. Mittlerweile sind tiefe Versorgungslücken vorhanden. Zugleich ist eine Entwicklung unter der Prämisse der Ökonomisierung hin zur zunehmenden Verschlankung und Umbau des Sozialstaates zu beobachten (Manzei & Schmiede, 2014). Mit der 1995 eingeführten und in den letzten Jahren häufiger novellierten Pflegeversicherung wurde in Deutschland ein Markt für private Dienstleistungen im Care-Bereich geschaffen. Beschäftigungsverhältnisse in der Pflege sind von Prekarisierungen (Teilzeitbeschäftigung, geringe soziale Absicherung, befristete Arbeitsverträge) betroffen (Auth, 2013). Sozialstaatliche Leistungen richten sich vermehrt am *adult worker model* aus (Lewis, 2006). In diesem Modell wird eine doppelte Individualisierung angestrebt in dem sich Care-Arbeit und Erwerbsarbeit in einer Lebensgemeinschaft zwischen zwei Partner*innen geteilt, aber auch individuell für den Anspruch auf Sozialleistungen veranschlagt werden. Problematisch an der Umsetzung dieser Doppelverdiener*in-Konzeption ist, dass v.a. die doppelte Erwerbstätigkeit beansprucht wird, ohne dass entsprechende Entlastungen oder Angebote der geteilten Care-Arbeit in entsprechendem Umfang vorhanden sind (Fraser, 1994, 1996). Zu begrüßen ist am *adult worker model*, dass sich das zugrunde liegende heterosexuelle Geschlechtermodell im Prinzip zu Vorstellungen von vielfältigeren Lebensgemeinschaften öffnet.

1.6.4 Wandlungsprozesse von Gender und Care-Arbeit

Der Wirkungszusammenhang zwischen Care, Care-Arbeit und Weiblichkeitskonzeptionen bekam in den letzten Jahrzehnten aufgrund von Entwicklungsprozessen, wie den globalen Verflechtungen in der Erwerbswelt, Migrationsprozessen, digitalen Technologien und ihre Anwendungsbezüge sowie sich wandelnde Vorstellungen zu Männlichkeiten und Weiblichkeiten eine gestiegene Aufmerksamkeit.

Dabei sind diese Entwicklungsprozesse insofern widersprüchlich, weil einige der Entwicklungen auf die Aufhebung der Homologie von Weiblichkeit und Zuschreibung von Sorgeverantwortung hinweisen, während andere sie wiederum verstärken.

In alternativen Sorgekonzepte, wie Wohn-Pflege-Gemeinschaften, werden Grenzverschiebungen in der bisherigen Aufgabenverteilung zwischen ‚Privatheit' und ‚Öffentlichkeit' ausgelotet (Reimer & Riegraf, 2016). Diese Konzepte bauen auf dezentralen Selbstorganisationskräften in der Gesellschaft auf und misstrauen in einigen Ausprägungen staatlichen Interventionen und Regulierungen zutiefst, da diese nicht oder kaum in der Lage seien, flexibel und unbürokratisch auf unvorhersehbare, plötzlich auftretende und besondere Bedürfnisse ‚vor Ort' zu reagieren. In Projekten, wie den Wohn-Pflege-Gemeinschaften besteht die Möglichkeit, Care-Arbeit zwischen den Geschlechtern umzuverteilen, also zunehmend auch Ehemänner, Söhne und männliche Angehörige in die Pflegearbeit zu integrieren beziehungsweise sie stärker in die Verantwortung zu nehmen, da das klassische Familienmodell nicht mehr die Grundlage für diese Form des Pflege-Arrangements bildet. Erste Forschungsergebnisse weisen derzeit allerdings in eine andere Richtung. Vieles deutet darauf hin, dass traditionelle Sorgevorstellungen tendenziell erhalten bleiben und auch in diesen Pflegekonstellationen v.a. Töchter, Schwiegertöchter, Pflegerinnen in die alltäglichen Belange und Bedürfnisse der Sorgearbeit einbezogen sind.

Zugleich vervielfältigen sich in den letzten Jahren aber auch die Geschlechterkonzeptionen: Seit 2018 wird in Deutschland das dritte Geschlecht als divers anerkannt. Damit steigt auch das Problembewusstsein für neue Anforderungen im pflegerischen wie medizinischen Bereich gegenüber Transgender und intersexuellen Personen (Appenroth & Castro Varela, 2019).

Die bereits genannten Versorgungslücken im Care-Bereich haben in Verbindung mit den neuen Mobilitäts- und Transportwegen global wie regional dazu beigetragen, dass oft zunächst informelle und schließlich teils oder ganz legalisierte Wanderbewegungen zwischen dem globalen Norden und dem globalen Süden stattfinden. Die im globalen Norden entstehenden Versorgungslücken durch die steigende Frauenerwerbstätigkeit werden v.a. durch Frauen aus dem globalen Süden gefüllt. In der Delegation von eigentlich durch private Angehörige vermittelte Care und Care-Arbeit an bezahlte Migrantinnen (Rerrich, 2006) in der überwiegend gut situierten, einheimischen Mittelschicht werden die mit der Moderne entstandenen Differenzdiskurse und die Naturalisierung von Geschlecht in Verbindung mit ethnischen Ungleichheiten gegenwärtig reaktualisiert (Klinger & Knapp, 2007; Aulenbacher & Riegraf, 2009). Es entstehen sogenannte Live-in-Arbeitsverhältnisse, 24-Stunden-Pflege, in denen für begrenzte Zeit Pflegekräfte in Familienverhältnisse aufgenommen werden. Diese Arbeitsverhältnisse sind oft durch geringen Arbeitsschutz und hohe Unsicherheit geprägt. Arlie Hochschild (2000) hat für diese Verkettung der Sorgemigration den Begriff der *global care chains* geprägt (Lutz & Palenga-Möllenbeck, 2016; Nadasen, 2017). Dabei werden auch die Geschlechterarrangements in den Herkunftsländern der migrantischen Sorgearbeiter*innen durchgeschüttelt (Lutz & Palenga-Möllenbeck, 2016), wenn zunehmend entsandte Frauen von Hausfrauen und Müttern zu Familienernährerinnen oder zum wesentlichen Wirtschaftsfaktor eines Landes werden, z.B. Indonesien (Tuider, 2012; Metz-Göckel et al., 2010; Lutz, 2006).

An diesen Prozessen und Entwicklungen ist kennzeichnend, dass im Wesentlichen eine Umverteilung von Care-Arbeit zwischen Frauen aus dem globalen Norden und dem globalen Süden geschieht (Williams, 2010). Trotz leicht ansteigendem Engagement in der Kinderbetreuung, Alten- und Krankenpflege von Männern, hat bislang kaum oder nur wenig Umverteilung von Care-Arbeit zwischen den Geschlechtern stattgefunden. Dies ist nicht zuletzt den nach wie vor wirkmächtigen hegemonialen Männlichkeitsvorstellungen zuzuschreiben (Wedgewood & Connell, 2010; Scholz, 2010), demnach Männlichkeit sich stark an technisierten, außerhäuslichen und rationalisierten Tätigkeiten orientiert. In den letzten Jahren hat diesbezüglich die Debatte zu „Caring Masculinities" begonnen (Scholz & Heilmann, 2019). In dieser Debatte wird erörtert inwiefern Männlichkeitsvorstellungen, die auch eng mit einer kapitalistischen Wirtschaftsordnung verbunden sind, in Richtung mehr Fürsorglichkeit transformiert werden können und müssen, damit eine neue Gesellschafts- und Wirtschaftsordnung möglich wird.

Kontrovers diskutiert wird, ob neue Rationalisierungsformen der Care-Arbeit durch digitale Anwendungen zu befürchten sind; oder auch veränderte, geschlechteregalitäre Arbeitsbedingungen und Entlastung des Pflegepersonals durch smarte Assistenzsysteme in Aussicht gestellt werden und wie sich dies auf die geschlechtliche Zuweisung von Pflegearbeit auswirkt (Weber, 2020; Marquardt, 2018). Bisher gilt der haushaltsnahe und personenbezogene Dienstleistungsbereich Care als begrenzt rationalisierbar durch Technik und Digitalisierung, was an den bereits skizzierten Charakteristika von Care-Arbeit begründet liegt (Becker-Schmidt, 2011; Aulenbacher et al., 2018). Dennoch werden durch die Digitalisierung neue Pflegekonzepte in der Kranken- und Altenpflege angestoßen. In der Folge könnte sich die feminisierte Care-Arbeit in der Pflege oder Teile der Pflegetätigkeiten, die eine Bedienung und Anwendung von digitaler Technik benötigen, zunehmend mit Männlichkeit verknüpft werden. Die Verbindung von „Mann und Maschine" (Paulitz, 2012) ist seit den Anfängen der Ingenieurswissenschaften eng geknüpft und – dies so wird befürchtet – kann sich in der Anwendung und Konstruktion der neuesten digitalen Technologien, Algorithmen, Big Data fortschreiben (Kohlrausch & Weber, 2021). Durch digitale Anwendungen werden auch die Machtverhältnisse und das Zusammenarbeiten zwischen der eher männlichen Profession der Ärzteschaft und dem eher feminisierten Pflegepersonal neu ausgelotet (Halford et al., 2015; Weber, 2020).

1.6.5 Ausblick für die Pflegeausbildung

In den Pflegewissenschaften gibt es bereits eine große Aufmerksamkeit sowohl für die Bedeutung von Geschlechterkonstruktionen in der Care-Interaktion sowie für den steigenden Bedarf an interkulturellen Kompetenzen im Pflegealltag. Durch die Anerkennung des ‚dritten Geschlechts' beziehungsweise der Kategorie ‚divers' nehmen die Auseinandersetzungen darüber zu, was Geschlecht überhaupt bedeutet, welche Relevanz es in Care-Interaktionen einnehmen sollte, wie beides miteinander verknüpft wird und gesellschaftlich durch Institutionen gerahmt (re)organisiert wird. Durch die Verunsicherung der dualistischen Geschlechterordnung könnte auch die eindeutige Zuweisung von Care und Care-Arbeit an das weibliche Geschlecht infrage gestellt werden. Damit verbunden wäre auch ein vertiefendes Verständnis davon nötig, wie im pflegerischen Arbeitsalltag und in der Ausbildung zur Pflege Ungleichheitsdimensionen und soziale Differenzierungen, wie Geschlecht, Ethnie, sexuelle Identitäten sowie ihre intersektionalen Verschränkungen zur Geltung kommen bzw. wie ihnen begegnet werden soll. Bei der Frage, wie die Verbindung von Männlichkeiten, Care und Care-Arbeit neu hergestellt wird beziehungsweise hergestellt werden kann, wird auch der zunehmende Einsatz von Pflegerobotik bedeutsam: International vergleichende Forschungen zu dieser Thematik zeigen, dass dann, wenn Informationen und Kenntnisse über digitale Anwendungen bereits in die Ausbildung von Pflegepersonal einbezogen werden, sie sich später im Berufsalltag nicht allein mit neuen Technologien und ihrer Anwendung kritisch reflektierter und sachbezogener auseinandersetzen können (Johansson-Pajala et al., 2020). Vielmehr könnten sich über den zunehmenden Einsatz der Pflegerobotik auch einige Bereiche der Pflege ‚vermännlichen' und gegebenenfalls einen Wandlungsprozess im Geschlechterverhältnis forcieren, da Männlichkeitskonstruktionen in der Arbeitswelt über den Bezug zu Technikeinsatz abgesichert werden.

Literatur

Appenroth, M.N. & Castro Varela, M.d.M. (2019). *Trans & Care. Trans Personen zwischen Selbstsorge, Fürsorge und Versorgung.* Bielefeld: transcript. https://doi.org/10.1515/9783839445990

Aulenbacher, B. & Dammayr, M. (Hrsg.). (2014a). *Für sich und andere sorgen. Krise und Zukunft von Care in der modernen Gesellschaft.* Weinheim: Beltz Juventa.

Aulenbacher, B. & Dammayr, M. (2014b). Krisen des Sorgens. Zur herrschaftsförmigen und widerständigen Rationalisierung und Neuverteilung von Sorgearbeit. In B. Aulenbacher & M. Dammayr (Hrsg.), *Für sich und andere sorgen. Krise und Zukunft von Care in der modernen Gesellschaf.* Weinheim, Basel: Beltz Juventa.

Aulenbacher, B., Dammayr, M., Dörre, K., Menz, W., Riegraf, B. & Wolf, H. (Hrsg.). (2017). *Leistung und Gerechtigkeit. Das umstrittene Versprechen des Kapitalismus* (1. Aufl.). Weinheim, Basel: Beltz Juventa.

Aulenbacher, B., Décieux, F. & Riegraf, B. (2018). The economic shift and beyond: Care as a contested terrain in contemporary capitalism. *Current Sociology Monograph, 66*(4), 517–530. https://doi.org/10.1177/0011392118765257

Aulenbacher, B. & Riegraf, B. (2009). Markteffizienz und Ungleichheit – Zwei Seiten einer Medaille? Klasse/Schicht, Geschlecht und Ethnie im Übergang zur postfordistischen Arbeitsgesellschaft. In B. Aulenbacher & A. Wetterer (Hrsg.), *Arbeit, Diagnosen und Perspektiven der Geschlechterforschung* (S. 230–248). Münster: Westfälisches Dampfboot.

Aulenbacher, B., Riegraf, B. & Theobald, H. (2014a). Sorge und Sorgearbeit – Neuvermessungen eines traditionsreichen Forschungsfelds. In B. Aulenbacher, B. Riegraf & H. Theobald (Hrsg.), *Sorge: Arbeit, Verhältnisse, Regime* (Soziale Welt: Sonderband, S. 5–17). Baden-Baden: Nomos. https://doi.org/10.5771/9783845255545

Aulenbacher, B., Riegraf, B. & Theobald, H. (Hrsg.). (2014b). *Sorge: Arbeit, Verhältnisse, Regime.* Baden-Baden: Nomos. https://doi.org/10.5771/9783845255545

Auth, D. (2013). Ökonomisierung der Pflege. Formalisierung und Prekarisierung von Pflegearbeit. *WSI-Mitteilungen, 66*(6), 412–422. https://doi.org/10.5771/0342-300X-2013-6-412

Auth, D. & Dierkes, M. (2015). Söhne in der Angehörigenpflege – Charakteristika, Ressourcen und Unterstützungsbedarfe im betrieblichen Kontext. In U. Meier-Gräwe (Hrsg.), *Die Arbeit des Alltags. Gesellschaftliche Organisation und Umverteilung* (S. 201–224). Wiesbaden: Springer VS. https://doi.org/10.1007/978-3-658-07376-3_10

Becker-Schmidt, R. (2011). „Verwahrloste Fürsorge" – ein Krisenherd gesellschaftlicher Reproduktion. Zivilisationskritische Anmerkungen zur ökonomischen, sozialstaatlichen und sozialkulturellen Vernachlässigung von Praxen im Feld „care work". *Gender, 3*(3), 9–23.

Biermann, I., Gather, C., Schürmann, L., Ulbricht, S. & Zipprian, H. (Hrsg.). (2013). *Prekäre männliche Selbständigkeit und Geschlechterverhältnisse. Gender und ökonomischer Wandel.* Marburg: Metropolis-Verlag.

Bock, G. & Duden, B. (1977). Arbeit aus Liebe – Liebe zur Arbeit. Zur Entstehung der Hausarbeit im Kapitalismus. In Gruppe Berliner Dozentinnen (Hrsg.), *Frauen und Wissenschaft. Beiträge zur Berliner Sommeruniversität für Frauen Juli 1976* (S. 118–199). Berlin: Courage.

Brückner, M. (2010). Entwicklungen der Care-Debatte. Wurzeln und Begrifflichkeiten. In U. Apitzsch & M. Schmidbaur (Hrsg.), *Care und Migration. Die Ent-Sorgung menschlicher Reproduktionsarbeit entlang von Geschlechter- und Armutsgrenzen* (S. 43–58). Opladen: Budrich. https://doi.org/10.2307/j.ctvdf0h5f.6

Busch, A. (2013). *Die berufliche Geschlechtersegregation in Deutschland. Ursachen, Reproduktion, Folgen.* Wiesbaden: Springer VS. https://doi.org/10.1007/978-3-658-01707-1

Chamberlayne, P. (1996). Fürsorge und Pflege in der britischen feministischen Diskussion. *Feministische Studien, 14*(2), 47–60. https://doi.org/10.1515/fs-1996-0206

Conradi, E. (2001). *Take care. Grundlagen einer Ethik der Achtsamkeit.* Frankfurt am Main: Campus.

Esping-Andersen, G. (1990). *The Three Worlds of Welfare Capitalism.* Princeton: Princeton University Press. https://doi.org/10.1177/095892879100100108

Fraser, N. (1994). Die Frauen, die Wohlfahrt und die Politik der Bedürfnisinterpretation. In N. Fraser (Hrsg.), *Widerspenstige Praktiken* (S. 222–249). Frankfurt am Main: Suhrkamp.

Fraser, N. (1996). Die Gleichheit der Geschlechter und das Wohlfahrtssystem: Ein postindustrielles Gedankenexperiment. In H. Nagl-Docekal & H. Pauer-Studer (Hrsg.), *Politische Theorie und Lebensqualität* (S. 469–498). Frankfurt am Main: Suhrkamp.

Gottschall, K. (2000). *Soziale Ungleichheit und Geschlecht. Kontinuitäten und Brüche, Sackgassen und Erkenntnispotentiale im deutschen soziologischen Diskurs.* Wiesbaden: Springer Fachmedien. https://doi.org/10.1007/978-3-663-11418-5

Halford, S., Kukarenko, N., Lotherington, A.T. & Obstfelder, A. (2015). Technical change and the untroubling of gendered ageing in healthcare work. *Gender, Work & Organization, 22*(5), 495–509. https://doi.org/10.1111/gwao.12087

Hausen, K. (1976). Die Polarisierung der „Geschlechtscharaktere". Eine Spiegelung der Dissoziation von Erwerbs- und Familienleben. In W. Conze (Hrsg.), *Sozialgeschichte der Familie in der Neuzeit Europas. Neue Forschungen* (S. 363–393). Stuttgart: Klett.

Hochschild, A.R. (2000). Global Care Chain and Emotional Surplus Value. In W. Hutton & A. Giddens (Eds.), *On the edge. Living with global capitalism* (pp. 130–146). London: Jonathan Cape.

Johansson-Pajala, R.-M., Thommes, K., Hoppe, J.A., Tuisku, O., Hennala, L., Pekkarinen, S., Melkas, H. & Gustafsson, C. (2020). Care Robot Orientation: What, Who and How? Potential Users' Perceptions. *International Journal of Social Robotics, 12* (5), 1103–1117. https://doi.org/10.1007/s12369-020-00619-y

Klinger, C. (2012). Leibdienst-Liebesdienst-Dienstleistung. In K. Dörre, D. Sauer & V. Wittke (Hrsg.), *Kapitalismustheorie und Arbeit. Neue Ansätze soziologischer Kritik* (S. 258–272). Frankfurt am Main: Campus.

Klinger, C. (2013). Krise war immer ... Lebenssorge und geschlechtliche Arbeitsteilungen in sozialphilosophischer und kapitalismuskritischer Perspektive. In E. Appelt, B. Aulenbacher & A. Wetterer (Hrsg.), *Gesellschaft. Feministische Krisendiagnosen* (S. 82–104). Münster: Westfälisches Dampfboot.

Klinger, C. (2014). Selbst- und Lebenssorge als Gegenstand sozialphilosophischer Reflexionen auf die Moderne. In B. Aulenbacher, B. Riegraf & H. Theobald (Hrsg.), *Sorge: Arbeit, Verhältnisse, Regime* (Soziale Welt: Sonderband, S. 21–39). Baden-Baden: Nomos. https://doi.org/10.5771/9783845255545_25

Klinger, C. & Knapp, G.-A. (2007). Achsen der Ungleichheit – Achsen der Differenz. Verhältnisbestimmungen von Klasse, Geschlecht, „Rasse"/Ethnizität. In C. Klinger, G.-A. Knapp & B. Sauer (Hrsg.), *Achsen der Ungleichheit. Zum Verhältnis von Klasse, Geschlecht und Ethnizität* (S. 19–41). Frankfurt, New York: Campus.

Knobloch, U. (2013). Sorgekrise. Ein Handbuchartikel. In H. Baumann (Hrsg.), *Care statt Crash. Sorgeökonomie und die Überwindung des Kapitalismus. Jahrbuch* (S. 24–32). Zürich: Edition 8.

Knobloch, U. (Hrsg.). (2019). *Ökonomie des Versorgens. Feministisch-kritische Wirtschaftstheorien im deutschsprachigen Raum.* Weinheim: Beltz Juventa.

Kohlrausch, B. & Weber, L. (2021). Gender Relations at the Digitalised Workplace? The Interrelation Between Digitalisation, Gender and Work. *Gender A Výzkum/Gender & Research, 21*(2), 13–31. https://doi.org/10.13060/gav.2020.010

Leitner, S. (2003). Varieties of Familialism. The caring function of the family in comparative perspective. *European Societies, 5*(4), 353–375. https://doi.org/10.1080/1461669032000127642

Lewis, J. (1992). Gender and the Development of Welfare Regimes. *Journal of European Social Policy, 2*(3), 159–173. https://doi.org/10.1177/095892879200200301

Lewis, J. (2006). The Adult-Worker-model Family and Gender Equality. In S. Razavi & S. Hassim (Eds.), *Gender and Social Policy in a Global Context. Uncovering the Gendered Structure of 'the Social'* (pp. 173–190). London: Palgrave Macmillan UK.

Lutz, H. (2006). Euro Orphans – the Stigmatization of Migrant Motherhood. In J. Jenson, S. Michel & Y. Ergas (Eds.), *Reassembling motherhood. Procreation and care in a globalized world* (pp. 247–268). New York: Columbia University Press. https://doi.org/10.7312/erga17050-015

Lutz, H. & Palenga-Möllenbeck, E. (2016). Global Care Chains. In A. Triandafyllidou (Ed.), *The Routledge Handbook of Immigration and Refugee Studies* (pp. 139–144). Abington, New York: Routledge.

Madörin, M. (Hrsg.). (2009). *Care-Ökonomie. Neue Landschaften von feministischen Analysen und Debatten.* Ottenbach: Olympe.

Manzei, A. & Schmiede, R. (Hrsg.). (2014). *20 Jahre Wettbewerb im Gesundheitswesen. Theoretische und empirische Analysen zur Ökonomisierung von Medizin und Pflege*. Wiesbaden: Springer VS. https://doi.org/10.1007/978-3-658-02702-5

Marquardt, N. (2018). Digital assistierter Wohnalltag im smart home. In S. Bauriedl & A. Strüver (Hrsg.), *Smart City – kritische Perspektiven auf die Digitalisierung in Städten* (S. 285–298). Bielefeld: transcript. https://doi.org/10.1515/9783839443361-021

Metz-Göckel, S., Münst, A.S. & Kałwa, D. (2010). *Migration als Ressource. Zur Pendelmigration polnischer Frauen in Privathaushalte der Bundesrepublik*. Opladen: Verlag Barbara Budrich. https://doi.org/10.2307/j.ctvhhhgxm

Nadasen, P. (2017). Rethinking Care: Arlie Hochschild and the Global Care Chain/Response to Reviewers. *Women's Studies Quarterly, 45*(3/4), 124–128. https://doi.org/10.1353/wsq.2017.0049

Nussbaum, M.C. (2003). Frauen und Arbeit: der Fähigkeitenansatz. *Zeitschrift für Wirtschafts- und Unternehmensethik, 4*(1), 8–37. https://doi.org/10.5771/1439-880X-2003-1-8

Paulitz, T. (2012). *Mann und Maschine. Eine genealogische Wissenssoziologie des Ingenieurs und der modernen Technikwissenschaften, 1850–1930*. Bielefeld: transcript. https://doi.org/10.1515/transcript.9783839418048

Pfau-Effinger, B. (2014). Geschlechterarrangements in Europa: Kulturelle Leitbilder, Politik und Arbeitsmarkt. In D. Lück & W. Cornelißen (Hrsg.), *Geschlechterunterschiede und Geschlechterunterscheidungen in Europa* (S. 175–198). Berlin, Boston: De Gruyter. https://doi.org/10.1515/9783110508987-007

Reimer, R. & Riegraf, B. (2016). *Geschlechtergerechte Care-Arrangements? Zur Neuverteilung von Pflegeaufgaben in Wohn-Pflege-Gemeinschaften*. Weinheim, Basel: Beltz Juventa.

Rerrich, M.S. (2006). *Die ganze Welt zu Hause. Cosmobile Putzfrauen in privaten Haushalten*. Hamburg: Hamburger Edition.

Riegraf, B. (2019). Care, Care-Arbeit und Geschlecht. Gesellschaftliche Veränderungen und theoretische Auseinandersetzungen. In B. Kortendiek, B. Riegraf & K. Sabisch (Hrsg.), *Handbuch interdisziplinäre Geschlechterforschung* (S. 763–773). Wiesbaden: Springer VS. https://doi.org/10.1007/978-3-658-12496-0_172

Schmid, T. (2015). Sozialpolitik und Geschlechterungleichheit in der intergenerationalen Pflege. Ein europäischer Vergleich. In E. Nadai & M. Nollert (Hrsg.), *Geschlechterverhältnisse im Post-Wohlfahrtsstaat* (S. 110–132). Weinheim: Beltz Juventa.

Scholz, S. (2010). Männlichkeitsforschung. die Hegemonie des Konzeptes „hegemoniale Männlichkeit". In R. Becker & B. Kortendiek (Hrsg.), *Handbuch Frauen- und Geschlechterforschung: Theorie, Methoden, Empirie* (S. 419–428). Wiesbaden: VS Verlag für Sozialwissenschaften. https://doi.org/10.1007/978-3-658-12496-0_38

Scholz, S. & Heilmann, A.M.F. (Hrsg.). (2019). *Caring Masculinities? Männlichkeiten in der Transformation kapitalistischer Wachstumsgesellschaften*. München: oekom verlag.

Theobald, H. (2009). Restrukturierung informeller, familiärer Versorgung und Ungleichheitsdynamiken. *femina politica,* (1), 59–71.

Theobald, H. (2019). Care: Ansätze und Perpektiven der international vergleichenden Geschlechterforschung. In B. Kortendiek, B. Riegraf & K. Sabisch (Hrsg.), *Handbuch interdisziplinäre Geschlechterforschung* (S. 773–782). Wiesbaden: Springer VS. https://doi.org/10.1007/978-3-658-12496-0_70

Tronto, J.C. (1993). *Moral boundaries. A political argument for an ethic of care*. New York: Routledge.

Tronto, J. (2000). Demokratie als fürsorgliche Praxis. *Feministische Studien, 18*(1), 25–42. https://doi.org/10.1515/fs-2000-s104

Tronto, J.C. & Fisher, B. (1990). Toward a Feminist Theory of Caring. In E.K. Abel & M. Nelson (Eds.), *Circles of Care. Work and identity in women's lives* (pp. 36–54). Albany: State University of New York Press.

Tuider, E. (2012). Wandernde und bleibende Frauen. (Trans)Migration im Transitraum Mexiko-USA und ihre Auswirkungen auf communidad, Geschlechterverhältnisse und Mutterschaft. In M. Bereswill, P. Rieker & A. Schnitzer (Hrsg.), *Migration und Geschlecht. Theoretische Annäherungen und empirische Befunde* (S. 146–162). Weinheim, Basel: Beltz Juventa.

Tünte, M., Apitzsch, B. & Shire, K. (2010). Prostitution und Sex-Arbeit. Alte und neue Kontroversen aus dem Blick der Geschlechterforschung. In R. Becker & B. Kortendiek (Hrsg.), *Handbuch Frauen- und Geschlechterforschung: Theorie, Methoden, Empirie* (S. 845–854). Wiesbaden: VS Verlag für Sozialwissenschaften.

Weber, L. (2020). Digitalisierung, Geschlechtliche Zuweisungsprozesse und De/Professionalisierung in der Care-Arbeit. In K. Becker, K. Binner

& F. Décieux (Hrsg.), *Gespannte Arbeits- und Geschlechterverhältnisse im Marktkapitalismus* (S. 55–77). Wiesbaden: Springer. https://doi.org/10.1007/978-3-658-22315-1_4

Wedgwood, N. & Connell, R. (2010). Männlichkeitsforschung. In R. Becker & B. Kortendiek (Hrsg.), *Handbuch Frauen- und Geschlechterforschung: Theorie, Methoden, Empirie* (S. 116–125). Wiesbaden: VS Verlag für Sozialwissenschaften. https://doi.org/10.1007/978-3-531-92041-2_15

Williams, F. (2010). Migration and Care: Themes, Concepts and Challenges. *Social Policy & Society, 9*(3), 385–396. https://doi.org/10.1017/S1474746410000102

Winker, G. (2015). *Care Revolution. Schritte in eine solidarische Gesellschaft*. Bielefeld: transcript. https://doi.org/10.1515/transcript.9783839430408

Weiterführende Literatur

Aulenbacher, B., Meuser, M. & Riegraf, B. (2010). *Lehrbuch, Soziologische Geschlechterforschung: Eine Einführung*. Wiesbaden: VS Verlag für Sozialwissenschaften.

Aulenbacher, B. & Wetterer, A. (Hrsg.). (2009). *Arbeit. Perspektiven und Diagnose der Geschlechterforschung*. Münster: Westfälisches Dampfboot.

Riegraf, B. (2019). Care, Care-Arbeit und Geschlecht: Gesellschaftliche Veränderungen und theoretische Auseinandersetzungen. In B. Kortendiek, B. Riegraf & K. Sabisch (Hrsg.), *Geschlecht und Gesellschaft: Band 65. Handbuch interdisziplinäre Geschlechterforschung* (S. 763–773). Wiesbaden: Springer VS.

Theobald, H. (2019). Care: Ansätze und Perpektiven der international vergleichenden Geschlechterforschung. In B. Kortendiek, B. Riegraf & K. Sabisch (Hrsg.), *Geschlecht und Gesellschaft: Band 65. Handbuch interdisziplinäre Geschlechterforschung* (S. 773–782). Wiesbaden: Springer VS.

1.7 Spiritualität und Spiritual Care in der Pflege?

Doris Nauer

Abstract

Dieser Beitrag soll v.a. professionell Pflegenden, Pflegepädagoginnen und Pflegepädagogen sowie Pflegewissenschaftlerinnen und Pflegewissenschaftlern dazu dienen, sich im Blick auf Spiritual Care als neuartiger, zwar noch umstrittener, sich aber inzwischen auch in deutschsprachigen Ländern bereits etablierender Größe im Gesundheitswesen persönlich zu positionieren. Im Folgenden werden daher Hintergrundinformationen geliefert, um faktenbasiert abwägen zu können, ob sich Pflegende sowohl für die Einführung bzw. den Ausbau von Spiritual Care in ihren jeweiligen Arbeitsbereichen einsetzen wollen/sollen/dürfen als auch die Offenheit und Bereitschaft dafür aufbringen wollen/sollen/dürfen, in Spiritual Care Teams – eventuell in enger Kooperation mit Seelsorgenden aus unterschiedlichsten Religionen und Konfessionen – auf der Basis allgemein vorhandener oder erst zu erwerbender spezifischer spiritueller Kompetenzen aktiv mitzuarbeiten.

Schlüsselbegriffe

- Spiritualität
- Spiritual Care
- Palliative Care
- Seelsorge

1.7.1 Spiritual Care – Palliative Care

Wenn wir uns mit Spiritual Care beschäftigen, bewegen wir uns dann automatisch im Feld von Palliative Care? Anders gefragt: Spielt Spiritualität und die Berücksichtigung spiritueller Bedürfnisse für Pflegende nur dann eine Rolle, wenn Pflegebedürftige todkrank sind und vor der absolut einmaligen Aufgabe stehen, mit ihrem eigenen Sterbeprozess zurechtkommen zu müssen? Diese Annahme liegt tatsächlich nahe, wenn man z.B. einen von Beate Augustyn im Jahr 2009 veröffentlichten Beitrag *Spiritual Care in der Pflege* im oft zitierten Sammelband *Spiritualität und Medizin* (Augustyn, 2009) genauer analysiert. Obgleich im Untertitel des Buches von den beiden Herausgebern (Frick & Roser, 2009) programmatisch angekündigt wird, dass es um die *Gemeinsame Sorge für den kranken Menschen*, d.h. um Menschen mit allen möglichen Erkrankungen geht, und auch die Autorin als Titel für ihren Beitrag die weite Formulierung *Spiritual Care in der Pflege* wählt, fokussiert sie dennoch ausschließlich auf sterbenskranke Menschen. Dies sei ihr aufgrund ihres persönlichen Engagements als Palliativkraft und Engagierte in einem Palliative Care Netzwerk natürlich erlaubt. Ein ergänzender Beitrag, der Erkrankte aller Art in den Blick nimmt, findet sich aber interessanter Weise im Sammelband nicht. Dafür aber ein weiterer Beitrag über *Spiritual Care in Palliativmedizin/Palliative Care* (Borasio, 2009). Woran mag dies liegen? Assoziieren wir *Spiritualität* automatisch mit Sterben und Tod? Benötigen (leichter) erkrankte Menschen keine spirituelle Begleitung? Oder zumindest keine spirituelle Begleitung durch Pflegende? Reichen bei dieser (großen) Patientengruppe professionelle und/oder ehrenamtlich tätige christliche, muslimische oder sonstige Seelsorgende? Kommen Pflegende erst dann ins Spiel, wenn es um das Sterben geht? Sprechen die Alltagserfahrungen der Pflegenden dafür, dass spirituelle Themen in der Regel erst am Lebensende relevant werden?

Fakt ist, dass die Wurzeln von Spiritual Care tatsächlich im Umkreis von Sterben und Tod zu finden sind. Fakt ist aber auch, dass Spiritual Care inzwischen weit über den Palliativsektor hinaus Bedeutung erlangt hat. Stark verdichtet lassen sich folgende, aufeinander aufbauende Entwicklungsstadien von Spiritual Care identifizieren, in denen Pflegende zwar von Anfang an aktiv beteiligt waren, langfristig aber immer mehr an Bedeutung verloren haben, weil Medizinerinnen und Mediziner zunehmend die (wissenschaftliche) Führung übernahmen (Nauer, 2015):

- „Das aktuelle Konzept von Spiritual Care ist weder in den Theologien noch in der Religionswissenschaft entstanden, sondern in den Gesundheitswissenschaften, v. a. in der Palliativmedizin ... und Psychoonkologie“ (Frick, 2011, S. 407). Obgleich es um Spiritualität geht, ist Spiritual Care tatsächlich kein Produkt irgendeiner Religion oder irgendeiner spirituellen Weltanschauung. Diesbezüglich ist Eckhard Frick, Mediziner, Jesuit und einer der bekanntesten Vertreter von Spiritual Care in Deutschland, voll und ganz zuzustimmen. Zugleich aber ist seine These entscheidend zu modifizieren, denn: Spiritual Care entstammt ursprünglich nicht, wie das Zitat von Frick suggerieren könnte, einer medizinischen Fachdisziplin. Und dies, obgleich eine Ärztin, die ursprünglich den Beruf der Krankenschwester ausgeübt hat, den entscheidenden Anstoß gab. Die Rede ist von Cicely Saunders, einer überzeugten und gerade deshalb in religiösen Fragen sehr liberal eingestellten anglikanischen Christin, die im Kontext der ersten Hospizgründung in London 1967 mit ihrem Konzept der Einbeziehung spiritueller Bedürfnisse in eine ganzheitliche Begleitung sterbender Menschen hierfür den Grundstein gelegt hat (Heller & Heller, 2014). Ob sie bereits die Bezeichnung ‚Spiritual Care‘ ausdrücklich verwendet hat, ist umstritten. Fakt ist, dass das, was wir heute unter Spiritual Care verstehen, mit ihrem Ansatz den Anfang nahm (Borasio, 2014). Der Wurzelgrund von Spiritual Care liegt somit in der *Hospizbewegung*, die aufgrund der schuldbeladenen Aufarbeitung des NS-Regimes im Vergleich zu anderen Ländern leider erst nach einer zeitlichen Verzögerung in den 80er Jahren in Deutschland Fuß fassen konnte (Heller, 2002). Nicht Fachärztinnen und Fachärzte, sondern primär Pflegekräfte, ehrenamtlich Engagierte und Angehörige haben weltweit den Boden für die Entstehung von Spiritual Care bereitet.
- Als erster Wachstumsbeschleuniger für Spiritual Care lässt sich die Entstehung von Palliative Care herauskristallisieren. Das im kanadischen Kontext geprägte englische Begriffspaar, das ursprünglich von einem Onkologen in den 70er Jahren lediglich als Bezeichnung für eine Krankenhausabteilung für sterbende Menschen eingeführt wurde, avancierte in den 80er Jahren zu einem Fachbegriff für ein neuartiges multidisziplinär angelegtes Betreuungskonzept für Menschen in ihrer letzten Lebens- und Sterbephase. Ein Konzept, das im vorherrschenden medizinischen Setting einem revolutionären Paradigmenwechsel gleichkam: Weg vom reinen *Cure-Prinzip* (Diagnostizieren – Therapieren – Heilen) hin zum *Care-Prinzip* (Sorgen – Begleiten – Lindern). Um der todkranken Menschen willen verlangt Palliative Care daher immer auch einen medizinkritischen Blick, um Sterbende vor medizinischen Begehrlichkeiten und Übergriffen zu schützen (Schulte & Steinebach, 2014). Weil sanktioniert durch die WHO seit 2002 zumindest für den Palliativsektor weltweit gilt, dass Sterbenden in ihrer Gesamtheit, d. h. in ihrer körperlichen, psychischen, sozialen und spirituellen Dimension beizustehen ist, wird inzwischen auch in Deutschland die Sorge um die spirituelle Dimension (Spiritual Care) zumindest im Kontext von Palliative Care als selbstverständlich angesehen.

- Als zweiter und wohl auch entscheidender Wachstumsbeschleuniger für Spiritual Care erwies sich schließlich in den 90er und 2000er Jahren die Entstehung neuer medizinischer Fachdisziplinen wie *Palliativmedizin* und *Psychoonkologie*. Medizinerinnen und Mediziner entdeckten weltweit den Palliativsektor als Tätigkeitsfeld und förderten dadurch auch die Entstehung von Spiritual Care als anerkannte wissenschaftliche Disziplin. Dementsprechend entstanden erste Lehrstühle für Spiritual Care, die weltweit v.a. von Medizinerinnen und Medizinern besetzt wurden und zumeist an medizinische Fakultäten angegliedert waren. Dies gilt auch für den ersten *Lehrstuhl Spiritual Care* in Deutschland, der 2010 am Universitätsklinikum München-Großhadern angesiedelt wurde. Mit der wissenschaftlichen Anbindung kam es zu zwei entscheidenden Weiterentwicklungen: 1. Empirische Spiritualitätsforschung erfuhr eine offizielle Anerkennung, was dazu führte, dass wir gegenwärtig mit einem nahezu unüberschaubaren Boom an Forschungsergebnissen zu Spiritualitätsthemen konfrontiert sind. 2. Zunehmend wurde erkannt, dass Spiritual Care weit über die Grenzen von Palliative Care hinaus für das gesamte Gesundheitssystem und für alle darin beschäftigten Berufsgruppen bedeutsam sein kann. Das Eingehen auf spirituelle Bedürfnisse kranker Menschen kann nämlich, wie empirisch belegt werden konnte, nicht nur dazu führen, dass kranke Menschen ihre Krankheitssituation besser bewältigen können, sondern auch dazu, dass sich die Compliance Erkrankter erhöht und die Behandlungseffektivität steigt. Eine These, die z.B. auch Monika Glawischnig-Goschnik (2014), eine renommierte Medizinerin, die sich für die Implementierung von Spiritual Care im österreichischen Klinikkontext einsetzt, vertritt: „Der spirituell/religiöse Bereich kann eine bedeutsame Ressource zur Verbesserung der Behandlungsergebnisse darstellen, seine Erhebung ist daher klinisch nützlich" (S. 46). Im gleichen Jahr stellt auch Eckhard Frick (2014a) aus voller Überzeugung folgende These in den Raum: „Spiritual Care hilft, Zeit, Geld und Ressourcen zu sparen" (S. 64).

1.7.2 Spiritual Care

Was genau bedeutet nun aber eigentlich die *englischsprachige* Wortkombination Spiritual Care? Ein zusammengesetzter Begriff, der sich ebenso wie Palliative Care nicht schlüssig ins Deutsche übersetzen lässt, weshalb nahezu weltweit die ursprünglich englische Bezeichnung beibehalten wird. Trotz mancher Aspekte, die auch gegenwärtig durchaus noch immer kontrovers diskutiert werden (Peng-Keller, 2017b), lassen sich dennoch einige Kernelemente identifizieren (Nauer, 2015). Diese sollen im Folgenden zumindest schlagwortartig zusammengefasst werden, damit im darauffolgenden Schritt darüber nachgedacht werden kann, was Pflege mit Spiritual Care zu tun haben könnte und/oder sollte.

- Spiritual Care basiert auf der *anthropologischen Annahme*, dass ein jeder Mensch im Kern ein spirituelles Wesen ist. Erhard Weiher (2014), christlicher Krankenhausseelsorger und einer der deutschsprachigen Protagonisten von Spiritual Care bringt auf den Punkt: „Kein Mensch ist nicht spirituell" (S. 413).
- Was aber wird unter *Spiritualität* verstanden? Hier gehen die Meinungen weit auseinander. Manche Autorinnen und Autoren verknüpfen Spiritualität mit Religiosität, sprich mit dem Glauben an Transzendentes, das Göttliche, an Götter oder an einen bestimmten Gott. Andere dagegen votieren für ein radikal säkularisiertes Spiritualitätsverständnis. Eckhard Frick (2012) betont ausdrücklich: „Spiritual Care arbeitet in einer Symphonie verschiedener Spiritualitäten .... Spiritual Care arbeitet nicht mit bestimmten Inhalten, sondern mit dem breiten Konzept von Spiritualität, das verschiedene religiöse

Zugehörigkeiten ebenso umfasst, wie existentielle, weltanschauliche und atheistische Sinnentwürfe" (S. 69). Allen Autorinnen und Autoren gemeinsam ist daher die Überzeugung, dass Spiritualität inhaltlich so weit wie möglich zu fassen ist. Deshalb wagt Traugott Roser (2009), evangelischer Theologe und einer der ersten Lehrstuhlinhaber von Spiritual Care in Deutschland folgende Maximaldefinition, die er in Anlehnung an die Definition von ‚Lebensqualität' aus dem Palliativsektor formuliert hat: „Spiritualität ist, was der Patient dafür hält" (S. 86). Das Spiritual Care inhärente Spiritualitätsverständnis ist der Grund, weshalb Spiritual Care an keine Religion, Konfession, Kirche oder Weltanschauung gebunden oder ihr verpflichtet sein darf. Spiritual Care verpflichtet sich selbst zu *weltanschaulicher Neutralität.*

- Weil Spiritual Care eben nicht die Zugehörigkeit von Patientinnen und Patienten zu irgendeiner Religion oder Weltanschauung voraussetzt, versteht sich Spiritual Care als ein Angebot für *jede Patientin und jeden Patienten.* Ein Angebot, das angenommen, aber auch problem- und folgenlos abgelehnt werden kann.
- Dies bedeutet aber auch: Jeder Mensch aus jeder Berufsgruppe kann im Prinzip Spiritual Care leisten. Jeder besitzt das Potential, ein professioneller *Spiritual Care Provider* zu sein bzw. zu werden.
- Im Idealfall wird ein *interdisziplinär* zusammengesetztes *Spiritual Care Team* aufgebaut, das auf Augenhöhe zusammenarbeitet. In dieses können z. B. auch Pflegende und professionell sowie ehrenamtlich engagierte Seelsorgende integriert sein. Statt einem Gegen-Einander oder Neben-Einander wird ein konstruktives Mit-Einander eingefordert.
- Spiritual Care, die oftmals auch als *Spirituelle Begleitung* bezeichnet wird, kann sowohl in *stationären* als auch in *ambulanten Arbeitsfeldern* des Gesundheitswesens angesiedelt sein.
- Eine auch in der Pflege häufig rezipierte *inhaltliche Definition* von Spiritual Care liefert der Mediziner Eckhard Frick (2014a): „**A**(rzt) **k**(ümmert) sich um **P**(atient). In dieser Formulierung ist ‚A' Platzhalter für alle Gesundheitsberufe, ‚P' für alle Patientinnen und Patienten, ‚k' für jegliche therapeutische Zuwendung" (S. 16). Diese extrem offene/weite Definition entspricht dem extrem offenen/weiten Spiritualitätsverständnis.
- Damit aber nicht jegliches alltagspraktische Handeln im Gesundheitswesen als Spiritual Care deklariert werden kann, wird präzisierend eingegrenzt: Spiritual Care bedeutet, *spirituelle Bedürfnisse wahrnehmen und auf spirituelle Bedürfnisse eingehen.* Ersteres geschieht in Form von einer *spirituellen Anamnese*, zumeist in Form eines standardisierten Fragebogens, Letzteres durch eine *spirituelle Intervention* des Spiritual Care Providers oder in Form von einer *spirituellen Überweisung* an einen kompetent(er)en spirituellen Begleiter.
- Eine spirituelle Intervention kann je nach Bedürfnislage der Patientin/des Patienten unterschiedliche Vorgehensweisen umfassen. Vom schweigenden Dabeibleiben und einfühlsamen Da-Sein, vom sensiblen Zuhören und intensivem Gespräch bis hin zum gemeinsamen Begehen von Ritualen, dem Einsatz z. B. religiöser Symbolik/Texte/Gebete und auch diverser religiös eingefärbter Handlungsformen.
- Ziel der spirituellen Begleitung/Intervention ist es, dass die Patientin/der Patient die eigene *Spiritualität als Kraftquelle* in der aktuellen Lebens- und/oder Sterbenssituation entdecken und für sich nutzen kann. Spiritual Care will Menschen darin unterstützen, ihrem Leben, ihrer aktuellen Lebens- und Krankheitssituation Sinn zu geben, mit Trauer, Wut und Angst umgehen zu lernen, sich mit Unveränderbarem aussöhnen zu können. Jegliche Form spirituell-religiöser Indoktrination oder Manipulation seitens des

Spiritual Care Providers ist mit Spiritual Care nicht vereinbar.

- *Spiritual Care Kompetenz* allgemeiner und/oder spezieller Art ist potenziell von jedem Menschen erwerbbar. Spiritual Care Zusatzqualifikationskurse und/oder Masterstudiengänge qualifizieren Mitarbeitende aus dem Gesundheitswesen dazu, professionelle Spiritual Care Provider zu werden.
- Für Spiritual Care besteht *Dokumentationspflicht*. Zudem wird inzwischen auch in Deutschland darauf hingearbeitet, Spiritual Care im *DRG-System* zu hinterlegen und damit evaluierbar sowie finanziell abrechenbar zu machen.

1.7.3 Spiritual Care und Pflege

Patientinnen und Patienten sind Pflegekräften „mit Haut und Haar" ausgeliefert. Keine andere Berufsgruppe im Gesundheitswesen kommt ihnen in der Krisensituation Krankheit mehr oder minder kontinuierlich derart nah. Nicht ausschließlich der gebrochene Oberhalsschenkel, sondern der daran hängende ganze Mensch braucht eine ganzheitliche Pflege. Weil es tatsächlich um den ganzen Menschen geht, darf keine Dimension seiner Existenz ausgeblendet werden. Deshalb behauptet Franziskus Knoll (2017), pflegeerfahrener, katholischer Theologe: „Pflege braucht Spiritualität" (S. 33). Wenn seine Behauptung zutrifft, dann ließe sich schlussfolgern, dass Spiritual Care und Pflege perfekt harmonieren, weshalb problemlos von *Spiritual Care und Pflege* gesprochen werden kann. Pflegekräfte wären dann nahezu dazu prädestiniert, sich gegenüber Spiritual Care zu öffnen. Wie genau aber würde sich das ‚*und*' näher bestimmen lassen? Diesbezüglich existieren zwei unterschiedliche, vielleicht aber auch zwei einander ergänzende Sichtweisen:

1. Spiritual Care ist nichts, was zusätzlich zur Pflege hinzukommt. Spiritual Care setzt keine zusätzlichen Spezialkompetenzen voraus, die zeitaufwendig und teuer zu erwerben sind. Spiritual Care setzt lediglich die *Grundkompetenz* einer *spirituellen Sensibilität* voraus. Eine Sensibilität, die es ermöglicht, spirituelle Bedürfnisse ernst zu nehmen, sie zu dokumentieren und, falls notwendig, entsprechende Hilfestellung zu vermitteln. Pflegekräfte sind und bleiben in erster Linie Pflegekräfte. Während ihrer bezahlten Tätigkeit als Pflegekräfte bieten sie somit eine Art *niedrigschwelliges Spiritual Care* an, weshalb kein Rollenkonflikt aufkommt. Für Patientinnen und Patienten sind und bleiben sie Pflegekräfte, die aber ein besonders offenes Ohr für ihre spirituellen Bedürfnisse und Fragen haben. Sie pflegen sozusagen in einer *Grundhaltung*, die die Dimension der Spiritualität miteinschließt, wie Stefan Stiegler (2012), Geschäftsführer eines evangelischen Diakoniewerks, unmissverständlich auf den Punkt bringt: „Das größte Missverständnis in Sachen Spiritual Care ist die Vermutung oder Unterstellung, es handle sich dabei um etwas Zusätzliches zum normalen Pflegealltag in einer Klinik oder Altenhilfeeinrichtung, das nun mit viel Mühe und extra Aufwand umgesetzt werden müsse, neben all dem, was die Arbeitsabläufe sowieso schon sehr dicht machen" (S. 249).
2. Spiritual Care ist mehr als nur eine Haltungsfrage. Auch Pflegekräfte, die Spiritual Care anbieten, brauchen *spezielle Zusatzqualifikationen*. Sie brauchen Know-How. Sie brauchen entsprechendes Wissen, damit sie spirituelle Bedürfnisse, Fragen, Hoffnungen, Ängste entdecken, auf-decken und sprachfähig machen zu können. Sie brauchen entsprechendes Wissen, um spirituelle Anamnesebögen ausfüllen zu können. Sie brauchen entsprechende Fähigkeiten, um spirituell begleiten, sprich um spirituell wirklich hilfreich zu sein und keinen (zusätzlichen) Schaden anzurichten. Wenn sie dieses Wissen durch entsprechend Zusatzqualifikationen erwerben, werden sie in der Lage sein, professionell Spiritual Care als abrechenbare Leistung anzubieten. Nicht

nur für Patientinnen und Patienten kann es in der Folge verwirrend sein, eine Pflegekraft phasenweise als Pflegekraft und phasenweise als Spiritual Care Provider zu erleben. Auch die Pflegekraft selbst kann Gefahr laufen, durch die Doppelrolle in eine Art Rollenkonflikt zu geraten.

1.7.4 Ausblick und Perspektiven

Spiritual Care ist inzwischen auch in Deutschland angekommen. Ist Spiritual Care aber auch in der Pflege angekommen? Brauchen/wollen/wünschen sich Pflegende Spiritual Care als zu ihrem Tätigkeitsbereich zugehörige Aufgabe? Soll Spiritual Care ein integraler Bestandteil moderner Pflege sein? Wenn ja, dann in welcher Art und Weise? Im Sinne einer um den Faktor Spiritualität erweiterte Grundhaltung gegenüber dem zu pflegendem Menschen oder im Sinne einer speziellen Aufgabenstellung, die dementsprechend spezielle Kompetenzen einfordert und anders als Pflege abgerechnet wird? Werden sich Pflegende in Deutschland für Spiritual Care begeistern lassen? Werden sie sich dem Tätigkeitsbereich Spiritual Care öffnen? Werden sich zudem immer mehr Pflegende bereit erklären, entsprechende Kompetenzen zu erwerben? Werden Pflegende, Pflegewissenschaftlerinnen und Pflegewissenschaftler selbst dafür sorgen, dass Spiritualität und Spiritual Care bereits in ihren Lehrbüchern, Ausbildungscurricula und Studiengängen ausreichend Platz eingeräumt wird? Immerhin ist die Thematik ‚Spiritualität' bereits als verpflichtendes Lehr- und Lernthema im Jahr 2019 in den Rahmenlehrplan für die generalisierte Pflegeausbildung (nach § 53 PflBG) aufgenommen worden.

Wollen Pflegende, Pflegewissenschaftlerinnen und Pflegewissenschaftler künftig ebenfalls eine bedeutsame Rolle in der Weiterentwicklung von Spiritual Care spielen, oder wollen sie dies Medizinerinnen und Medizinern überlassen? Dass diesbezüglich durchaus noch viel Spielraum nach oben besteht, hat Simon Peng-Keller (2017b), Professor für Spiritual Care in Zürich, als Ergebnis seines groß angelegten Forschungsberichtes zum Verhältnis von Spiritual Care und Pflegewissenschaft folgendermaßen zusammengefasst: „Es zeigten sich ein deutlicher Kontrast zur internationalen Entwicklung sowie ein Bedarf an Forschung zur pflegespezifischen Spiritual Care im deutschsprachigen Raum" (S. 405). Wird die Angst überwiegen, dass Spiritual Care dazu führen wird, noch mehr tun zu müssen, als es jetzt schon der Fall ist?

Werden Pflegende vielleicht befürchten, dass ihr Engagement in Spiritual Care dazu führen könnte, unzeitgemäße Religions- und Kircheninstitutionen aufrechtzuerhalten? Dass sich gerade christliche Kirchen für heutige Menschen zunehmend als unglaubwürdig und nicht mehr zeitgemäß erweisen, ist eine unbestreitbare Tatsache. Dass immer weniger Menschen überhaupt noch irgendetwas mit derartigen Institutionen zu tun haben wollen, ist ebenfalls Fakt. Bedeutet dies aber notwendiger Weise, dass alles, was mit Spiritualität zu tun hat, nicht ernst zu nehmen, ja sogar zu entsorgen ist? Auch im 21. Jahrhundert haben es Pflegende noch immer mit vielen Patientinnen und Patienten, mit vielen An- und Zugehörigen zu tun, denen Spiritualität und/oder Religiosität/Glaube, ja sogar Kirche wichtig ist. Muss es aber automatisch bedeuten, dass man überholte Systeme und Institutionen stützt, wenn man spirituelle Bedürfnisse ernst nimmt und versucht, auch diesbezüglich hilfreich beizustehen?

Könnte eine Öffnung Pflegender für die Bedeutung von Spiritualität und Spiritual Care vielleicht auch ganz andere Effekte mit sich bringen?

- Würde es z. B. gelingen, künftig immer mehr Pflegende für die Bedeutung von Spiritualität gerade im Krankheits- und Sterbeprozess zu sensibilisieren, wäre die oftmals mehr oder minder als Leerformel vorgetragene Behauptung, ‚ganzheitlich' pflegen zu wollen, keine leere Behauptung mehr!

- Würde es z. B. gelingen, künftig immer mehr Pflegende für die Bedeutung von Spiritualität zu sensibilisieren, wäre eine (noch) viel intensivere Zusammenarbeit mit glaubwürdigen Seelsorgenden aller Religionsausrichtungen denkbar. Spirituelle Anliegen müssten nicht prinzipiell an Seelsorgende delegiert werden, die oftmals wegen zu vieler Einsatzorte überhaupt nicht erreichbar sind oder aufgrund von Personal- und/oder Finanzmangel immer seltener im Gesundheitssystem eingesetzt werden. Seelsorgende, die zum Spiritual Care Team gehören, könnten dagegen gezielt als Spezialisten für bestimmte Religionsfragen hinzugezogen werden. Zusatzqualifizierte Pflegende und Seelsorgende könnten auf der Basis einer alltagspraktisch wirklich engen Kooperation in Bezug auf Spiritualitätsthemen enorm viel voneinander lernen!
- Würde es z.B. gelingen, Pflegende für die Bedeutung von Spiritualität auch für ihr eigenes Leben zu sensibilisieren, wäre Tür und Tor nicht nur dafür geöffnet, dass immer mehr Pflegende sich dafür entscheiden, sich spirituell weiter zu qualifizieren, um ihren Patientinnen und Patienten (noch) gerechter zu werden, sondern auch dafür, sowohl im privaten Leben als auch im professionellen Berufsleben selbst davon zu profitieren!

Literatur

Augustyn, B. (2009). Spiritual Care in der Pflege. In E. Frick & T. Roser (Hrsg.), *Spiritualität und Medizin* (S. 159–162). Stuttgart: Kohlhammer.

Borasio, G.D. (2009). Spiritualität in Palliativmedizin/Palliativer Care. In E. Frick & T. Roser (Hrsg.), *Spiritualität und Medizin* (S. 109–123). Stuttgart: Kohlhammer.

Borasio, G.D. (2014). Spiritual Care. Eine Aufgabe für den Arzt? In I. Noth & C. Kohli Reichenbach (Hrsg.), *Palliative und Spiritual Care* (S. 117–128). Zürich: Theologischer Verlag.

Frick, E. (2011). Spiritual Care in der Humanmedizin. In K. Klein, H. Berth & F. Balck (Hrsg.), *Gesundheit - Religion - Spiritualität* (S. 407–420). Weinheim, München: Juventa.

Frick, E. (2012). Wie arbeitet Spiritual Care? Zwölf Thesen für den aktuellen interdisziplinären Diskurs. *Spiritual Care, 1*(3), 68–73. https://doi.org/10.1515/spircare-2012-0042

Frick, E. (2014). Spiritual Care. Eine neue Querschnittsaufgabe entsteht. In W. Schaupp, J. Platzer & W. Kröll (Hrsg.), *Gesundheitssorge und Spiritualität im Krankenhaus* (S. 55–68). Innsbruck, Wien: Tyrolia.

Frick, E. & Roser, T. (Hrsg.) (2009). *Spiritualität und Medizin*. Stuttgart: Kohlhammer.

Glawischnig-Goschnik, M. (2014). Brauchen wir ein bio-psycho-sozio-spirituelles Modell? In W. Schaupp, J. Platzer & W. Kröll (Hrsg.), *Gesundheitssorge und Spiritualität im Krankenhaus* (S. 29–54). Innsbruck, Wien: Tyrolia.

Heller, A. (2002). Der Umgang mit Sterbenden - individualisierte und standardisierte Versorgung. In C. Metz, M. Wild & A. Heller (Hrsg.), *Balsam für Leib und Seele* (S. 176–191). Freiburg: Lambertus.

Heller, B. & Heller, A. (2014). *Spiritualität und Spiritual Care*. Bern: Huber.

Knoll, F. (2017). Pflege braucht Spiritualität. *Neue caritas, 2017*(13), 33–35. https://doi.org/10.5771/0175-274X-2017-1-13

Nauer, D. (2015). *Spiritual Care statt Seelsorge?* Stuttgart: Kohlhammer.

Peng-Keller, S. (2017). Spiritual Care und Pflegewissenschaft. Ein Beitrag zum aktuellen Diskussionsstand im deutschsprachigen Raum. *Spiritual Care, 6*(4), 405–410. https://doi.org/10.1515/spircare-2017-0023

Schulte, V. & Steinebach, C. (2014). *Innovative Palliative Care*. Bern: Huber.

Stiegler, S. (2012). Spiritual Care - Eine Haltungsfrage. In J. Stockmeier, A. Giebel & H. Lubatsch (Hrsg.), *Geistesgegenwärtig pflegen. Band 1: Grundlegungen und Werkstattberichte* (S. 294–254). Neukirchen: Neukirchener Verlagsgesellschaft.

Weiher, E. (2014). Spiritualität und Würdeempfinden. Möglichkeiten spiritueller Begleitung am Lebensende. In N. Feinendegen, G. Höver, A. Schaeffer & K. Westerhorstmann (Hrsg.), *Menschliche Würde und Spiritualität* (S. 411–424). Würzburg: Königshausen & Neumann.

WHO. (2002). *Definition Palliative Care*. https://www.dgpalliativmedizin.de

Weiterführende Literatur

Aebi, R. & Mösli, P. (2020). *Interprofessionelle Spiritual Care. Das Buch des Lebens lesen.* Bern: Hogrefe.

Frick, E. & Hilpert, K. (Hrsg.). (2020). *Spiritual Care von A bis Z.* Berlin: de Gruyter.

Gratz, M. & Roser, T. (Hrsg.). (2019). *Spiritual Care in Qualifizierungskursen für nicht-seelsorgliche Berufe. Grundsätze der Deutschen Gesellschaft für Palliativmedizin.* Stuttgart: Kohlhammer.

Peng-Keller, S. (2020). Grundgestalten, Leitmodelle und Entwicklungsperspektiven. *Spiritual Care, 9*, 127–135.

1.8 Gesundheitsförderung in der Pflege

Beate Blättner

Abstract

Rechtliche Veränderungen seit Mitte der 2010er Jahre haben dazu geführt, dass Interventionen zur Förderung der Gesundheit von Pflegekräften und deren Klientel stärker in den Fokus der gesetzlichen Kranken- und Pflegekassen gerückt sind.

Gesundheitsförderung in der Pflege ist ein Prozess, der Pflegebedürftige wie Pflegende befähigen soll, mehr Kontrolle über ihre Gesundheit zu erlangen und diese durch die Beeinflussung der Determinanten für Gesundheit zu verbessern. Gesundheitsförderung geht von drei Paradigmen aus: 1) Sie will zur Reduktion insbesondere sozial bedingter gesundheitlicher Ungleichheit beitragen. 2) Ihr liegt ein sozialökologisches Modell der Entstehung von Gesundheit zugrunde, dessen Ebenen (Mikro-, Meso- und Makroebene) sich wechselseitig beeinflussen. 3) Abgeleitet aus dem theoretischen Modell der Salutogenese sind Partizipation, im Sinne einer Beteiligung an für die Gesundheit relevanten Entscheidungen über Arbeits- und Lebensbedingungen, und Empowerment als Prozess Partizipationschancen stärker wahrzunehmen, unverzichtbare Elemente der Gesundheitsförderung. Für die Praxis der Gesundheitsförderung in der Pflege und der Pflegebildung bedeutet das: Es geht um komplexe Interventionen, die Pflegebedürftige und Pflegende in allen Pflegesettings, respektive Lehrende und Lernende in Praxis und Theorie, in einen Dialog über Veränderungen der Pflege und ihrer Bedingungen bringt und auch vor gesellschaftlichen Diskursen nicht haltmachen kann. Unterschiedliche Pflegesettings haben sehr unterschiedliche Möglichkeiten, diesen Ansatz zu realisieren.

Schlüsselbegriffe

- Gesundheitsförderung
- Prävention
- soziökologisches Modell
- Salutogenese
- Gesundheitliche Ungleichheit

1.8.1 Einleitung

Dienste der stationären und ambulanten Kranken-, Behinderten- und Altenpflege sind prinzipiell Orte für Betriebliche Gesundheitsförderung der gesetzlichen Krankenkassen in Deutschland und werden als solche in den letzten Jahren verstärkt wahrgenommen. Immerhin rund 13 % aller Interventionen der Betrieblichen Gesundheitsförderung fanden im Jahr 2018 in Einrichtungen des Gesundheitswesens und in Heimen statt, damit also Einrichtungen, die grundsätzlich auch Pflegekräfte als Beschäftigte erreichen könnten (MDS & GKV, 2019a). Mit 8,8 % der direkt erreichten Beschäftigten aus dem Sozial- und Gesundheitswesen war die Branche dennoch leicht unterrepräsentiert (eigene Berechnung) (MDS & GKV, 2019b). Die nunmehr verstärkte Aufmerksamkeit auf Betriebliche Gesundheitsförderung in Krankenhäusern und Pflegeheimen geht auf eine Änderung des § 20b SGB V (3) im Rahmen des Pflegepersonal-Stärkungsgesetzes zurück, das 2019 in Kraft getreten ist. Dies soll mit dazu beitragen, den Pflegeberuf attraktiver zu machen, indem Arbeitsbedingungen gesundheitsfördernder gestaltet werden. Krankenhäuser (85 von knapp 2000) und Behinderteneinrichtungen (94) sind im Vergleich zu Kindertagesstätten (12890) und Grundschulen (12218) vergleichsweise eher selten auch im Fokus der Gesundheitsförderung in Lebenswelten für Nutzer*innen und Bewohner*innen. Von den Pflegekassen wurden im gleichen Jahr in 1281 von rund 14500 Pflegeeinrichtungen Leistungen zur Prävention und Gesundheitsförderung für Pflegebedürftige erbracht (MDS & GKV, 2019a).

Die Wahrnehmung von Pflegeheimen als Interventionsfeld der Gesundheitsförderung ist mit der Einführung des Präventionsgesetzes 2015 in Deutschland verbunden. Hier wurde erstmal explizit die stationäre Pflege zu einem rechtlich geregelten Interventionsfeld. Nach SGB XI § 5 sollen Pflegekassen seitdem „Leistungen zur Prävention in stationären Pflegeeinrichtungen [...] für in der sozialen Pflegeversicherung Versicherte erbringen, indem sie unter Beteiligung der versicherten Pflegebedürftigen und der Pflegeeinrichtung Vorschläge zur Verbesserung der gesundheitlichen Situation und zur Stärkung der gesundheitlichen Ressourcen und Fähigkeiten entwickeln sowie deren Umsetzung unterstützen“ (GKV, 2018, S. 6). In den ersten Jahren hat diese Regelung in der stationären und teilstationären Altenpflege zu einigen Irritationen geführt, da von diesen Leistungen ausdrücklich die präventiven Leistungen ausgenommen sind, die im Rahmen der aktivierenden Pflege ohnehin von Pflegekräften erbracht werden sollten. Um diese Irritation aufzulösen und zu verstehen, was genau mit solchen Leistungen der Kassen gemeint ist, kann es helfen, sich die theoretischen Modelle anzuschauen, nach denen die Gesundheitsförderung arbeitet.

1.8.2 Prävention und Gesundheitsförderung

Ein erster Versuch der Annäherung über die Begriffe der Prävention und Gesundheitsförderung, wie sie in den rechtlichen Regelwerken benutzt werden, vergrößert zunächst die Verwirrung: Die Legaldefinition – also die gesetzliche Begriffsbestimmung im SGB – definiert „Leistungen zur Verhinderung und Verminderung von Krankheitsrisiken“ als Primärprävention, und die „Förderung des selbstbestimmten gesundheitsorientierten Handelns der Versicherten“ als Gesundheitsförderung (SGB V § 20 (1)) (GKV, 2021). Verwirrend ist daran einerseits, dass diese Legaldefinition nicht dem internationalen Konsens des Begriffs Gesundheitsförderung entspricht, und andererseits in den Regelungen des Sozialgesetzbuches selbst die Begriffe etwas unterschiedlich benutzt werden.

Prävention wird wissenschaftlich und in der Praxis im Kontext von Gesundheit und Krankheit als Überbegriff für alle Interventionen verstanden, die zur Vermeidung oder Verringerung des Auftretens, der Ausbreitung und der negativen Auswirkungen von Krankheiten oder Gesundheitsstörungen beitragen (Franzkowiak, 2018). Diese Interventionen können medizinischer, pädagogischer oder beispielsweise politischer Art sein. Präventive Maßnahmen können an der körperlichen Verfassung, den Lebensstilen (Verhalten) des Einzelnen oder an einer Veränderung der Lebensbedingungen (Verhältnisse) ausgerichtet sein. Beispielsweise sollten im Frühjahr 2020 eine Fülle von politisch gesetzten Maßnahmen zur Verlangsamung der Ausbreitung des Virus COVID-19 beitragen, die den Alltag der Menschen stark veränderten (Verhältnisse). Die Bevölkerung wurde zugleich belehrt, welche Hygieneregeln einzuhalten sind (Verhalten). Medizinische Präventionsmöglichkeiten, z.B. in Form einer wirksamen Schutzimpfung, lagen nicht vor. Gerade dieses Fehlen medizinischer Prävention rechtfertigte die zum Teil drastischen Eingriffe in die Bedingungen des Alltags.

In Deutschland werden Präventionsstrategien differenziert nach dem Zeitpunkt der Prävention im Verhältnis zum Krankheitsverlauf: Ziel der Primärprävention ist die Vermeidung von Risikofaktoren. Sekundärprävention will spezielle Risiken verringern und Tertiärprävention Spätfolgen vermeiden. International ist eher die Differenzierung nach der Reichweite der Intervention in universelle, selektive und indizierte Prävention üblich. Universelle Prävention zielt auf die Bevölkerung als Gesamtes, selektive Prävention auf Bevölkerungsgruppen mit erhöhten Risiken, z. B. aus sozialen Gründen, und indizierte Prävention auf Individuen, die erste Symptome oder Auffälligkeiten zeigen. Auch das lässt sich an COVID-19 verdeutlichen: Zur universellen Prävention gehört z. B. die Information über Hygieneregeln in der Bevölkerung, selektive Prävention umfasst die weitgehende Abschottung von Bevölkerungsgruppen mit erhöhtem Risiko vor sozialen Kontakten – hier alte und chronisch kranke Menschen –, indizierte Prävention war nur in Form einer medizinischen Überwachung möglich.

Gesundheitsförderung ist anders als Prävention unabhängig von einzelnen Erkrankungen und dem individuellen Gesundheitsstatus nach internationalem Konsens ein Prozess, der Individuen und Gruppen befähigen soll, mehr Kontrolle über ihre Gesundheit zu erlangen und diese durch die Beeinflussung der Determinanten für Gesundheit zu verbessern (Kaba-Schönstein, 2018). So ist es in der Jakarta-Erklärung zur Gesundheitsförderung für das 21. Jahrhundert von 1997 formuliert, in Überarbeitung einer Definition aus der Ottawa-Charta von 1986 (WHO, 2009). In dieser Definition versteckt sich die Bedeutung des partizipativen und befähigenden („empowering") Ansatzes der Gesundheitsförderung und ein sozialökologischer Ansatz der Entstehung von Gesundheit und Krankheit. Es geht um die Stärkung von Ressourcen und Potenzialen durch eine partizipative, also von Betroffenen gemeinsam mitentschiedene Veränderung der Lebensbedingungen.

In der Formulierung der Legaldefinition im SGB V „Förderung des selbstbestimmten gesundheitsorientierten Handelns der Versicherten" ist von diesen Ideen zunächst nicht viel zu spüren. Allerdings zeigt die stärkere Ausrichtung der Gesundheitsförderung an den Lebenswelten seit Mitte der 2010er Jahre durch die gesetzlichen Krankenkassen in Deutschland, dass Gesundheitsförderung nicht so ausschließlich am Verhalten von Versicherten ausgerichtet ist, wie die Legaldefinition dies zunächst glauben macht. So zeigt die Formulierung „unter Beteiligung der versicherten Pflegebedürftigen [...] Vorschläge zur Verbesserung der gesundheitlichen Situation und zur Stärkung der gesundheitlichen Ressourcen und Fähigkeiten entwickeln" (SGB XI, 2021) im § 5 SGB XI deutlich, dass die Elemente Partizipation (Beteiligung), Förderung von Ressourcen und Veränderung von Bedingungen gemeint sind – paradoxerweise hier aber mit dem Begriff der Prävention statt dem der Gesundheitsförderung verbunden.

Abgeleitet aus dem internationalen Konsens meint Gesundheitsförderung in der Pflege einen Prozess, der Pflegende und Pflegebedürftige in allem Setting der ambulanten und stationären Pflege befähigen soll, mehr Kontrolle über ihre Gesundheit zu erlangen und diese durch die Beeinflussung der Faktoren zu verbessern, die in ihrem Berufsleben und in ihrem Alltag ihre Gesundheit beeinflussen.

Gesundheitsförderung in der Pflege betrifft demnach Pflegende und Pflegebedürftige, das kollegiale Miteinander heterogener Berufsgruppen in der Versorgung, die Arbeitsbedingungen in den heterogenen Versorgungssettings und schließlich die Anerkennung der Pflegetätigkeit in der Gesellschaft genauso wie den gesellschaftlichen Diskurs über Alter, Krankheit und Beeinträchtigungen. Der Blick auf die Pflegeausbildung nimmt zusätzlich Lernende, Lehrende und die Lernsettings der praktischen und theoretischen Ausbildung in den Blick. Warum dies so ist und welche theoretischen Modelle sich dahinter verbergen, ist Gegenstand des folgenden Beitrages.

1.8.3 Grundprinzipien und theoretische Modelle der Gesundheitsförderung

Gesundheitsförderung geht heute von drei wissenschaftlich begründeten Paradigmen aus:

1. Gesundheitschancen sind in der Bevölkerung sozial ungleich verteilt. Aufgabe der

Gesundheitsförderung ist es, diesen ungleichen Chancen entgegenzuwirken, in dem die Bemühungen bei prinzipiell knappen Ressourcen primär auf gesundheitlich benachteiligte Gruppen fokussiert werden. Pflegebedürftige gelten unabhängig von ihrem sozialen Status als gesundheitlich benachteiligt. Pflegekräfte werden aufgrund hoher Arbeitsbelastung und bei gleichzeitig relativ geringen sozialen Status ebenfalls eher zu gesundheitlich vergleichsweise benachteiligten Bevölkerungsgruppen gerechnet.

2. Gesundheit wird weder durch körperliche Kondition noch durch Verhaltensmuster allein determiniert, sondern entsteht in einem Geflecht mit sozialen und ökologischen Bedingungen, die sich in mehreren Ebenen wechselseitig beeinflussen. Interventionen der Gesundheitsförderung greifen deshalb zu kurz, wenn sie nur eine dieser Ebenen adressieren. So verbessern beispielsweise Rückenschulkurse und Nichtrauchertrainings die gesundheitlichen Belastungen und Beschwerden von Pflegekräften nicht nachhaltig, wenn sie nicht mit einer Veränderung von Arbeitsbedingungen verbunden sind.
3. Die Stärkung der gesundheitsfördernden Ressourcen ist im Wesentlichen durch partizipative Prozesse zu erreichen, die Einzelne in ihren Sichtweisen und Lebenserfahrungen ernst nehmen. Begründet werden kann dies u.a. mit dem theoretischen Modell der Salutogenese, das die Entstehung von Gesundheit trotz allgemein widriger Lebensumstände erklären will. Für die Praxis bedeutet das, dass Veränderungen von Lebens- und Arbeitsbedingungen nicht von oben verordnet werden konnen, sondern in einem Konsens aller Beteiligten entwickelt werden müssen.

Diese Grundprinzipien werden im Folgenden in ihrer theoretischen Basis betrachtet.

1.8.4 Gesundheitliche Ungleichheit

Ob Gesundheitschancen sozial ungleich verteilt sind, ist wissenschaftlich betrachtet keine offene Frage mehr. Zu gut belegen empirische Studien und Daten der Gesundheitsberichterstattung immer wieder den Einfluss von Bildung, Einkommen, sozialem Status – als Formen vertikaler Ungleichheit – und von Geschlecht, Alter oder Migrationsstatus – als Formen horizontaler Ungleichheit – auf Gesundheit. So formuliert der Gesundheitsbericht für Deutschland von 2015 beispielsweise die Kernaussagen:

„Frauen mit niedrigem Einkommen haben eine um acht Jahre geringere Lebenserwartung als Frauen mit hohem Einkommen; bei Männern beträgt der Unterschied elf Jahre. Ein niedriger sozioökonomischer Status geht häufiger mit Krankheiten wie Herzinfarkt, Schlaganfall, Diabetes und Depression einher. Bereits im Kindes- und Jugendalter ist die gesundheitliche Entwicklung mit der sozialen Herkunft assoziiert. Entwicklungsrisiken wie ungesunde Ernährung, Übergewicht oder Verhaltensauffälligkeiten treten bei sozial benachteiligten Kindern und Jugendlichen häufiger auf. Eine soziallagenbezogene Prävention und Gesundheitsförderung kann helfen, gesundheitliche Ungleichheiten abzubauen“ (RKI, 2015, S. 148)

Interessant ist die Frage, wie man sich solche Unterscheide erklären kann und damit wie sie beeinflussbar sind. Andreas Mielck (2000) hat ein solches Erklärungsmodell entwickelt. Danach führt soziale Ungleichheit, verstanden als Unterschiede in Wissen, Macht, Geld und Prestige, zu Unterschieden in den gesundheitlichen Belastungen, Unterschiede in Bewältigungsressourcen und Unterschieden in der gesundheitlichen Versorgung. Zu den gesundheitlichen Belastungen gehören beispielsweise körperliche und psychische Belastungen am Arbeitsplatz; zu den Bewältigungsressourcen z.B. die soziale Unterstützung, über die Menschen verfügen, aber auch etwa die Grünflächen in der Umgebung. Unterschiede in der gesundheitlichen Versorgung können im Extremfall auch in Deutschland Fragen des Zugangs zur Gesundheitsversorgung bei Nicht-Versicherten sein, v.a. aber Fragen der Kommunikation mit den versorgenden Ärzt*innen. Alle drei Faktoren, aber auch die soziale Ungleichheit direkt, führen zu Unterschieden im Gesundheitsverhalten, z.B. zum Ausmaß von Rauchen, körperlicher Aktivität oder der Art der Ernährung. Diese vier Faktoren zusammen bedingen nach dem Modell Unterschiede in Morbidität und Mortalität, also gesundheitliche Ungleichheit. Zum Verstehen des Modells ist es wichtig zu bedenken, dass nicht unbedingt einer der Faktoren ausschlaggebend sein muss, sondern die Mehrfachbelastungen, die durch das Zusammenwirken der Faktoren entstehen. Gesundheitliche Ungleichheit wiederum kann auch Rückwirkungen auf die soziale Ungleichheit haben, da beispielsweise chronisch kranke Menschen schlechtere Chancen auf dem Arbeitsmarkt haben.

Sozial bedingte Unterschiede in Gesundheitschancen können z.B. auch zwischen unterschiedlichen Berufsgruppen in der Pflege bestehen. Im Vergleich zu Altenpflegehelferinnen haben etwa Pflegedirektoren eine bessere Bildung, ein höheres Einkommen und einen besseren beruflichen Status. Es ist davon auszugehen, dass sie im Durchschnitt – trotz Entscheidungsstress im Management – insgesamt weniger Belastungen ausgesetzt sind als Altenpflegehelferinnen und über bessere Bewältigungsressourcen in ihrem Alltag verfügen. Sie haben, z.B. aufgrund besserer Bildung und eines anderen Auftretens, bessere Chancen auf eine perfekte Gesundheitsversorgung. Möglicherweise ist ihr Lebensstil auch der Gesundheit zuträglicher. Da solche sozialen Unterschiede damit auch zwischen Pflegeberufen bestehen, sollten Maßnahmen zur betrieblichen Gesundheitsförderung in der Pflege gerade auch die Helfer*innenberufe, zusätzliche Betreuungskräfte oder Reinigungspersonal adressieren und sich z.B. nicht ausschließlich auf die Pflegefachkräfte konzentrieren. Unterschiede in der Art der Belastung müssen wahrgenommen und gemeinsam Lösungsstrategien für alle gefunden werden. Leitungspersonal gehört dagegen wegen der Einflussmöglichkeiten auf Arbeitsbedingungen in der Pflege, wegen der Bedeutung von Führungsstilen für die Gesundheit der Beschäftigten und wegen des Vorbildcharakters zu den relevanten Adressatengruppen betrieblicher Gesundheitsförderung.

1.8.5 Sozialökologisches Modell von Gesundheit

Einflussfaktoren auf Gesundheit werden in den Gesundheitswissenschaften als Gesundheitsdeterminanten bezeichnet. Sie können letztlich aus allen Lebensbereichen resultieren und in der Person oder ihrer Umwelt liegen. Dahlgren und Whitehead (1991) nennen auf der ersten Ebene allgemein sozioökonomische und umweltbedingte Verhältnisse, auf der zweiten Ebene konkrete Umweltbedingungen wie Wohnen, Landwirtschaft und Lebensmittelproduktion, Bildung, Arbeitsumfeld. Arbeitslosigkeit, Wasser und Hygiene oder Gesundheitswesen, auf der dritten Ebene die Lebensweise und auf der vierten schließlich Alter, Geschlecht und erbliche Faktoren. Für die Gesundheitsförderung wichtig ist es, die Reziprozität, also die Wechselbezüglichkeit, dieser Determinanten zu verstehen.

Dieses Zusammenspiel macht den sozioökologischen Ansatz der Gesundheitsförderung aus, der auf eine theoretische Idee von Uri Bronfenbrenner (1981) zurückgeht. Bronfenbrenner (1981) beschrieb Faktoren, die die kindliche Entwicklung beeinflussen, als Wechselwirkungen von sozialen Interaktionen in engen persönlichen Beziehungen (Mikrosystem), in den Settings, in denen sich die Individuen aufhalten (Mesosystem), den gesamtgesellschaftlichen Bedingungen (Makrosystem) sowie in einem Exosystem, einem Beziehungsgeflecht, dem die Person nicht direkt angehört, das aber erheblichen Einfluss haben kann, da ihm Bezugspersonen angehören. Das Chronosystem erfasst bei Bronfenbrenner (1981) die zeitliche Dimension dieser Entwicklung.

Der sozialökologische Ansatz der Gesundheitsförderung wandelt diese Dimensionen etwas ab, setzt die Person in ihrer körperlichen und psychischen Verfasstheit in den Mittelpunkt und vernachlässigt meist das Chronosystem, obwohl die lebensgeschichtliche Erfahrung für die Gesundheit eines Menschen keineswegs irrelevant ist. Entscheidend sind aber weniger die Beschreibungen der einzelnen Ebenen als die Betrachtung ihrer Wechselwirkungen. Der Kern des sozialökologischen Modells der Entstehung von Gesundheit besagt, dass Gesundheitsdeterminanten auf der Mikro-, Meso- und Makroebene zu suchen sind; diese Ebenen aber nicht additiv zu betrachten sind, sondern ihre Wechselbeziehung über das Veränderungspotential in Richtung Gesundheit entscheidet.

Mit diesem Modell wird beispielsweise beschreibbar, worin der Unterschied zwischen der aktivierenden Pflege besteht, die Pflegekräfte in der stationären Altenpflege leisten, und den Leistungen der Pflegekassen für Pflegebedürftige nach SGB XI § 5. Ausgangspunkt des Modells ist der pflegebedürftige Mensch (**Abb. 1-3**). Sein unmittelbares soziales Umfeld ist primär die Pflegebeziehung (Mikroebene). Hier wird aktivierende Pflege und damit Prävention geleistet. Die Mesoebene ist die Lebenswelt, hier das Setting der stationären Pflege. Auf der Mesoebene sollen die Leistungen der Pflegekassen zur Verbesserung der Gesundheit von Pflegebedürftigen ansetzten. Funktioniert die aktivierende Pflege z. B. aufgrund der Rahmenbedingungen im Setting nicht, werden Interventionen auf der Mesoebene allein wenig hilfreich sein. Umgekehrt müssen deshalb Interventionen auf der Mesoebene auch betrachten, ob Prävention auf der Mikroebene überhaupt erfolgreich umgesetzt werden kann. Insofern ist es auch kaum möglich, Gesundheitsförderung bei Pflegebedürftigen komplett von der Gesundheitsförderung bei Pflegekräften zu trennen. Die Makroebene sind die gesellschaftlichen und

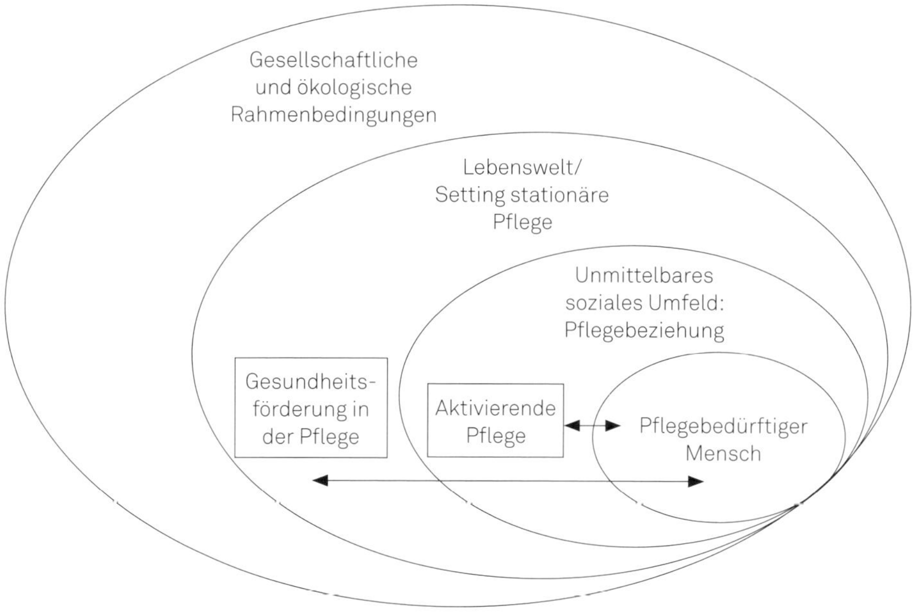

Abbildung 1-3: Sozialökologisches Modell der Gesundheitsförderung in der Pflege (Eigendarstellung in Anlehnung an Dahlgren & Whitehead, 1991; Bronfenbrenner, 1981)

ökologischen Rahmenbedingungen der Pflege alter bzw. körperlich oder kognitiv beeinträchtigter Menschen. Die Makroebene wird von offiziellen gesundheitsfördernden Aktivitäten derzeit nicht erfasst. Daraus ergeben sich potenziell Einschränkungen für die Wirksamkeit der Interventionen auf der Mesoebene

Das Thema Gewalt in der Pflege, die von Pflegebedürftigen oder von Pflegenden ausgeht, kann diese Zusammenhänge nochmal verdeutlichen. Faktoren, die Gewalt in der Pflege begünstigen, können in folgenden Ebenen zu finden sein:

- in den beteiligten Personen, etwa ihrer Biografie oder ihrer Erkrankungen,
- in der Struktur der Pflegebeziehung, die Gelegenheiten schafft,
- im institutionellen Umfeld, das z. B. Pflegekräfte aus Personalmangel einem Arbeitsdruck aussetzt, bei dem die Eigensinnigkeit von Pflegebedürftigen stört, oder
- im gesellschaftlichen Kontext, der Pflegearbeit wenig wertschätzt und alte, pflegebedürftige Menschen primär unter Aspekten des Mangels und der gesellschaftlichen Kosten ihrer Versorgung betrachtet.

Aus der Wechselbeziehung der Ebenen ergibt sich, dass präventive Ansätze, die nur eine der Ebenen adressieren, zu kurz greifen. Erfolgreiche Interventionen der Gesundheitsförderung werden also immer komplexe Interventionen sein. Dies bringt Herausforderungen für die Konzeption von Programmen der Gesundheitsförderung mit sich.

1.8.6 Das Modell der Salutogenese

Der Zusammenhang zwischen gesundheitlicher Ungleichheit von Gesundheitschancen und dem sozialökologischen Modell der Entstehung von Gesundheit erschließt sich leicht: Da auf allen Ebenen des sozialökologischen Modells soziale Unterschiede bestehen können, wird der Zusammenhang von sozialer und gesundheitlicher Ungleichheit greifbar. Bisher ist aber noch nicht erklärt, warum Partizipation und Empowerment Leitprinzipien der Gesundheitsförderung sind.

Empowerment ist ein Konzept, das auf den Gemeindepsychologen Julian Rappaport (1981) zurückgeht und beschreibt, wie Menschen in einer Situation des Mangels lernen, ihre eigenen Stärken und Ressourcen zu entdecken und zu entwickeln. Das Konzept Empowerment verdeutlicht zugleich, dass Partizipation nicht einfach nur dadurch hergestellt wird, dass alle gleichermaßen eingeladen werden, sich zu beteiligen. Vielmehr sind es biografische Erfahrungen, die bei sozial benachteiligten Gruppen eher die Einstellung entstehen lassen, dass es auf ihre Meinung nicht ankommt. Partizipationschancen zu ergreifen, muss also durch Erfahrungen, etwas bewirken zu können, durch Empowermentprozesse, erst gelernt werden.

Partizipation wird von Michael Wright und seinen Kolleginnen Martina Block und Hella von Unger (Wright et al., 2010; Wright, 2016) in einem Stufenmodell von der Instrumentalisierung (Stufe eins) bis zur Selbstorganisation (Stufe neun) beschrieben. Erst die Stufen sechs, sieben und acht, Mitbestimmung, teilweise Entscheidungskompetenz und Entscheidungsmacht, sind echte Partizipation; Information, Anhörung und Einbeziehung auf den Stufen drei, vier und fünf sind nur Vorstufen von Partizipation.

Partizipation im Sinne einer Teilhabe (im Kontext der Pflegebildung: **Kap. 1.5**) an sozial anerkannten Aktivitäten und einer Mitbestimmung über Gesundheitsdeterminanten auf allen Ebenen ist nach dem Modell der Salutogenese von Aaron Antonovsky (1997) die für die Stärkung gesundheitlicher Ressourcen entscheidende Lebenserfahrung. Dies macht sie für Gesundheitsförderung so wichtig. Antonovsky (1997) hat sich mit dem Phänomen beschäftigt, wie es überhaupt möglich ist, dass Menschen trotz widriger Lebensumstände und omnipräsenter Stressfaktoren bei guter subjektiver Gesundheit bleiben. Der entscheidende Schutzfaktor ist für ihn das Kohärenzempfinden (Sense of coherence/SOC). Der SOC ist eine grundlegende Lebensorientierung, die die Komponenten Verstehbarkeit, als kognitive Komponente, Handhabbarkeit, als instrumentelle Komponente, und Bedeutsamkeit, als affektiv-emotionale Komponente, umfasst. Verstehbarkeit entsteht nicht durch Information, sondern durch die Erfahrung der Beständigkeit von Regeln menschlichen Zusammenlebens auch in heterogenen Kontexten. Das Gegenteil dazu ist die Erfahrung von Willkür. Handhabbarkeit entsteht durch die Lebenserfahrung, ausreichend Ressourcen zur Bewältigung der Anforderungen zur Verfügung zu haben, die das Leben einem stellt. Bedeutsamkeit schließlich, die prospektiv wichtigste Komponente, entsteht durch Lebenserfahrungen der Teilhabe an Entscheidungen in sozial anerkannten Aktivitäten. Dabei geht es um die Mitentscheidung an den Dingen, die das Leben berühren, also um Partizipation. Bedeutsamkeit ist das Gefühl, dass das Leben Sinn macht und es auf einen selbst ankommt. Ohne das Gefühl von Bedeutsamkeit hat der SOC insgesamt die Tendenz, sich nach unten zu entwickeln.

Das Empfinden von Kohärenz entscheidet nach Antonovsky (1997) darüber, welche Strategien der Bewältigung der Herausforderungen des Lebens (Coping-Strategien) gewählt werden. Coping ist ein Bewertungs- und Entscheidungsprozess. Er beinhaltet, ob Stressoren als günstig oder ungünstig für das Wohlbefinden bewertet werden, den Grad der Ordnung des Problems und der Gerichtetheit der Emotionen und schließlich die Bewertung, welche Möglichkeiten der Bewältigung des Problems angemessen sind und welche Ressourcen dafür aktiviert werden können. Menschen mit einem hohen SOC reagieren auf Stressoren möglicherweise auch mal mit einem unangemessenem Gesundheitsverhalten, die Breite ihrer Wahl ist aber weit größer und somit die Wahrscheinlichkeit kleiner, dass sie überwiegend mit Coping-Strategien reagieren, die ihrer Gesundheit nicht zuträglich sind.

Das bedeutet, dass Menschen, die die Lebenserfahrung gemacht haben, dass es auf sie, ihr Leben und ihre Meinung ankommt, also Partizipation als selbstverständlich erfahren haben, im Ergebnis die Herausforderungen des Lebens eher so bewältigen können, dass sie sich im Kontinuum von Gesundsein und Kranksein eher in Richtung Gesundsein bewegen. Gesundsein repräsentiert dabei weniger die Abwesenheit bestimmter Erkrankungen als eine subjektive Erfahrung, die in einen gesellschaftlichen Kontext eingebunden ist.

Das Modell selbst ist insgesamt weit komplexer und kann nicht allein auf den SOC und seine Wirkung auf Coping-Strategien reduziert werden. Wichtig ist zu wissen:

1. Antonovsky kommt aus der Stressforschung. Sein Modell ist also im Zusammenhang damit zu sehen, dass Stressforscher*innen sich primär mit der krankmachenden Wirkung von Stressoren beschäftigt haben, während aus seiner Sicht, bis auf unmittelbar destruktive Stressoren, der Bewältigungsprozess, und nicht die Stressoren selbst, über die Wirkung der Stressoren entscheidet.
2. Antonovsky war primär Gesundheitssoziologe. Sein Modell kann nicht auf eine Lebenseinstellung reduziert werden, an der man ja psychologisch arbeiten kann. Vielmehr sind für ihn Generalisierte Widerstandressourcen und -defizite, über die Menschen verfügen, die den SOC prägenden Lebenserfahrungen und die Verfügbarkeit von Bewältigungsstrategien immer auch abhängig von den konkreten Lebensbedingungen und insofern eine Erklärung für soziale Unterschiede von Gesundheitschancen.
3. Es ist von Bedeutung, dass der SOC in seinen Grundelementen im Laufe der Sozialisation geprägt wird, aber auch im Erwachsenenalter durch grundlegend andere Erfahrungen verändert werden kann, wie sie positiv z. B. mit Empowermentprozessen beschreibbar sind.

Pflegekräfte haben je nach Setting sehr unterschiedliche Möglichkeiten, auf den SOC ihrer Klientel einzuwirken. Pflegekräfte agieren häufig in Krisensituationen, die eine vorübergehende Irritation des SOCs bedingen. In diesen Phasen der Fluktuation um einen Mittelwert können sie Begegnungen so gestalten, dass kein temporärer Schaden entsteht, der SOC also stabilisiert werden kann (Blättner, 2007). Antonovsky (1997) hält es weitergehend für möglich, dass Begegnungen so gestaltet werden können, dass sogar ein bescheidener und temporärer Gewinn erzielt werden kann, aber eben keine langfristige Veränderung des SOCs. Immer dort, wo über eine lange Zeitspanne ein beträchtliches Ausmaß an Kontrolle über die Lebenssituation der Klient*innen besteht, können nach Antonovsky auch tiefer greifende Veränderungen erfolgen. Eine solche Kontrolle besteht z.B. in der stationären Altenpflege. Von ihrer Struktur her neigen solche Institutionen aber dazu, Lebenserfahrungen der Teilhabe an sozial anerkannten Aktivitäten weitgehend auszuschließen, und das in einer Situation, in der Menschen am Sinn ihres Lebens im Altenheim zweifeln mögen. Pflegeheime wären so neu zu gestalten, dass sie dem SOC nicht schaden und so viel Mitentscheidung gewährleisten, wie dies möglich ist. Beschäftigungsprogramme wie Basteln, Lesen oder Sitztanz werden nicht ausreichen, Bewohner*innen mit heterogenen Interessen und Lebenserfahrungen den Sinn in ihrem Leben zurückzugeben.

1.8.7 Bedeutung für Forschung und Lehre in der Pflegebildung?

Das Konzept der Gesundheitsförderung in der Pflege kann nicht verstanden werden, wenn es nicht vermittelt, aber auch gelebt wird. Das bedeutet, dass sich Institutionen der Pflegebildung primär die Frage stellen müssen, wie sie für Lehrende und Lernende zu Orten der Gesundheitsförderung werden können. Dafür müssen sie unter Einbezug der Ebenen des sozialökologischen Modells der Frage nachgehen, wie die theoretische und die praktische Ausbildung zu einem Ort werden kann, an dem Lebenserfahrungen der Teilhabe an sozial anerkannten Aktivitäten gemacht werden können – und zwar unter Förderung von Empowerment bei denjenigen Gruppen, die über solche Erfahrungen bislang wenig verfügen. Dies ist eine Herausforderung für Forschung und für die Umsetzung. Beispiele für kontraproduktive Prozesse in der Pflegebildung wären Initiationsriten für Auszubildende, die primär der Unterordnung in die Hierarchie dienen, heterogene Bewertungen wissenschaftlicher und praktischer Kompetenzen oder die Erfahrung einer Betrachtung zu integrierender internationaler Pflegekräfte primär unter dem Aspekt der Defizite statt der Kompetenzen (Blättner et al., 2019).

Insbesondere relevant für die Forschung ist die Frage, wie in den sehr heterogenen Settings ambulanter und stationärer Kurzzeit- und Langzeitpflege die Gesundheit der Klientel faktisch gefördert werden kann. So ist die Frage der Selbstbestimmung über Tagesabläufe in der Langzeitpflege von größerer Relevanz als in der Kurzzeitpflege, aber auch dort wäre sie mit Erfahrungen der Partizipation verbunden. Hier kommen aber Interessen der Institution, der Pflegekräfte und der Pflegebedürftigen miteinander in Konflikt und dies in einem gesellschaftlichen Klima, das stärker die Ökonomie der Gesundheits- und Pflegeversorgung als ihr Potenzial, Gesundheit zu fördern, fokussiert. Wie kann hier eine Lösung gefunden werden, die die Gesundheit der Pflegekräfte und die ihres Klientels fördert?

Literatur

Antonovsky, A. (1997). *Salutogenese. Zur Entmystifizierung der Gesundheit*. Tübingen: dgvt.

Blättner, B. (2007). Das Modell der Salutogenese – eine Leitorientierung für berufliche Praxis. *Prävention und Gesundheitsförderung, 2*, 67–73. https://doi.org/10.1007/s11553-007-0063-3

Blättner, B., Satola, A. & Bollinger, H. (2019). Integration macht Arbeit. Pflegeteams brauchen Unterstützung bei der Integration internationaler Pflegefachkräfte. *Dr. med. Mabuse, 238*(3-4), 51–53.

Bronfenbrenner, U. (1981). *Die Ökologie der menschlichen Entwicklung. Natürliche und geplante Experimente*. Stuttgart: Klett-Cotta.

Dahlgren, G. & Whitehead, M. (1991). *Policies and Strategies to Promote Social Equity in Health*. Stockholm: Institute for Future Studies.

Franzkowiak, P. (2018). *Prävention und Krankheitsprävention*. Zugriff 14.03.2020 unter https://www.leitbegriffe.bzga.de/alphabetisches-verzeichnis/praevention-und-krankheitspraevention/

GKV-Spitzenverband. (2018). *Leitfaden Prävention in stationären Pflegeeinrichtungen nach § 5 SGB XI*. https://www.gkv-spitzenverband.de/media/dokumente/presse/publikationen/Leitfaden_Pravention_2018_barrierefrei.pdf.

GKV - Spitzenverband. (2021). *Leitfaden Prävention - Handlungsfelder und Kriterien nach § 20 Abs. 2 SGB V*. https://www.dnbgf.de/fileadmin/downloads/materialien/dateien/2020_GKV_Leitfaden_Pravention_barrierefrei.pdf

Kaba-Schönstein, L. (2018). *Gesundheitsförderung 1: Grundlagen*. Zugriff 14.03.2020 unter https://www.leitbegriffe.bzga.de/alphabetisches-verzeichnis/gesundheitsfoerderung-1-grundlagen/

MDS (Medizinischer Dienst des Spitzenverbandes Bund der Krankenkassen) & GKV (Gesetzliche Krankenkassen-Spitzenverband). (2019a). *Präventionsbericht 2019. Leistungen der gesetzlichen Krankenversicherung: Primärprävention und Gesundheitsförderung. Leistungen der sozialen Pflegeversicherung: Prävention in stationären Pflegeeinrichtungen. Berichtsjahr 2018*. Verfügbar unter https://www.vdek.com/LVen/BAW/Service/Gesundheitsfoerderung_Praevention/_jcr_content/par/publicationelement_1610802770/file.res/Pr%C3%A4ventions bericht%202019%20(Berichtsjahr%202018).pdf

MDS (Medizinischer Dienst des Spitzenverbandes Bund der Krankenkassen) & GKV (Gesetzliche Krankenkassen-Spitzenverband). (2019b). *Tabellenband zum Präventionsbericht 2019. Leistungen der gesetzlichen Krankenversicherung: Primärprävention und Gesundheitsförderung. Leistungen der sozialen Pflegeversicherung: Prävention in stationären Pflegeeinrichtungen. Berichtsjahr 2018*. Verfügbar unter https://www.gkv-spitzenverband.de/media/dokumente/krankenversicherung_1/praevention__selbsthilfe__beratung/praevention/praeventionsbericht/2019_GKV_MDS_Tabellenband_Praeventionsbericht.pdf

Mielck, A. (2000). *Soziale Ungleichheit und Gesundheit. Empirische Ergebnisse, Erklärungsansätze, Interventionsmöglichkeiten*. Bern: Hans Huber.

Rappaport, J. (1981). In praise of paradox: A social policy of empowerment over prevention. *American Journal of Community Psychology, 9*(1), 1–25. https://doi.org/10.1007/BF00896357

RKI (Robert Koch-Institut). (Hrsg.). (2015). *Gesundheit in Deutschland. Gesundheitsberichterstattung des Bundes*. Berlin: RKI.

SGB XI (2021). *Prävention in Pflegeeinrichtungen, Vorrang von Prävention und medizinischer Rehabilitation*. Verfügbar unter https://www.sozialgesetzbuch-sgb.de/sgbxi/5.html

WHO (2009). *Milestones in Health Promotion. Statements for Global Conferences*. World Health Organization. Verfügbar unter https://apps.who.int/iris/handle/10665/70578

Wright, M.T., von Unger, H. & Block, M. (2010). Partizipation der Zielgruppe in der Gesundheitsförderung und Prävention. In M.T. Wright (Hrsg.), *Partizipative Qualitätsentwicklung in der Gesundheitsförderung und Prävention* (S. 35–52). Bern: Hans Huber.

Wright, M. (2016). *Partizipation: Mitentscheidung der Bürgerinnen und Bürger*. Zugriff 19.03.2020 unter https://www.leitbegriffe.bzga.de/alphabetisches-verzeichnis/partizipation-mitentscheidung-der-buergerinnen-und-buerger/

Weiterführende Literatur

Antonovsky, A. (1991). Meine Odyssee als Streßforscher. In H.-H. Abholz (Hrsg.), *Jahrbuch für kritische Medizin 17. Rationierung der Medizin* (S. 112–130). Berlin, Hamburg: Argument.

Blättner, B. & Waller, H. (2018). *Gesundheitswissenschaft. Eine Einführung in Grundlagen, Theorie und Anwendung* (6., überarb. Aufl.). Stuttgart: Kohlhammer.

Bundeszentrale für gesundheitliche Aufklärung. (2018). *Leitbegriffe der Gesundheitsförderung und Prävention*. Zugriff 19.03.2020 unter https://www.leitbegriffe.bzga.de/

1.9 Interprofessionalität – Innovatives Lernen für den Gesundheitsbereich

Ursula Walkenhorst und Katrin Kunze

Abstract

Interprofessionalität hat sich zu einem erkennbar relevanten Thema für den Gesundheitsbereich entwickelt, das seine Ausprägung sowohl im Bildungs- als auch im Versorgungssektor findet. Interprofessionelles Lernen als Teil des beruflichen Sozialisationsprozesses stellt dafür eine notwendige Voraussetzung dar. Aus einer Bildungsperspektive zeigt sich diese Form des Lernens als innovativ und anspruchsvoll und bedarf entsprechender Rahmenbedingungen und Konzepte. Dieses Kapitel gibt einerseits einen Einblick in die aktuellen Diskussionen und skizziert andererseits didaktische Überlegungen zur Implementierung des interprofessionellen Lehrens und Lernens in Theorie und Praxis. Zum Abschluss wird durch die Identifizierung der Forschungsbedarfe eine zukunftsorientierte Perspektive für die Thematik im Bildungsbereich gelegt.

Schlüsselbegriffe

- Interprofessionelles Lernen
- Bildungskonzepte
- Interprofessionelle Zusammenarbeit
- Berufliche Sozialisationsprozesse

1.9.1 Einleitung

Die Forderung nach einer interprofessionellen Zusammenarbeit in der Gesundheitsversorgung hat in den letzten Jahren erkennbar an Bedeutung gewonnen. Bedingt durch den demografischen Wandel, die Zunahme chronisch und multimorbid erkrankter Menschen sowie das immer komplexer werdende Gesundheitssystem, ist ein Paradigmenwechsel weg von einem monoprofessionellen hin zu einem interprofessionellen Arbeiten in der Gesundheitsversorgung notwendig geworden (Ulrich et al., 2020). Dies gilt neben der Pflege auch für alle anderen Gesundheitsberufe und wird in der weiteren Entwicklung u. a. auch die Sozial- und Diagnostikberufe miteinschließen. Gesundheits- und wissenschaftspolitische Gutachten bzw. Berichte bestätigen diesen erhöhten Bedarf an interprofessionellen Lern- und Arbeitsprozessen und tragen dazu bei, dass das Thema verstärkt diskutiert wird (Ewers et al., 2012; Robert Bosch Stiftung, 2011; Wissenschaftsrat, 2012). Dabei wird betont, dass interprofessionelles Lernen in der Ausbildung zu einem Gesundheitsberuf als eine Voraussetzung für interprofessionelle Zusammenarbeit in der Berufspraxis gesehen werden kann. So geben internationale Studien, Frameworks und Konzepte Hinweise auf mögliche Effekte von interprofessioneller Zusammenarbeit und benennen Anforderungen an Bildungs- und Arbeitsprozesse (Reeves et al., 2013).

Daraus resultiert die Aufgabe, interprofessionelle Lernprozesse konkret zu betrachten und hinsichtlich ihrer Gestaltungsmöglichkeiten und wissenschaftlichen Evaluierung zu erfassen. Neben den zahlreichen Hinweisen auf das große Potenzial von interprofessioneller Ausbildung und einer daraus resultierenden interprofessionellen Zusammenarbeit, gibt es allerdings auch kritische Stimmen. So zeigen Studien zwar einerseits, dass interprofessionelle Bildung die interdisziplinäre Zusammenarbeit und Teamarbeit begünstigt, Barrieren und Vorurteile zwischen den verschiedenen Gesundheitsberufen reduziert und die Fachkompetenz fördert (Guraya & Barr, 2018). Andererseits sind jedoch langfristige Ergebnisse zu einer Korrelation zwischen den beiden Aspekten noch nicht gesichert (Reeves et al., 2016). Für das Feld der Ausbildung wird zudem die mangelnde Evidenz und Theoriefundierung bemängelt (Paradis & Whitehead, 2019; Ulrich et al., 2020).

Damit ergibt sich die Notwendigkeit, sich dem Konstrukt der Interprofessionalität als Gegenstand moderner Bildungskonzepte im Gesundheitswesen zu nähern, interprofessionelles Lernen als eigenständigen Lernansatz in (hoch-)schulischen und beruflichen Kontexten zu beschreiben und die Anforderungen an eine entsprechende Forschung in dem Bereich zu skizzieren. Dieser Aufgabe widmet sich der folgende Beitrag.

1.9.2 Interprofessionalität als Gegenstand innovativer Bildungskonzepte

Die Thematik der Interprofessionalität stellt einen aktuellen Gegenstand innovativer Bildungskonzepte im schulischen, hochschulischen und beruflichen Bereich dar. Dies war nicht immer so und stellt sich national und international unterschiedlich dar. Der folgende Abschnitt gibt hierzu einen Überblick und verdeutlicht den interdisziplinären Aspekt des interprofessionellen Handelns.

1.9.2.1 Entwicklungen und Diskussionen zur Interprofessionalität

Die Forderung nach einer interprofessionellen Zusammenarbeit im Gesundheitswesen, verbunden mit dem Anspruch an eine bessere Vernetzung der Versorgungseinrichtungen basierend auf der Anbahnung von interprofessioneller Kompetenz in den Ausbildungen, ist nicht neu. Diese Diskussionen werden seit fast fünfzig Jahren geführt und wurden im internationalen Raum durch eine umfangreiche Forschung zur Interprofessionalität unterstützt. Deshalb gehören interprofessionelle Lernansätze u. a. in Kanada, Australien und Schweden bereits seit mehreren Jahren zum festen Bestandteil der Ausbildungen in den Gesundheitsberufen. In Deutschland hingegen ist das Thema lange Zeit wenig beachtet worden (Robert Bosch Stiftung, 2011; SVR Gesundheit, 2007; Weltgesundheitsorganisation, 1988, 2010). Erst durch die Unterstützung der Robert-Bosch-Stiftung entstanden zahlreiche Förderinitiativen in diesem Bereich, die dem Thema eine größere Aufmerksamkeit gaben. So wurden insbesondere durch das Programm „Operation Team“ im Zeitraum von 2010–2020 deutschlandweit zahlreiche Projekte zur Entwicklung interprofessioneller Lehr-Lern-Konzepte gefördert (Nock, 2020). Im Rahmen eines ebenfalls geförderten Graduiertenkollegs forschen zudem Nachwuchswissenschaftler*innen zu den Themen der Vermittlung, Prüfung und Evaluation im Kontext der interprofessionellen Lehre in den Gesundheitsberufen (ILEGRA, 2020).

Aufgrund dieser vielfältigen Unterstützungen sind in den letzten Jahren in Deutschland zahlreiche interprofessionelle Bildungsinitiativen entwickelt worden und vielfältige Bemühungen entstanden, interprofessionelle Lehreinheiten in bestehende Curricula und laufende Aus- oder Weiterbildungsprogramme zu integrieren (Ewers, 2018). Für diese waren oft logistisch aufwendige Maßnahmen sowie umfangreiche Ressourcen notwendig, die offensichtlich gemacht haben, dass interprofessionelles Lernen oft eine Herausforderung auf der Strukturebene darstellt. Exemplarisch seien hier die Projekte ‚INTER-M-E-P-P‘ (Bohrer et al., 2016), ‚interTUT‘ (Ewers & Reichel, 2017) sowie der interprofessionelle Kurs ‚Klinische Aspekte großer Gelenke‘ (Blum et al., 2020) genannt.

Zusammenfassend lässt sich festhalten, dass die Auseinandersetzung mit interprofessionellem Lehren, Lernen und Handeln sowohl national als auch international deutlich mehr in den Fokus der Betrachtung gerückt ist und die wissenschaftlichen Arbeiten zu der Thematik zugenommen haben (Atzeni et al., 2017; Sottas et al., 2013).

1.9.2.2 Forschungsbedarfe und -perspektiven

Die bisherigen Aktivitäten zur Interprofessionalität fanden in Deutschland primär im Projektbereich statt und beinhalteten eher eine Entwicklungsperspektive. Auch wenn Projekte eine gute Basis für Forschungsaktivitäten darstellen, zeigt eine erste Analyse, dass ein weiterer Ausbau der Forschungsaktivitäten, verbunden mit einer entsprechenden hochwertigen Begleitforschung, notwendig ist (Ulrich et al., 2020; Wissenschaftsrat, 2018). In der aktuellen Forschung zu ‚Interprofessional education' (IPE) gibt es bisher wenig übergreifende Untersuchungen, die eine entsprechende Evidenz von Interventionen und Konzepten belegen können. Zudem basieren die interprofessionellen Bildungsansätze im deutschsprachigen Raum noch auf keiner ausreichend begründeten Theorie. Aber auch aus dem internationalen Raum kommen Hinweise, dass IPE-Forschung stark beeinflusst ist durch spezifische und teilweise einmalige oder kurzfristige IPE-Aktivitäten. Die Forschung konzentriert sich dabei häufig auf eine Prä-Post-Evaluierung und basiert auf Selbsteinschätzungen der Lehrenden oder Lernenden (Lawn, 2016). Selbsteinschätzung gelten jedoch eher als schwache Form der Evaluation, um Veränderungen von Wissen und Fertigkeiten oder Wahrnehmungen und Einstellungen abzubilden (Reeves et al., 2016). Die Evaluationen finden zudem häufig an einzelnen Standorten mit kleinen, zielgerichteten Stichproben statt und die Studien sind eher wert- als ergebnisorientiert sowie von begrenzter Dauer, Tiefe und Strenge (Lawn, 2016). Dies verdeutlicht einerseits die notwendige Entwicklung stabiler Instrumente zur Messung von Effekten der interprofessionellen Ausbildung sowie andererseits die Durchführung longitudinaler Erhebungen, bei denen die Lernenden in ihrer interprofessionellen Kompetenzentwicklung sowohl in der Phase der Ausbildung als auch in der Phase der Berufspraxis begleitet werden (Reeves et al., 2016). Insgesamt sind also weitere Studien erforderlich, um ein besseres Verständnis dieser längerfristigen Ergebnisse für interprofessionelles Lehren und Lernen zu erzielen (Reeves et al., 2016; Unger, 2010).

1.9.2.3 Interprofessionalität als interdisziplinäres Thema

Das allgemeine Verständnis von Interprofessionalität und interprofessioneller Lehre ist ebenso vielfältig wie das zugrundeliegende wissenschaftliche Verständnis. Eine größere Homogenität gibt es allerdings für den Begriff des interprofessionellen Lernens (Wissenschaftsrat, 2018). Demnach wird es verstanden als: „Interprofessional education occurs when two or more professions learn about, from and with each other to enable effective collaboration and improve health outcomes" (Weltgesundheitsorganisation, 2010, S. 7). Eine Begründung für die Diversität des Verständnisses ist, dass interprofessionelle Ausbildungen (*interprofessional education, IPE*) und Szenarien interprofessioneller Zusammenarbeit (*interprofessional collaboration, IPC*) „noch relativ junge Konzepte" (Brandt, 2018, S. 69) sind (Clark, 2018; Sottas et al., 2013). Unübersehbar ist aber, dass der Blick auf die Thematik eher ein dialektischer ist (Walkenhorst & Hollweg, 2022). Dies bedeutet, dass der Bildungs- und Versorgungsbereich jeweils in Beziehung zueinander gedacht werden und Veränderungen in dem einen Bereich mögliche Konsequenzen für den anderen Bereich haben. Der Zusammenhang zwischen interprofessioneller Ausbildung und den postulierten Wirkungen in der Versorgung ist allerdings noch nicht umfassend geklärt. Die Weltgesundheitsorganisation (2013) empfiehlt deshalb, dass neue und zukünftige Programme nur im Kontext qualitativ hochwertiger Forschung implementiert und interdisziplinär ausgerichtet werden müssen.

Die Notwendigkeit, Interprofessionalität interdisziplinär zu betrachten, machen auch die vielfältigen Fragestellungen, die zu bearbeiten sind, deutlich. So kann beispielsweise beim Lernen im interprofessionellen Kontext auf Bezugsdisziplinen wie die Bildungswissenschaften oder die Lernpsychologie rekurriert werden, während bei der arbeitsplatzbezogenen Zusammenarbeit mit verschiedenen Berufen Erkenntnisse aus der Arbeits- und Organisationspsychologie oder der Sozialpsychologie hinzugezogen werden können. Die Thematik der interdisziplinären Perspektive bringt es dann mit sich, dass Forschungsprojekte an unterschiedlichen Fakultäten etabliert werden können. Dies hätte zur Konsequenz, dass das Thema als ein Querschnittsthema gesehen werden kann und damit keinen eigenständigen wissenschaftlichen Platz hätte. Ob diese Vermutung zutreffen wird, wird die weitere Diskussion des Themas in den nächsten Jahren zeigen. Interprofessionalität stellt damit eher ein soziales Konstrukt dar, das mit vielen Fragen einhergehen kann. Einem sozialen Konstrukt ist inhärent, dass es sich durch das Handeln und die Interpretation der damit agierenden Personen verändert und prozesshaft ist (Berger & Luckmann, 1980).

1.9.3 Interprofessionelles Lernen in unterschiedlichen Settings

In dem folgenden Absatz wird der Blick auf verschiedene Kontexte und Settings gerichtet, in denen interprofessionelles Lernen stattfinden kann. Erkennbar ist wieder, dass in der aktuellen IPE- Entwicklung und Forschung auch aus der Perspektive des Lernens sowohl der Bildungs- als auch der Versorgungsbereich adressiert werden.

1.9.3.1 Gestaltungsvarianten im hochschulischen Bereich

Die Empfehlung des Wissenschaftsrats (2012) ist eindeutig: Er schlägt eine strukturelle und curriculare Verzahnung der pflege- und therapiewissenschaftlichen sowie medizinischen Studiengänge zur Förderung der interprofessionellen Kompetenzentwicklung vor. Dies ist mittlerweile an unterschiedlichen Standorten aufgegriffen worden, sodass in einigen Studiengängen für Pflege, Therapie und Medizin interprofessionelle Lehr-/Lernkonzepte entwickelt wurden. Jedoch kann grundsätzlich beobachtet werden, dass der Umsetzung dieser Empfehlung des Wissenschaftsrats (WR) in den Ausbildungen der Gesundheitsberufe in Deutschland eine sehr unterschiedliche Bedeutung beigemessen wird. So findet sich eine eher heterogene Mischung verschiedener Konzepte von interprofessionellen Lehr-Lern-Arrangements (Walkenhorst & Heinzelmann, 2019). Ein Grund für dieses heterogene Bild ist, dass bisher kein hinreichender Konsens bezüglich der zu erlangenden interprofessionellen Kompetenz im Rahmen der beruflichen Ausbildungen der Gesundheitsberufe besteht. Dies trägt dazu bei, dass es einerseits gesundheitsbezogene Studiengänge gibt, in denen sich das Thema Interprofessionalität als longitudinaler Strang durch das gesamte Curriculum zieht bzw. sich als ein Mantelcurriculum um mehrere, gesundheitsbezogene Studiengänge legt. Andererseits finden sich Studiengänge in starker monoprofessioneller Ausrichtung, in denen die Zusammenarbeit mit anderen Berufsgruppen nur temporär im Rahmen von theoretischen Unterrichtseinheiten thematisiert wird und die nur wenige Lernmöglichkeiten zwischen den verschiedenen Berufsgruppen herstellen (können). In der Konsequenz wird die Mehrheit der Auszubildenden und Studierenden in den Gesundheitsberufen in Deutschland (noch) nicht interprofessionell ausgebildet (Klapper & Schirlo, 2016).

Da das Lernen verschiedener Berufsgruppen von-, mit- und übereinander immer mit erheblichen strukturellen, logistischen und finanziellen Herausforderungen verbunden ist, sind die bisherigen Angebote und Maßnahmen im hochschulischen Bereich meist „noch stark personen-, struktur- und ressourcenabhängig“ (Walkenhorst & Heinzelmann, 2019, S. 392).

1.9.3.2 Interprofessionelle Sozialisationsprozesse

Interprofessionelle Lehr-Lernkonzepte sind mit dem Ziel verbunden, die zukünftigen Berufsangehörigen der Gesundheitsberufe für die interprofessionelle Zusammenarbeit zu sensibilisieren. Lernen findet dabei in unterschiedlichen Szenarien statt, die sowohl am Lernort (Hoch-)Schule als auch am Lernort Praxis gestaltet werden können und müssen (Behrend et al., 2020). An beiden Lernorten finden sich verschiedene Möglichkeiten, die Lerngelegenheiten zu entwickeln. Ein dritter Lernort, das Skillslab, stellt dabei eine neuere Form dar, die ebenfalls an Bedeutung gewinnt.

Im Folgenden wird anhand von fünf exemplarischen Lernsettings skizziert, wie interprofessionelles Lernen im Laufe des beruflichen Sozialisationsprozesses umgesetzt werden kann. Hierzu gehören

- Theoretisches interprofessionelles Lernen am Lernort (Hoch-)Schule
- Praktisches interprofessionelles Lernen am Lernort (Hoch-)Schule
- Interprofessionelle Ausbildungsstationen am Lernort Praxis
- Interprofessionelle Zusammenarbeit in der Praxis
- Interprofessionelles Lernen in der Fort- und Weiterbildung

Theoretisches interprofessionelles Lernen am Lernort (Hoch-)Schule

Bei dieser Art des Lernens finden die Lehrveranstaltungen für die verschiedenen Berufs-/Studienrichtungen gemeinsam statt. Das Ziel dieser Veranstaltungen liegt darin, dass verschiedene Berufs-/Studienrichtungen gleichzeitig zusammenkommen, um mit-, von- und übereinander lernen zu können (Harden, 1998). Die Inhalte der Lehrveranstaltungen sind für die verschiedenen Berufs-/Studienrichtungen gleichermaßen relevant und eher im Bereich der theoretischen Grundlagen zu verorten. Hierzu gehören z. B. Veranstaltungen wie Gesundheitswissenschaftliche Grundlagen, Ethik im Gesundheitswesen oder Kommunikation und Interaktion. Gemeinsam werden Aspekte der Interprofessionalität aus einer theoretischen Perspektive identifiziert und diskutiert und anhand von Fällen, Problemen und Situationen erarbeitet. Die Gruppengröße kann aufgrund der interprofessionellen Zusammensetzung der Lernenden eher hoch sein, was eine didaktische Anforderung für die Lehrenden darstellt. Es ist dadurch eine differenzierte inhaltliche und methodische Planung erforderlich, um die verschiedenen Abstufungen von einer reinen Wissensvermittlung bis hin zur Reflexion von Interprofessionalität als Gegenstand des Lernens zu ermöglichen (Walkenhorst & Heinzelmann, 2019).

Praktisches interprofessionelles Lernen am Lernort (Hoch-)Schule

In diesem Lernsetting steht das praktische Lernen in meist kleineren Gruppen aus unterschiedlichen beruflichen Fachrichtungen im Mittelpunkt. Es kann sowohl mit Unterstützung einer Lehrperson oder eines interprofessionell zusammengesetzten Lehrteams bzw. studentischen Tutor*innen als auch selbstgesteuert durch die Lernenden gestaltet werden. Ziel dieser Angebote ist es, die theoretisch erworbenen Grundlagen in spezifisch dafür eingerichteten Räumen anzuwenden und praktisch umzusetzen (z. B. praktische Übungsräume, Skillslab) (Herzig & Haugk, 2019; Kerres et al., 2021). Die Übungen sind themenspezifisch aufgebaut und ermöglichen verschiedene interprofessionelle Zusammensetzungen der Gruppen. Neben den interprofessionellen Gruppen kann eine inhaltliche Vertiefung und Spezifizierung ggf. auch in monoprofessionellen Lerngruppen fortgesetzt werden. Aufgrund der kleineren Gruppengröße und der anwendungsbezogenen Ausrichtung ist die Interaktion zwischen den Lernenden sehr hoch. Lehrende sind hierbei gefordert, diese Interaktionen didaktisch vorzubereiten und sie entsprechend der vorhandenen Ressourcen (z. B. Räume, Personal) umzusetzen (Gügel & Kern, 2021).

Interprofessionelle Ausbildungsstationen am Lernort Praxis

In diesem Lernsetting findet das Lernen in der z. B. klinischen Praxis und damit außerhalb der Bildungseinrichtung statt. Im Laufe der letzten Jahre wurden dafür nach internationalem Vorbild auch in Deutschland sogenannte *Interprofessionelle Ausbildungsstationen* aufgebaut (Nock, 2018). Auf diesen Ausbildungsstationen werden Patient*innen von Studierenden und/oder Auszubildenden verschiedener Gesundheitsberufe gemeinsam und weitestgehend selbstverantwortlich versorgt. Die Lernenden werden dabei von fachkundigem Personal in Form einer Lernbegleitung oder Praxisanleitung betreut und unterstützt (Bode et al., 2021).

Die Ausbildungsstationen haben zum Ziel, die Zusammenarbeit mit der jeweils anderen Berufsgruppe frühzeitig in der Ausbildung unter realen Bedingungen zu erleben, zu erlernen und zu fördern. Diese realitätsnahen Arbeits- und Lernbedingungen stellen besondere Anforderungen an die Lernenden hinsichtlich der Fähigkeiten zur gemeinsamen Kommunikation und Interaktion. Denn die Lernenden sind – unter Supervision der Lernbegleiter*innen – gemeinsam für die Versorgung der Patient*innen sowie ggf. die Betreuung der Angehörigen verantwortlich und trainieren auf diese Weise die interprofessionelle Zusammenarbeit mit anderen Gesundheitsberufen (Bode et al., 2021). Die Aufgaben und Übungen orientieren sich an den Spezifika des jeweiligen Fachgebietes (z. B. Pädiatrie). Diese Art des Lernsettings aufzubauen, bedarf einer umfangreichen Vorbereitung. Erforderlich sind einerseits intensive Planungen, z. B. zwischen der Klinik-, Pflege- und Schulleitung und dem Studiendekanat (Nock, 2018). Andererseits müssen besondere Voraussetzungen auf Seiten der Bildungs- und Versorgungseinrichtung geschaffen werden, wie z. B. curriculare und personelle Freiräume (Mihaljevic et al., 2018). Darüber hinaus ist eine kontinuierliche Zusammenarbeit zwischen den Akteur*innen aus den Versorgungs- und Bildungseinrichtungen erforderlich, um die verschiedenen Perspektiven (Versorgungs- und Bildungsauftrag) zusammenzuführen und umzusetzen.

Interprofessionelle Zusammenarbeit in der Praxis

Lernen findet nicht nur in definierten Räumen statt, sondern begleitet das berufliche Handeln auch im Berufsalltag. Die gemeinsamen Arbeitsprozesse geben vielfältige Anregungen mit-, von- und übereinander zu lernen. Das Lernen am Arbeitsplatz stellt dabei eine wichtige Form der beruflichen Kompetenzentwicklung dar (Dehnbostel, 2007). Damit einher geht die Forderung, dass sich Lernen und Arbeiten zunehmend verbinden. Diese Verbindung ist notwendig, damit Interprofessionalität nicht nur ein Thema am Lernort (Hoch-)Schule ist. Denn „die innovativen Bildungsprogramme und -projekte zur Stärkung der interprofessionellen Ausbildung sind nur dann gänzlich erfolgreich, wenn die Arbeitsplatzkultur diesen Ansatz unterstützt und das in der Ausbildung erlernte Wissen und die gewonnenen Fähigkeiten am Arbeitsplatz übernommen und ausgebaut werden können“ (Behrend et al., 2020, S. 206).

Lernen am Arbeitsplatz bedarf nicht immer dafür definierter Rahmenbedingungen und die Lernsituationen sind in der Regel nicht pädagogisch inszeniert, sondern entstehen durch eine offene und reflektierende Haltung der Bereitschaft mit-, von- und übereinander zu lernen sowie auf einer auf Vertrauen basierten Arbeitsatmosphäre mit konstruktiver Fehlerkultur (Edmondson et al., 2016; Roterring, 2015). Diese Erkenntnis bestand bereits vor der aktuellen wissenschaftlichen Betrachtung des Phänomens der Interprofessionalität. So ist es selbstverständlich in Teams zu arbeiten, gemeinsam das Ergebnis der Arbeit zu reflektieren und sich in Aushandlungsprozesse zu begeben, wenn es um Absprachen zu Behandlungen etc. kam.

Die Idee der Interprofessionalität, die bislang eher aus einer Personal- und Organisationsentwicklungsperspektive angestoßen wurde, könnte jedoch durch die Sensibilisierung für die Thematik zu einem selbstverständlicheren Prozess werden und neue Lernfelder eröffnen, die nicht zwingend von außen angeregt werden müssen.

Interprofessionelles Lernen in der Fort- und Weiterbildung

Interprofessionelle Zusammenarbeit kann auch im Rahmen von Fort- und Weiterbildungen thematisiert werden (KeGL, 2019; Schmenger et al., 2018). Einerseits um Berufsangehörige, die bisher wenig oder keine Berührung mit interprofessionellem Lernen im Rahmen ihrer Ausbildung hatten, dafür zu sensibilisieren. Andererseits können derartige Formate genutzt werden, um sich über Herausforderungen in der Umsetzung der effektiven Zusammenarbeit beispielsweise bei bestimmten Krankheitsbildern oder bei konkreten Fällen auszutauschen. Dabei können das Schaffen eines (gemeinsamen) Verständnisses von verschiedenen Formen der Zusammenarbeit sowie die transparente Klärung von Aufgaben, Rollen und Kompetenzen in der interprofessionellen Zusammenarbeit im Fokus stehen (Behrend et al., 2020).

1.9.4 Aufbau eines neuen Forschungsfeldes

Die dargestellte zunehmende Relevanz der Thematik der Interprofessionalität benötigt sowohl eine systematische Förderung als auch eine wissenschaftliche Begleitung und Weiterentwicklung der vielfältigen Aktivitäten. Im Folgenden werden beispielhaft einige Strukturen zum Aufbau und zur Implementierung der Thematik der Interprofessionalität in Deutschland skizziert.

1.9.4.1 Interprofessionelle Lernprojekte – Programm ‚Operation Team'

Seit 2010 hat das von der Robert Bosch Stiftung (RBS) geförderte Programm ‚Operation Team' die Auseinandersetzung mit der Thematik der Interprofessionalität sowie die Entwicklung von Lernprojekten im Bildungs- und Praxisbereich in Deutschland erheblich befördert. So wurden insgesamt 58 Projekte im Rahmen der Aus-, Fort- und Weiterbildung finanziert, begleitet und evaluiert (Nock, 2020). Zahlreiche Standorte mit Medizinischen Fakultäten bzw. in Kooperation mit medizinischen Fakultäten wurden dabei unterstützt, die interprofessionelle Zusammenarbeit der Gesundheitsberufe bereits in der Ausbildung durch gemeinsame Lernprozesse vorzubereiten. Je nach Projekt unterschieden sich die Lernumgebungen von gemeinsamen interprofessionellen Lehr-/Lernszenarien in Seminaren, gemeinsamen Stationsvisiten und Fallbesprechungen bis hin zu extracurricularen studentischen Tutorien und mehrwöchigen Praxisphasen auf interprofessionellen Ausbildungsstationen (Nock, 2020). Aus dem Programm sind verschiedene anwendungsbezogene Publikationen hervorgegangen, die die Institutionen bei der Entwicklung eigener Strukturen und Projekte unterstützen (Nock, 2018, 2020; Robert Bosch Stiftung, 2011, 2016). Die vielfältigen Impulse und Strukturempfehlungen müssen in einem nächsten Schritt in Forschungsprojekten systematisch untersucht werden.

1.9.4.2 Wissenschaftsstrukturen – Studiengänge und Lehrstühle

Betrachtet man die wissenschaftliche Landschaft in Deutschland, so ist erkennbar, dass immer mehr Studiengänge entwickelt werden, die den Aspekt der Interprofessionalität bereits im Titel des Studiengangs tragen oder als Ziel haben, eine interprofessionelle Kompetenz zu erwerben (Boettcher et al., 2015; Hollweg et al.,

2015; Mahler et al., 2012). Neben den grundständigen Studiengängen im Kontext der Akademisierung sind in den letzten Jahren auch ausbildungsintegrierende oder additive Studienangebote für bereits beruflich qualifizierte Studierende entstanden. Mit diesen Studiengängen werden verschiedene Berufsgruppen adressiert, die zum Teil über den Gesundheitsbereich hinausgehen. Dadurch können weitere Perspektiven in das Phänomen der Interprofessionalität bzw. Interdisziplinarität gebracht werden. Eine Gesamtübersicht darüber, welche interprofessionellen Lehrveranstaltungen in Studiengängen in Deutschland in welcher Form curricular verankert sind, ist bisher nicht publiziert (Walkenhorst & Hollweg, 2022). Es ist jedoch zu erwarten, dass in den interprofessionell ausgerichteten Studiengängen entsprechende interprofessionelle Lehrveranstaltungen ein selbstverständlicher Bestandteil der Curricula sind.

Des Weiteren ist wahrnehmbar, dass immer mehr Lehrstühle mit entsprechenden Denominationen an den Hochschulen etabliert werden, die das Themenfeld sowohl in der Forschung als auch in der Lehre voranbringen können. Die Lehrstühle bzw. Fachgebiete sind sowohl an Universitäten als auch an Hochschulen für Angewandte Wissenschaft integriert und in unterschiedlichen Fachbereichen und Fakultäten verortet.

1.9.4.3 Forschung im Kontext des interprofessionellen Lernens

Wie in den bisherigen Ausführungen erkennbar, besteht ein erheblicher Forschungsbedarf, interprofessionelles Lehren und Lernen zu verstehen und zu gestalten. Diese Forschungslücke wurde durch die Förderung eines sowohl national als auch international einmaligen Graduiertenkollegs durch die Robert Bosch Stiftung geschlossen.

Das Graduiertenkolleg ‚Interprofessionelle Lehre in den Gesundheitsberufen – Vermittlung, Prüfung, Evaluation (ILEGRA)' ist ein strukturiertes dreijähriges Promotionsprogramm für Nachwuchswissenschaftler*innen aus der Medizin, Pflege, Physiotherapie, Ergotherapie und Logopädie. Ziel des Graduiertenkollegs ist es, Fragestellungen zur interprofessionellen Lehre und Didaktik im Gesundheitsbereich im Rahmen von Promotionsprojekten wissenschaftlich zu bearbeiten. Als Ergebnis ist ein wichtiger Schritt in der Professionalisierung interprofessioneller Lehre auf der Grundlage wissenschaftlicher Erkenntnisse zu den Themenbereichen Vermittlung, Evaluation und Prüfung zu erwarten. Die Absolvent*innen des Programms werden Multiplikator*innen und Expert*innen einer innovativen interprofessionellen Lehre und Forschung, die ihre Wirkung national und international in Schulen, Hochschulen, Fortbildungseinrichtungen sowie in der Versorgung entfalten.

Neben diesem Kolleg finden sich an vielen Hochschulen (Nachwuchs-)Wissenschaftler*innen, die in einzelnen Projekten die wissenschaftliche Fundierung interprofessioneller Fragestellungen stärken und damit zur Etablierung eines neuen Forschungs- und Handlungsfeld beitragen.

1.9.5 Ausblick

Interprofessionalität im Gesundheitswesen stellt eine anstrebenswerte Form der Zusammenarbeit zwischen den Berufsangehörigen dar, um eine qualitativ hochwertige Patient*innenversorgung zu gewährleisten. Interprofessionelles Handeln muss dabei frühzeitig erlernt werden und interprofessionelles Lernen stellt dafür eine innovative und notwendige Lernform dar. Trotz der beschriebenen Herausforderungen wird in der gemeinsamen Ausbildung die Basis für den interprofessionellen Kompetenzerwerb gesehen. Interprofessionelle Kompetenz gilt dabei als eine Voraussetzung für professionelles Handeln im Bereich der interprofessionellen Gesundheitsversorgung. Der Erwerb kann dabei in unterschiedlichen Settings in Theorie und Praxis erfolgen und bedarf didaktischer Konzepte sowie entsprechender Rahmenbedingungen. Dabei müssen sowohl die Ausbildung als auch die Forschung interdisziplinär und kooperativ angelegt sein, um die vielfältigen Facetten des Handelns und Denkens zu identifizieren und lehrbar zu machen. Dies wird in den nächsten Jahren ein umfassendes Programm für die Wissenschaft darstellen und aus den verschiedenen Disziplinperspektiven bearbeitet werden müssen.

Literatur

Atzeni, G., Schmitz, C. & Berchtold, P. (2017). Die Praxis gelingender IPZ. *Swiss Academies Reports, 12*(2).

Behrend, R., Maaz, A., Sepke, M. & Peters, H. (2020). Interprofessionelle Teams in der Versorgung. In K. Jacobs, A. Kuhlmey, S. Greß, J. Klauber & A. Schwinger (Hrsg.), *Pflege-Report 2019* (S. 202–209). Springer: Berlin. https://doi.org/10.1007/978-3-662-58935-9_16

Berger, P. & Luckmann, T. (1980). *Die gesellschaftliche Konstruktion der Wirklichkeit*. Frankfurt am Main: Fischer.

Blum, C.G., Richter, R., Fuchs, R., Sandeck, F. & Heermann, S. (2020). An interprofessional teaching approach for medical and physical therapy students to learn functional anatomy and clinical examination of the lower spine and hip. *Annals of Anatomy, 231*, 151-534. https://doi.org/10.1016/j.aanat.2020.151534

Bode, S., Hinrichs, J., Ballnus, R., Straub, C. & Mette, M. (2021). Schulungskonzept für Lernbegleitende auf interprofessionellen Ausbildungsstationen. *Padua, 16*(1), 45–50. https://doi.org/10.1024/1861-6186/a000595

Boettcher, A., Cording, L., Käuper, K.M. & Busch, S. (2015). Querdenken erlaubt - Interdisziplinarität beginnt in den Köpfen von Lehrenden. *International Journal of Health Professions, 3*(1), 29–36. https://doi.org/10.1515/ijhp-2016-0008

Bohrer, A., Heinze, C., Höppner, H., Behrend, R., Czakert, J., Hitzblech, T., Kaufmann, I., Maaz, A., Räbiger, J. & Peters, H. (2016). Berlin in Motion: Interprofessional teaching and learning for students in the fields of medicine, occupational therapy, physiotherapy and nursing (INTER-M-E-P-P). *GMS journal for medical education, 33*(2), Doc34.

Brandt, B.F. (2018). Rethinking Health Professions Education Through the Lens of Interprofessional Practice and Education. *New Directions for Adult and Continuing Education, 2018*(157), 65–76. https://doi.org/10.1002/ace.20269

Clark, K.M. (2018). Interprofessional Education and Collaborative Practice: Are We There Yet? *Journal of Lung Health and Diseases, 2*(4), 1–5. https://doi.org/10.29245/2689-999X/2017/4.1139

Dehnbostel, P. (2007). *Lernen im Prozess der Arbeit*. Münster: Waxmann.

Edmondson, A., Higgins, M., Singer, S. & Weiner, J. (2016). Understanding Psychological Safety in Health Care and Education Organizations: A Comparative Perspective. *Research in Human Development, 13*(1), 65–83. https://doi.org/10.1080/15427609.2016.1141280

Ewers, M. (2018). Interprofessionelles Lernen und Lehren im Gesundheitsbereich - ein Plädoyer für mehr bildungswissenschaftliche Reflexion und Nachwuchsförderung. In I. Thierfelder & H. Wild (Hrsg.), *Interprofessionelles Lehren und Lernen im Berufsfeld Gesundheit - INFLiGHT. Tagungsband. Working Paper No. 18-01 der Unit Gesundheitswissenschaften und ihre Didaktik* (S. 3–7). Berlin: Charité - Universitätsmedizin Berlin.

Ewers, M., Grewe, T., Höppner, H., Huber, W., Sayn-Wittgenstein, F., Stemmer, R., Voigt-Radloff, S., Walkenhorst, U. (2012). Forschung in den Gesundheitsfachberufen. Potenziale für eine bedarfsgerechte Gesundheitsversorgung in Deutschland. Konzept der Arbeitsgruppe Gesundheitsfachberufe des Gesundheitsforschungsrates. *Deutsche Medizinische Wochenschrift, 137*(2), 37–76. https://doi.org/10.1055/s-0032-1305035

Ewers, M. & Reichel, K. (Hrsg.). (2017). *Kooperativ Lehren, Lernen und Arbeiten in den Gesundheitsprofessionen: das Projekt interTUT. Working Paper No. 17-01 der Unit Gesundheitswissenschaften und ihre Didaktik*. Berlin: Charité - Universitätsmedizin Berlin.

Gügel, M. & Kern, M. (2021). Aufbau eines Simlabs an einem Bildungszentrum. In A. Kerres, C. Wissing & B. Wershofen (Hrsg.), *Skillslab in Pflege und Gesundheitsfachberufen. Intra- und interprofessionelle Lehrformate* (S. 35–48). Berlin: Springer. https://doi.org/10.1007/978-3-662-61928-5_3

Guraya, S.Y. & Barr, H. (2018). The effectiveness of interprofessional education in healthcare: A systematic review and meta-analysis. *The Kaohsiung Journal of Medical Sciences, 34*, 160–165. https://doi.org/10.1016/j.kjms.2017.12.009

Harden, R.M. (1998). AMEE guide No. 12: Multiprofessional education: Part 1 – effective multiprofessional education: a three-dimensional perspective. *Medical Teacher, 20*(5), 402–408. https://doi.org/10.1080/01421599880472

Herzig, T. & Haugk, M. (2019). Skills-Lab. In B. Klemme, U. Weyland & J. Harms (Hrsg.), *Praktische Ausbildung in der Physiotherapie* (S. 265–284). Stuttgart: Thieme.

Hollweg, W., Beck, E.-M., Schulenburg, K., Trock, S., Räbiger, J., Kraus, E. & Borde, T. (2015). Interprofessionelle Versorgung – Ein Studiengebiet mit Zukunft und Herausforderungen. *International Journal of Health Professions, 3*(1), 37–46. https://doi.org/10.1515/ijhp-2016-0009

ILEGRA. (2020). *Graduiertenkolleg ILEGRA*. Zugriff am 09.11.2020 unter https://www.ilegra.uni-osnabrueck.de/graduiertenkolleg_ilegra.html

KeGL. (2019). *Interprofessionelle Teamarbeit und Teamkultur in Gesundheitseinrichtungen gestalten*. Zugriff am 24.02.2021 unter https://www.kegl-unios.uni-osnabrueck.de/en/zertifikatsangebote_2019/interprofessionelle_teamarbeit_und_teamkultur_in_gesundheitseinrichtungen_gestalten.html

Kerres, A., Wissing, C. & Wershofen, B. (Hrsg.). (2021). *Skillslab in Pflege und Gesundheitsfachberufen. Intra- und interprofessionelle Lehrformate*. Berlin: Springer. https://doi.org/10.1007/978-3-662-61928-5

Klapper, B. & Schirlo, C. (2016). Editorial. Special edition booklet: Interprofessional Training – Published by the Robert Bosch Stiftung and the Gesellschaft für Medizinische Ausbildung. *GMS journal for medical education, 33*(2), Doc38.

Lawn, S. (2016). Moving the interprofessional education research agenda beyond the limits o evaluating student satisfaction. *Journal of Research in Interprofessional Practice and Education, 6*(2), 1–11. https://doi.org/10.22230/jripe.2017v6n2a239

Mahler, C., Karstens, S., Roos, M. & Scecsenyi, J. (2012). Interprofessionelle Ausbildung für eine patientenzentrierte Versorgung der Zukunft. Die Entwicklung eines Kompetenzprofils für den Bachelor-Studiengang interprofessionelle Gesundheitsversorgung. *Zeitschrift für Evidenz, Fortbildung und Qualität im Gesundheitswesen, 106*(7), 523–532. https://doi.org/10.1016/j.zefq.2012.04.003

Mihaljevic, A.L., Schmidt, J., Mitzkat, A., Probst, P., Kenngott, T., Mink, J., Fink, C.A., Ballhausen, A., Chen, J., Cetin, A., Murrmann, L., Müller, G., Mahler, C., Götsch, B. & Trierweiler-Hauke, B. (2018). Heidelberger Interprofessionelle Ausbildungsstation (HIPSTA): a practice- and theory-guided approach to development and implementation of Germany's first interprofessional training ward. *GMS journal for medical education, 35*(3), Doc33.

Nock, L. (2018). *Interprofessionelle Ausbildungsstationen. Ein Praxisleitfaden*. Stuttgart: Robert Bosch Stiftung.

Nock, L. (2020). *Interprofessionelles Lehren und Lernen in Deutschland – Entwicklung und Perspektiven*. Stuttgart: Robert Bosch Stiftung.

Paradis, E. & Whitehead, C.R. (2019). Verschiedene Formen von Wissen: Evidenz in interprofessioneller Praxis und Bildungsarbeit kritisch hinterfragen. In M. Ewers, E. Paradis & D. Herinek (Hrsg.), *Interprofessionelles Lernen, Lehren und Arbeiten. Gesundheits- und Sozialprofessionen auf dem Weg zu kooperativer Praxis* (S. 270–284). Weinheim, Basel: Beltz Juventa.

Reeves, S., Fletcher, S., Barr, H., Birch, I., Boet, S., Davies, N., McFadyen, A., Rivera, J. & Kitto, S. (2016). A BEME systematic review of the effects of interprofessional education: BEME Guide No. 39. *Medical teacher, 38*(7), 656–668. https://doi.org/10.3109/0142159X.2016.1173663

Reeves, S., Perrier, L., Goldman, J., Freeth, D. & Zwarenstein, M. (2013). Interprofessional education: effects on professional practice and health care outcomes (update). *Cochrane Database of Systematic Reviews, 2013*(3), CD002213. https://doi.org/10.1002/14651858.CD002213.pub3

Robert Bosch Stiftung. (2011). *Memorandum Kooperation der Gesundheitsberufe Qualität und Sicherung der Gesundheitsversorgung der zukünftigen Gesundheitsversorgung*. Stuttgart: Robert Bosch Stiftung.

Robert Bosch Stiftung. (2016). *Interprofessionelle Ausbildung. Themenheft der GMS Journal for Medical Education (JME)*. Stuttgart: Robert Bosch Stiftung.

Roterring, A. (2015). *Fehlerkultur in der professionellen Pflege. Implikationen für die Ausbildung*. Hamburg: disserta.

Schmenger, K., Cichon, I. & Klapper, B. (2018). Interprofessionelle Fortbildungsangebote für eine bessere kultursensible Gesundheitsversorgung. *Public Health Forum, 26*(1), 58–60. https://doi.org/10.1515/pubhef-2017-0095

Sottas, B., Brügger, S. & Meyer, P.C. (2013). *Health Universities. Konzept, Relevanz und Best Practice*. Winterthur: ZHAW Departement Gesundheit.

SVR Gesundheit (Sachverständigenrat zur Begutachtung der Entwicklung im Gesundheitswesen).

(2007). *Kooperation und Verantwortung. Voraussetzungen einer zielorientierten Gesundheitsversorgung (Kurzfassung)*. Zugriff am 27.01.2021 unter http://dipbt.bundestag.de/dip21/btd/16/063/1606339.pdf

Ulrich, G., Amstad, H. & Kaap-Fröhlich, S. (2020). *Interprofessionelle Ausbildung im Schweizer Gesundheitssystem: Situationsanalyse und Perspektiven*. Zugriff am 27.01.2021 unter www.careum.ch/workingpaper9-lang

Unger, A. (2010). Entwicklung interprofessioneller Kompetenz in der Ausbildung. In K. Marzinzik, A. Nauerth & U. Walkenhorst (Hrsg.), *Kompetenz und Kooperation im Gesundheits- und Sozialbereich* (S. 67–88). Berlin: LIT.

Walkenhorst, U. & Heinzelmann, B. (2019). Interprofessionelle Ausbildung zur Weiterentwicklung der Kommunikation im Gesundheitswesen. *Zeitschrift für medizinische Ethik, 65*(4), 387–398.

Walkenhorst, U. & Hollweg, W. (2022). Interprofessionelles Lehren und Lernen in den Gesundheitsberufen. In I. Darmann-Finck & K.-H. Sahmel (Hrsg.), *Pädagogik im Gesundheitswesen*. Berlin: Springer. https://doi.org/10.1007/978-3-662-61428-0_18-1

Weltgesundheitsorganisation. (1988). *Learning together to work together for health*. Geneva: World Health Organization.

Weltgesundheitsorganisation. (2010). *Framework for Action on Interprofessional Education & Collaborative Practice*. Geneva: World Health Organization.

Weltgesundheitsorganisation. (2013). *Transforming and scaling up health professionals' education and training: World Health Organization guidelines 2013*. Geneva: World Health Organization.

Wissenschaftsrat. (2012). *Empfehlungen zu hochschulischen Qualifikationen für das Gesundheitswesen*. Zugriff am 24.02.2021 unter https://www.wissenschaftsrat.de/download/archiv/2411-12.html

Wissenschaftsrat. (2018). *Neustrukturierung des Medizinstudiums und Änderung der Approbationsordnung für Ärzte. Empfehlungen der Expertenkommission zum Masterplan Medizinstudium 2020*. Zugriff am 02.02.2021 unter https://www.wissenschaftsrat.de/download/archiv/7271-18.pdf

Weiterführende Literatur

Ewers, M., Paradis, E. & Herinek, D. (2019). *Interprofessionelles Lernen, Lehren und Arbeiten. Gesundheits- und Sozialprofessionen auf dem Weg zu kooperativer Praxis*. Beltz: Juventa.

Robert Bosch Stiftung (RBS) & Gesellschaft für Medizinische Ausbildung (GMA). (Hrsg.). (2016). *Themenheft der GMS Journal for Medical Education (JME)*. Stuttgart: Robert Bosch Stiftung.

Walkenhorst, U. & Hollweg, W. (2022). Interprofessionelles Lehren und Lernen in den Gesundheitsberufen. In I. Darmann-Finck & K.-H. Sahmel (Hrsg.), *Pädagogik im Gesundheitswesen*. Berlin: Springer.

1.10 Arbeitsintegrierte Berufsqualifizierung in der Pflege

Lernen im Prozess der Arbeit in neuen Lernformen und erweiterten Lernorten

Peter Dehnbostel und Wolfram Gießler

Abstract

Die epochale Veränderung der Arbeitswelt zeigt sich in steigenden Qualifikationsanforderungen, ihrer Entgrenzung und der digitalen Transformation. Dem Lernen in der Arbeit kommt ein gewachsener Stellenwert zu. Zu Recht wird von der Renaissance des Lernens in der Arbeit gesprochen. Dabei erhält das informelle Lernen in der Arbeit eine Schlüsselrolle: Es wird zunehmend zum konstitutiven Bestandteil von Arbeit, es ergänzt sich mit formalem und nichtformalem Lernen. Dies geschieht gezielt über Lernkonzepte in der Arbeit, über die Gestaltung des Lernorts Arbeitsplatz und über neu geschaffene Lernorte inmitten der Arbeit wie das Beispiel der Lerninseln im Gesundheits- und Pflegebereich zeigt. Die in der Arbeit über informelles Lernen erworbenen Kompetenzen sind zu validieren und anzuerkennen. Hierzu sind Modelle der arbeitsintegrierten Berufsqualifizierung im Pflegebereich in mehreren Projekten entwickelt und erfolgreich erprobt worden. Pflegekräfte ohne Berufsabschluss erwerben in und über das Lernen in der Arbeit unter Anerkennung der dort erworbenen Kompetenzen die Berufsabschlüsse als Altenpflegehelfer/in und als Fachkraft Altenpflege. Mit der generalistischen Pflegeausbildung sind diese Modelle unter einer bundesweit geltenden Kompetenzorientierung fortzuführen.

Schlüsselbegriffe

- Informelles Lernen
- Lernkonzepte, Lernorte
- Qualifizierung in der Pflege
- generalistische Pflegeausbildung

1.10.1 Ausgangssituation

In den nicht akademischen Pflegeberufen findet das berufliche Lernen an Fachschulen, in Krankenhäusern, stationären Pflegeeinrichtungen, ambulanten Pflegediensten und Einrichtungen der Rehabilitation statt. Für all diese Lernorte gilt, dass der Bezug zum Lernen in der Arbeit in den letzten Jahren erheblich an Bedeutung gewonnen hat. Auch branchen- und berufsübergreifend hat der Stellenwert des Lernens in der Berufsbildung und in der Arbeit im Vergleich zur herkömmlichen Industriegesellschaft erheblich zugenommen. Es wird von einer Renaissance des Lernens in der Arbeit gesprochen. Das informelle Lernen prägt die Kompetenz- und Berufsentwicklung und das reale Arbeitshandeln von Fachkräften in modernen Arbeitsprozessen wesentlich. Einschlägigen Studien und Abhandlungen zufolge werden – in Abhängigkeit von Branchen und Berufen – 60 bis 80 Prozent der beruflichen Handlungskompetenz einer Fachkraft über das informelle Lernen in der Arbeit erworben (Overwien, 2005; Kaufmann, 2016). Dieses informelle Lernen verändert das Verhältnis von Arbeiten und Lernen, es hat wesentliche Auswirkungen auf betriebliche Lernkonzepte und berufliche Qualifizierungskonzepte.

Das Lernen in der Arbeit verstärkt sich mit der Restrukturierung von Organisationen und der Digitalisierung der Arbeitswelt und dem daraus resultierenden typischen Lern- und Prozesscharakter der Arbeit. Lernen wird zunehmend zeitlich und räumlich entgrenzt, es lässt sich nicht mehr auf einzelne Lebensphasen und formale, institutionalisierte Qualifizierungen reduzieren. Synchron hierzu entwickeln sich die Orte und Räume beruflichen Lernens, insbesondere pluralisieren und entgrenzen sich die betrieblichen Lernorte. In der Arbeit entstehen Lernorte, die informelles Lernen mit formalem Lernen integrieren, Lerninseln und Online-Communities sind Beispiel hierfür. Zudem wird der Lernort Arbeitsplatz in der digitalen Transformation durch virtuelle und hybride Lernräume strukturell erweitert. Diese in der Industrie spätestens seit den 1980er-Jahren einsetzende Entwicklung schlägt sich seit geraumer Zeit auch im Gesundheits- und Pflegebereich nieder (Brühlmann et al., 1999; Gießler et al., 2013; Sieger et al., 2015; Gießler & Dehnbostel, 2019). Die Veränderung der Arbeitswelt, ihre Entgrenzung und die zugleich zunehmende digitale Vernetzung bieten wachsende Lernpotenziale und Lernchancen in der Arbeit. Sie bedingen und erfordern aber auch veränderte Qualifizierungskonzepte, in denen das Lernen in der Arbeit eine wesentliche Rolle spielt. Insbesondere ist das Lernen in informellen Lernkontexten, das informelle Lernen im Arbeitsalltag und Arbeitshandeln zu berücksichtigen. Wie aber stehen informelles Lernen und das in einschlägigen Qualifizierungskonzepten vorherrschende formale Lernen zueinander? Wie sind sie definiert, welches sind ihre einschlägigen Merkmale?

1.10.2 Informelles Lernen und Lernkonzepte in der Arbeit

Die Veränderung der Lernarten in der Berufsbildung zeigt sich darin, dass das informelle Lernen und das nichtformale Lernen neben das formale Lernen getreten sind. Im 2013 eingeführten Deutschen Qualifikationsrahmen (DQR) wird betont, dass die Lernergebnisse informellen und nichtformalen Lernens einzubeziehen sind, der übergeordnete Europäische Qualifikationsrahmen (EQR) geht von der Gleichwertigkeit von formal, informell und nichtformal erworbenen Qualifikationen aus (Dehnbostel, 2015). Zudem finden beim Lernen in der Arbeit zunehmend Lernkonzepte wie situatives und selbstgesteuertes Lernen Berücksichtigung, die in Abgrenzung zu früheren Modellen einem konstruktivistischen Ansatz folgen: Lernen wird als konstruktiver Prozess betrachtet, an den Erfahrungen und am Wissen der Lernenden wird angeknüpft.

1.10.2.1 Formales, informelles, nichtformales Lernen

Das formale, das informelle und das nichtformale Lernen werden begrifflich z.T. unterschiedlich verstanden. Die hier in Kurzform angeführten Definitionen haben sich in der Berufs- und Weiterbildung weitgehend durchgesetzt (Dehnbostel, 2015). Danach ist formales Lernen das herkömmliche Lernen in Schulen, Hochschulen und anderen Bildungseinrichtungen des öffentlichen Bildungswesens. Es findet in formalen Kontexten durch strukturierte Lernziele, Lerninhalte, Lernzeiten und Lernförderungen statt. Es zielt auf ein angestrebtes Lernergebnis und richtet die Lernprozesse didaktisch-methodisch und lernorganisatorisch daran aus. Der Lernerfolg wird in der Regel durch die Prüfung nachzuweisender Qualifikationen beurteilt und durch zuständige und autorisierte Stellen in Form eines Zertifikats bestätigt. Beim informellen Lernen stellt sich im Gegensatz zum formalen Lernen ein Lernergebnis ein, ohne dass es von vornherein bewusst angestrebt wird. Es ist ein Lernen über Erfahrungen, das über Situationsbewältigungen und Problemlösungen in der Lebens- und Arbeitswelt zu Lernergebnissen führt. Dies bedeutet nicht, dass im Prozess des informellen Lernens die Intentionalität, also das gezielte Vorgehen, fehlt. Sie ist jedoch auf andere Ziele und Zwecke als auf das Lernen als solches gerichtet.

Die **Tabelle 1-2** zeigt eine Gegenüberstellung der Merkmale des formalen und des informellen Lernens.

Tabelle 1-2: Merkmale des formalen und informellen Lernens (Quelle: Eigendarstellung)

Formales Lernen	Informelles Lernen
• Systematisiert und strukturiert	• Unsystematisch und anlassabhängig
• Organisierte Lernorte in Schulen und Bildungszentren	• Lernen in Arbeits- und Lebenswelten
• Curricular vorgegebene, auf Lernergebnisse angelegte Lerninhalte	• Beiläufiges Lernen, Lernergebnis ergibt sich über Handlungen
• Theoriewissen als zumeist reduziertes wissenschaftliches Wissen	• Erfahrungswissen durch Reflexion des in Handlungen Erfahrenen
• Pädagogisch-professionelle Begleitung der Lernprozesse	• Keine Lernprozessbegleitung, ggf. lern- und kompetenzförderliche Arbeitsgestaltung
• Eingeschränkte Vermittlung von Sozial- und Personalkompetenz	• Erwerb von Fach-, Sozial- und Personalkompetenz

In der Fachöffentlichkeit wird vom nichtformalen Lernen als einer weiteren Lernart gesprochen. Dieses ist wie das formale Lernen ein organisiertes Lernen, das aber nicht Teil des öffentlich-rechtlichen Bildungssystems ist. Es wird bisher nur in Ausnahmefällen im Bildungssystem anerkannt, auch wenn eine volle Anerkennung, so über den DQR und EQR, in Aussicht gestellt wird. Das nichtformale Lernen vollzieht sich in organisierten Qualifizierungsmaßnahmen, die häufig von Anbietern und Bildungseinrichtungen durchgeführt werden. In Pflegeeinrichtungen und Krankenhäusern sind dies die Angebote der innerbetrieblichen Fortbildung, die praxisrelevante Themen aufgreifen, so z. B. Qualifizierungen zu Expertenstandards in der Pflege.

In der sich rasch verändernden Arbeitswelt nehmen die über nichtformales Lernen erworbenen Qualifikationen zu; ihr Anteil an Zertifikaten und an der Kompetenzentwicklung und Bildung im Erwachsenenalter wächst seit Jahren. Auch werden die über das nichtformale Lernen erworbenen Lernergebnisse in Teilen des Beschäftigungssystems anerkannt, aber dies lediglich im Rahmen einzelbetrieblich verantworteter Personalentwicklungsmaßnahmen.

1.10.2.2 Lernkonzepte in der Arbeit

Mit dem Leitziel der umfassenden beruflichen Handlungskompetenz setzen sich zunehmend Konzepte beruflichen Lernens in der Aus- und Weiterbildung durch, die lerntheoretisch und didaktisch den Konstruktivismus, die Handlungsorientierung und die Ganzheitlichkeit in den Mittelpunkt stellen (Oelke & Meyer, 2013; Dehnbostel, 2015). Lerntheoretisch kommt dabei dem informellen Lernen eine Schlüsselstellung zu. Die zurzeit wichtigsten beruflichen Lernkonzepte in der Arbeit sind:

- das E-Learning
- das situierte Lernen
- das organisationale Lernen
- das erfahrungsgeleitete Lernen
- das selbstgesteuerte Lernen und
- das reflexive Lernen.

E-Learning

Definitorisch bezieht sich E-Learning auf alle Formen des Lernens und Lehrens, bei denen elektronische oder digitale Medien beim Einsatz von Lernmaterialien Verwendung finden oder der zwischenmenschlichen Interaktion dienen (Kerres, 2018). Kurz gesagt: E-Learning ist das Lernen und Lehren oder Begleiten mit elektronischen oder digitalen Medien in formalen oder nichtformalen Kontexten. Neben dem organisierten E-Learning ist auch das informelle Lernen im Arbeitshandeln in digitalen Arbeitsumgebungen dem E-Learning im weitesten Sinne zuzuzählen. Das organisierte E-Learning wird in unterschiedlichen Formen durchgeführt vom Web Based Training (WBT) über Blended Learning bis zum Mobile Learning. In lehr- und lernmethodischer Hinsicht sind mit dem E-Learning u.a. das E-Teaching, E-Tutoring und E-Coaching eingeführt worden.

Situiertes Lernen

Das Konzept des situierten Lernens gründet sich auf individuelle und kollaborative Lernprozesse, die durch Interaktionen im sozialen Kontext einer Community of Practice (CoP) entstehen (Lave & Wenger, 1991). Situiertes Lernen erfolgt im stetigen Handeln und Tun einer sozialen Gruppe mit ihren spezifischen Handlungszielen, Kompetenzen, Strukturen und Regeln. Der Prozess des Hineinwachsens in die Gruppe, die Entwicklung zum vollwertigen Mitglied und die weitere Gruppenzugehörigkeit umfasst nicht nur den Erwerb der von der Gruppe beherrschten Kompetenzen, sondern ebenso Gewohnheiten, Einstellungen, Werte und kulturelle Praktiken. Das situierte Lernen stellt eine Form der Enkulturation, der Integration in die jeweilige Lern- und Arbeitskultur einer Gemeinschaft dar. Dies erfolgt über informelles Lernen und wird z.T. mit formalem und nichtformalem Lernen verbunden.

Organisationales Lernen

Organisationales Lernen wendet den Lernbegriff auf die überindividuelle Ebene der Organisation an und wird aus dem Blickwinkel verschiedener Disziplinen und wissenschaftstheoretischer Orientierungen unterschiedlich definiert (Göhlich, 2005). Es ist ein Lernen von Organisationen, das sich in der Wechselwirkung zwischen Individuum und Organisation vollzieht und die Fähigkeit von Organisationen zur gezielten Entwicklung in den Mittelpunkt stellt. Während individuelles Lernen auf die Aneignung von individuellem Wissen, Können und auf die Entwicklung von Kompetenzen und Bildung zielt, liegt der Zweck organisationalen Lernens in der Aneignung von kollektivem Wissen, kollektiven Werten und Normen sowie einer gemeinschaftlichen Kompetenz- und Kulturentwicklung. Es erfolgt informell, ist aber um formales und nichtformales Lernen zu erweitern, um ganzheitliche Personal- und Organisationsentwicklungen zu fördern.

Erfahrungsgeleites Lernen

Erfahrungsgeleitetes Lernen – auch als Erfahrungslernen bezeichnet – ist ein Lernen, das über Wahrnehmen, Empfinden und gezieltes Reflektieren von Erfahrungen erfolgt (Dehnbostel, 2020a). Es findet dann ein intensives erfahrungsgeleitetes Lernen in der Arbeit statt, wenn die Arbeitshandlungen mit Problemen, Herausforderungen und Ungewissheiten verbunden sind und reflektiert werden. Das erfahrungsgeleitete Lernen folgt dem von Dewey begründeten Erfahrungsablauf in der Abfolge von Handlung – Erfahrung – Reflexion und deren kontinuierliche Fortführung unter Berücksichtigung vorheriger Erfahrungs- und Erkenntnisprozesse. Es erfolgt ein Lernprozess über Erfahrungen, der dem informellen Lernen zuzuordnen ist. In realen Arbeitsprozessen wird dieses informelle Lernen durchaus mit organisiertem Lernen in der Arbeit verbunden, etwa in Online-Communities oder Lerninseln.

Selbstgesteuertes Lernen

Unter selbstgesteuertem Lernen ist die selbstständige und selbstbestimmte Steuerung von Lernprozessen zu verstehen (Lang & Pätzold, 2006). Die Lernenden bestimmen Ziele und

Inhalte des Lernens weitgehend selbstständig, ebenso wie Methoden und Hilfsmittel zur Durchführung der Lernprozesse. Die Einordnung der jeweiligen Lernsituation in Bildungsgänge oder Arbeitsabläufe ist dabei allerdings – anders als beim selbstorganisierten Lernen – vorgegeben. Beim selbstgesteuerten Lernen handelt es sich um die eigenständige Gestaltung von Lernmöglichkeiten und Lernwegen in einem vorgegebenen Rahmen. Während das selbstgesteuerte Lernen in organisierten Lernorten und Lernräumen Teil des formalen und nichtformalen Lernens ist, erfolgt es im Prozess der Arbeit weitgehend informell.

Reflexives Lernen

Das reflexive Lernen kommt den veränderten Lern- und Arbeitsbedingungen in modernen Arbeitsprozessen und der digitalen Transformation der betrieblichen Bildung in besonderem Maße entgegen, da die mit der Digitalisierung einhergehenden Fähigkeiten des Systemdenkens und des Problemlösens der Reflexion bedürfen. Reflexives Lernen ist ein Lernen, das über das Verstehen und das bewusste Reflektieren von Erfahrungen erfolgt. Es steht damit komplementär zum erfahrungsgeleiteten Lernen. Dabei umfasst das reflexive Lernen in der Arbeit nach Lash (1996) eine zweifache Reflexivität: die strukturelle und die Selbst-Reflexivität. Während die strukturelle Reflexivität die Bewusstmachung der Regeln, Ressourcen und Arbeitsstrukturen sowie deren Mitgestaltung zum Ziel hat, zielt die Selbstreflexivität auf das Reflektieren des Handelnden über sich selbst. Für diese Lernkonzepte gilt, dass sie nicht trennscharf untereinander sind, sondern in unterschiedlichem Maße komplementär, z. T. auch überschneidend sind. Ihre Auswahl und Anwendung erfolgt im Rahmen von Qualifizierungskonzepten und -maßnahmen zumeist mit vorrangigem Blick auf die Arbeitsumgebung und unter lernort- und raumbezogenen Kriterien.

1.10.3 Erweiterte und entgrenzte Lernorte

Lernorte der beruflichen Bildung gibt es, seit die berufliche Bildung als soziales und gesellschaftliches Qualifizierungssystem zur Verbindung von Arbeiten und Lernen organisiert wird. Lernorte sind örtlich und räumlich zusammenhängende Einheiten, in denen in formalen, nichtformalen oder informellen Lernprozessen gelernt wird. Zu unterscheiden sind Lernorte nach ihren örtlichen und organisatorischen Gegebenheiten sowie nach ihren pädagogischen und qualifizierenden Funktionen. Mit restrukturierten Organisationskonzepten und der Digitalisierung von Arbeit haben sich Lernorte pluralisiert, erweitert und entgrenzt (Dehnbostel, 2020b). Die Lerninseln am Universitätsspital Basel sind ein Beispiel hierfür.

1.10.3.1 Lernorte in der Entwicklung

Als Lernorte der beruflichen Bildung wurden bis in die 1960er-Jahre hinein vorrangig die Lernorte des dualen Systems der Berufsausbildung verstanden, wobei überbetriebliche Bildungseinrichtungen schon früh als dritte Lernorte neben Betrieb und Schule hinzukamen. Das Berufsbildungsgesetz von 1969 (BBiG) war dann ein Meilenstein in der gesetzlichen Verankerung der Berufsbildung. In der Novellierung von 2005 wurden auch die Begriffe „Lernorte“ und „Lernortkooperation“ aufgenommen. Die Gesundheits- und Pflegeberufe fallen nur in geringer Anzahl unter das BBiG, es bestehen aber bundesweite und bundeslandbezogene vergleichbare Regelungen und Gesetze.

Die klassischen Lernorte der Berufsausbildung wurden in den 1970er-Jahren im Rahmen der damaligen Bildungs- und Berufsbildungsreform vom Deutschen Bildungsrat durch das Konzept „Pluralität der Lernorte“ erweitert, dem „Lernort“ wurde ein hohes Reformpotenzial zugesprochen. Der Deutsche Bildungsrat (1974) definiert den Lernort als eine Einrichtung im öffentlichen Bildungswesen, „die Lernangebote organisiert“ (S. 69). Lernorte sind institutionell und räumlich zu differenzieren, sie zeichnet eine „pädagogisch-didaktische Eigenständigkeit“ aus, jeder Lernort gewinnt „aus den ihm eigenen Funktionen im Lernprozeß“ eine „Eigenart“. Der Lernort wird mit dieser umfassenden Festlegung institutionell, räumlich, pädagogisch und situationsbezogen gekennzeichnet, auch wenn seine Bindung an das öffentliche Bildungswesen und das formale Lernen schnell obsolet werden sollten.

Mit dem Wandel der Arbeit und veränderten Qualifikationsanforderungen erfolgt eine Öffnung der Lernortdiskussion. In der Praxis beobachten wir eine Pluralisierung und Entgrenzung betrieblicher Lernorte: Der Betrieb wird zum Lernort im Rahmen von Praktika, von dualen sowie berufsbegleitenden Studiengängen; in der unmittelbaren Arbeit entstehen arbeitsgebundene Lernorte wie Qualitätszirkel, Lerninseln und Online-Communities. Der Lernort Arbeitsplatz erweitert sich ebenso wie der Lernort Betrieb zu einem Meta-Lernort. Den erweiterten und entgrenzten Lernorten ist gemeinsam, dass sie Arbeiten und Lernen integrieren, dass sie das informelle Lernen mit nichtformalem oder formalem Lernen verbinden.

Synchron zur Erweiterung und Entgrenzung von Lernorten entwickelt sich die Lernortkooperation. Schulische und betriebliche Lernorte werden zukünftig verstärkt in Kooperationen von Lernorten eingebunden sein, wozu auch Verbünde sowie physische, virtuelle und hybride Netzwerke gehören. Was früher die Wanderjahre in der Handwerksausbildung anstrebten, könnten im übertragenen Sinne Lernortkooperationen herstellen: den umfassenden Erwerb von fachlichen, sozialen und personalen Kompetenzen an unterschiedlichen Orten. Die Basis hierfür sind die sich entwickelnden Lernorte, wofür die Lerninseln am Universitätsspital Basel ein prominentes Beispiel sind.

1.10.3.2 Beispiel: Lerninseln am Universitätsspital Basel

Lerninseln wurden Anfang der 1990er-Jahre im Rahmen dezentraler Berufsbildungskonzepte eingeführt; sie haben in wenigen Jahren in der Berufsausbildung in verschiedenen Branchen, aber auch in der Weiterbildung Verbreitung gefunden (Dehnbostel, 2015). In der Pflege zeigt sich ihre erfolgreiche Entwicklung beispielhaft in der Pflegeausbildung am Universitätsspital Basel, in der sie im Jahr 2001 eingeführt wurden (Gießler & Dehnbostel, 2019; Haefeli & Dehnbostel, 2017). Lerninseln sind Lernorte, zugleich sind es Formen der Lernorganisation inmitten der Arbeit, in denen ein weitgehend selbstgesteuertes Arbeiten und Lernen stattfindet. Strukturell stimmen sie mit anderen Lernorganisationsformen wie Coaching und Communities of Practices überein. In Lerninseln werden die Arbeitsaufgaben in Teamarbeit und mit einer Lernprozessbegleitung durchgeführt, wobei die gleichen Arbeitsaufgaben bearbeitet wie im Lerninselumfeld. Gelernt wird in der Arbeit, gelernt wird, Problemstellungen selbstständig und in Gruppen zu lösen und mit Unbestimmtheiten und Unsicherheiten umzugehen.

Wie die folgende **Abbildung 1-4** zeigt, arbeiten in der Lerninsel einer Station des Universitätsspitals Basel durchschnittlich sechs Lernende, die von zwei Berufsbildner/innen betreut werden. Die Berufsbildner/innen sind zusätzlich zu ihrem Abschluss als Dipl. Pflegefachfrau/-mann pflegepädagogisch qualifiziert. Ihnen kommt die besondere Aufgabe zu, dass in der Arbeit weitgehend situativ stattfindende Lernen zu fördern, zugleich tragen sie die Verantwortung für eine sachgerechte Durchführung der Arbeit.

Nach und nach sind in allen 33 Pflegestationen des Universitätsspitals Lerninseln eingerichtet worden, in denen die gesamte fachpraktische Ausbildung für die Pflegeausbildung in fünf unterschiedlichen Ausbildungsberufen stattfindet. In der über 15-jährigen Entwicklung

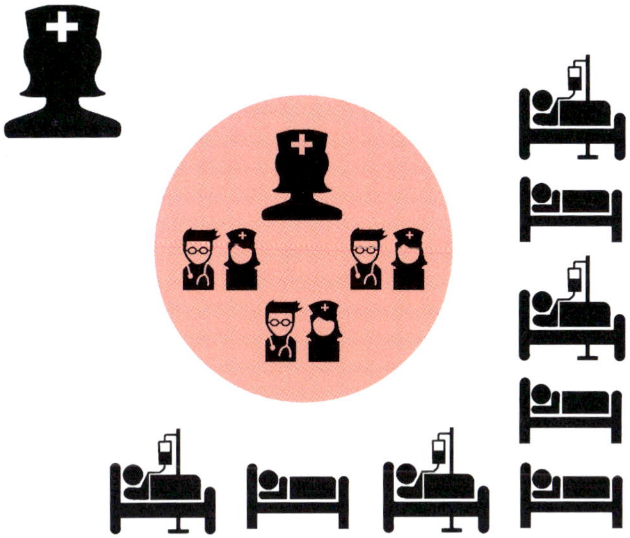

Abbildung 1-4: Lerninsel am Universitätsspital Basel (Haefeli & Dehnbostel, 2017, S. 29)

hat sich diese Arbeiten und Lernen verbindende Lernorganisationsform nach Einschätzung der Verantwortlichen zum „Ausbildungsstandard Lerninsel im Pflegebereich" entwickelt. Der Erfolg des Modells zeigt sich zusätzlich zu den erhöhten Ausbildungsstandards und der wirtschaftlich günstigeren Ausbildung auch darin, dass rund 80 Prozent aller Auszubildenden nach ihrem Abschluss entscheiden, am Universitätsspital Basel SB ihre Berufstätigkeit als Fachkraft aufzunehmen.

1.10.4 Berufsqualifizierung in der Altenpflege und Kompetenzorientierung

Der gewachsene Stellenwert des Lernens im Prozess der Arbeit führt dazu, dass die in der Arbeit erworbenen Kompetenzen zunehmend validiert und anerkannt werden. Auf europäischer Ebene ist die Empfehlung des Rates von 2012 „zur Validierung nichtformalen und informellen Lernens" (Amtsblatt der Europäischen Union, 2012) bedeutsam, die die Validierung von Lernergebnissen vorsieht, die auf nichtformalem und informellem Wege erworben werden. In Deutschland werden auf nationaler Ebene seit Jahren Modellprojekte zur Validierung informellen und nichtformalen Lernens mit dem Ziel durchgeführt – ähnlich wie bereits in der Schweiz und einigen anderen Ländern geschehen – zu gesetzlichen Regelungen zu kommen. Im Pflegebereich sind Modelle für eine zumindest partielle Anerkennung beruflich erworbener Kompetenzen entwickelt worden, so in der groß angelegten BMBF Förderinitiative „Abschlussorientierte modulare Nachqualifizierung" (Blumenauer et al., 2013; BMBF, 2014). Darüber hinaus sind einzelne Modellprojekte zur arbeitsintegrierten Berufsqualifizierung in der Pflege durchgeführt worden. Mit der generalistischen Pflegeausbildung ist die Kompetenzorientierung bundesweit verbindlich geworden, die in innovative Qualifizierungswege einzubeziehen ist.

1.10.4.1 Arbeitsintegrierte Berufsqualifizierung in der Altenpflege

Im Bundesland Hessen sind mehrere Modellprojekte auf den Weg gebracht worden, die das Lernen in der Arbeit in den Mittelpunkt stellen und darüber zu einem Berufsabschluss kommen (Hessisches Ministerium für Soziales und

Integration, 2015). Erstmalig ist hier in zwei Projekten eine arbeitsintegrierte Berufsqualifizierung mit den Abschlüssen als Altenpflegehelfer/in und als Fachkraft Altenpflege erfolgreich durchgeführt worden.

Das Modell „Arbeitsintegrierte Qualifizierung in der Altenpflege" (AiQuA) wurde von der Qualifizierungsgesellschaft Werkstatt Frankfurt e.V. gemeinsam mit dem Frankfurter Verband für Alten- und Behindertenhilfe e.V. von 2011 bis 2016 in acht Einrichtungen und dem ambulanten Dienst des Verbandes als Projekt entwickelt und erprobt (AiQuA, 2015; Dehnbostel, 2015). Die an der Qualifizierung teilnehmenden und in den Einrichtungen beschäftigten Mitarbeiter/innen waren bis zu Beginn des Projekts bereits langjährig als Pflegehilfskräfte ohne Berufsabschluss tätig. Sie wurden mit 20 % ihrer Arbeitszeit für die Qualifizierung freigestellt, die als Lernzeit in z.T. begleiteter Form genutzt wurden.

Der unmittelbare Anlass für AiQuA war der vielfach festgestellte Fachkräftemangel im Pflegebereich. Für den Arbeitgeber ist es von großem Vorteil, Fachkräfte aus dem eigenen Personal zu qualifizieren. Es besteht bereits eine Bindung zur Einrichtung, die Teilnehmenden kennen Strukturen und Abläufe und bringen ihre informell erworbenen Kompetenzen in die Qualifizierung ein. Die teilnehmenden Mitarbeiter/innen erhielten durch die Qualifizierung neue berufliche und soziale Perspektiven sowie mit dem Abschluss ein höheres Einkommen. Durch die Qualifizierung unter Beteiligung von Praxisanleiter/innen und Führungskräften wirkte das Projekt als Mittel der Personal- und Organisationsentwicklung auf die Einrichtungen zurück.

Für das Konzept ist das Lernen im Prozess der Arbeit als Schlüssel des Erfolgs anzusehen. Das Lernen in und bei der Arbeit stellt reale berufliche Tätigkeiten in den Mittelpunkt, die als Arbeits- und Lernaufgaben schriftlich fixiert und als Lernmaterialien bereitgestellt werden. Der Arbeitsort ist zugleich Lernort, und der Ernstcharakter der Arbeit betont die Bedeutung von Erfahrung, Motivation und sozialen Bezügen. Praxisanleiter/innen und Führungskräfte begleiten das Lernen in der Arbeit. Die Lehrkräfte der beteiligten Altenpflegeschule nehmen als Moderatoren und Lernprozessbegleiter regelmäßig an den Lerngruppen in den Einrichtungen teil. Sie unterstützen das selbstgesteuerte Lernen der Teilnehmenden in einer mitsteuernden, lernprozessbegleitenden Rolle.

In diesem bundesweit erstmals erprobten Modell einer arbeitsintegrierten Berufsqualifizierung im Pflegebereich werden Lernen und Arbeiten sowie formales und informelles Lernen systematisch verbunden. Die nachgeholte Berufsausbildung ist zielgruppengerecht konzipiert, die Personal- und Organisationsentwicklung in den beteiligten Einrichtungen erfährt eine innovative und nachhaltige Erweiterung. Die größtenteils langjährigen beruflichen Erfahrungen der Teilnehmenden werden in die Qualifizierung integriert. Die Praxisanleiter/innen, Lehrkräfte der Altenpflegeschule und die Führungskräfte spielen eine entscheidende Rolle bei der Qualitätssicherung dieses Modells.

Das zweite Modell „aufwärts(!) in der Pflege" knüpft an das AiQuA-Modell an und erweitert es (Schnabel & Schneider, 2017). Als Projekt setzte es 2012 ein und wurde mit zwei Anschlussprojekten und den Evaluationsarbeiten der wissenschaftlichen Begleitung bis 2019 durchgeführt. Besondere konzeptionelle Erweiterungen gegenüber dem AiQuA-Modell bestehen in dem „Drei-Lernorte-Konzept" sowie dem „Praxisanleiter-Plus-Konzept".

Projektträger war der Caritasverband für die Diözese Limburg e.V., die Finanzierung der theoretischen Ausbildung erfolgte aus Mitteln des Europäischen Sozialfonds (ESF) in enger Abstimmung mit dem Hessischen Ministerium für Soziales und Integration (HMSI). An dem Projekt beteiligten sich 16 Einrichtungen der stationären und ambulanten Altenhilfe verschiedener Träger in den Regionen Frankfurt, Wiesbaden/Rheingau-Taunus und Limburg-Weilburg. Das Qualifizierungskonzept setzt auf

Pflegeerfahrung, Betriebsbindung und informell erworbene Kompetenzen der Teilnehmer/innen, die bereits beschäftigt, aber noch keine zertifizierten Pflegefachkräfte sind. Als Grundstruktur besteht in dem Projekt-Modell in Übereinstimmung mit den gesetzlichen Regelungen zur Altenpflegeausbildung eine zweistufige Ausbildung:

- Die Stufe 1 dauert ein Jahr und schließt mit der Qualifikation „Altenpflegehelferin/Altenpflegehelfer“ ab.
- Die Stufe 2 dauert zwei Jahre in einer verkürzten Fachkraftausbildung und schließt mit der Qualifikation „Altenpflegerin/Altenpfleger“ ab.

Der Zugang zur Ausbildung setzt voraus, dass ein Arbeitsverhältnis besteht und dass eine mindestens zweijährige Berufserfahrung in der Pflege existiert. Dies gilt sowohl für den Beginn in Stufe 1 wie auch für den Beginn in Stufe 2, die eine Anerkennung zuvor erworbener Kompetenzen voraussetzt. Die Projekterfahrungen haben gezeigt, dass die Qualifizierung ein geeignetes Modell für eine zielgruppenspezifische Nachqualifizierung in der Altenpflege darstellt. Das Lernen im Prozess der Arbeit unter Einbeziehung der Erfahrungen und vielfach erworbenen informellen Kompetenzen der Lernenden bildet die Basis für das Modell, das ebenso unter dem Vorzeichen einer generalistischen Pflegeausbildung durchzuführen ist.

1.10.4.2 Kompetenzorientierung in der generalistischen Pflegeausbildung

Seit 2020 ist die Pflegeausbildung sowohl in ihrer nichtakademischen wie auch in der akademischen Form bundesweit auf den Erwerb von Kompetenzen ausgerichtet. In den Rahmenplänen der Fachkommission nach § 53 Pflegeberufegesetz ist diese Kompetenzorientierung anforderungsorientiert formuliert und bezieht sich auf komplexe Pflege- und Berufssituationen: „Kompetenzen werden in diesem Kontext nicht als abstrakte Befähigungen verstanden, sie sind vielmehr anforderungsorientiert formuliert und deutlich auf komplexe Pflege- und Berufssituationen ausgerichtet“ (Bundesinstitut für Berufsbildung, 2020, S. 12). Dabei gilt für den Erwerb der Kompetenzen das Prinzip der Situationsorientierung zur Strukturierung der Curricula und der praktischen Ausbildung. Für den Lernort Pflegepraxis wird hier auf das arbeitsorientierte, arbeitsgebundene und arbeitsverbundene Lernen als Grundlage verwiesen (Bundesinstitut für Berufsbildung, 2020; Dehnbostel, 2015). In den Rahmenausbildungsplänen für die praktische Ausbildung sind Lern- und Praxisaufträge vorgegeben, die sich auf die Kompetenzen der Ausbildungs- und Prüfungsordnung beziehen.

Neben der Kompetenzorientierung in der Ausbildung werden auch für die Digitalisierung in der Gesundheitsversorgung Kompetenzen an der Nahtstelle von Pflegeprozessen und dem Einsatz digitaler Techniken immer bedeutsamer (Becka et al., 2020). Vor diesem Hintergrund sind die skizzierten Lernkonzepte des situierten, des selbstgesteuerten und des reflexiven Lernens besonders geeignet, den umfassenden Kompetenzerwerb in der Pflegeausbildung hinreichend zu realisieren und fördern. Die Lernkonzepte und die Lernortentwicklung mit dem Beispiel der Lerninsel zeigen die Richtung an, in der insbesondere die betriebliche Ausbildung gestaltet werden muss. Bislang dominieren in der praktischen Ausbildung instruktive Lernformen durch Praxisanleitende. Dies liegt wesentlich an der ausgeprägten Arbeitsteilung in der Pflege, in der planende und steuernde Aufgaben von der Durchführung der Pflege organisatorisch wie auch personell getrennt werden, womit ganzheitliche Lernprozesse erschwert oder gar unterbunden werden.

Auszubildende erleben hierdurch unterschiedliche Ausbildungsrealitäten. Einerseits übernehmen sie einzelne Aufgaben und Verrichtungen, die ihnen durch Instruktionen der Praxisanleitenden oder anderer Pflegefachkräfte vermittelt werden, andererseits werden komplexe Pflegesituationen, die reflexive Lernprozesse und umfassende Kompetenzen erfordern, kaum ermöglicht. Auch wenn ganzheitliche Arbeitssituationen und ein umfassender Kompetenzerwerb in geplanten Anleitungen vorhanden sind, ist deren Umsetzung als systematisierter und individuell geplanter Ausbildungsprozess nicht gesichert. In der generalistische Pflegeausbildung ist von daher eine hohe Professionalität und Kompetenz des Ausbildungspersonals erforderlich, um eine ausgewiesene Lernprozessbegleitung durchführen zu können. Diese ist als Begleitungskonzept auf konstruktivistischer Basis entwickelt worden und hat sich in der Praxis bewährt (Gießler & Dehnbostel, 2019). Folgende Merkmale charakterisieren die Lernprozessbegleitung:

- Lernen ermöglichen, das bedeutet Lernziele erkennen lassen und nicht vorgeben,
- Aufgaben stellen und nicht Lösungen zeigen,
- Abwägen wann Fehler lernförderlich sind und wann interveniert werden muss,
- Methodenvielfalt lernförderlich einsetzen,
- Freiraum lassen, aber zugleich Struktur geben damit sich der Freiraum entfalten kann,
- Verantwortung für das Einhalten der vereinbarten Zeiträume und das Erreichen der Lernziele.

Die Umsetzung einer kompetenzorientierten Ausbildungsgestaltung trifft in der Praxis auf Bedingungen, die bislang nur bedingt lernförderlich sind. So geben Auszubildende in der Pflege in Befragungen schon seit Jahren an, dass sich nicht oder nicht gut angeleitet sehen (Ver.di, 2016). Zwar ist die Vorgabe für die Anzahl der Praxisanleitenden und deren Qualifizierung gesetzlich verbessert worden, doch daraus ergibt sich nicht per se eine kompetenzorientierte Ausbildung. Notwendig ist eine professionelle Lernprozessbegleitung sowie die Gestaltung der betrieblichen Lernorte und Lernräume durch das Ausbildungspersonal. Die oben dargestellten Lernkonzepte, erweiterte Lernorte und die arbeitsintegrierte Berufsqualifizierung sollten deshalb für die generalistische Ausbildung systematisch weiterentwickelt und verbreitet werden. Nicht zuletzt wird dadurch die Kompetenzentwicklung aller Pflegekräfte gefördert und damit auch die Versorgungsqualität verbessert.

1.10.5 Schlussbemerkung

Es ist davon auszugehen, dass sich der seit Jahren bestehende Trend zum Lernen im Prozess der Arbeit fortsetzt und damit auch die Maßnahmen, die informelles und arbeitsgebundenes Lernen verstärkt zur Anerkennung bringen. Bei aller positiven Sicht ist allerdings die Gefahr nicht von der Hand zu weisen, dass das Lernen in der Arbeit auf den unmittelbaren betrieblichen Nutzen beschränkt und auf ein rein zweckgerichtetes Handeln reduziert werden kann. Umso wichtiger ist es, im beruflichen Lernen den wechselseitigen Bezug von informellem Lernen und formalem bzw. nichtformalem Lernen über ausgewiesene Lernkonzepte, erweiterte Lernorte, Lernortkooperationen und kompetenzbasierte Qualifizierungen herzustellen. Über die beiden vorgestellten Modelle der arbeitsintegrierten Berufsqualifizierung hinaus, ist es im Interesse von Unternehmen und Beschäftigten, die informell und nichtformal erworbenen Kompetenzen zu validieren und anzuerkennen. Die Validierung und Anerkennung trägt wesentlich dazu bei, in der Personalentwicklung eine Balance zwischen den Zielen des Betriebes und den Interessen der Beschäftigten zu finden. Sie gibt den über betriebliches Lernen gesammelten Erfahrungen einen anerkannten Wert.

Literatur

AiQuA (Arbeitsintegrierte Qualifizierung in der Altenpflege) (Hrsg.). (2015). *Fachkräftemangel? Das können wir tun! Ein Leitfaden.* Norderstedt: Books on Demand.

Amtsblatt der Europäischen Union. (2012). *Empfehlung des Rates vom 20. Dezember 2012 zur Validierung nichtformalen und informellen Lernens (2012/C 398/01).* Verfügbar unter https://www.anerkannt.

at/wp-content/uploads/2014/07/Amtsblatt_der_Europaeischen_Union_Empfehlung_Rat_Validierung_2012_12_20.pdf

Becka, D., Bräutigam, C. & Evans, M. (2020). *Digitale Kompetenzen in der Pflege. Ergebnisse eines internationalen Literarturreviews und Herausforderungen beruflicher Bildung*. Verfügbar unter https://www.iat.eu/forschung-aktuell/2020/fa2020-08.pdf

Blumenauer, H., Voigt, B. & Bickel, T. (2013). *Nachqualifizierung in der Altenpflege. Konzeption, Instrumente und Empfehlungen*. Offenbach am Main: Inbas.

BMBF. (2014). *Perspektive Berufsabschluss. Das Programm und eine Auswahl von übertragbaren Projektergebnissen*. Verfügbar unter https://www.researchgate.net/profile/Frank_Toennissen/publication/279923937_Perspektive_Berufsabschluss_Das_Programm_und_eine_Auswahl_von_ubertragbaren_ProjektergebnissenDas_Programm_und_eine_Auswahl_von_ubertragbaren_Projektergebnissen/links/559e5ad508aec7200182fadd/Perspektive-Berufsabschluss-Das-Programm-und-eine-Auswahl-von-uebertragbaren-ProjektergebnissenDas-Programm-und-eine-Auswahl-von-uebertragbaren-Projektergebnissen.pdf

Brühlmann, J., Schwarz Govaers, R., Stucki, E. & Walt, E. (1999). *Lernen in der Pflegepraxis. Ergebnisse aus dem Projekt „Lernen am Arbeitsplatz"* (Hefte-Department Berufsbildung Nr. 11). Wabern/Bern: Schweizerisches Rotes Kreuz Berufsbildung.

Bundesinstitut für Berufsbildung. (2020). *Fachkommission nach § 53 Pflegeberufegesetz: Rahmenpläne der Fachkommission nach § 53 PflBG* (2. Aufl.). Leverkusen: Barbara Budrich.

Dehnbostel, P. (2015). *Betriebliche Bildungsarbeit. Kompetenzbasierte Aus- und Weiterbildung im Betrieb* (2. Aufl.). Baltmannsweiler: Schneider.

Dehnbostel, P. (2020a). Erfahrungslernen mit organisiertem Lernen verbinden. *Weiterbildung, 31*(1), 19–21.

Dehnbostel, P. (2020b). Lernorte und Lernortkooperationen – Erweiterungen und Entgrenzungen nicht nur in digitalen Zeiten. *Berufsbildung in Wissenschaft und Praxis, 49*(4), 11–15.

Deutscher Bildungsrat. (1974). *Zur Neuordnung der Sekundarstufe II. Konzept für eine Verbindung von allgemeinem und beruflichem Lernen*. Bonn.

Gießler, W. & Dehnbostel, P. (2019). Qualifizierungsbedarfsanalyse und Formen arbeitsintegrierten Lernens – Beispiel Krankenhaus. In S. Laske, A. Orthey & M. Schmid (Hrsg.), *PersonalEntwickeln* (S. 1–62). Köln: Wolters Kluwer Deutschland.

Gießler, W., Scharfenorth, K. & Winschuh, T. (2013). *Aktive Personalentwicklung im Krankenhaus. Grundlagen und Praxis der aufgabenbezogenen Qualifizierungsbedarfsanalyse*. Stuttgart: Kohlhammer.

Göhlich, M. (2005). Pädagogische Organisationsforschung. Eine Einführung. In M. Göhlich, C. Hopf & I. Sausele (Hrsg.), *Pädagogische Organisationsforschung* (S. 9–24). Wiesbaden: VS Verlag. https://doi.org/10.1007/978-3-322-80730-4_1

Haefeli, O. & Dehnbostel, P. (2017). Lerninseln im Gesundheits- und Pflegebereich – Konzeption und Entwicklung am Universitätsspital Basel. *Berufsbildung in Wissenschaft und Praxis, 46*(1), 26–29.

Hessisches Ministerium für Soziales und Integration (Hrsg.). (2015). *Qualifizierung in der Altenpflege* (2. Aufl.). Wiesbaden.

Kaufmann, K. (2016). Beteiligung am informellen Lernen. In M. Rohs (Hrsg.), *Handbuch Informelles Lernen* (S. 65–80). Wiesbaden: Springer VS. https://doi.org/10.1007/978-3-658-05953-8_2

Kerres, M. (2018). *Mediendidaktik. Konzeption und Entwicklung digitaler Lernangebote* (5. Aufl.). Berlin, Boston: De Gruyter. https://doi.org/10.1515/9783110456837

Lang, M. & Pätzold, G. (Hrsg.). (2006). *Wege zur Förderung selbstgesteuerten Lernens in der beruflichen Bildung*. Bochum, Freiburg: Projekt Verlag.

Lash, S. (1996). Reflexivität und ihre Doppelungen: Struktur, Ästhetik und Gemeinschaft. In U. Beck, A. Giddens & S. Lash (Hrsg.), *Reflexive Modernisierung. Eine Kontroverse* (S. 195–286). Frankfurt am Main: Suhrkamp.

Lave, J. & Wenger, E. (1991). *Situated Learning. Legitimate Peripheral Participation*. Cambridge: Cambridge University Press. https://doi.org/10.1017/CBO9780511815355

Oelke, U. & Meyer, H. (2013). *Didaktik und Methodik für Lehrende in Pflege- und Gesundheitsberufen*. Berlin: Cornelsen.

Overwien, B. (2005). Stichwort: Informelles Lernen. *Zeitschrift für Erziehungswissenschaft, 8*(3), 339–355. https://doi.org/10.1007/s11618-005-0144-z

Schnabel, B. & Schneider, U. (2017). Heute angelernt – morgen Fachkraft. Chancen und Bedingungen arbeitsintegrierter Altenpflegeausbildung für angelernte Kräfte in der Altenpflege und für Altenpflegehelfer. *PADUA, 12*(4), 275–282. https://doi.org/10.1024/1861-6186/a000391

Sieger, M., Goertz, L., Wolpert, A. & Rustemeier-Holtwick, A. (Hrsg.). (2015). *Digital lernen – evidenzba-*

siert pflegen. Neue Medien in der Fortbildung von Pflegefachkräften. Berlin, Heidelberg: Springer. https://doi.org/10.1007/978-3-662-44298-2

Ver.di (Vereinte Dienstleistungsgewerkschaft Fachbereich Gesundheit, Soziale Dienste, Wohlfahrt und Kirchen). (2016). *Ausbildungsreport 2015.* Verfügbar unter https://gesundheit-soziales.verdi.de/service/publikationen/++co++073c31d6-d358-11e6-8724-52540066e5a9

Weiterführende Literatur

Dehnbostel, P. (2020). Beruf und informelles Lernen. In M. Harring & M. D. Witte (Hrsg.), *Enzyklopädie Erziehungswissenschaft Online* (S. 1–25). Weinheim, Basel: Beltz Juventa.

Rat der Arbeitswelt. (2021). *Vielfältige Ressourcen stärken – Zukunft gestalten. Impulse für eine nachhaltige Arbeitswelt zwischen Pandemie und Wandel.* Verfügbar unter https://www.arbeitswelt-portal.de/fileadmin/user_upload/awb_2021/210518_Arbeitsweltbericht.pdf

2 Empirische Erkenntnisse

„In der Forschungspraxis behandelt die empirische Bildungsforschung in der Regel spezifische Fragen, die im Anschluss an die einschlägige Forschungsliteratur und oftmals auch in Referenz zu politischen oder praktischen Problemlagen theoretisch entwickelt und begründet werden." (Baumert, 2016, S. 217).

„Wir sind Lehrpersonen. Als solche ist es unser Ziel, dass Lernen gelingt, dass Lernen von den Schülerinnen und Schülern soweit wie möglich selbst in die Hand genommen wird, dass Lernen ... selbstreguliert wird, dass Lernen nicht ‚machbar' ist, dass Lernen auf differenzierte Angebote angewiesen ist, dass Lernen abhängig ist von den Voraussetzungen aufseiten der Lernenden und diese als Ausgangspunkt für den Unterricht zu sehen sind usw. usf. Kein Didaktiker in den letzten dreißig, vierzig Jahren hat daran wirklich gezweifelt, ...Vielmehr weisen sie darauf hin, dass es in der Verantwortung der Lehrperson liegt, ob all das Gesagte umgesetzt werden kann. Und dafür ist es notwendig, auch zu lehren: einzugreifen, wenn Über- oder Unterforderung zutage tritt, einzugreifen, wenn Irrwege nicht erkannt werden, einzugreifen, um Umwege aufzuzeigen, einzugreifen, wenn Potenzial verspielt wird, einzugreifen, um Fehler sichtbar zu machen, einzugreifen, um der Selbstwahrnehmung eine Fremdwahrnehmung gegenüberzustellen, einzugreifen, um Feedback zu geben, usw. usf." (Hattie & Zierer, 2019, S. 39–40).

Literatur

Baumert, J. (2016). Leistungsgrenzen der empirischen Bildungsforschung. Das Beispiel von Large-Scale-Assessment-Studien zwischen Wissenschaft und Politik. *Zeitschrift für Erziehungswissenschaft, 19*(Suppl I), 215–253. https://doi.org/10.1007/s11618-016-0704-4

Hattie, J. & Zierer, K. (2019). *Kenne deinen Einfluss! „Visible Learning" für die Unterrichtspraxis* (4. Aufl.). Baltmannsweiler: Schneider Verlag Hohengehren.

2.1 Computerbezogene Selbstwirksamkeit im Kontext Schule

Laura Arndt und Astrid Seltrecht

Abstract

Situationsangemessene und handlungskompetente Nutzung digitaler Technologien in der Pflegepraxis stehen mit computerbezogener Selbstwirksamkeitserwartung in Zusammenhang. Computerbezogene Selbstwirksamkeit lässt sich wiederum durch Nutzung digitaler Medien innerhalb der Ausbildung am Lernort Schule positiv beeinflussen. Im Beitrag werden Ergebnisse aus dem DiMediCa-Projekt präsentiert, die zeigen, inwieweit Unterschiede in den Computerselbstwirksamkeitserwartungen der Probandinnen und Probanden verschiedener Gruppen (auf Basis des Geschlechts oder Computerbesitzes) systematisch oder zufällig zustande gekommen sind.

Schlüsselbegriffe

- Computerbezogene Selbstwirksamkeit
- Digitale Medien
- Digitale Technologien

2.1.1 Problemstellung

Die Corona-Pandemie hat mit dem ersten Lockdown im Frühling 2020 zu einem Digitalisierungsschub in der Berufsbildungspraxis geführt. In kürzester Zeit mussten u.a. von Pflegelehrkräften Lehr-Lern-Konzepte entwickelt werden, die unter Einhaltung der Infektionsschutzauflagen den Lernerfolg durch Kompetenzzuwachs weiterhin sicherstellen sollten. Verschiedene Lehr-Lern-Formate wurden erstmalig ausprobiert – mitunter war jetzt auch nur noch jenes möglich, was bislang in der Pflegebildungspraxis nicht denkbar gewesen war. Unterricht fand digital statt, indem Lehrende und Auszubildende mithilfe von Online-Tools synchron von verschiedenen Orten aus miteinander kommunizierten. Unterricht fand aber auch als Wechselunterricht statt: Während eine Hälfte der Auszubildenden sich vor Ort in der Schule befand, löste die andere Hälfte der Klasse jeweils für sich allein zu Hause Arbeitsaufgaben.

Pflegelehrkräfte sind in Zeiten digitalgestützten Unterrichts gefordert, sich im Rahmen einer Bedingungsanalyse u.a. mit der digitalen Medienkompetenz der Auszubildenden auseinanderzusetzen und diese in der pflegedidaktischen Planung zu berücksichtigen. Hierzu gehört auch die Reflexion darüber, welches Selbstvertrauen die Auszubildenden in die Nutzung digitaler Medien haben, inwieweit sich Auszubildende als medienkompetent einschätzen und inwieweit die Selbstwirksamkeitserwartung in Bezug auf digitale Medien als Ausgangslage für die inhaltliche und methodische Unterrichtsplanung herangezogen werden muss. Die Berücksichtigung der Selbstwirksamkeitserwartung von Auszubildenden im Umgang mit digitalen Medien erfolgt aber nicht nur bei der Bedingungsanalyse, sondern auch in der didaktischen Analyse im Rahmen curricularer Arbeit auf Mikro- und Mesoebene. Hier wird dann eine Differenzierung nicht nur zwischen Inhalt und Methode sowie Lernort Schule und Lern- und Arbeitsort Praxiseinrichtung vorgenommen, sondern auch hinsichtlich der notwendigen Perspektivenverschränkung, wie sie bspw. die Interaktionistische Pflegedidaktik vorsieht (Darmann-Finck, 2010), die zwischen drei Kompetenzebenen (technisches Erkenntnisinteresse, praktisches Erkenntnisinteresse, emanzipatorisches Erkenntnisinteresse) und vier Perspektiven (Pflegende, Patientinnen/Patienten/Angehörige, Institution/Gesundheitssystem, pflegerisches Handeln) unterscheidet und damit gleichsam ein Raster von insgesamt zwölf Dimensionen der Kompetenzentwicklung vorsieht.

Nachdem zuvor aufgezeigt wurde, an welchen Stellen didaktische Planungsüberlegungen auch eine Berücksichtigung von computerbezogener Selbstwirksamkeit der Auszubildenden erfordern, werden in den folgenden Abschnitten das Konstrukt der (computerbezogenen) Selbstwirksamkeit theoretisch untermauert und Ergebnisse des DiMediCa-Projekts vorgestellt: Im Rahmen einer quantitativen Erhebung wurden Auszubildende in den Pflegeberufen nach ihrer Selbsteinschätzung bzgl. computerbezogener Selbstwirksamkeitserwartung befragt. Nach der Vorstellung des methodischen Konzepts wendet sich der Beitrag der Beantwortung verschiedener Fragestellungen zu:

- Spannagel und Bescherer (2009) haben das von Cassidy und Eachus (2002) entwickelte Instrument zur Erfassung der Computerselbstwirksamkeit ins Deutsche übersetzt und dessen Einsatz sowohl bei Studierenden als auch bei Schülerinnen und Schülern allgemeinbildender Schulen getestet. Die Übertragung des Instruments auf berufsbildende Schulen hingegen erfolgte bisher nicht und soll somit zumindest im Ansatz Gegenstand dieses Beitrages sein.
- Ergebnisse der JIM-Studie belegen, dass Jugendliche in ihrer Freizeit digitale Medien (darunter eben auch Computer) zur Unterhaltung flächendeckend und sehr häufig nutzen, weswegen davon ausgegangen wird, dass computerbezogene Kompetenzen v.a. im häuslichen Kontext erworben werden (MPFS, 2019). Aber inwiefern ist eine computerbezogene Selbstwirksamkeit im Kontext Schule ausgeprägt?
- In vielen Studien wurde der geschlechterbezogene Unterschied im Umgang mit Computern untersucht – mit unterschiedlichen Ergebnissen. Verschiedene Studien machten bisher darauf aufmerksam, dass Mädchen im Umgang mit Computern sich hinsichtlich ihrer Kompetenzen schlechter einschätzen als Jungen dies tun. Eine Studie neueren Datums belegt nun einen Leistungsvorsprung der Mädchen hinsichtlich computerbezogener Kompetenzen (Lorenz et al., 2014; Gerick et al., 2019). Eine genderspezifische Differenzierung hinsichtlich der Selbstwirksamkeitserwartung wird ebenfalls in diesem Beitrag aufgezeigt.
- Vonseiten des Bundes gibt es Bestrebungen, die computerbezogenen Kompetenzen von Schülerinnen und Schülern weiter zu fördern. Demnach sollen im Rahmen des „DigitalPakts Schule“ die Voraussetzungen dafür geschaffen werden, Chancengerechtigkeit für jedes Kind im Zuge des digitalen Wandels zu ermöglichen (BMBF, 2019). In diesem Zusammenhang soll u.a. die technische Ausstattung der Schulen weiter vorangetrieben werden, sodass allen Schülerinnen und Schülern Zugang zu geeigneten Endgeräten verschafft werden soll. Ähnliche Zielstellungen werden auch im Rahmen eines nationalen Strategieplans zur Digitalisierung in der Pflege formuliert, die dann ebenso das berufliche Umfeld der Auszubildenden betreffen (Bündnis Digitalisierung in der Pflege, 2020). Ob der Zugang bzw. der Besitz von Computern tatsächlich Auswirkungen auf die Computerselbstwirksamkeit der Pflegeschülerinnen und Pflegeschüler hat, soll ebenfalls in diesem Beitrag untersucht werden.

Vordergründig sollen also Aussagen darüber getroffen werden, ob Unterschiede in den Computerselbstwirksamkeitserwartungen der Probandinnen und Probanden verschiedener Gruppen (auf Basis des Geschlechts oder Computerbesitzes) systematisch oder zufällig zustande gekommen sind. Abschließend werden auf der Grundlage der empirischen Ergebnisse Handlungsempfehlungen, die insbesondere auf didaktische Planungsüberlegungen abzielen, ausgesprochen.

2.1.2 Computerselbstwirksamkeit und Einflussfaktoren

Die Forschung von Albert Bandura im Bereich der sozial-kognitiven Psychologie lieferte wesentliche Erkenntnisse zur theoretischen Erfassung des Konstrukts *Selbstwirksamkeit*. Darunter wird das Zutrauen in die eigene Person verstanden, Probleme oder herausfordernde Situationen ohne fremde Hilfe meistern zu können (Bandura, 1977). Die Selbstwirksamkeit hat demnach auch Einfluss auf die Frustrationstoleranz bzw. auf Gefühle, auf die Motivation, das Durchhaltevermögen der Personen, die sich der Herausforderung stellen, und auch darauf, ob die notwendige Handlung überhaupt erst initiiert wird (Spannagel & Bescherer, 2009). Eine hohe individuelle Selbstwirksamkeitserwartung trägt daher auch dazu bei, dass sich Personen von Misserfolgen schneller erholen und mit ihnen besser umgehen können (Bandura, 1997; Pajares, 1996). Diese allgemein beschriebene Form der Selbstwirksamkeitserwartung bildet damit ab, wie sich Personen bezüglich der Bewältigung herausfordernder Lebenssituationen einschätzen.

Eine bereichsspezifische Form der Selbstwirksamkeitserwartung ist die *computerbezogene Selbstwirksamkeitserwartung*. Die Computerselbstwirksamkeit von Personen sagt daher etwas darüber aus, wie überzeugt Personen davon sind, (unbekannte) Aufgaben am Computer erfolgreich bewältigen zu können. Insofern wirkt sich eine hohe Computerselbstwirksamkeit positiv auf den Umgang mit schwierigen Problemen am Computer aus. Personen mit hoher Selbstwirksamkeitserwartung sind zudem im Umgang mit Computern wissbegieriger und motivierter, Kenntnisse und Kompetenzen in entsprechenden Kursen zu erwerben (Spannagel & Bescherer, 2009; Karsten & Roth, 1998). Zur Erfassung der computerbezogenen Selbstwirksamkeit wurden unterschiedliche Instrumente entwickelt, die Auskunft über das Zutrauen in die eigenen computerbezogenen Kompetenzen geben (Kohlmann et al., 2005; Compeau & Higgins, 1995; Loyd & Gressard, 1984). In Anlehnung an Spannagel und Bescherer (2009), die die verschiedenen Instrumente zur Erfassung der Computerselbstwirksamkeit in ihrer Publikation ausführlich diskutieren, wird im Rahmen dieser Untersuchung der Fragebogen *Computer User Self-Efficacy Scale* (CUSE Scale) von Cassidy und Eachus (2002) v. a. aufgrund seiner hohen Aktualität, Programmunabhängigkeit und seines Bezugs zu Lernsituationen verwendet (Spannagel & Bescherer, 2009).

Wie bei Spannagel und Bescherer (2009) diskursiv herausgearbeitet wurde, haben verschiedene Faktoren Einfluss auf die Computerselbstwirksamkeit bzw. gelten als (primäre) Prädiktoren. So wirkt sich bspw. die Computererfahrung, die anhand der Anzahl der bekannten Computeranwendungen gemessen werden kann, positiv auf die Computerselbstwirksamkeit aus (Cassidy & Eachus, 2002).

Ebenso kann die Zeitdauer der Computernutzung herangezogen werden, um Aussagen über die Computerselbstwirksamkeit zu treffen. Allerdings wird dem Qualitätsaspekt eine höhere Bedeutung als dem Quantitätsaspekt beigemessen, sodass die Zeitdauer der Beschäftigung eher einen zweitrangigen Einfluss auf die Computerselbstwirksamkeit zu haben scheint: „The benefit of experience appears to depend on how specific experience is interpreted or appraised by the individual (i.e., the resultant judgment of self-efficacy)“ (Ertmer et al., 1994, zitiert nach Spannagel & Bescherer, 2009, S. 27). Insofern sollte die am Computer verbrachte Zeit nicht als isolierte Erklärungsvariable im Zusammenhang mit der Computerselbstwirksamkeit herangezogen werden. Auch hinsichtlich des Computerbesitzes konnte ein positiver Einfluss auf die Computerselbstwirksamkeit nachgewiesen werden (Cassidy & Eachus, 2002). Spannagel und Bescherer (2009) verzichten in ihrer Studie darauf, den Computerbesitz in der Datenanalyse heranzuziehen, da es nur sehr wenige Studierende bzw. Schülerinnen und Schüler gab, die keinen Computer besaßen.

Gerade vor dem Hintergrund der Ergebnisse der JIM-Studie ist abzuwägen, ob eine Gruppenunterscheidung anhand des Computerbesitzes tatsächlich sinnvoll ist. Nach den Ergebnissen der JIM-Studie sind 98 % der Haushalte mit Computern ausgestattet und zwei von drei Jugendlichen verfügen sogar über einen eigenen Computer (MPFS, 2019). Anzunehmen ist zunächst, auch im Rahmen der vorliegenden Studie, dass nur wenige Personen angeben, keinen Computer zu besitzen. Während viele Studien bei der Ermittlung computerbezogener Kompetenzen auf Selbsteinschätzungen zurückgreifen, wurden im Rahmen der International Computer and Information Literacy Study 2013 (ICILS, 2013) die computerbezogenen Kompetenzen von Mädchen und Jungen mithilfe direkter Tests ermittelt. Es zeigte sich für Deutschland, das Mädchen im Durchschnitt einen signifikanten mittleren Leistungsvorsprung gegenüber Jungen aufweisen (Lorenz et al., 2014). Sehr ähnliche Ergebnisse lieferte auch die ICILS 2018 (Gerick et al., 2019). Hinsichtlich der computerbezogenen Selbstwirksamkeit als Prädiktor für computerbezogene Kompetenzen konnte im Rahmen der ICILS 2013 allerdings kein signifikanter Unterschied zwischen den Geschlechtern festgestellt werden, wenn die basalen Fähigkeiten (z. B. Erstellen eines Dokuments) betrachtet wurden. Für die fortgeschrittenen Fähigkeiten (z. B. Gestaltung einer Website) zeigte sich, dass die Jungen über eine signifikant höhere Computerselbstwirksamkeitserwartung verfügten (Lorenz et al., 2014). Cassidy und Eachus vermuteten bereits 2002, dass schwierige computerbezogene Aufgaben von der Gesellschaft eher im Kompetenzbereich der Männer verortet werden, woraus sich Genderunterschiede im Kontext des Anforderungsniveaus erklären ließen. Die Befundlage stellt sich in dieser Hinsicht ambivalent dar. Während es Studien gibt, die einen Unterschied in den Selbstwirksamkeitserwartungen zwischen den Geschlechtern zugunsten der Jungen belegen (Janssen Reinen & Plomp, 1997; Janneck et al., 2012), finden sich wiederum Untersuchungen, die eben keine systematischen Unterschiede feststellen konnten (Karsten & Roth, 1998). Vor allem in früheren Studien zeigte sich, dass innerhalb eines Geschlechtervergleichs die Jungen im Umgang mit digitalen Medien besser abschnitten als Mädchen. Dies wurde z. B. mit geschlechtsstereotypischen Einstellungen und Ausstattungsmerkmalen der Kinder und Jugendlichen begründet (Metz-Göckel, 1990). Und obwohl sich geschlechtsspezifische Unterschiede in den Zugangsmöglichkeiten bereits verringert hatten, stellte sich die männliche Computerselbstwirksamkeit in einigen Studien trotzdem höher dar (Senkbeil & Wittwer, 2007). Allerdings geht aus einigen Untersuchungen hervor, dass von Jungen neue Technologien früher und häufiger genutzt werden als von Mädchen, was in diesem Fall als mögliche Erklärung dienen könnte (Lorenz et al., 2014). Aktuellere Befunde deuten an, dass sich die Kompetenzniveaus, differenziert nach den Geschlechtern, annähern und Mädchen gegenüber Jungen in der *digital competence* teilweise sogar über einen Leistungsvorsprung verfügen (Lorenz et al., 2014). Trotzdem scheint der Schwierigkeitsgrad der Aufgaben am Computer Einfluss auf geschlechtsspezifische Unterschiede zu haben. Denn bezüglich fortgeschrittener Tätigkeiten scheint der Leistungsvorsprung eher zugunsten der Jungen auszufallen (Gerick et al., 2019). Insgesamt wird vermutet, dass sich diese Annäherung in den digitalen Kompetenzen ebenso in den Selbstwirksamkeitserwartungen der Jungen und Mädchen findet (Lorenz et al., 2014).

Zusammenfassend zeigt sich also, dass die computerbezogene Selbstwirksamkeit als subjektive Überzeugung Einfluss auf das Verhalten oder die Verhaltensänderung einer Person im Umgang mit Computern ausübt.

2.1.3 Methodik

2.1.3.1 Versuchspersonen

Die im Projekt *„DiMediCa – Digital Medical Care. Digitalisierungsprozesse in der Aus- und Weiterbildung im Gesundheits- und Pflegewesen“*, gefördert vom BMBF unter dem Förderkennzeichen 01JD1802A (Laufzeit: 10/2018–09/2021, Leitung der Teilprojekte A bis C: Frank Bünning, Astrid Seltrecht, Michael Herzog) (Weiß et al., 2019) unternommene quantitative Erhebung bei Auszubildenden in der Pflege soll vor dem Hintergrund der vorgestellten wissenschaftlichen Erkenntnisse untersuchen, ob Unterschiede in den Computerselbstwirksamkeitserwartungen der Probandinnen und Probanden anhand von Gruppenvergleichen (auf der Basis des Geschlechts und des Computerbesitzes) mit explizitem Bezug zum Lernort Schule nachgewiesen werden können. An der Befragung nahmen 360 Auszubildende aus Sachsen-Anhalt teil, 225 Fragebögen (n=48 männlich, n=174 weiblich) wurden nach der Datenbereinigung analysiert. Drei Versuchspersonen machten bezüglich des Geschlechts keine Angabe.

2.1.3.2 Untersuchungsdesign

Zur Erfassung der Computerselbstwirksamkeit wurde der von Cassidy und Eachus (2002) entwickelte Fragebogen (CUSE) herangezogen. Der Originalfragebogen wurde in englischer Sprache veröffentlicht und von Spannagel und Bescherer (2009) nahezu wörtlich in die deutsche Sprache übersetzt (CUSE-D). Der Fragebogen setzt sich aus Items zur Computerselbstwirksamkeit (Abschnitt A) und einem allgemeinen Teil (Abschnitt B) zusammen und sollte für die Computernutzung in der Pflegeschule bzw. Berufsfachschule beantwortet werden.

Das ursprünglich entwickelte Instrument umfasst 30 Items und eine 6-stufige Likert-Skala (Abschnitt A). Damit ist der höchste zu erreichende Wert 180, der niedrigste zu erreichende Wert 30. Der in dieser Befragung eingesetzte Fragebogen umfasste nur 26 der 30 Items. Damit liegt der höchste zu erreichende Wert bei 156, der niedrigste Wert bei 26. Die Schwierigkeit bei Instrumenten, die Erfahrungswerte, Selbstwirksamkeit o. Ä. im Zusammenhang mit Computern erfassen sollen, ist, dass diese eine hohe Aktualität aufweisen sollten (Spannagel & Bescherer, 2009). Ein Item („DOS-based computer packages don't cause many problems for me.") wurde also nicht aufgenommen, da DOS-basierte Computerprogramme Pflegeschülerinnen und -schülern heutzutage wohl kaum noch bekannt sein dürften.

Der Schülerinnen- und Schüler-Fragebogen des DiMediCa-Projekts setzte sich ursprünglich aus drei Instrumenten zusammen. Bei der Zusammenstellung des Fragebogens wurden Items nicht methodisch gerechtfertigt anhand einer Faktorenanalyse ausgewählt. Die Auswahl der Items erfolgte vielmehr anhand einer inhaltlichen Passung. Der Fragebogen sollte dann im nächsten Schritt hinsichtlich seiner Güte untersucht werden. Da sich dieses Vorgehen nicht realisieren ließ, wurde der Fragebogen getrennt nach den Instrumenten ausgewertet. Dieses Vorgehen begründet das Fehlen von drei weiteren Items („Die meisten Computerprogramme, mit denen ich Erfahrungen gemacht habe, waren einfach zu benutzen.", „Ich hätte es lieber, wenn wir nicht lernen müssten, wie man Computer benutzt.", „Das Verwenden von Computern ist etwas, das ich selten genieße."). Methodisch lässt sich der Ausschluss dieser Items nicht rechtfertigen, jedoch wird der Mehrwert der vorliegenden Daten von den Autorinnen als hoch eingeschätzt, weswegen eine mögliche Diskrepanz hinsichtlich der Güte bzw. der CUSE-D-Werte akzeptiert, aber kritisch diskutiert wurde.

> Das DiMediCa-Projekt versteht sich als ein Forschungs- und Qualifikationsprojekt, das dem wissenschaftlichen Nachwuchs die Möglichkeit einräumt, weitestgehend selbstständig Erhebungsinstrumente zu entwickeln, um diese anschließend einer intensiven Prüfung zu unterziehen. Die Autorinnen des vorliegenden Beitrags waren nicht an der Konstruktion des Instruments, aber an der kritisch konstruktiven Prüfung beteiligt.

Im Abschnitt B des Originalfragebogens wurde nach der Computererfahrung, der Anzahl der bekannten Computerprogramme, dem Computerbesitz, der Teilnahme an einem Computerkurs, dem Alter und dem Geschlecht der Schülerinnen und Schüler gefragt. Der Schülerinnen- und Schüler-Fragebogen des DiMediCa-Projekts hingegen weicht davon ab. So wurde sowohl die Computererfahrung als auch die Teilnahme an einem Computerkurs nicht erhoben. Auch die Antwortmöglichkeiten unterschieden sich teilweise vom Originalfragebogen. Die Frage nach dem Computerbesitz wurde umformuliert („Besitzen Sie einen Computer?" Wer besitzt den Computer, den Sie nutzen?") und wies dadurch kein dichotomes Antwortformat auf. Die Auszubildenden hatten stattdessen die folgenden Antworten zur Auswahl: „Sie selbst", „Eltern", „PartnerIn", „Bekannte", „ArbeitgeberIn". Außerdem wurden soziodemografische Daten der Versuchspersonen detaillierter als im Originalfragebogen erhoben.

2.1.3.3 Datenanalyse

An der Befragung nahmen insgesamt 360 Auszubildende in den Pflegeberufen teil. Da der CUSE-D-Wert aus der Summenbildung der einzelnen Items resultiert, wurden alldiejenigen Befragten aus der Untersuchung ausgeschlossen, bei denen mindestens eine Angabe im ersten Teil des Fragebogens fehlte ($n=59$). Zuvor wurden die Daten um die Angaben derjenigen Versuchspersonen bereinigt, bei denen keine Einwilligung zur Datenerklärung vorlag ($n=63$). Bei 13 Probandinnen und Probanden wurden die Daten außerdem nicht übernommen, da diese keine gewissenhaften Angaben machten. Damit wurden abschließend 225 befragte Auszubildende in die Studie eingeschlossen.

Da sich der Schülerinnen- und Schüler-Fragebogen des DiMediCa-Projekts von dem Originalfragebogen um die vier beschrieben Items unterscheidet, sollten zunächst die Gütekriterien untersucht werden. Zu diesem Zweck wurde neben der Reliabilitätsprüfung mithilfe der internen Konsistenz (Cronbachs Alpha) auch eine Validitätsüberprüfung durchgeführt. Zur Validitätsüberprüfung wurden die Korrelationen (Spearman, zweiseitig) des CUSE-D-Werts mit der Selbstauskunft der durchschnittlichen Computernutzung pro Woche sowie der Anzahl der bekannten Computerprogramme berechnet (Spannagel & Bescherer, 2009). Die Korrelation mit der Selbstauskunft zur Computererfahrung konnte nicht berechnet werden, da die entsprechenden Daten nicht erhoben wurden. Überdies wurden die CUSE-D-Werte getrennt nach den Geschlechtern verglichen. Dafür wurde der Mann-Whitney-U-Test ($\alpha=0{,}05$) eingesetzt, der überprüft, ob Gruppenunterschiede systematischen oder zufälligen Einflüssen unterliegen. Die Auszubildenden, die keine Angaben bezüglich des Geschlechts machten, wurden bei der Berechnung ausgeschlossen. Neben dem Geschlecht als unabhängige Variable diente auch der Computerbesitz als Grundlage für einen Gruppenvergleich (51 von 188 Versuchspersonen besaßen keinen eigenen Computer). Zuvor wurden in beiden Fällen die Verteilungen zwischen den jeweiligen Gruppen überprüft (Kolmogorov-Smirnov- Z).

2.1.4 Ergebnisse

2.1.4.1 Vergleich der Ergebnisse mit Vorgängerstudien

Die computerbezogene Selbstwirksamkeit von Auszubildenden dient als Prädiktor für einen erfolgreichen Umgang mit Computern. Zur Erfassung dieses Konstrukts kann u.a. der Fragebogen von Cassidy und Eachus (2002) herangezogen werden, der auch für den Einsatz bei Pflegeschülerinnen und -schülern geeignet zu sein scheint, wie die folgenden Ergebnisse zeigen.

Der durchschnittliche CUSE-D-Wert der Auszubildenden beträgt 114,8 Punkte, $SD=22{,}3$; $MIN=47$, $MAX=156$. Damit stellen sich die CUSE-D-Werte der Auszubildenden für den schulischen Bereich zufriedenstellend dar. Die Ergebnisse zeigen weiterhin, dass die CUSE-D-Werte mit der Anzahl der bekannten Computeranwendungen, $r=.376$; $p<.001$; $n=222$, sowie mit der Zeit, die die Jugendlichen bzw. jungen Erwachsenen im Durchschnitt pro Woche am Computer verbringen, korrelieren, $r=.428$, $p<.001$, $n=204$ (**Tab. 2-1**). Jedoch sei an dieser Stelle darauf verwiesen, dass in der vorliegenden Studie a) nicht die computerbezogenen Kompetenzen, sondern die computerbezogene Selbstwirksamkeitserwartung und diese b) nicht durch direkte Tests, sondern auf der Basis von Selbsteinschätzungen der Auszubildenden erhoben wurde.

Die Reliabilitätsanalyse ergibt ein Cronbachs Alpha von .93, $N=225$. In der Studie von Cassidy und Eachus (2002) wurde ein Cronbachs Alpha von .97, $N=184$ ermittelt, die Untersuchungen von Spannagel und Bescherer (2009) ergaben ein Cronbachs Alpha von .94, $N=407$, bzw. .92, $N=172$.

Die Ergebnisse der DiMediCa-Untersuchung liefern damit hinsichtlich der Reliabilität einen sehr zufriedenstellenden Wert für das Cronbachs Alpha, der sich ähnlich auch in der Untersuchung von Spannagel und Bescherer (2009) zeigte, sodass von einer hohen internen Konsistenz ausgegangen werden kann. An dieser Stelle sei allerdings angemerkt, dass die Vergleichbarkeit zwischen den Studien aufgrund der beschriebenen Abweichung in den Items nur eingeschränkt möglich ist. Aufgrund dieser Diskrepanz sind Schlüsse auch anhand eines Vergleichs zwischen der vorliegenden Studie und der Studie von Cassidy und Eachus (2002) nur mit Vorsicht zu ziehen, der berechnete Alphawert fiel jedoch merklich niedriger aus als in der Originalstudie.

Die Überprüfung der Validität lieferte positive Korrelationen, jedoch fallen diese ebenfalls deutlich niedriger aus als bei Cassidy und Eachus (2002). So entsprechen die niedrigen bis mittleren Korrelationen eher den Werten, die Spannagel und Bescherer (2009) bei der Befragung von Schülerinnen und Schülern erhielten. Auch in diesem Fall ist die Vergleichbarkeit zwischen den Studien, v. a. aufgrund der Unterschiede in den Instrumenten, aber in Bezug auf die Ergebnisse von Cassidy und Eachus (2002) auch deshalb nur eingeschränkt möglich, da nicht nachvollzogen werden kann, welche statistischen Tests verwendet wurden. Eine mögliche Erklärung, die Spannagel und Bescherer (2009) für die Differenzen hinsichtlich der Korrelationen zwischen Studierenden einerseits und Schülerinnen und Schülern andererseits liefern, ist, dass Schülerinnen und Schüler „ihre Computererfahrung und ihre eigene Kompetenz im Umgang mit Computern weniger realistisch einschätzen als Erwachsene, da sie vermutlich ihre Kenntnisse im Wesentlichen auf den Einsatz des Computers im Freizeitbereich gründen“ (Spannagel & Bescherer, S. 35). Dies könnte, neben dem Ausschluss der Items, auch in unserem Fall als Erklärungsansatz dafür dienen, dass die Korrelationen niedriger ausfallen.

Auch wenn die Vergleichbarkeit aufgrund der beschriebenen Diskrepanzen zwischen dem Originalfragebogen und dem Schülerinnen- und Schüler-Fragebogen des DiMediCa-Projekts zum CUSE eingeschränkt ist, lieferte die Überprüfung der Gütekriterien im Rahmen dieser Studie zufriedenstellende Werte. Es zeigte sich

Tabelle 2-1: Validität (Eigendarstellung)

Ermittelte Korrelationen der Computerselbstwirksamkeit mit …	
der Anzahl an bekannten Computeranwendungen ($n=222$)	$r=.376$*
der durchschnittlichen Zeit der Computernutzung pro Woche ($n=204$)	$r=.428$*

Anmerkung: * $p<.001$, zweiseitig

aber, dass die Korrelationen mit der Anzahl der bekannten Computeranwendungen sowie der durchschnittlichen Zeit der Computernutzung pro Woche niedriger als erwartet ausfielen. Dies könnte eben darauf hindeuten, dass Fragebögen auf Grundlage der Selbsteinschätzung bei Kindern und Jugendlichen einer gewissen subjektiven Verzerrung unterliegen. Um der Kritik am Instrument von Cassidy und Eachus (2002) selbst, der Fragebogen enthalte einige Items mit fehlendem Kompetenzbezug, entgegenzuwirken, schlagen Spannagel und Bescherer (2009) vor, eine Faktorenanalyse durchzuführen und den Fragebogen gegebenenfalls zu kürzen. Zudem hat der Einsatz des Instruments gezeigt, dass, obwohl der durchschnittliche Wert zur Computerselbstwirksamkeit selbst in einem guten Bereich liegt, der keine starken Defizite und damit keinen dringenden Handlungsbedarf erkennen lässt, eine Erhebung gerade unter dem Aspekt der Differenzierung sinnvoll erscheint. So wurde innerhalb der Untersuchung auch festgestellt, dass sich die Werte der Auszubildenden mit der höchsten Computerselbstwirksamkeit um mehr als das dreifache von den Auszubildenden mit der im Vergleich niedrigsten Computerselbstwirksamkeit unterscheiden.

2.1.4.2 Geschlechtsspezifische Differenzierung hinsichtlich der Computerselbstwirksamkeit

Geschlechtsspezifische Unterschiede bezogen auf die Computerselbstwirksamkeit konnten nicht nachgewiesen werden, wodurch die Vermutung, dass männliche Auszubildende eine höhere Computerselbstwirksamkeit als weibliche Auszubildende aufweisen, nicht bestätigt werden konnte. Ein Mann-Whitney-U-Test (α= 0,05) wurde berechnet, um zu überprüfen, ob sich die CUSE-D-Werte nach der Geschlechterzugehörigkeit unterscheiden. Die Verteilungen der beiden Geschlechtergruppen unterschieden sich nicht voneinander (Kolmogorov-Smirnov $p>.05$). Es gab keinen signifikanten Unterschied zwischen den CUSE-D-Werten der Schülerinnen und den CUSE-D-Werten der Schüler ($U=4135$, $Z=-0{,}104$, $p=.917$). Es zeigte sich allerdings, dass sich Schülerinnen tendenziell schlechter einschätzen als Schüler (**Tab. 2-2**). In Anbetracht aktueller Forschungsbefunde ist es aber auch kaum überraschend, dass hinsichtlich der geschlechtsspezifischen Unterscheidung keine signifikanten Unterschiede in der computerbezogenen Selbstwirksamkeit festgestellt werden konnten. So geht aus der JIM-Studie hervor, dass Schülerinnen und Schüler vergleichbare Zugangsmöglichkeiten zu digitalen Medien haben und heute ein gegenüber früheren Zeiten verändertes Nutzungsverhalten beobachtbar ist (MPFS, 2019). Dieser Umstand könnte ursächlich dafür sein oder zumindest Einfluss darauf haben, dass sich die mittleren geschlechtsspezifischen Computerselbstwirksamkeitserwartungen sowie die computerbezogenen Kompetenzen weiter annähern oder gar ausgleichen. Zeigten frühere Studien eine geschlechterbezogene Differenz in der Selbstwirksamkeitserwartung, ist diese Differenz heute statistisch zumeist nicht mehr signifikant.

Tabelle 2-2: Mittelwerte und Standardabweichungen der CUSE-D-Werte getrennt nach der Geschlechterzugehörigkeit (Eigendarstellung)

Schülerinnen und Schüler	*M*	*SD*	*n*
männlich	118,44	21,75	48
weiblich	113,43	22,42	174

2.1.4.3 Differenzierung hinsichtlich des Computerbesitzes

Ein weiterer Gruppenvergleich wurde hinsichtlich des Computerbesitzes durchgeführt. Die Verteilungen der Gruppen waren identisch (Kolmogorov-Smirnov $p>.05$). Es konnte ein schwacher Unterschied zwischen den CUSE-D-Werten der Auszubildenden, die selbst einen Computer besitzen und denen, die keinen Computer besitzen, nachgewiesen werden, $U=2687$,

Tabelle 2-3: Mittelwerte und Standardabweichungen der CUSE-D-Werte getrennt nach der Angabe zum Besitz eines eigenen Computers (Eigendarstellung)

Schülerinnen und Schüler	*M*	*SD*	*n*
ja	117,2*	22,2	137
nein	107,1*	22,3	51

Anmerkung: *= $p < .01$, signifikant

$Z=-2{,}431$, $p=.015$, $r=.177$. Obwohl Spannagel und Bescherer bereits 2009 formulierten, dass der Computerbesitz wohl kaum noch verneint werden würde und daher als Grundlage für Gruppenvergleiche wenig sinnvoll erscheint, stellte sich die Gruppe, die angab keinen eigenen Computer zu besitzen, in der vorliegenden Studie überraschend groß dar (51 von 188 Schülerinnen und Schüler) (**Tab. 2-3**). Anzumerken ist an dieser Stelle jedoch, dass den Auszubildenden in der Pflege bei dieser Frage ein differenzierteres Antwortformat angeboten wurde, als es bei Spannagel und Bescherer (2009) der Fall war. Insofern fallen auch die Auszubildenden in die Gruppe, die angab keinen Computer zu besitzen, wenn sie ankreuzten, dass der Computer, den sie nutzen, ihren Eltern gehört. Es ging in der Untersuchung also darum, ob die Auszubildenden wirklich einen *eigenen* Computer besitzen, dessen Benutzung keiner ‚Erlaubnis' bedarf und der jederzeit verfügbar ist. Hinsichtlich des Computerbesitzes konnte die Vermutung für den schulischen Bereich bestätigt werden, dass Auszubildende, die einen eigenen Computer besitzen, eine höhere computerbezogene Selbstwirksamkeit aufweisen.

2.1.5 Pflegedidaktische Handlungsempfehlungen

Computerbezogene Selbstwirksamkeit nimmt als subjektive Überzeugung Einfluss auf das Verhalten einer Person im Umgang mit einem Computer. Pädagogisch konzipierte Lehr-Lern-Prozesse, die an einer Kompetenzerweiterung sowie an Prozessen der Bildung interessiert sind, können daher die Prädiktoren für computerbezogene Selbstwirksamkeit in ihrem Handeln berücksichtigen: Sollen also Lehr-Lern-Prozesse gefördert werden, die einen verbesserten Umgang mit Computern zur Folge haben, ist an der Computererfahrung, dem Umfang der bekannten Computeranwendungen, der zeitlichen Dauer der Computernutzung (in diesem Fall gilt das Primat Qualität vor Quantität), dem Computerbesitz sowie dem Schwierigkeitsgrad der Aufgaben am Computer pädagogisch anzusetzen, um zunächst die computerbezogene Selbstwirksamkeit zu erhöhen, die wiederum Voraussetzung für einen kompetenten Umgang mit Computern ist. Berücksichtigung im pflegepädagogischen Handeln – insbesondere in der Bedingungsanalyse und in der didaktischen Analyse – müssen folgende Ergebnisse finden:

- Aufgrund der großen Unterschiede in den Selbstwirksamkeitswerten sind geeignete Maßnahmen einer Binnendifferenzierung zu erarbeiten.
- Die Förderung zur Selbsteinschätzung ist pflegepädagogisch zu unterstützen.
- Vom Prinzip des *Bring your own device* ist so lange abzusehen, bis den Auszubildenden eigene Geräte zur Nutzung zur Verfügung stehen. Eine technische Ausstattung ist aus pädagogischer Perspektive zu begrüßen und weiter voranzutreiben.

Der Beitrag hat sich mit computerbezogener Selbstwirksamkeitserwartung von Pflegeschülerinnen und -schülern im Kontext Schule auseinandergesetzt. Inwieweit eine auf diesen Lernort bezogene computerbezogene Selbstwirksamkeit von der auf den Lernort Praxis bezogenen computerbezogenen Selbstwirksamkeitserwartung abweicht oder aber deckungsgleich ist, muss Bestandteil einer weiteren Untersuchung sein.

Literatur

Bandura, A. (1977). Self-efficacy: toward a unifying theory of behavioral change. *Psychological Review, 84*(2), 191–215. https://doi.org/10.1037/0033-295X.84.2.191

Bandura, A. (1997). *Self-efficacy. The exercise of control.* New York: Freeman.

BMBF. (2019). *DigitalPakt Schule 2019 bis 2024. Verwaltungsvereinbarung.* Zugriff am 21.05.2021 unter https://www.digitalpaktschule.de/files/VV_DigitalPaktSchule_Web.pdf

Bündnis Digitalisierung in der Pflege. (2020). *Digitalisierung in der Pflege: Eckpunkte einer nationalen Strategie.* Verfügbar unter https://deutscher-pflegerat.de/wp-content/uploads/2020/09/2020-09-01_Positionspapier_Verb%C3%A4ndeb%C3%BCndnis_Digitalisierung_Pflege.pdf

Cassidy, S. & Eachus, P. (2002). Developing the computer user self-efficacy (CUSE) scale: investigating the relationship between computer self-efficacy, gender and experience with computers. *Journal of Educational Computing Research, 26*(2), 133–153. https://doi.org/10.2190/JGJR-0KVL-HRF7-GCNV

Compeau, D.R. & Higgins, C.A. (1995). Computer self-efficacy: development of a measure and initial test. *MIS Quarterly, 19*(2), 189–211. https://doi.org/10.2307/249688

Darmann-Finck, I. (2010). *Interaktion im Pflegeunterricht: Begründungslinien der Interaktionistischen Pflegedidaktik.* Frankfurt: Peter Lang Verlag. https://doi.org/10.3726/978-3-653-06811-5

Gerick, J., Massek, C., Eickelmann, B. & Labusch, A. (2019). Computer- und informationsbezogene Kompetenzen von Mädchen und Jungen im zweiten internationalen Vergleich. In B. Eickelmann, W. Bos, J. Gerick, F. Goldhammer, H. Schaumburg, K. Schwippert, M. Senkbeil & J. Vahrenhold (Hrsg.), *ICILS 2018 #Deutschland. Computer- und informationsbezogene Kompetenzen von Schülerinnen und Schülern im zweiten internationalen Vergleich und Kompetenzen im Bereich Computational Thinking* (S. 271–300). Münster, New York: Waxmann.

Janneck, M., Vincent-Höper, S. & Ehrhardt, J. (2012). Das computerbezogene Selbstkonzept: Eine gender-sensitive Studie. In H. Reiterer & O. Deussen (Hrsg.), *Mensch & Computer 2012* (S. 243–252). München: Oldenbourg. https://doi.org/10.1524/9783486718782.243

Janssen Reinen, I. & Plomp, T. (1997). Information technology and gender equality: A contradiction in terminis? *Computers in Education, 28*(2), 65–78. https://doi.org/10.1016/S0360-1315(97)00005-5

Karsten, R. & Roth, R.M. (1998). Computer self-efficacy: a practical indicator of student computer competency in introductory IS courses. *Informing Science, 1*(3), 61–68. https://doi.org/10.28945/615

Kohlmann, C.-W., Eschenbeck, H., Heim-Dreger, U., Albrecht, H., Hole, V. & Weber, A. (2005). Entwicklung und Validierung einer Skala zur Erfassung computerbezogener Selbstwirksamkeitserwartungen (SWE-C). In K.-H. Renner, A. Schütz & F. Machilek (Hrsg.), *Internet und Persönlichkeit* (S. 11–23). Göttingen: Hogrefe.

Lorenz, R., Gerick, J., Schulz-Zander, R. & Eickelmann, B. (2014). Computer- und informationsbezogene Kompetenzen von Mädchen und Jungen im internationalen Vergleich. In W. Bos, B. Eickelmann, J. Gerick, F. Goldhammer, H. Schaumburg, K. Schwippert, M. Senkbeil, R. Schulz-Zander & H. Wendt (Hrsg.), *ICILS 2013 – Computer- und informationsbezogene Kompetenzen von Schülerinnen und Schülern in der 8. Jahrgangsstufe im internationalen Vergleich* (S. 231–263). Münster: Waxmann.

Loyd, B.H. & Gressard, C. (1984). The effects of sex, age, and computer experience on computer attitudes. *Association for Educational Data Systems, 18*(2), 67–77. https://doi.org/10.1080/00011037.1984.11008387

Metz-Göckel, S. (1990). Von der Technikdistanz zur Technikkompetenz. In S. Metz-Göckel & E. Nyssen (Hrsg.), *Frauen leben Widersprüche. Zwischenbilanz der Frauenforschung* (S. 139–152). Weinheim, Basel: Beltz.

MPFS (Medienpädagogischer Forschungsverband Südwest). (2019). *JIM-Studie. Jugend, Information, Medien. Basisuntersuchung zum Medienumgang 12- bis 19-Jähriger.* Stuttgart: MPFS.

Pajares, F. (1996). Self-efficacy beliefs in academic settings. *Review of Educational Research, 66*(4), 543–578. https://doi.org/10.3102/00346543066004543

Senkbeil, M. & Wittwer, J. (2007). Die Computervertrautheit von Jugendlichen und Wirkungen der Computernutzung auf den fachlichen Kompetenzerwerb. In M. Prenzel, C. Artelt, J. Baumert, W. Blum, M. Hamman, E. Klieme & R. Pekrun (Hrsg.), *PISA 2006. Die Ergebnisse der dritten internationalen Vergleichsstudie* (S. 277–307). Münster: Waxmann.

Spannagel, C. & Bescherer, C. (2009). Computerbezogene Selbstwirksamkeitserwartung in Lehrveranstaltungen mit Computernutzung. *Notes on Edu-*

cational Informatics – Section A: Concepts and Techniques, 5(1), 23–43.

Weiß, V., Neumann, J., Herzog, M., Bünning, F. & Seltrecht, A. (2019). Der digitale Wandel und seine Auswirkungen auf die berufliche Aus- und Weiterbildung im Gesundheits- und Pflegebereich – das Digital Medical Care Projekt (DiMediCa). In: K. Pousttchi, H. Schlieter & A. Gleiß (Hrsg.), *Digitale Innovationen im Gesundheitsmarkt: Märkte, Geschäftsmodelle, Technologien* (S. 24–29), Berlin: GITO mbH.

Weiterführende Literatur

Arndt, L. & Seltrecht, A. (2022a). Computerbezogene Selbstwirksamkeit von Pflegeschülerinnen und -schülern im Spannungsverhältnis der Lernorte. In A. Seltrecht (Hrsg.), *Digitalisierung in Gesundheits- und Pflegebildung, Gesundheits- und Pflegepraxis und Gesundheits- und Pflegelehrerbildung* (Arbeitstitel) (im Druck).

Arndt, L. & Seltrecht, A. (2022b). Weiterbildung „digitaler Quereinsteiger*innen“: Technologisches Wissen und Technikbereitschaft von Lehrkräften der beruflichen Fachrichtung Gesundheit und Pflege. In A. Seltrecht (Hrsg.), *Digitalisierung in Gesundheits- und Pflegebildung, Gesundheits- und Pflegepraxis und Gesundheits- und Pflegelehrerbildung* (Arbeitstitel) (im Druck).

BMG – Bundesministerium für Gesundheit. (Hrsg.). (2017). *ePflege. Informations- und Kommunikationstechnologie für die Pflege*. Berlin, Vallendar, Köln: Roland Berger GmbH, Deutsches Institut für angewandte Pflegeforschung e.V. & Philosophisch-Theologische Hochschule Vallendar.

Seltrecht, A. (2020, Mai). Nachhaltigkeit im Kontext wissenschaftlicher Integrität. *bwp@ Spezial 17*. Verfügbar unter https://www.bwpat.de/spezial17/seltrecht_spezial17.pdf

2.2 Digitalisierung in der (Alten-)Pflegeschule

Empirische Erkenntnisse zur Technikakzeptanz von Lehrenden

Miriam Peters, Zoe Klein und Lena Dorin

Abstract

Der vorliegende Beitrag geht am Beispiel Rheinland-Pfalz der Frage nach, wie ausgeprägt die Technikbereitschaft von Lehrenden in der Altenpflege ist und welche Auswirkungen diese auf die Nutzung digitaler Tools im Unterricht hat. Diese Studie kann als exemplarisch angesehen werden, da in Bezug auf die Digitalisierung ein Entwicklungsrückstand bundesweit sowohl in der Pflegebildung als auch in der Pflegepraxis besteht. Pflegende haben nach den vorliegenden Ergebnissen und im Vergleich zu anderen Studien zu Technikbereitschaft in anderen Berufen eine positive Haltung gegenüber digitalen Technologien, die Anwendung im Pflegealltag ist aber unterschiedlich ausgeprägt. Um die Nutzung und Verbreitung dieser Technologien zu fördern sind insbesondere Fortbildungen geeignet, in denen ausgewählte Technologien erprobt werden können. Das im Fazit vorgestellte Projekt PFLEX befasst sich mit dieser Form der digitalen (Fort-)Bildung. Integriert man digitale Kompetenzen in die Lehrerbildung, so beginnt der Lernprozess bei Lehrenden und Lernenden. Damit können sich Pflegende aktiv an Technologieentwicklungsprozessen beteiligen, diese im Sinne der Nutzerfreundlichkeit mitgestalten und verbessern.

Schlüsselbegriffe

- Technikakzeptanz
- Digitalisierung
- Lehrerbildung
- (Alten-)Pflege

2.2.1 Einleitung

Spätestens mit Beginn der weltweiten Corona-Pandemie im Jahr 2020 wurde deutlich, dass das deutsche Gesundheitssystem in seiner digitalen Entwicklung hinter seinen Möglichkeiten geblieben ist. Dabei wird digitalen Innovationen im Gesundheitssystem das Potenzial zugesprochen, einen entscheidenden Beitrag zur Verbesserung der Gesundheitsversorgung zu leisten (Bündnis Digitalisierung in der Pflege, 2020; Thiel et al., 2018). Es wird davon ausgegangen, dass digitale Lösungen die Patientinnen- und Patientensicherheit künftig verbessern, die Qualität der Behandlungsergebnisse erhöhen und die wirtschaftliche Effizienz und Nachhaltigkeit eines Gesundheitssystems steigern können. Um die beschriebenen Potenziale nutzen zu können, benötigen Pflegende digitale Kompetenzen, deren Erwerb Teil der Aus- und Weiterbildung sein sollte. Bei deren Anbahnung spielen die Lehrenden der Pflege eine zentrale Rolle. Eine systematische Integration der zur Verfügung stehenden Technologien in die Bildungsgänge der Pflege ist derzeit noch nicht erkennbar (Becka et al., 2020; Peters & Hülsken-Giesler, 2018). Bevor Lehrende die Digitalisierung in den verschiedenen Bildungsgängen integrieren können, sind diese selbst darauf vorzubereiten. Doch auch in den lehrerbildenden Studiengängen sind Lehreinheiten zu diesem Thema noch nicht systematisch verankert (Peters, 2020). Es wird postuliert, dass die Nutzung neuer Technologien in Arbeits- und Bildungsprozessen wesentlich von der Akzeptanz der Geräte und Systeme abhängt (Claßen, 2012; BMG, 2017; Steinert, 2017).

2.2.1.1 Digitalisierung in der Pflege in Deutschland

Im internationalen Vergleich schöpft Deutschland sein Digitalisierungspotenzial nur unzureichend aus (Thiel et al., 2018). Viele andere europäische und westliche Staaten sind deutlich weiter fortgeschritten, beispielsweise in der Anwendung und Nutzung von elektronischen Patientinnen- und Patientenakten, E-Rezepten oder elektronischer Ärztin/Arzt-Patientinnen/Patienten-Kommunikation. In einer Studie der Bertelsmann-Stiftung aus dem Jahr 2018 rangiert Deutschland im eigens entwickelten Digital Health-Index nur auf Platz 16, wobei der Stand der Digitalisierung eines nationalen Gesundheitssystems anhand verschiedener Indikatoren z. B. zum technischen Reifegrad bewertet wurde. Hürden für die Digitalisierung zeigen sich laut dieser Studie in Deutschland in strengen Datenschutzbestimmungen, einer fehlenden strategischen Orientierung und mangelnden finanziellen Anreizen zur Entwicklung von Technologien (Thiel et al., 2018). Digitale Anwendungen in der Pflege umfassen elektronische Dokumentation, Datenmanagement, Diagnostik- und Entscheidungstools, technische Assistenzsysteme, Robotik, Telecare, Televisite, Telemonitoring sowie spezifizierte Anwendungsmöglichkeiten in allen Versorgungsbereichen (Becka et al., 2020). Auch birgt eine digitale Vernetzung von verschiedenen Leistungsebenen, Einrichtungen und Professionen über eine Telematikinfrastruktur ein großes Potenzial (Becka et al., 2020). Die politischen Bemühungen der letzten Jahre haben in Deutschland zwar die Voraussetzungen für eine digitale Vernetzung im Sinne einer interprofessionellen Kommunikation geschaffen, diese werden allerdings nicht oder nur unzureichend genutzt. Der Grund hierfür ist, dass die Adressaten, also Pflegepädagoginnen und Pflegepädagogen, Pflegefachkräfte, Ärztinnen und Ärzte, Labore, Krankenkassen, Einrichtungen, Patientinnen und Patienten, den bereits vollzogenen Änderungen kritisch gegenüberstehen. Zudem wird deren Nutzen nicht vollumfänglich erkannt. Diese kritische Einstellung resultiert daraus, dass diese Anwendungen nicht im Sinne aller Akteurinnen und Akteure entwickelt worden sind. Eine Studie im Auftrag des Bundesgesundheitsministeriums (BMG) ermittelte verschiedene Ursachen für die Kritik: fehlende Kompetenzen und Bildungsangebote, fehlendes Changemanagement, eine zu frühe Freigabe der Systeme, ungeklärte Nutzungsfragen oder eine fehlende frühzeitige Einbindung aller Akteurinnen und Akteure (BMG, 2017). Diese Einstellung gegenüber der Technik liefert erste Anhaltspunkte für die fehlende Einbindung digitaler Inhalte in die Ausbildung der Lehrenden der Pflege.

2.2.1.2 Ausbildung der Pflegelehrenden in Deutschland

Die pflegeberufliche Bildung wird über das bundesrechtliche Pflegeberufegesetz (PflBG) geregelt und nicht wie andere Berufsausbildungen über das Berufsbildungsgesetz (Steffen & Löffert, 2010). Diese Sonderstellung wirkt sich auch auf die Lehrerbildung in den Pflegeberufen aus (Reiber et al., 2015). So werden Lehrende an allgemeinen Berufsschulen im Rahmen einer zweitstufigen Ausbildung, bestehend aus einem Studium an einer Universität und einem Vorbereitungsdienst, qualifiziert. Lehrende in der Pflege wurden bis in die erste Dekade des 21. Jahrhunderts in Form von Weiterbildungen qualifiziert. Heute findet die Mehrzahl der lehrerbildenden Studiengänge in der Pflege an Fachhochschulen und Hochschulen für angewandte Wissenschaften statt (Reiber et al., 2015). Einer Studie von Reiber et al. (2015) zufolge boten im Jahr 2013 zehn Universitäten lehrerbildende Studiengänge für das Berufsfeld „Gesundheit und Pflege" an, während 18 Fachhochschulen bzw. Hochschulen für angewandte Wissenschaften lehrerqualifizierende Studiengänge im Bereich „Gesundheit und Pflege" anboten. An 17 von 18 Standorten war eine abgeschlossene Berufsausbildung in einem Gesundheitsfachberuf zwingende Voraussetzung für ein Studium. Ob und inwieweit digitale Kompetenzen bei Lehrenden im Rahmen ihres Studiums angebahnt werden, ist derzeit noch unklar. Die Bundesregierung fördert allerdings im Rahmen der „Qualitätsoffensive Lehrerbildung" (QLB) von 2018 bis 2022 mit 500 Millionen Euro Projekte mit dem Schwerpunkt „Digitalisierung in der Lehrerbildung" (Bundesregierung, 2020). Auch im Rahmen der Verwaltungsvereinbarung „DigitalPakt Schule" (Bundesregierung, 2019), die sich auf die Strategie der Kultusministerkonferenz (KMK) „Lernen in einer digitalen Welt" (Kultusministerkonferenz, 2016) bezieht, wurde die Bedeutung der Qualifizierung der Lehrkräfte betont. Erste hochschulische Angebote für das Berufsbildungspersonal, „die die Schnittstelle zwischen Pflege, technologischer Entwicklung und Berufs-/Pflegepädagogik thematisieren" (Weyland & Kaufhold, 2017, S. 32), können beschrieben werden.

2.2.1.3 Technikakzeptanz in der Pflege

Vor dem Hintergrund steigender Nachfrage nach Pflegeleistungen bei gleichzeitiger Knappheit von Pflegefachkräften wird technischen Anwendungen in der Pflege eine immer größere Rolle zugesprochen (Riedlinger et al., 2021). Viele Pflegefachkräfte kennen Technologien, z. B. Tablet- und Smartphone-Applikationen zur Dokumentation. Gleichzeitig haben nur 28 % dieser Pflegefachkräfte laut eines Prüfberichts für das Zentrum für Qualität in der Pflege (Kuhlmey et al., 2019) an ihrem Arbeitsort Zugang zu diesen Systemen. Die mangelnde Nutzung moderner Technologien hängt somit maßgeblich mit der oft mangelnden Ausstattung innerhalb der Einrichtungen zusammen. Dies deckt sich mit der Einschätzung, dass viele Einrichtungen, in denen gepflegt wird, wie Krankenhäuser, Pflegeheime oder ambulante Dienste, nicht ausreichend auf die Digitalisierung und Technisierung vorbereitet sind. Eine zentrale Rolle für die Technikakzeptanz spielt außerdem die Funktionalität und der Einsatzbereich der jeweiligen Technik. Im Gegensatz zu anderen Aspekten der Pflege – körperlicher Unterstützung, Monitoring oder Dokumentation – wird der Technikeinsatz zur sozialen und emotionalen Unterstützung kritisch gesehen. Dieser kann sogar im Widerspruch zum eigenen Berufsbild stehen. Viele Pflegefachkräfte befürchten, dass durch den Einsatz digitaler Technologien Wärme und Zuwendung im beruflichen Alltag verloren gehen könnten (Fachinger & Mähs, 2019). Zudem gefährde der Technikeinsatz zur sozialen und emotionalen Unterstützung eher den eigenen Arbeitsplatz, sei stärker durch wirtschaftliche Interessen motiviert und berge mehr Risiken als Chancen, so die Befürchtungen der Pflegenden (Kuhlmey et al., 2019).

Die Technikakzeptanz von Lehrenden in der Pflege ist in wenigen internationalen Studien untersucht worden (Harless, 2016; Vargo-Warran, 2016). In diesen Arbeiten wird beschrieben, dass die Akzeptanz durch die Lehrenden für den tatsächlichen Einsatz von Technologien im Bildungskontext von Bedeutung ist. Lehrkräfte in der Pflege sollten im Rahmen ihres Studiums systematisch sowohl auf den Einsatz von Bildungstechnologien im Unterricht als auch auf die Anbahnung kritisch-reflexiver Kompetenz in der Versorgungspraxis vorbereitet werden (Vargo-Warran, 2016). Letzteres meint v. a., gemeinsam mit den Auszubildenden eine Art Anwendungsethik für digitale Lösungen in der Pflege zu entwickeln. Bevor Technik und digitale Systeme in der direkten Patientinnen- und Patientenversorgung angewendet werden, sollte bei jeder Pflegefachkraft und bei allen Auszubildenden eine Reflexion über Sinn, Nutzen und Anwendbarkeit im menschlichen Miteinander und in der pflegerischen Versorgung erfolgen. Hierzu sind bereits Modelle wie das MEESTAR-Modell entwickelt worden. Diese Modelle können als Leitfaden zur Entscheidungsfindung dienen. Dies sollte bereits in der Ausbildung vermittelt werden.

Zur Erfassung von Technikakzeptanz stehen eine Reihe von validierten Instrumenten zur Verfügung. Einige der bekanntesten sind das Technology Acceptance Model (TAM), das auf

Davis et al. (1989) zurückgeht und bis heute vielfältige Weiterentwicklungen erfahren hat (Jockisch, 2010). Ein weiteres Modell stellt die von Venkatesh et al. (2003) entwickelte „Unified Theory of Acceptance and Use of Technology" (UTAUT) dar. Ziel war, bereits existierende Modelle zusammenzuführen (Hübner et al., 2013).

Für Deutschland haben Neyer et al. (2012) das TAM-Modell weiterentwickelt und um die Skala der Technikbereitschaft erweitert. Die Technikbereitschaftsskala untersucht dabei nicht die Einstellung von Personen einer konkreten Technologie gegenüber, sondern die Einstellung gegenüber Technologie im Allgemeinen. Vor diesem Hintergrund ist sie möglicherweise weniger geeignet, konkretes Verhalten vorherzusagen (Wagner, 2016), sondern kann vielmehr dazu genutzt werden, um Stimmungsbilder in (Sub-)Gruppen der Gesellschaft aufzuzeigen.

2.2.2 Empirische Erhebung zur Technikbereitschaft von Lehrenden

National existieren derzeit kaum Untersuchungen zur Technikakzeptanz von Lehrenden in der (Alten-)Pflege. Der vorliegende Beitrag beschreibt empirische Erkenntnisse zur Technikakzeptanz von Lehrenden in der Altenpflege in Rheinland-Pfalz. Die Daten wurden im Rahmen eines Promotionsvorhabens (Peters, 2021) erhoben. Geplant war eine Vollerhebung an allen 25 Altenpflegeschulen des Landes Rheinland-Pfalz. Teilgenommen haben Lehrende aus 15 Schulen, was auf der Ebene der Schulen einer Rücklaufquote von 60 % entspricht. Die Erhebung fand von März 2018 bis März 2019 statt. Es wurden zunächst alle Schulen schriftlich in Form einer Teilnahmeeinladung kontaktiert. Erfolgte keine Rückmeldung, wurde telefonisch mit den Schulen Kontakt aufgenommen. 83 Lehrende waren an der Datenerhebung beteiligt. Die Datenerhebung erfolgte im Rahmen einer standardisierten schriftlichen Befragung. Der Fragebogen umfasste 24 Items sowie das beschriebene Instrument zur Erhebung der Technikbereitschaft von Neyer et al. Die einzelnen Items wurden anhand von likertskalierten Antwortmöglichkeiten erhoben, welche in der Folge wie intervallskalierte Variablen behandelt wurden (Wu & Leung, 2017; Gardner & Martin, 2007). Die Fragebögen wurden im Anschluss manuell in SPSS (Version 25) eingegeben. Die Auswertung erfolgte mit deskriptiven Verfahren und t-Tests in SPSS.

Insgesamt waren die Teilnehmenden im arithmetischen Mittel 46,4 Jahre alt (männliche Teilnehmende 47,9 Jahre; weibliche Teilnehmende 45,9 Jahre). Hinsichtlich der Qualifikation hatten 47 Lehrende (knapp 40 %) eine pflegerische Ausbildung abgeschlossen. 30 Lehrende hatten ein Lehramtsstudium absolviert, je 16 Teilnehmende verfügten über ein Studium der Pflegepädagogik bzw. eine Fachweiterbildung zum „Lehrer für Pflegeberufe" (**Tab. 2-4**).

Weiterhin wurden die Teilnehmenden gebeten, ihre Funktion anzugeben. Es haben sich überwiegend Lehrende an der Erhebung beteiligt ($N = 44$; 53,7 %, **Tab. 2-5**).

Die Skala Technikbereitschaft setzt sich aus den drei Subskalen „Technikakzeptanz", „Technikkompetenzüberzeugung" und „Technikkontrollüberzeugung" sowie insgesamt zwölf Items zusammen (Neyer et al., 2016). Sie ist als Kurzskala angelegt, die in Wissenschaft und Versorgungspraxis eingesetzt werden kann (Neyer et al., 2012). Die Fragen bilden die Items über fünfstufige likertskalierte Antwortformate ab, die im Rahmen der weiteren Analyse mit den Werten 1 bis 5 belegt werden (1 = trifft nicht zu; 5 = trifft maximal zu). Für die Skala Technikbereitschaft und die drei Subskalen Technikakzeptanz, Technikkontrollüberzeugung und Technikkompetenzüberzeugung ergeben sich die in **Tabelle 2-6** angezeigten Skalenwerte.

Mithilfe von t-Tests wurden im Rahmen der Studie verschiedene Hypothesen überprüft und es kam zu folgenden Ergebnissen:

1. Personen, die an Schulen tätig sind, in denen Fortbildungen zur Nutzung digitaler Medien angeboten werden, haben eine signifikant höhere Technikbereitschaft als diejenigen,

Tabelle 2-4: Qualifikationen der Teilnehmenden (Quelle: Peters, 2021, S. 101)

		Antworten		Prozent der Fälle
		Häufigkeit	Prozent	
Qualifikation*	Examinierte Pflegekraft	47	39,2	68,1
	Fachweiterbildung „Lehrer für Pflegeberufe“	16	13,3	23,2
	Studium Lehramt	30	25,0	43,5
	Studium der Pflegepädagogik	16	13,3	23,2
	Studium der Pädagogik	7	5,8	10,1
	Fachweiterbildung Praxisanleiter/Praxisanleiterin	4	3,3	5,8
Gesamt		**120**	**100,0**	**173,9**

* Dichotomie-Gruppe tabellarisch dargestellt bei Wert 1.

Tabelle 2-5: Funktion der Teilnehmenden (Quelle: Peters, 2021, S. 101)

	Häufigkeit	Prozent
Leitungsfunktion	8	9,8
Fachlehrer/Fachlehrerin	23	28,0
Lehrer/Lehrerin	44	53,7
Sonstige	6	7,3
Fehlende Angabe	1	1,2
Gesamt	**82**	**100,0**

Tabelle 2-6: Technikbereitschaft inklusive Subskalen der teilnehmenden Lehrenden (Quelle: Peters, 2021, S.131)

	Häufigkeit	Minimum	Maximum	Mittelwert	Std.-Abweichung
Technikakzeptanz	82	4,00	20,00	13,4756	3,30441
Technikkontrollüberzeugung	77	7,00	20,00	13,1429	2,67893
Technikkompetenzüberzeugung	80	10,00	20,00	16,4250	2,81845
Technikbereitschaft	78	31,00	58,00	42,6538	6,19767
Gültige Werte (Listenweise)	77				

an deren Schulen keine Fortbildungen angeboten werden.

2. Personen, die digitale Medien im Unterricht einsetzen, haben eine signifikant höhere Technikbereitschaft als Personen, die keine digitalen Medien im Unterricht einsetzen. Allerdings haben lediglich sieben Teilnehmende angegeben, dass sie keine digitalen Medien im Unterricht einsetzen.
3. Es gibt keinen signifikanten Unterschied in der Technikbereitschaft zwischen Teilnehmenden, die an Schulen tätig sind, an denen ein Konzept zur Nutzung digitaler Medien vorliegt, und Teilnehmenden, an deren Schulen ein solches Konzept nicht existiert, auch wenn diejenigen mit einem schulinternen Konzept zur Digitalisierung geringfügig höhere Werte aufweisen.

2.2.3 Diskussion und Perspektiven für Gesundheits- und Pflegebildung

Die Teilnehmenden der vorliegenden Studie erreichen insgesamt eine Technikbereitschaft von 42,7 Punkten, was 70 % der möglichen Punkte entspricht. In einer aktuellen Studie von Braeseke et al. (2020) im Auftrag des BMG zum Technikeinsatz in Pflegeeinrichtungen erreichten die Teilnehmenden ein Niveau von 75 % des Maximalwertes. Laut den Autoren entspricht dies einer hohen Technikbereitschaft (Braeseke et al., 2020). In Studien von Hülsken-Giesler et al. (2019) wiesen die Teilnehmenden in einer Erhebung von 2013 eine Technikbereitschaft von 68 % und in einer Erhebung von 2017 ein Niveau von 72 % auf. Trübswetter und Figueiredo (2019) führten in einer Studie eine Erhebung zur Technikbereitschaft bei Lernenden in der Pflege in Deutschland durch. Da die Ergebnisse anhand von Mittelwerten anstelle von Summenscores ausgewertet wurden, ist ein Vergleich der Ergebnisse mit den genannten Studien nur bedingt möglich. In ihrer Beurteilung der Ergebnisse schlussfolgern die Autorinnen, dass die Technikbereitschaft der Auszubildenden in der Pflege als „mittel“ einzustufen ist (Trübswetter & Figueiredo, 2019). Seifert und Ackermann (2020) erheben die Technikbereitschaft von Leitungspersonen in Altenhilfeeinrichtungen in der Schweiz. Sie stufen die ebenfalls über Mittelwerte ausgewerteten Ergebnisse als hohe Technikbereitschaft ein (Seifert & Ackermann, 2020).

Aus den unterschiedlichen Bewertungen der Ergebnisse kann abgeleitet werden, dass Referenzwerte zur besseren Einordnung der Ergebnisse aus der Technikbereitschaftsskala benötigt werden. Nach Löchte (2015) wird von einer positiven Bewertung von Technikbereitschaft ausgegangen, wenn mindestens die Hälfte der Punkte erreicht wird (Löchte, 2015). Da in allen Studien Werte über 60 % des Maximalwertes erreicht wurden, kann in der Pflege zumindest von einer positiven Grundhaltung digitalen Technologien gegenüber ausgegangen werden. Um die Interpretierbarkeit der Werte zu verbessern, wären auch Studien unter anderen Berufsgruppen sinnvoll, wie beispielsweise die Dissertation von Fischer (2019) zeigt, in der die Technikbereitschaft bei Arbeitnehmenden der Bereiche Metallbau, Elektrotechnik, Chemie, Energie und Bergbautechnik erhoben wurde und umgerechnet auf Summenscores mit 11,28 erzielten Punkten einem Anteil von 75,2 % entspricht, also vergleichbar mit dem in der Pflege erzielten Wert ist.

Erfahrungen durch die Nutzung digitaler Technologien und Fortbildungen in diesem Bereich sind nach den empirischen Ergebnissen Faktoren, die zu einer höheren Technikbereitschaft führen. Weitere Arbeiten mit ähnlichen oder kontroversen Ergebnissen konnten nicht gefunden werden. Aus den vorliegenden Ergebnissen lässt sich jedoch ableiten, dass die Lehrenden Fortbildungen zu digitalen Technologien benötigen, um diese Kenntnisse und Fähigkeiten zum einen selbst einzusetzen und zum anderen, um die Lernenden auf einen digital gestützten Arbeitsalltag vorzubereiten. Die Erweiterung pflegefachlicher Kompetenzen um digitale Kompetenzen wird immer wichtiger, da anwendungsbezogene Software diese voraussetzt.

Durch die Digitalisierung eröffnen sich neue Arbeitskontexte, neue Aufgaben und gegebenenfalls neue Handlungsspielräume für Pflegefachkräfte im Sinne einer Gestaltung der beruflichen Tätigkeit. Die Digitalisierung kann damit auch der Erweiterung des eigenen Berufsverständnisses dienen und hat in der Pflege die Aufgabe, eine optimale Versorgung der zu Pflegenden sicherzustellen und die Leistungs- und Arbeitsprozesse effektiver und effizienter zu gestalten.

Lehrenden kommt hierbei eine besondere Verantwortung zu, da sie angehende Pflegende vorbereiten, eine ethisch und fachlich begründete Auswahl an digitalen Technologien vorzunehmen. Bei der Arbeit mit Pflegebedürftigen ist zudem die Perspektive der nutzenden Pflegenden in einem Aushandlungsprozess einzubeziehen. So ist die Anwendung und kritische Reflexion digitaler Technologien in den Curricula der Lehrerbildung zu verankern. Dies stellt derzeit noch eine Herausforderung dar, wie der Zwischenbericht der Qualitätsoffensive Lehrerbildung beschreibt: „Die große Mehrheit der Studierenden bringt aus ihrer eigenen Schulzeit kaum ausreichende Erfahrungen im didaktischen Umgang mit digitalen Medien mit. Notwendig sind die Vermittlung eines soliden Basiswissens und die Arbeit an den Haltungen der (angehenden) Lehrkräfte, um digitalen Medien mehr Raum zu geben und die Potenziale und Grenzen für Lehr-/Lernprozesse in der Schule zu ergründen“ (BMBF, 2018, S. 59). Es gibt jedoch Ansätze und Strategien auf Bundes- und Landesebene (KMK-Strategie „Bildung in der digitalen Welt“; „Medienbildung und Digitalisierung in der Schule“ des Freistaates Sachsen, Qualitätsoffensive Lehrerbildung, Digitalpakt Schule), die versuchen, die Ausbildung der Lehrenden den aktuellen und zukünftigen Herausforderungen anzupassen.

2.2.4 Fazit und Ausblick

Die vorliegenden empirischen Erkenntnisse zeigen exemplarisch für die Altenpflegeausbildung in Rheinland-Pfalz, dass didaktische Konzepte zur Digitalisierung an Schulen allein zwar eine notwendige, jedoch keine hinreichende Voraussetzung für den Einsatz digitaler Tools durch die Lehrenden darstellen. Signifikante Steigerungen im Technikeinsatz können hingegen durch Fortbildungen erreicht werden. Besondere Erfolge konnten dabei Fortbildungen erzielen, in denen die Teilnehmenden die Möglichkeit hatten, neue Technologien auszuprobieren. Dies zeigen Forschungsprojekte wie das Projekt „PFLEX“, in dem Beschäftigte in Pflegeberufen nicht nur über Rahmenbedingungen der Digitalisierung informiert werden, sondern in Lern- und Experimentierräumen auch die Möglichkeit haben, ausgewählte Technologien in praktischen Anwendungsszenarien zu testen und einzusetzen (Pfl-ex, 2021). Projektergebnisse zeigen, dass digitale Kompetenzen über die Lern- und Experimentierräume gesteigert werden konnten, ebenso wie das Selbstvertrauen der Beschäftigten. In den Einrichtungen konnte ein Kulturwandel beobachtet werden, hin zu einer partizipativen Einführung neuer Technologien (Pfl-ex, 2021).

In ähnlichen Fortbildungen für Lehrende können sich auch diese mit den digitalen Möglichkeiten vertraut machen, mögliche Hürden abbauen und gezielt darauf hinwirken, dass die Vorteile nicht lediglich beschrieben, sondern aktiv eingeübt werden. Während der Fortbildungen werden die Lehrenden selbst erneut zu Lernenden – auch durch diesen Rollenwechsel wird die eigene digitale Kompetenz gefördert.

Wenn der Rückstand Deutschlands in der Digitalisierung im internationalen Vergleich aufgeholt und dabei auch der Pflegebereich eingeschlossen werden soll, dann sind neben besseren Ausstattungen mit Hard- und Software auch die digitalen Kompetenzen der Lehrenden und Lernenden zu erhöhen. Pflegefachfrauen und -männer, die im Einsatz digitaler Tools bereits routiniert sind, haben in weiteren Berufs- und Bildungswegen bessere Möglichkeiten, die Chancen digitaler Anwendungen zu erkennen und im Berufsalltag einzusetzen. Eine aktive Steuerung von Technologieentwicklungsprozessen erfordert die Integration von Technik in die Pflegebildung (Staudacher, 2019).

Betrachtet man die ethisch-moralische Debatte um den Einsatz digitaler Technologien in der Pflege als Teil der pflegerischen Berufsethik, so lässt sich folgendes konstatieren: Eine Vielzahl der derzeit möglichen Anwendungen, wie Datenmanagement sowie Diagnostik- und Entscheidungstools, hat noch wenig mit der direkten Versorgung der zu Pflegenden zu tun. Die Möglichkeiten einer Nutzung der digitalen Entwicklung liegen auch in einer zeitsparenden Dokumentation, deren Zeitgewinn sowohl für Pflegeprozesse als auch für menschliche Zuwendung für die Pflegebedürftigen sinnvoll genutzt werden sollte. Der zunehmende Fachkräftemangel wird damit zwar nicht kompensiert werden können, jedoch können Prioritäten zugunsten von persönlichen Kontakten verschoben werden. Menschliche Zuwendung und Beziehungsarbeit ist ein wichtiger Teil professioneller Pflegearbeit. Pflegebildung und die damit verbundene Forschung sollten neben der Untersuchung der Effekte digitaler Technologien in Bezug auf den Pflegeprozess und die Arbeit von Pflegenden, wie Akzeptanz, Zufriedenheit oder Belastung, auch die Voraussetzungen für einen kompetenten Einsatz, die souveräne Nutzung und die ethische Reflexion solcher Technologien beinhalten. Hier steht insbesondere das Erlernen einer verantwortungsvollen Nutzung im Sinne einer Anwendungsethik im Vordergrund. Kompetenzentwicklung zielt auf die Aneignung von Wissen. Diese Aneignung in Form digitaler Bildung geht über eine reine Technikakzeptanz hinaus, braucht sie doch sinnhafte und souveräne Einbindung in den Pflegealltag oder eine begründete Annahme oder Ablehnung von Techniknutzung, um die Qualität der Pflege zu steigern und den Beruf in seiner fortschreitenden Professionalisierung zu unterstützen. Dies und nicht weniger ist die Aufgabe der Lehrenden in der Pflegebildung, die den adäquaten Umgang mit der Digitalisierung der Pflege zunächst selbst erlernen und dann konsequent vermitteln sollten.

Literatur

Becka, D., Bräutigam, C. & Evans, M. (2020). „Digitale Kompetenz" in der Pflege: Ergebnisse eines internationalen Literaturreviews und Herausforderungen beruflicher Bildung. *Forschung Aktuell, 2020*(8), 1–20.

Braeseke, G., Pflug, C., Kulas, H., Thorsten, T., Pörschmann-Schreiber, U. & Wentz, L. (2020). *Umfrage zum Technikeinsatz in Pflegeeinrichtungen (UTiP).* Verfügbar unter https://www.bundesgesundheitsministerium.de/fileadmin/Dateien/5_Publikationen/Pflege/Berichte/2020-06-26_IGES_UTiP_Sachbericht.pdf

BMBF (Bundesministerium für Bildung und Forschung). (2018). *Der Einsatz digitaler Medien in der Lehrerbildung.* Verfügbar unter unter https://www.qualitaetsoffensive-lehrerbildung.de/files/BMBF-Zwischenbilanz_Qualitaetsoffensive_Lehrerbildung_Einsatz%20digitaler%20Medien%20in%20der% 20Lehrerbildung.pdf

BMG (Bundesministerium für Gesundheit). (Hrsg.). (2017). *Pflege – Informations- und Kommunikationstechnologie für die Pflege.* Verfügbar unter https://www.dip.de/fileadmin/data/pdf/projekte/BMG_ePflege_Abschlussbericht_final.pdf

Bündnis Digitalisierung in der Pflege. (2020). *Digitalisierung in der Pflege. Eckpunkte einer nationalen Strategie.* Verfügbar unter https://www.v3d.de/rundschreiben/09100_Rundschreiben/09230_Sonstiges/2020/Positionspapier_Verbaendebuendnis_Digitalisierung_Pflege.pdf

Bundesregierung. (2019). *Verwaltungsvereinbarung Digitalpakt Schule.* VV_DigitalPaktSchule_Web.pdf

Bundesregierung. (2020). *Antwort der Bundesregierung auf die Kleine Anfrage der Abgeordneten Joana Cotar, Uwe Schulz, Dr. Michael Espendiller und der Fraktion der AfD. Corona digital bekämpfen – Lernen zu Hause, Fernlehre und digitale Wissenschaft im deutschen Bildungs- und Forschungssystem.* Berlin: BT-Drucks. Zugriff am 11.06.2021 unter https://dip21.bundestag.de/dip21/btd/19/212/1921269.pdf

Claßen, C. (2012). *Zur Psychologie von Technikakzeptanz im höheren Lebensalter: Die Rolle von Technikgenerationen* (Dissertation). Ruprecht-Karls-Universität, Heidelberg.

Davis, F.D., Bagozzi, R.P. & Warshaw, P.R. (1989). User acceptance of computer technology: A comparison of two theoretical models. *Management Science, 35*(8), 982–1003. https://doi.org/10.1287/mnsc.35.8.982

Fachinger, U. & Mähs, M. (2019). Digitalisierung und Pflege. In J. Klauber, M. Geraedts, J. Friedrich & J. Wasem (Hrsg.), *Krankenhaus-Report 2019* (S. 115–128). Berlin: Springer. https://doi.org/10.1007/978-3-662-58225-1_9

Fischer, C. (2019). *Arbeit 4.0 – Die Bedeutung individueller Einstellungen und organisational Rahmenbedingungen für die Umsetzung digitalen Wandels* (Dissertation). Universität Paderborn, Paderborn.

Gardner, H.J. & Martin, M.A. (2007). Analyzing ordinal scales in studies of virtual environments: Likert or lump it! *Presence: Teleoperators and Virtual Environments, 16*(4), 439–446. https://doi.org/10.1162/pres.16.4.439

Harless, L.M. (2016). *Exploration of Factors Affecting Nurse Faculty Use or Resistance to Online Education* (Dissertation). The University of Texas, Tyler.

Hübner, G., Hahn, C., Mau, W. & Treichel, S. (2013). *Technikgestützte Pflege-Assistenzsysteme und rehabilitativ-soziale Integration unter dem starken demografischen Wandel in Sachsen-Anhalt. Abschlussbericht zum Teilprojekt Modul II.* Verfügbar unter https://www.hof.uni-halle.de/dateien/pdf/131125_AB_Modul_1_2.pdf

Hülsken-Giesler, M., Daxberger, S., Peters, M. & Wirth, L.M. (2019). Technikbereitschaft in der ambulanten Pflege. *Pflege, 32*(6), 334–342. https://doi.org/10.1024/1012-5302/a000702

Jockisch, M. (2010). Das Technologieakzeptanzmodell. In G. Bandow & H. Holzmüller (Hrsg.), *„Das ist gar kein Modell!“* (S. 233–254). Wiesbaden: Gabler. https://doi.org/10.1007/978-3-8349-8484-5_11

Kuhlmey, A., Blüher, S., Nordheim, J. & Zöllick, J. (2019). *Technik in den Pflege – Einstellungen von professionell Pflegenden zu Chancen und Risiken neuer Technologien und technischer Assistenzsysteme. Abschlussbericht für das Zentrum für Qualität in der Pflege (ZQP).* Berlin: Charité. Verfügbar unter https://www.zqp.de/wp-content/uploads/ZQP-Bericht-Technik-profPflege.pdf

Kultusministerkonferenz. (2016). *Bildung in der digitalen Welt – Strategie der Kultusministerkonferenz.* Verfügbar unter https://www.kmk.org/dokumentation-statistik/beschluesse-und-veroeffentlichungen/bildung-in-der-digitalen-welt.html

Löchte, N. (2015). *Zur weitergehenden, reproduzierbaren Beschreibung und Bewertung alltäglicher Mobilität mittels assistierender Gesundheitstechnologien.* Norderstedt: BoD.

Neyer, F.J., Felber, J. & Gebhardt, C. (2012). Entwicklung und Validierung einer Kurzskala zur Erfassung von Technikbereitschaft. *Diagnostica, 85*(2), 87–99. https://doi.org/10.1026/0012-1924/a000067

Neyer, F.J., Felber, J. & Gebhardt, C. (2016). Kurzskala zur Erfassung von Technikbereitschaft (technology commitment). *Zusammenstellung sozialwissenschaftlicher Items und Skalen (ZIS).* Verfügbar unter https://zis.gesis.org/skala/Neyer-Felber-Gebhardt-Kurzskala-Technikbereitschaft-(TB,-technology-commitment)

Peters, M. (2021). *Bedingungen digitalen Lernens in der Altenpflege am Beispiel der Technikbereitschaft.* Bonn: BIBB.

Peters, M. & Hülsken-Giesler, M. (2018). Bedingungen und Herausforderungen digitaler Bildung an Gesundheits- und Pflegeschulen. In S. Boll, A. Hein, W. Heuten & K. Wolf-Ostermann (Hrsg.), *Zukunft der Pflege - Tagungsband der ersten Clusterkonferenz: Innovative Technologien für die Pflege* (S. 147–151). Oldenburg: BIS-Verlag der Carl von Ossietzky Universität Oldenburg.

Projekt Pflex (o.J.). *Bedingungen digitalen Lernens in der Altenpflege am Beispiel der Technikbereitschaft.* Verfügbar unter https://lit.bibb.de/vufind/Record/DS-186074

Pfl-ex.de (2021). *Arbeiten 4.0 - Lern- und Experimentierräume der Digitalisierung in Pflegeberufen.* Verfügbar unter https://pfl-ex.de/projektbeschreibung/

Reiber, K., Winter, M. & Mosbacher-Strumpf, S. (2015). *Berufseinstieg in die Pflegepädagogik. Eine empirische Analyse von beruflichem Verbleib und Anforderungen.* Lage: Jacobs Verlag.

Riedlinger, I., Reiber, K. & Planer, K. (2021). Pflege 4.0 - die unentdeckten Chancen für Praxis und Wissenschaft. In M. Friese (Hrsg.). *Berufsbildung, Arbeit und Innovation. Care Work 4.0* (S. 105–117). wbv.

Seifert, A. & Ackermann, T. (2020). *Digitalisierung und Technikeinsatz in Institutionen für Menschen im Alter.* Zürich: Zentrum für Gerontologie.

Staudacher, D. (2019). Bildung mit neuen Augen sehen: Practice Development Bericht zur Enhancing Practice Conference vom 22. bis 24. August 2018. *Padua, 14*(3), 185–191. https://doi.org/10.1024/1861-6186/a000499

Steffen, P. & Löffert, S. (2010). *Ausbildungsmodelle in der Pflege. Forschungsgutachten der Deutschen Krankenhausgesellschaft.* Verfügbar unter https://www.pflegegesellschaft-rlp.de/fileadmin/pflegesellschaft/Dokumente/Dokumente_2011/Ausbildungsmodelle_in_der_Pflege_-_11-2010.pdf

Steinert, A. (2017). *Selbstmonitoring als Instrument zur Verbesserung des Gesundheitsverhaltens älterer Menschen* (Dissertation). Charité - Universitätsmedizin Berlin, Berlin.

Thiel, R., Deimel, L., Schmidtmann, D., Üoescje, K., Hüsing, T., Rennoch, J., Stoetmann, V. & Stroetmann, K. (2018). *#SmartHealthSystems - Digitalisierungsstrategien im internationalen Vergleich.* file:///C:/Users/KleinB/Downloads/VV_SHS-Gesamtstudie_dt.pdf

Trübswetter, A. & Figueiredo, L. (2019). Digitalisierung in der deutschen Pflegeausbildung: Potenziale und Herausforderungen des AKOLEP-Projekts. Ein explorativer Zugang. *Pflege, 32*(6), 343-352. https://doi.org/10.1024/1012-5302/a000699

Vargo-Warran, J.L. (2016). *A quantitative study of nursing faculty's personal and professional use of technology* (Dissertation). University of Phoenix, Phoenix.

Venkatesh, V., Morris, M., Davis, G.B. & Davis, F.D. (2003). User Acceptance of Information Technology: Toward a Unified View. *MisQuarterly, 27*(3), 425–478. https://doi.org/10.2307/30036540

Wagner, M. (2016). *Entwicklung und Überprüfung eines konsolidierten Akzeptanzmodells für Lernmanagementsysteme. Ein Vergleich zwischen Lehrkräften und Studierenden* (Dissertation). Ludwig-Maximilians-Universität München, München.

Weyland, U. & Kaufhold, M. (2017). Zur Notwendigkeit eines Umdenkens in der Qualifizierung Betrieblichen Bildungspersonals in der Pflege. *BWP,* (2), 30–33.

Wu, H. & Leung, S.O. (2017). Can Likert scales be treated as interval scales? – A Simulation study. *Journal of Social Service Research, 43*(4), 527–532. https://doi.org/10.1080/01488376.2017.1329775

Weiterführende Literatur

Bonnet, A. & Hericks, U. (2016). Professionalisierung und Deprofessionalisierung im Lehrer/innenberuf - Ansätze und Befunde aktueller empirischer Forschung. ZISU - Zeitschrift für interpretative Schul- und Unterrichtsforschung. *Empirische Beiträge aus Erziehungswissenschaft und Fachdidaktik, 3*(2014), 3–12.

2.3 Messen beruflicher Kompetenzen von Pflegefachkräften

Felix Rauner

Abstract

Die Kompetenzdiagnostik in der beruflichen Bildung verfügt seit 2007 über eine Methode des Messens beruflicher Kompetenz und Kompetenzentwicklung (COMET). Zu den ca. 30 unterschiedlichen Berufen und Studiengängen, in denen die COMET-Methode angewendet wurde, gehören auch solche des Gesundheitssektors. Die COMET-Methode zeichnen offene komplexe Test- und Prüfungsaufgaben aus sowie ein Messverfahren, mit dem problemlos auch internationale Vergleichsuntersuchungen unter Einbeziehung unterschiedlichster Berufsbildungssysteme durchgeführt werden können.

In Europa wurde ein Projekt im Sektor der Pflegeausbildung durchgeführt unter Beteiligung von Studiengängen aus Deutschland, Norwegen, Polen und Spanien. Das Interesse der Berufsbildungspraxis an dieser Methode basiert auf der Anwendung eines Kompetenzmodells, das es erlaubt, die Theorie der multiplen Kompetenz und die darauf basierende Leitidee der holistischen Aufgabenlösung sowohl in ein Messverfahren zu übersetzen als auch als eine didaktische Methode anzuwenden. Die Ergebnisse des Schweizer Projektes zeigen (in diesem Bericht), über welches didaktische Innovationspotenzial die COMET-Methode verfügt.

Schlüsselbegriffe

- Kompetenzdiagnostik
- Kompetenzmessung
- Kompetenzentwicklung

2.3.1 Die Kategorie der beruflichen Kompetenz

Der Begriff Kompetenz spielt als „berufliche Handlungskompetenz" eine zentrale Rolle in der berufspädagogischen und berufswissenschaftlichen Diskussion und v.a. im beruflichen Prüfungswesen. Sie gilt als Indikator für den Grad der erreichten Berufsfähigkeit. Damit wird zum Ausdruck gebracht, dass der Auszubildende/Studierende nach bestandener Prüfung über die im Berufsbild und im Ausbildungsrahmenplan definierten beruflichen Fertigkeiten, Kenntnisse und Fähigkeiten (Qualifikationen) verfügt. Qualifikationen werden über die Anforderungen definiert, die für die Ausführung beruflicher Aufgaben erforderlich sind. Im Unterschied zum Qualifikationsbegriff bezieht sich die Kategorie der beruflichen Kompetenz auf die berufsspezifischen kognitiven Leistungsdispositionen. Für eine genauere begriffliche Unterscheidung zwischen Qualifikationen und Kompetenz bieten sich die von Hartig und Klieme (2006) eingeführten Unterscheidungskriterien an (**Tab. 2-7**).

2.3.2 Das COMET-Kompetenz- und Messmodell

Das Messen beruflicher Kompetenz setzt ein bildungstheoretisch und normativ begründetes Kompetenzmodell voraus, dass psychometrisch evaluiert und in ein Messmodell übertragbar ist. Thomas Martens und Jürgen Rost haben auf die dabei zu lösenden Probleme sowie die Besonderheiten der beruflichen Bildung hingewiesen: „Im KOMET-Projekt wird ein Fähigkeitsmodell überprüft. Es geht darum,

Tabelle 2-7: Gegenüberstellung konzeptueller Merkmale der Begriffe „Qualifikation" und „Kompetenz" (Rauner et al., 2009, S. 31)

	Qualifikationen	Kompetenzen
Objekt-Subjekt-Bezug	Qualifikationen sind objektiv durch die Arbeitsaufgaben und -prozesse und die daraus resultierenden Qualifikationsanforderungen gegeben.	Kompetenzen sind bereichsspezifische Fähigkeiten und Strategien im Sinne von psychischen Leistungsdispositionen; sie sind anwendungsoffen.
Lernen	Im Prozess der Aneignung von Qualifikationen ist der Mensch ein Trägermedium für Qualifikationen, eine (humane) Ressource, die durch Training zur Ausübung spezifischer Tätigkeiten befähigt wird.	Die Aneignung von Kompetenzen ist Teil der Persönlichkeitsentwicklung und umfasst auch die Fähigkeiten, die sich aus den Bildungszielen ergeben.
Objektivierbarkeit	Qualifikationen beschreiben die noch nicht objektivierten/maschinierten Fertigkeiten und Fähigkeiten und definieren den Menschen als Träger von Qualifikationen, die aus den Arbeitsprozessen abgeleitet werden.	Berufliche Kompetenzen zielen v. a. auf die nicht oder nur schwer objektivierbaren Fähigkeiten beruflicher Fachkräfte, die über die aktuellen beruflichen Aufgaben hinaus auf die Lösung und Bearbeitung zukünftiger Aufgaben zielen.

modellhaft abzubilden, wie Probanden, deren Lösungen unterschiedliche Ausprägungsgrade aufweisen, offene berufliche Aufgabenstellungen bewältigen" (Martens & Rost, 2009, S. 94). Dass beim Messen beruflicher Kompetenz nur offene Test- und Prüfungsaufgaben verwendet werden können, mit einem sehr hohen Grad an inhaltlicher Validität, bedeutet, dass diese die Qualität realer betrieblicher Aufgabenstellungen aufweisen und die Form von Situationsbeschreibungen haben müssen – ohne mit Spezifikationen mögliche Lösungen und Lösungsschritte bereits vorwegzunehmen.

Kompetenz- und Messmodelle haben die Funktion, zwischen den Leitideen und Zielen eines Faches oder Lernbereiches sowie der Entwicklung von Test- bzw. Prüfungsaufgaben zu vermitteln. Im COMET-Kompetenzmodell wird unterschieden zwischen drei Dimensionen: der Anforderungs-, Inhalts- und Handlungsdimension. Die Anforderungsdimension bildet die aufeinander aufbauenden Niveaus beruflicher Kompetenz (**Abb. 2-1**) sowie des beruflichen Handlungswissens ab (**Abb. 2-2**).

Die Kompetenzniveaus

Kriterien der vollständigen Aufgabenlösung

Das Konzept der vollständigen (holistischen) Aufgabenlösung basiert auf der grundlegenden Erkenntnis, dass berufliche Aufgaben stets der vollständigen Lösung bedürfen, da andernfalls unkalkulierbare Risiken in Kauf genommen werden müssen. An die Bearbeitung bzw. Lösung der beruflichen Testaufgaben werden daher durchgängig acht übergeordnete Anforderungen gestellt (**Tab. 2-8**).

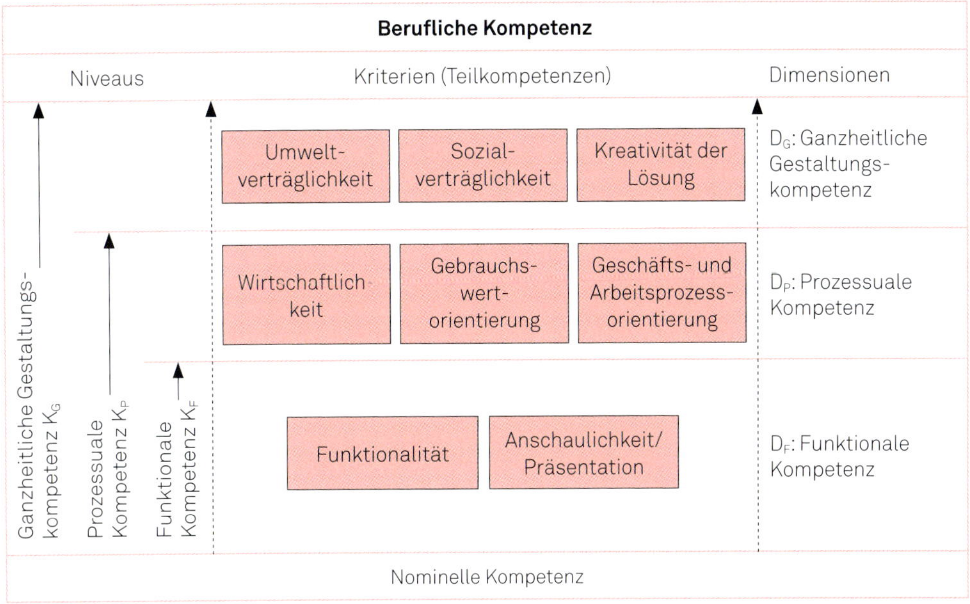

Abbildung 2-1: Modell der Anforderungsdimension: Kompetenzniveaus, Teilkompetenzen, Kompetenzdimensionen (für gewerblich-technische und kaufmännische Berufe) (Quelle: Rauner, 2017, S. 68)

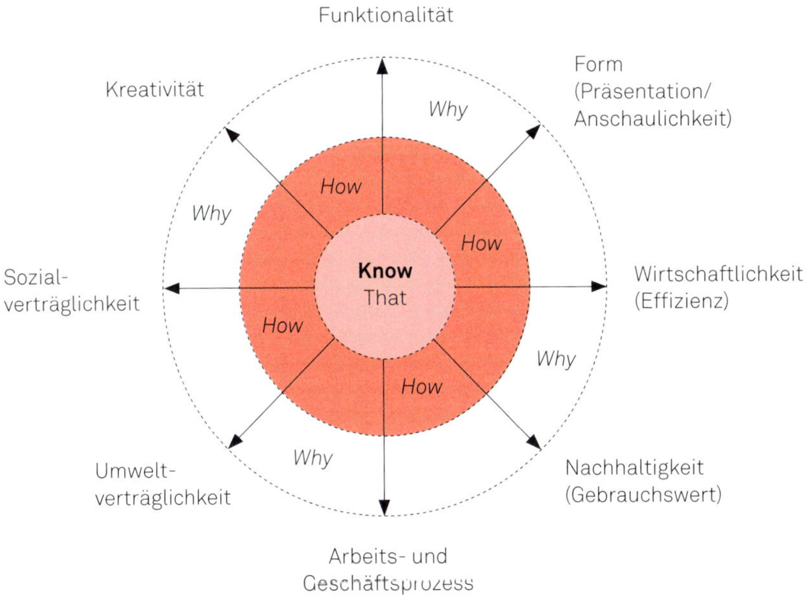

Abbildung 2-2: Ausprägung multipler Kompetenzen repräsentiert durch die Niveaus handlungsleitenden (Know-that), handlungserklärenden (Know-how) und handlungsreflektierenden (Know-why) Arbeitsprozesswissens (Eigendarstellung)

Tabelle 2-8: Kriterien beruflicher Kompetenz, hier das Beispiel für die Gesundheitsberufe (Rauner et al., 2015, S. 135)

Funktionalität	Verweist auf die instrumentelle Fachkompetenz und damit auf das kontextfreie fachkundliche Wissen. Die Fähigkeit, eine Aufgabe funktional zu lösen, ist grundlegend für alle anderen Anforderungen, die an die Lösung beruflicher Aufgaben gestellt werden.
Anschaulichkeit/ Präsentation	Das Ergebnis beruflicher Aufgaben wird im Planungs- und Vorbereitungsprozess vorweggenommen und so dokumentiert und präsentiert, dass der/die Auftraggeber/-in (Vorgesetzte, Kund/-innen) die Lösungsvorschläge kommunizieren und bewerten können. Daher handelt es sich um eine Grundform beruflicher Arbeit und beruflichen Lernens.
Nachhaltigkeit/Gebrauchswertorientierung	Zuletzt verweisen berufliche Arbeitsprozesse und -aufträge immer auf „Kund/-innen", deren Interesse ein hoher Gebrauchswert sowie die Nachhaltigkeit der Aufgabenlösung ist. In hoch arbeitsteiligen Arbeitsprozessen verflüchtigen sich im Bewusstsein der Beschäftigten häufig der Gebrauchswert- und der Nachhaltigkeitsaspekt bei der Lösung beruflicher Aufgaben. Mit der Leitidee der nachhaltigen Problemlösung wirkt die berufliche Bildung dem entgegen.
Wirtschaftlichkeit/ Effizienz	Berufliche Arbeit unterliegt prinzipiell dem Aspekt der Wirtschaftlichkeit. Die kontextbezogene Berücksichtigung wirtschaftlicher Aspekte bei der Lösung beruflicher Aufgaben zeichnet das kompetente Handeln von Fachleuten aus.
Geschäfts- und Arbeitsprozessorientierung	Umfasst Lösungsaspekte, die auf die vor- und nachgelagerten Arbeitsbereiche in der betrieblichen Hierarchie (der hierarchische Aspekt des Geschäftsprozesses) sowie auf die vor- und nachgelagerten Arbeitsbereiche in der Prozesskette (der horizontale Aspekt des Geschäftsprozesses) Bezug nehmen.
Sozial- und Umweltverträglichkeit	Betrifft vor allem den Aspekt humaner Arbeitsgestaltung und -organisation, den Gesundheitsschutz sowie ggf. auch die über die beruflichen Arbeitszusammenhänge hinausreichenden sozialen Aspekte beruflicher Arbeit. Des Weiteren ist Umweltverträglichkeit für nahezu alle Arbeitsprozesse ein relevantes Kriterium. Dabei geht es nicht um allgemeines Umweltbewusstsein, sondern die berufs- und fachspezifischen umweltbezogenen Anforderungen an berufliche Arbeitsprozesse und deren Ergebnisse.
Familiärer/ gesellschaftlicher Kontext	Der gesellschaftlich-kulturelle Kontext bestimmt ganz entscheidend die familiäre Sozialisation und damit auch das Lernverhalten und die Entwicklung der Persönlichkeit. Daher kommt es bei der Bewertung des beruflichen Lernens auch darauf an, den familiären und kulturellen Hintergrund der Lernenden, die kulturelle Dimension der Arbeitsgestaltung sowie das Verhältnis zwischen Patient/-innen und Pflegepersonal zu berücksichtigen.
Kreativität	Ein Indikator, der bei der Lösung beruflicher Aufgaben eine große Rolle spielt. Dies resultiert auch aus den situativ höchst unterschiedlichen Gestaltungsspielräumen bei der Lösung beruflicher Aufgaben.

Tabelle 2-9: Beispiel: Ratingskala für die Teilkompetenz „Funktionalität" (Rauner et al., 2015, S. 135)

	Die Anforderung ist ...			
Funktionalität/Fachlichkeit	**keineswegs erfüllt (0)**	**eher nicht erfüllt (1)**	**eher erfüllt (2)**	**voll erfüllt (3)**
Ist die Aufgabenlösung fachlich begründet?				
Wird der Stand der fachlichen Erkenntnisse berücksichtigt?				
Wird die praktische Realisierbarkeit berücksichtigt?				
Wird die Lösung der Aufgabe strukturiert und übersichtlich dargestellt?				
Ist die Darstellung der Aufgabenlösung für den Sachverhalt angemessen (z. B. fachlich, fachpraktisch, sprachlich-begründend etc.)?				

Jedes der acht Kriterien (Teilkompetenzen) wird mit fünf Items operationalisiert. Die Rater/-innen (Bewertenden) der Testergebnisse geben an, zu welchem Grad jedes Item erfüllt ist (**Tab. 2-9**).

Die Kompetenzausprägung als Kompetenzprofil

Die Repräsentation der Testergebnisse in der Form eines Netzdiagramms wird als Kompetenzprofil bezeichnet. Es veranschaulicht realistisch die Ausprägung aller Kompetenzkomponenten (K1–K8) sowie die drei Kompetenzdimensionen (K_F, K_P, K_G) (**Abb. 2-3**).

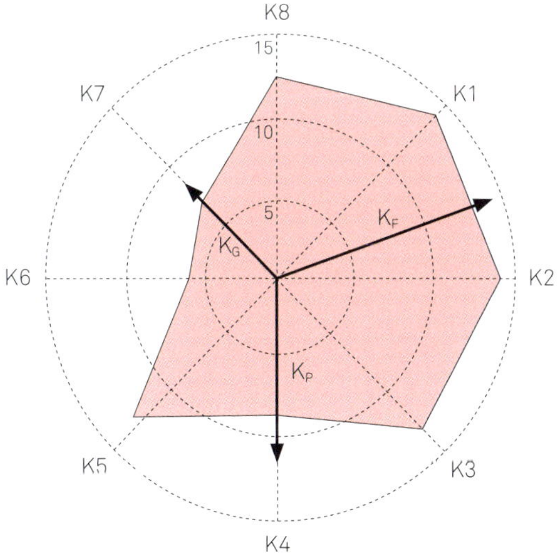

K1 =	Anschaulichkeit/Präsentation	14,9
K2 =	Funktionalität	14,3
K3 =	Gebrauchswertorientierung	12,7
K4 =	Wirtschaftlichkeit	08,0
K5 =	Arbeits- und Geschäftsprozessorientierung	12,6
K6 =	Sozialverträglichkeit	06,4
K7 =	Umweltverträglichkeit	07,8
K8 =	Kreativität	12,8
K_F =	Dimension funktionaler Kompetenz	14,6
K_P =	Dimension prozessualer Kompetenz	11,1
K_G =	Dimension ganzheitlicher Gestaltungskompetenz	09,0

Abbildung 2-3: Durchschnittliches Kompetenzprofil einer Testgruppe von Fachschulstudierenden (Typ „Berufliche Bildung", $n = 27$) (Eigendarstellung)

Die Homogenität des Kompetenzprofils wird als Variationskoeffizient V (V = STABW (K1: K8)/MITTELWERT (K1: K8)) angegeben (**Tab. 2-10**), dabei gilt:

Tabelle 2-10: Grade der Homogenität der Kompetenzprofile gemessen als Variationskoeffizient V (Eigendarstellung)

V<0,15	sehr homogen
V=0,16–0,25	homogen
V=0,26–0,35	weniger homogen
V=0,36–0,50	inhomogen
V>0,50	sehr inhomogen

Differenzierung nach Wissensniveaus

Die dem COMET-Messmodell zugrunde liegende Definition der drei aufeinander aufbauenden Kompetenzniveaus führt in der Testpraxis zu relativ großen Intervallen bei den Gesamtpunktwerten (GPW). Daher wurde die differenzierende Form der Kompetenzausprägung nach den Wissensniveaus des *handlungsleitenden (Know-that)*, *-erklärenden (Know-how)* und *-reflektierenden (Know-why) Wissens* eingeführt. Diese Differenzierung bildet die Realität der beruflichen Bildung sehr viel valider und genauer ab als ein Punktwert auf einer kontinuierlichen Kompetenzskala, der nach quantitativen Niveauunterschieden Kompetenzstufen definiert (**Abb. 2-4**).

2.3.3 Kompetenzentwicklung von Studierenden

Am COMET-Projekt Pflegeausbildung (Schweiz) nahmen 18 Testgruppen (Klassen bzw. Seminare) von sechs Bildungszentren (Höhere Fachschulen) mit insgesamt deutlich über 400 Studierenden teil. Der hohe Anteil weiblicher Studierender von 81% ist ein charakteristisches Merkmal der Pflegeausbildung. Die Repräsentativität der Untersuchung war gegeben.

Das Projekt umfasste zwei um ein Jahr auseinanderliegende Testzeitpunkte, da untersucht werden sollte, ob und gegebenenfalls, wie sich die Reflexion der Testergebnisse des ersten Testzeitpunktes auf die Kompetenzentwicklung

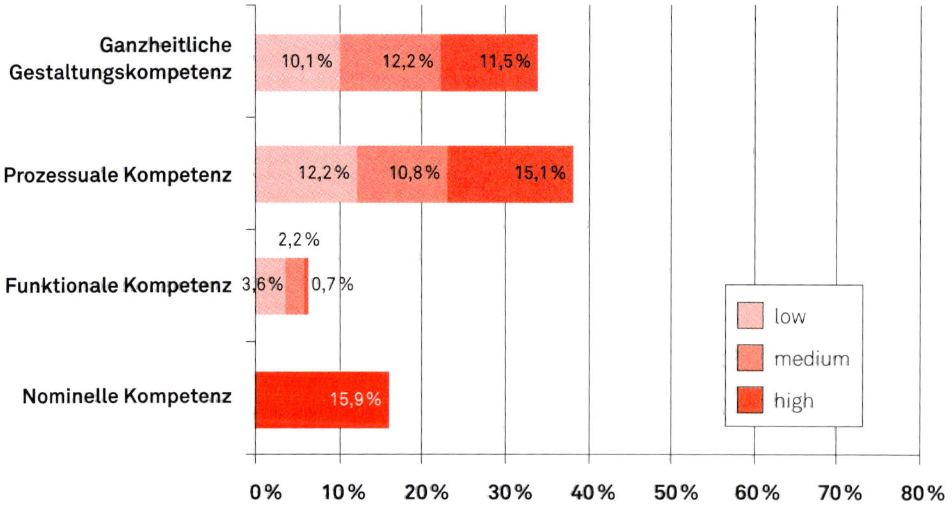

Abbildung 2-4: Beispiel: Kompetenzniveaus differenziert nach den Wissensniveaus low (Know-that), medium (Know-how) und high (Know-why) (Eigendarstellung)

auswirkt. Die Untersuchung umfasste neben dem Messen der beruflichen Kompetenz eine umfassende Kontextbefragung, einen Motivationstest sowie eine Analyse der Entwicklung beruflicher/betrieblicher Identität und des darauf basierenden Engagements. In diesem Beitrag werden ausgewählte Ergebnisse der Kompetenzdiagnostik dargestellt.

Zunächst fällt auf, dass sich das durchschnittliche Kompetenzniveau der Testteilnehmer/-innen – gemessen als Gesamtpunktwert – von GPW = 39,3 auf einen GPW = 47,2 zum 2. Testzeitpunkt erhöht hat (**Tab. 2-11**). Differenziert man zwischen den Studierenden des 3. und 5. Semesters, dann erreichen die Studierenden des 5. Semesters einen GPW = 53,0. Gemessen an dem maximal zu erreichenden Wert von GPW = 80,0 ist dies ein relativ hohes Kompetenzniveau.

Die deutliche Mehrheit der Testteilnehmer/-innen erreichte beim 1. und 2. Testzeitpunkt im Projektverlauf das höchste Kompetenzniveau (K_G). Der Anteil der Risikoschüler/-innen (K_N) nahm von 9,0 % (2013) auf 4,5 % (2014) ab. Differenziert man dieses Ergebnis nach Wissensniveaus, dann erschließt sich eine Antwort auf die Frage, zu welchem Grad es gelungen ist, z. B. soziale und ökologische Verantwortung zu vermitteln. Gelungen ist dies, wenn höhere Werte für das mittlere und höhere Handlungswissen auf den Kompetenzniveaus erreicht werden. 47,5 % erreichten das höchste Kompetenzniveau auf dem mittleren und höchsten Wissensniveau. Zum 1. Testzeitpunkt waren es 31,7 %. Die große Mehrheit der Studierenden hat im Projektverlauf gelernt, ihre Aufgabenlösungen auf dem Know-how-Niveau gut zu begründen und Lösungsmöglichkeiten gegeneinander abzuwägen (Know-why).

Erkenntnisse zum Stagnationsphänomen, das stets für die zweite Hälfte der Ausbildung nachgewiesen werden kann (und sich dabei um ein generelles Phänomen der beruflichen Bildung handelt), sind im Abschlussbericht des Projektes zur Pflegeausbildung nachzulesen (Rauner et al., 2015).

Interpretation der Qualitätsprofile

In zwei Arbeitsgruppen wurde in großer Offenheit und sehr selbstkritisch die Qualität der Lehr-Lernprozesse reflektiert und analysiert. Erleichtert wurde diese Diskussion dadurch, dass sich die Qualitätsprofile zum Teil sehr deutlich voneinander unterscheiden. In einem

Tabelle 2-11: Tabellarische Übersicht über die Kompetenzentwicklung von 2012 (Pretest) bis 2014 (2. Test) (Rauner et al., 2015, S. 58)

	2012	2013	2014		
Kompetenzniveaus	**Pretest**	**1. Test gesamt**	**2. Test gesamt**	**2. Test 3. Semester**	**2. Test 5. Semester**
Ganzheitliche Gestaltungskompetenz (K_G)	43,5 %	58,9 %	60,9 %	44,1 %	77,5 %
Prozessuale Kompetenz (K_P)	21,7 %	18,9 %	23,9 %	31,9 %	15,8 %
Funktionale Kompetenz (K_F)	19,1 %	13,3 %	10,7 %	17,0 %	4,6 %
Nominelle Kompetenz (K_N)	15,7 %	9,0 %	4,5 %	7,0 %	2,1 %
Gesamtpunktwert (GPW)	39,3	41,6	47,2	41,5	53,0
K_G Know-Why		9,1 %	26,5 %	16,2 %	36,9 %

betont selbstkritischen Beitrag führte eine teilnehmende Person aus: „Wir arbeiten viel mit vorbereitetem Unterricht, der von anderen Lehrkräften übernommen wird – zum Beispiel in der Form von Foliensätzen [...]. Jedes Modul ist eine Unterrichtseinheit. In Bezug auf Methodik sind die Lehrpersonen frei. Die Inhalte sind jedoch genau vorgegeben. Hieraus resultieren Probleme beim Verständnis des Unterrichtsstoffes sowohl bei manchen Lehrkräften als auch bei Studierenden. Die Studierenden zweifeln folglich an der Kompetenz der Lehrpersonen. Ein hoher Lehrpersonenwechsel pro Studiengang verstärkt dieses Phänomen [...]. Die Qualitätsprogramme des COMET-Projektes haben uns das wiederum deutlich vor Augen geführt" (Rauner et al., 2015, S. 90).

In einem anderen Beispiel wurde die Qualität des Unterrichts deutlich besser bewertet als die Ausbildung an den Praxisorten: „Wir haben ein Problem mit der großen Heterogenität seitens der Praxisorte. Dagegen hat sich gezeigt, dass unser Unterricht von den Studierenden als sehr hoch eingeschätzt wird. Sie sagen jedoch immer wieder, dass die Praxis eigentlich nicht Bescheid weiß und was ab und zu mal passiert ist, dass ein/e Praxisanleiter/-in seinen/ihren Studierenden sagt: Frag' doch mal in der Schule nach, was richtig ist" (Rauner et al., 2015, S. 90). „Die Zusammenarbeit mit der Praxis wird an zwei Standorten dadurch erschwert, dass es für die Lernortkooperation keine offizielle Regelung gibt. Jeder Betrieb macht seine Inhalte" (Rauner et al., 2015, S. 91). Für jeden der beteiligten Studiengänge sowie für alle Bildungszentren lag ein Qualitätsprofil vor.

Module und Unterrichtsqualität

Dass die Unterrichtsqualität über die Höhe der Kompetenzausprägung entscheidet, war unstrittig. Trotz des insgesamt hohen Kompetenzniveaus an allen Bildungszentren zeigte sich, dass die Vorstellungen über „guten Unterricht" zum Teil sehr weit auseinanderliegen. Dies betrifft v. a. das Spannungsverhältnis zwischen der Vermittlung grundlegenden Fachwissens und dem projektförmigen Lernen. Die Diskussion ergab jedoch, dass die unscharfe Verwendung verbreiteter Begriffe wie „Modul" und „Projekt" oft zu Missverständnissen führt.

Bei der Nachfrage, was unter Modul verstanden wird, wurde ausgeführt: „Wir verwenden den Begriff der Basismodule und der situationsorientierten Module. Basismodule sind tatsächlich fächerorientiert. Ein Basismodul wäre zum Beispiel Pflegewissenschaft oder Ethik oder Interaktion. Da lernen sie wirklich die Grundlagen, die kontextfrei vermittelt werden. Und in den situationsorientierten Modulen kommen jetzt die Pflegesituationen, die in der Praxis identifiziert wurden, und diese setzen sich natürlich aus Inhalten sowohl der Pflegewissenschaft als auch der Ethik etc. zusammen. Also bei uns ist interessant, wir haben ja im Verhältnis mehr situationsorientierte Module als Basismodule. Logischerweise im ersten Jahr mehr Basis, aber nichtsdestotrotz kritisieren unsere Studierenden massiv die Basismodule. Sie sagen immer: Dieses abstrakte Wissen, das sei losgelöst von der Praxis. Ich würde den Unterricht am liebsten streichen, weil das nur die Laune vermiest und wir am besten tiefer in die Situationen reinschauen sollten" (Rauner et al., 2015, S. 90). Dem entgegnete ein anderer Diskussionsteilnehmer: „Genau dies lehnen bei uns die Studierenden ab. Bei uns wird immer Basiswissen eingefordert" (Rauner et al., 2015, S. 90).

Einsichten

Der Feedback-Workshop führte zu einer ganzen Reihe von Einsichten darüber, wie die Qualität der Ausbildung weiter verbessert werden kann.

1. Vonseiten der wissenschaftlichen Begleitung konnte auf der Grundlage einer umfangreichen empirischen Untersuchung dargelegt werden, dass die Lehrkräfte ihre fachlichen Problemlösungsmuster auf die Schüler/-innen und Studierenden übertragen, ohne dass sie sich dessen bewusst sind. Es ist daher nicht überraschend, dass von den Teil-

nehmenden der Diskussionen eine große Zahl von Einflussfaktoren aufgeführt wurde, die aus ihrer Sicht zu einer Erhöhung des Kompetenzniveaus beigetragen haben könnten und dass sie sich dabei selbst nicht als Verursacher dieses positiven Effektes sehen.

2. Die Gestaltung und Organisation der beruflichen Lehr- und Lernprozesse ist bei den einzelnen Ausbildungsstandorten – an beiden Lernorten – sehr viel unterschiedlicher, als dies von den Beteiligten angenommen wurde. Dies betrifft v.a. die Lernformen, die Lernortkooperation sowie die Qualität und Struktur des Lernens in der Praxis. Bemerkenswert ist in diesem Zusammenhang, dass sich eine einschlägige berufliche Erstausbildung im Pflegebereich an einem der Bildungszentren als außerordentlich positiv auf die Ausbildung auswirkt und an einem anderen eher als eine Belastung eingestuft wurde. Auch hier erweisen sich die Untersuchungsergebnisse als eine gute Grundlage für das Voneinanderlernen.
3. Die Begriffe der Modularisierung und des Moduls haben sich als ungeeignet für die Beschreibung von Lehr- und Lernformen erwiesen. Die Bedeutung, die mit dem Begriff des Moduls verbunden wird, reicht von „Wissensbaustein" bis zu Formen des projektförmigen Lernens.
4. Die Einführung des COMET-Kompetenz- und Messmodells sowie der diesem zugrunde liegende Begründungsrahmen eröffnen auch die Möglichkeit der begrifflichen Klärung grundlegender Sachverhalte des didaktischen Handelns in der beruflichen Bildung.
5. Die Diskussion über das Spannungsverhältnis zwischen Fach- und Berufsorientierung in den beruflichen Lernprozessen hat eine lange Tradition. Dass die Studierenden in diesem Zusammenhang unterschiedliche Präferenzen haben, hängt mit einiger Sicherheit von den Lehrpersonen ab, die diese Konzepte vertreten. Das COMET-Kompetenz- und Messmodell hat diese Dichotomie insofern aufgelöst, als die Modellierung der Anforderungsdimension auf den Konzepten der „multiplen Kompetenz" sowie des „Arbeitsprozesswissens" basiert.

2.3.4 Fazit

Die Anwendung des COMET-Kompetenz- und Messmodells verändert implizit die Problemlösungsmuster von Lehrkräften und Ausbilder/-innen und trägt damit v.a. zur Überwindung des Stagnationsphänomens bei. Mit der Implementation der COMET-Methode zur Qualitätssicherung und -entwicklung – gestützt durch zwei Querschnittuntersuchungen und eine Längsschnittuntersuchung – konnte das für die berufliche Bildung charakteristische Phänomen der Stagnation der Kompetenzentwicklung in der zweiten Hälfte der Ausbildung identifiziert und zum 2. Testzeitpunkt überwunden werden. Dies ist ein weiteres zentrales Projektergebnis, das dazu herausfordert, die COMET-Methode für das didaktische Handeln der Lehrkräfte zu nutzen.

In der Berufsbildungspraxis überwiegt oft das Interesse am COMET-Kompetenz- und Messmodell als einem didaktischen Instrumentarium. Die Kompetenzdiagnostik auf der Grundlage eines standardisierten Testverfahrens, einer Raterschulung und einer hohen Interraterreliabilität werden in der Tendenz unterschätzt. Die wissenschaftliche Begleitung empfiehlt die Einführung des COMET-Instrumentariums als ein Schlüsselprojekt der Qualitätssicherung. Ohne ein reliables Verfahren der Kompetenzdiagnostik für den Kernbereich der Qualitätssicherung des beruflichen Lernens, fehlt der Qualitätsentwicklung in der beruflichen Bildung ihr zentraler Gegenstand. Die COMET-Methodik der Kompetenzdiagnostik liefert für alle Akteur/-innen des Berufsbildungssystems eine sichere Datenbasis für die Begründung von Innovationen. Wird das COMET-Verfahren als Prüfungsmethode eingeführt (Rauner, 2013), dann würde dies zu einer umfassenden Professionalisierung aller an Prüfungen mitwirkenden Lehrkräfte und Ausbildenden beitragen.

Literatur

Hartig, J. & Klieme, E. (2006). Kompetenz und Kompetenzdiagnostik. In K. Schweizer (Hrsg.), *Leistung und Leistungsdiagnostik* (S. 127–143). Heidelberg: Springer. https://doi.org/10.1007/3-540-33020-8_9

Martens, T. & Rost, J. (2009). Zum Zusammenhang von Struktur und Modellierung beruflicher Kompetenzen. In F. Rauner, B. Haasler, L. Heinemann & P. Grollmann (Hrsg.), *Messen beruflicher Kompetenzen. Bd. I. Grundlagen und Konzeption des KOMET-Projekts* (S. 91–95). Münster: LIT.

Rauner, F. (2013). *Messen beruflicher Kompetenz von Berufsschullehrern. A+B-Forschungsbericht Nr. 11/ 2013.* Bremen: Universität Bremen.

Rauner, F. (2017). *Methodenhandbuch. Messen und Entwickeln beruflicher Kompetenzen* (COMET). Bielefeld: wbv.

Rauner, F., Haasler, B. & Heinemann, L. (2009). Berufliche Kompetenzen messen. In F. Rauner, B. Haasler, L. Heinemann & P. Grollmann (Hrsg.), *Messen beruflicher Kompetenzen. Bd. I. Grundlagen und Konzeption des KOMET-Projekts* (S. 21–48). Münster: LIT.

Rauner, F., Piening, D. & Bachmann, N. (2015). *Messen und Entwickeln von beruflicher Kompetenz in den Pflegeberufen der Schweiz (KOMET): Abschlussbericht* (unter Mitarbeit von Fischer, R. und Frenzel, J.). Universität Bremen/FB1, I:BB

Weiterführende Literatur

Rauner, F. & Hauschildt, U. (2020). *Die Stagnation der beruflichen Kompetenzentwicklung und wie man sie überwinden kann. Grundlagen der Berufs- und Erwachsenenbildung* (Bd. 87). Baltmannsweiler: Schneider Verlag Hohengeren.

Rauner, F. (2021). *Gestaltungskompetenz. Die Leitidee der modernen Berufsbildung.* Wiesbaden: Springer VS.

Rauner, F. & Ahrens, M. (2021). *Vermessen des beruflichen Wissens. Welches Wissen ist das Fundament des beruflichen Könnens?* Wiesbaden: Springer VS.

2.4 Pflegeteams: Kohäsion, informelle Lernaktivitäten und Performanz

Veronika Anselmann und Regina H. Mulder

Abstract

In der Ausführung ihrer Arbeitsaktivitäten und in der sozialen Interaktion im Team zu lernen, um Probleme am Arbeitsplatz zu lösen, ist für Pflegekräfte notwendig, um ihre beruflichen Herausforderungen zu meistern. Informelles Lernen im Team im Arbeitskontext kann als ein stetiger Austausch von Informationen und als ein Aneignen von Kompetenzen innerhalb eines Teams beschrieben werden, was als Ergebnis in der gemeinsamen Erfahrung eines Arbeitsteams mündet (Ellis et al., 2003).

Basierend auf dem holistischen Ansatz nach Decuyper et al. (2010) zum Teamlernen sowie auf der Self Determination Theory nach Deci und Ryan (1985) wurde mit einer querschnittlichen Fragebogenuntersuchung ($N = 30$; $n = 149$) untersucht, inwiefern Kohäsion, Wissensteilung, Reflexion und Performanz von Pflegeteams zusammenhängen. Die Ergebnisse der Pfadanalysen zeigen, dass soziale und aufgabenbezogene Kohäsion positiv mit Lernaktivitäten und Performanz im Team zusammenhängen. Aus den Ergebnissen werden Möglichkeiten wie der Einsatz von Vignetten oder Critical Incidents für die formale Pflegebildung abgeleitet, um Erfahrungen aus der Arbeitswelt in der formalen Aus- und Weiterbildung zu integrieren.

Schlüsselbegriffe

- Informelle Lernaktivitäten
- Lernen im Team
- Kohäsion
- Vignetten
- Critical Incident

2.4.1 Einleitung

Gesellschaftliche Veränderungen wie ein steigender Anteil an Pflegeempfänger_innen (Bäcker et al., 2020) führen zu veränderten Anforderungen an Organisationen in der Pflege. Diese veränderten Anforderungen zeigen sich z.B. beim Umgang mit Personalmangel (Auerbach et al., 2014) oder beim zunehmenden Einsatz technologischer Anwendungen (Curtis & Brooks, 2020; Mulder & Beer, 2020).

Um diesen Veränderungen begegnen zu können, ist es notwendig, dass Pflegekräfte sich lebenslang weiterentwickeln und lernen (Hayes, 2016). Dabei lernen Pflegekräfte auch informell, in der Auseinandersetzung mit Arbeitsaufgaben. Informelles Lernen im Kontext der Arbeit kann als implizites, nicht strukturiertes und nicht beabsichtigtes Lernen definiert werden (Eraut, 2004).

Informelle Lernaktivitäten sind in die tägliche Arbeitsroutine eingebettet und finden dann statt, wenn „people have the need, motivation, and opportunity for learning“ (Marsick & Watkins, 2001, S. 28). Informelle Lernaktivitäten in Teams können in einem interaktiven Lernen in der Auseinandersetzung mehrerer Individuen ausgeführt werden. Eine informelle Lernaktivität im Team kann das Teilen von Informationen unter den Teammitgliedern sein (Staples & Webster, 2008). Auch eine Reflexion im Sinne einer gemeinsamen Besprechung und Planung von arbeitsbezogenen Themen und Erfahrungen (Schippers et al., 2007) kann eine Lernaktivität im Team darstellen. Als Team definieren Brannick et al. (1997) „two or more people with different tasks who work together adaptively to achieve specified and shared goals" (S. 4). Damit kann ein informelles Lernen im Team im Kontext der Arbeit anhand von Aktivitäten „through which team members collectively reflect and share knowledge" (Leicher & Mulder, 2016, S. 401) definiert werden.

Unterschiedliche Studien zeigen die positiven Effekte von Teamarbeit in der Pflege, z. B. die Veränderung von Patient_innensicherheit (Welp et al., 2016) oder die Verbesserung der Arbeitszufriedenheit von Pflegekräften (Fleury et al., 2017). Weiter zeigen Studien, welche Faktoren in der Pflege Einfluss auf informelle Lernaktivitäten innerhalb des Teams nehmen können. Einflussnehmende Aspekte sind zum Beispiel die Wahrnehmung eines sicheren Teamklimas (Leicher & Mulder, 2016) oder das Führungsverhalten von Teamleadern (Lunden et al., 2017). Studien zeigen, dass im Bereich der Pflege auch Kohäsion wesentlich für die Zusammenarbeit im Team ist (Loveday et al., 2020). Kohäsion beschreibt die Intention von Teammitgliedern, Teil eines Teams zu sein und zu bleiben und bezieht sich dabei entweder auf die sozialen Beziehungen unter den Teammitgliedern *(social cohesion/soziale Kohäsion)* oder auf deren Engagement, eine gemeinsame Teamaufgabe zu bewältigen *(task cohesion/aufgabenbezogene Kohäsion)* (Vangrieken et al., 2016). Es beschreibt die Zugehörigkeit eines Teammitglieds sowohl zum Team als auch zur Teamaufgabe (Beal et al., 2003).

Des Weiteren konnten Studien zeigen, dass Kohäsion in Teams Einfluss auf die Wissensteilung haben kann (Ferguson et al., 2019). Mullen und Copper (1994) und Beal et al. (2003) zeigen in ihren Metanalysen, dass aufgabenbezogene und soziale Kohäsion unterschiedlichen Einfluss auf die Performanz von Arbeitsteams hat und aufgabenbezogene Kohäsion für die Performanz wesentlicher ist als soziale Kohäsion. In der Domäne der Pflege wurde untersucht, welche Folgen ein Mangel an Kohäsion (Duffield et al., 2008) haben kann oder wie Kohäsion im Team, zum Beispiel in der Altenpflege, empfunden wird (Öhman et al., 2017). Braun et al. (2020) zeigen in einer experimentellen Studie Zusammenhänge zwischen Kohäsion und Performanz von Teams. Inwieweit soziale und aufgabenbezogene Kohäsion und informelle Lernaktivitäten in Pflegeteams zusammenhängen, ist bislang nicht bekannt.

Der vorliegende Beitrag will deshalb ausgehend von der Beschreibung der theoretischen Bezüge untersuchen, inwiefern soziale und aufgabenbezogene Kohäsion mit informellen Lernaktivitäten in Pflegeteams und der Teamperformanz zusammenhängt. Folgende Fragestellung steht im Mittelpunkt: Inwiefern gibt es einen Zusammenhang zwischen sozialer und aufgabenbezogener Kohäsion, informellen Lernaktivitäten der Reflexion sowie Wissensteilung und der Performanz in Pflegeteams? Ausgehend von den Ergebnissen soll abschließend dargestellt werden, wie die Erfahrungen aus der Pflegepraxis in der formalen Aus- und Weiterbildung stärker in den Mittelpunkt des Lernens gestellt werden können.

2.4.2 Theoretischer Rahmen

Im theoretischen Rahmen werden informelle Lernaktivitäten im Team und ihr theoretischer Zusammenhang mit Kohäsion im Team dargestellt.

2.4.2.1 Informelle Lernaktivitäten im Team

Informelle Lernaktivitäten sind in die tägliche Arbeitsroutine eingebettet und werden zur Problemlösung und in der Auseinandersetzung mit unterschiedlichen Handlungsmöglichkeiten in der Arbeit gezeigt (Marsick & Watkins, 2001).

Decuyper et al. (2010) zeigen in ihrem holistischen Modell grundlegende und weiterführende Lernaktivitäten in Teams. Der Fokus in der vorliegenden Studie liegt auf grundlegenden Lernaktivitäten, da diese die tatsächlich auszuführenden Aktivitäten, die zum Lernen notwendig sind, zeigen. Eine solche Lernaktivität im Team kann die Wissensteilung sein, also das Teilen von Informationen unter den Teammitgliedern. Wissensteilung im Team ist für die Teamarbeit essenziell und beinhaltet einen Austausch von Informationen, der einen Ausgangspunkt für Lernaktivitäten wie Reflexion im Team darstellen kann (Staples & Webster, 2008). Auch Reflexion stellt eine Teamlernaktivität dar. In der vorliegenden Studie wird Reflexion als eine „socially shared learning activity" (Leicher & Mulder, 2016, S. 401) aufgefasst. Es wird zwischen aufgaben- und prozessbezogener Reflexion unterschieden. Aufgabenbezogene Reflexion stellt die Reflexion über die Inhalte der Arbeitsaufgabe dar. Prozessbezogene Reflexion beinhaltet eine kritische Auseinandersetzung mit der Art und Weise wie die Arbeitsaufgabe ausgeführt wird.

2.4.2.2 Soziale und aufgabenbezogene Kohäsion im Team

Die Self Determination Theory (Deci & Ryan, 1985) stellt die Bedeutung grundlegender Bedürfnisse *(basic needs)* nach Autonomie, Kompetenzerleben und sozialer Eingebundenheit für die Entstehung intrinsischer Motivation heraus (Ryan & Deci, 2017). Das Bedürfnis nach Autonomie zeigt sich in der selbstbestimmten Auswahl von Handlungsmöglichkeiten und das Bedürfnis nach Kompetenz im Erleben der effektiven Ausführung der eigenen Handlungen sowie der effektiven Anwendung der eigenen Fähigkeiten und Fertigkeiten (Elliot et al., 2002). Das Bedürfnis nach sozialer Eingebundenheit beschreiben Ryan und Deci (2002) als „feeling connected to others (...), to having a sense of belongingness both with other individuals and with one's community" (S. 7). Studien zeigen, dass soziale Beziehungen zwischen Kolleg_innen im beruflichen Kontext wesentlich für die Befriedigung der Grundbedürfnisse sein können (Hoeve et al., 2018). In der Zusammenarbeit im Team ist die Wahrnehmung der sozialen Beziehungen untereinander und die soziale Interaktion der Teammitglieder unerlässlich und damit auch das Gefühl der sozialen Eingebundenheit für die Entstehung von intrinsischer Motivation für die Arbeit von Relevanz (Gagné & Deci, 2005). Das Geben und Bekommen von Feedback oder das Gefühl der Zugehörigkeit zum Team können Befriedigung dieses Bedürfnisses darstellen. Das Gefühl der Zugehörigkeit kann dabei auch als Kohäsion beschrieben werden.

Festinger (1950, zitiert nach Friedkin, 2004, S. 411) definiert Kohäsion als „resultant of all forces acting on the members of a group to remain in the group". Dabei wird zwischen *sozialer Kohäsion (social cohesion)* als Ausdruck der persönlichen Sympathie zwischen Teammitgliedern und *aufgabenbezogener Kohäsion (task cohesion)* als Ausdruck der eigenen Verpflichtung, zur Erfüllung einer Arbeitsaufgabe beizutragen, unterschieden (Carless & DePaola, 2000). Im Team ist die aufgabenbezogene Kohäsion auch in Bezug auf die Bewältigung der gestellten Arbeitsaufgaben zu sehen, also als eine Verpflichtung der einzelnen Teammitglieder, ihre Anstrengungen für die gemeinsame Zielerreichung einzusetzen (van den Bossche et al., 2006).

2.4.2.3 Performanz von Teams

Obwohl es eine Vielzahl von Ansätzen zur Messung von Performanz im Pflegebereich gibt, stellen Sim et al. (2018) fest, dass „no agreed set of indicators or performance measures that comprehensively capture the unique contribution that nursing makes to patient outcomes" (S. 4) existiert. In dieser Studie wird Performanz als die Effektivität und Innovativität der Aufgabenausführung verstanden. Dabei bezieht sich die Performanz auf die Bewältigung der Teamaufgabe (Kozlowski & Klein, 2000).

2.4.2.4 Zusammenhänge informelle Lernaktivitäten, Kohäsion und Performanz

Decuyper et al. (2010) zeigen in ihrem holistischen Modell, wie unterschiedliche Faktoren Lernaktivitäten im Team beeinflussen können. Grundlegende Lernaktivitäten stehen dabei im Mittelpunkt, werden durch einflussnehmende Faktoren auf individueller, teambasierter oder organisationaler Ebene beeinflusst und führen zu einem entsprechenden Ergebnis. Dieses Ergebnis kann dann erneute Lernaktivitäten auslösen und als Input fungieren.

Die Zusammenarbeit im Team kann das Bedürfnis der sozialen Eingebundenheit der Teammitglieder befriedigen und soziale sowie aufgabenbezogene Kohäsion entstehen lassen. Diese kann ein einflussnehmender Faktor auf Lernaktivitäten im Team sein und wiederum mit der Performanz des Teams als Ergebnis in Verbindung stehen. Die **Abbildung 2-5** gibt einen Überblick über alle in der Studie enthaltenen Variablen.

2.4.3 Methode und Analyse

An einer querschnittlichen Fragebogenuntersuchung haben 30 Pflegeteams aus 17 verschiedenen stationären Einrichtungen der Altenpflege (*N*=30; *n*=149) teilgenommen. Die Teammitglieder arbeiteten in einem Wohnbereich der jeweiligen Einrichtung zusammen. Alle Mitarbeitenden, die im Team an der Pflege der Bewohner_innen beteiligt sind (Wohnbereichsleitung, Altenpfleger_in/Gesundheits- und Krankenpfleger_in, Auszubildende_r, Studierende_r, Assistent_in), waren eingeladen an der Studie teilzunehmen. In den befragten Teams arbeiteten zwischen drei und zwölf Mitarbeitenden zusammen. Es wurde ein Fragebogen mit validierten Skalen erstellt. Als Lernaktivitäten im Team wurden Wissensteilung (knowledge sharing) (Staples & Webster, 2008) und Reflexion (reflection) (Schippers et al., 2007) (5-stufige Likert-Skala: 1 = nie; 5 = sehr häufig) gemessen.

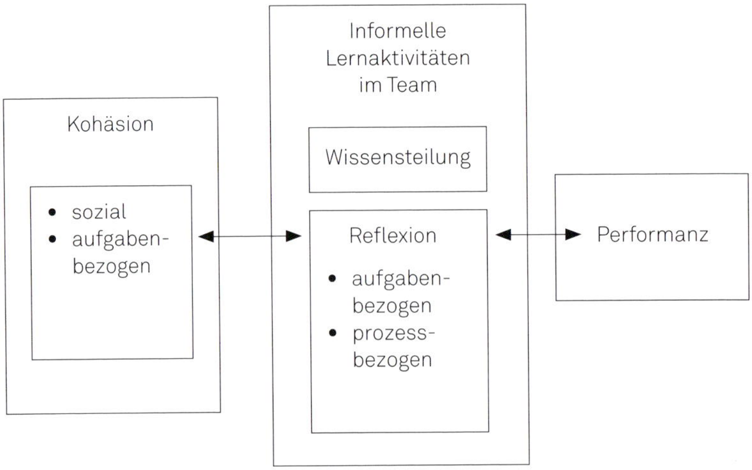

Abbildung 2-5: Theoretisches Modell zur Studie (Quelle: Eigendarstellung)

Soziale Kohäsion wurde mit einem Messinstrument von Sargent und Sue-Chan (2001) (5-stufige Likert-Skala: 1 = trifft überhaupt nicht zu; 5 = trifft vollkommen zu) und aufgabenbezogener Kohäsion mit einem Messinstrument von González et al. (2003) (7-stufige Likert-Skala: 1 = stimme absolut nicht zu; 7 = stimme vollkommen zu) gemessen. Teamperformanz wurde mit der Skala von van Woerkom und Croon (2009) (7-stufige Likert-Skala: 1 = stimme absolut nicht zu; 7 = stimme absolut zu) erfasst. Das Messinstrumentarium der Performanz umfasst die Aspekte der Effektivität und Innovativität. Zur Analyse des Datenmaterials wurden deskriptive Analysen, Korrelationsanalysen und Pfadanalysen mit dem Statistikprogramm MPlus durchgeführt. Zuerst wurde die Reliabilität der Skalen festgestellt. Alle Skalen zeigen ein zufriedenstellendes Cronbachs Alpha von .72 bis zu .90 (**Tab. 2-12**). Die Pfadanalyse gibt die Möglichkeit, simultan mehrere lineare Regressionen zu berechnen (Geiser, 2011).

2.4.4 Ergebnisse

Die Ergebnisse der deskriptiven Analysen zeigen, dass Lernaktivitäten im Team häufig ausgeführt werden. Die aufgabenbezogene Kohäsion wird von den Teilnehmenden in ihren Teams geringer als die soziale Kohäsion eingeschätzt. Die Korrelationsanalysen zeigen, dass ein signifikant positiver Zusammenhang zwischen sozialer Kohäsion und allen informellen Lernaktivitäten (aufgabenbezogene und prozessbezogene Reflexion, Wissensteilung) besteht (**Tab. 2-13**). Es besteht ein signifikant positiver Zusammenhang zwischen der prozessbezogenen Reflexion und der Wissensteilung. Weiter besteht ein signifikant positiver Zusammenhang zwischen den Reflexionsarten und Performanz sowie der Wissensteilung und Performanz. Zwischen der sozialen Kohäsion sowie der aufgabenbezogenen Kohäsion und Performanz bestehen ebenfalls signifikant positive Zusammenhänge.

Tabelle 2-12: Überblick über die im Fragebogen enthaltenen Skalen, Beispiele für Items, Mittelwerte, Standardabweichung und Cronbachs Alpha (Eigendarstellung)

Skalen (Anzahl der Items)	Beispiele für Items	*M*	*SD*	α
Wissensteilung (8)	Innerhalb des Teams teilen die Teammitglieder ihre Ideen offen mit.	4.20	.98	.87
Aufgabenbezogene Reflexion (17)	Bevor wir mit der Arbeit beginnen, versichern wir uns, dass alle Gruppenmitglieder das gleiche Problemverständnis teilen.	3.71	.84	.90
Prozessbezogene Reflexion (7)	Die vom Team zur Erfüllung des Auftrags eingesetzten Methoden werden diskutiert.	3.82	.77	.84
Soziale Kohäsion (4)	In unserem Team herrscht ein Gefühl der Zusammengehörigkeit.	3.79	.87	.84
Aufgabenbezogene Kohäsion* (7)	Die Teammitglieder ziehen an einem Strang, um den Auftrag zu erfullen.	3.99	.71	.75
Performanz* (8)	Das Team erzielt gute Leistungen.	4.19	.70	.85

5-stufige Likert-Skala: 1 = nie/trifft überhaupt nicht zu; 5 = sehr häufig/trifft vollkommen zu; * 7-stufige Likert-Skala: 1 = stimme absolut nicht zu; 7 = stimme vollkommen zu

Tabelle 2-13: Korrelationen zwischen den gemessenen Variablen (Eigendarstellung)

Korrelationen zwischen den gemessenen Variablen						
Skala	**1**	**2**	**3**	**4**	**5**	**6**
1) Soziale Kohäsion	–					
2) Aufgabenbezogene Kohäsion	.58**	–				
3) Prozessbezogene Reflexion	.53**	.37**	–			
4) Aufgabenbezogene Reflexion	.66**	.49**	.62**	–		
5) Wissensteilung	.58**	.46**	.56**	.64**	–	
6) Performanz	.55**	.41**	.27**	.51**	.39**	–

** $p < .01$; * $p < .05$

Die Ergebnisse der Pfadanalyse (**Abb. 2-6**) zeigen, dass soziale Kohäsion im Team mit der aufgabenbezogenen Reflexion (β=.32) und der Performanz (β=.31) signifikant positiv zusammenhängt. Auch die prozessbezogene Reflexion hängt mit der aufgabenbezogenen Reflexion (β=.73) zusammen, welche wiederum positiv mit der Wissensteilung (β=.67) zusammenhängt. Die Wissensteilung wirkt sich signifikant positiv auf die Performanz (β=.38) aus.

2.4.5 Studienergebnisse und Bildungsauftrag für die Pflege

In diesem Kapitel werden die Ergebnisse der hier vorgestellten Studie in Bezug auf ihre Implikationen für die Pflegepraxis und ihre Implikationen für die formale Aus- und Weiterbildung im Bereich der Pflege dargestellt.

Die Ergebnisse der Studie fügen sich in den aktuellen Forschungsstand ein, in dem unter

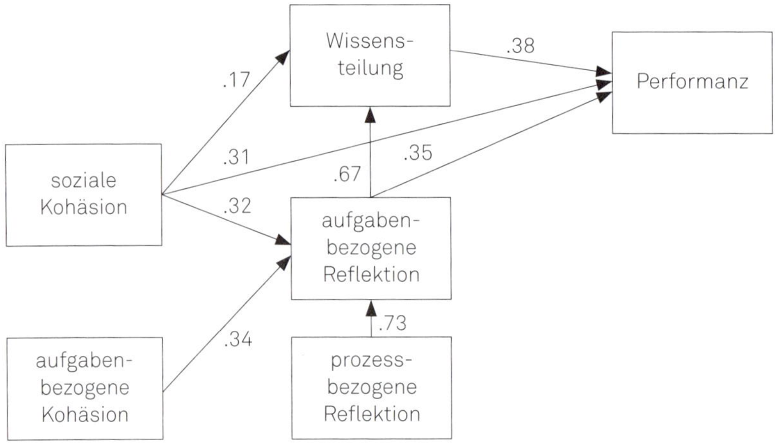

Abbildung 2-6: Kohäsion, informelle Lernaktivitäten und Performanz im Pflegeteam; Pfadmodell; Model fit: RSMEA.00 90% C.I..0-.0; CFI 1.0; SRMR.00 (Quelle: Eigendarstellung)

anderem Dimas et al. (2020) zeigen konnten, dass sich Kohäsion auf Lernaktivitäten im Team auswirkt. Die Ergebnisse der hier vorgestellten Studie zeigen, dass mit einer von den Teilnehmenden höher eingeschätzten Kohäsion im Team auch die Lernaktivitäten im Team als häufiger ausgeführt eingeschätzt werden. Dabei geht die hier vorgestellte Studie noch einen Schritt weiter und zeigt, dass soziale und aufgabenbezogene Kohäsion nicht nur mit Lernaktivitäten der Reflexion und Wissensteilung in Zusammenhang stehen, sondern auch mit der Performanz des Teams. Eine höhere Kohäsion im Team ist positiv für die Ausführung von Lernaktivitäten, was sich wiederrum in einer höheren Performanz zeigt.

Bei der großen Relevanz sozialer und aufgabenbezogener Kohäsion für Pflegeteams stellt sich für die Pflegepraxis die Frage, wie diese gefördert werden können. Studien zeigen, dass Führungsverhalten wie der „visionary leadership" Kohäsion im Team fördern kann (van der Voet & Steijn, 2021, S. 1275). Limitation der Studie ist der geringe Stichprobenumfang. Aufgrund der spezifischen Stichprobenauswahl können die Ergebnisse des Weiteren nur für den Bereich der Pflege interpretiert werden. Für diesen Bereich liefern sie aber wertvoller Erkenntnisse. Davon ausgehend können nützliche Implikationen für den Bereich der formalen Aus- und Weiterbildung abgeleitet werden.

Lernen für die berufliche Aufgabenbewältigung sollte Lernen als „continuing, active, and social process that is related to practice" verstehen (Leicher & Mulder, 2016, S. 464). Eraut (2000) definiert formales Lernen als ein organisiertes Lernen, das durch Begleitung eines Lehrenden und innerhalb eines festgelegten Rahmens zum Erreichen eines spezifischen Ergebnisses zum Beispiel in Form einer Qualifikation führen soll. Formale Lernumgebungen haben verschiedene Komponenten: Inhalte werden mit Hilfe didaktischer Methoden und Bewertungstechniken sowie durch unterschiedliche Formen der Anleitung vermittelt. Diese Komponenten müssen konsistent sein, um ein optimales Lernen zu ermöglichen (Mulder et al., 2015).

Basierend auf den Ergebnissen der Studie, kann für die formale Aus- und Weiterbildung die Frage gestellt werden, wie an die Erfahrungen der Pflegekräfte aus der Pflegepraxis angeknüpft werden kann, wie Lernaktivitäten der Wissensteilung und Reflexion gefördert werden können und Kohäsion und Erleben von sozialer Eingebundenheit entstehen kann. Das Erleben sozialer Eingebundenheit kann zu intrinsischer Motivation für die Ausführung von Arbeitsaufgaben führen.

Um in formalen Lernumgebungen dies zu erreichen, können Vignetten (Finch, 1987) und/ oder Critical-Incidents (Flanagan, 1954) eingesetzt werden. Vignetten sind kurze Beschreibungen und Critical-Incidents eigene Schilderungen von Situationen aus der Arbeitswelt, die für den Lernenden relevant und realistisch sind. Die Konfrontation mit Vignetten, als auch die Auseinandersetzung mit eigenen Critical-Incidents kann einen Trigger für Lernaktivitäten (Mulder, 2015) zum Beispiel der Wissensteilung und Reflexion sein sowie eine Möglichkeit darstellen arbeitsbezogene Erfahrungen zum Bespiel in Bezug auf Kohäsion in Pflegeteams in ein formales Lernen bei der Aus- und Weiterbildung zu integrieren

Inhaltlich beschreiben Vignetten eine für die/den Lernenden relevante Situation aus dem beruflichen Alltag, die dazu anregen kann, unter anderem nach Ursachen für die Situation zu suchen oder auch die entsprechende Lösungsmöglichkeit zu entwickeln (Jeffries & Maeder, 2004). Dies setzt immer den Einsatz und/oder die Aneignung von Kompetenzen voraus, wobei der Kontext wie zum Beispiel die Zusammenarbeit im Team (Jeffries & Maeder, 2004) zu berücksichtigen ist. Vignetten sind dabei genauso wie die durch die Critical-Incident-Technique erhobenen relevanten Situationen aus dem beruflichen Alltag mit unterschiedlichen *Lehr-Lernmethoden* wie zum Beispiel Cognitive Apprenticeship (Collins et al., 1991) kombinierbar. Dafür müssen Vignetten entwickelt und Critical-

Incidents mit Hilfe der Critical-Incident-Technique erfasst werden. Vignetten sind kurze Textpassagen von ca. 50–200 Wörtern, die formalen und inhaltlichen Aspekten entsprechen müssen. Dazu zählt u. a., dass die Entwicklung von Vignetten gemeinsam mit Expert_innen (z. B. Pflegekräften) aus dem jeweiligen Bereich vollzogen wird. Inhaltlich müssen Vignetten die Relevanz für den Lernenden aufzeigen, realistisch sein und komplexe Problemstellungen beinhalten. Formale Aspekte wie die Verwendung von Fachbegriffen oder üblichen Abkürzungen sollten berücksichtigt werden. Die Vignette endet mit einer konkreten Fragestellung oder Instruktion für den Lernenden (Leicher & Mulder, 2018). Vignetten können auch als *Assessment-instrument* eingesetzt werden. Anhand der in der Vignette beschriebenen Situation kann der Lernende unterschiedliche Kompetenzen einsetzen und flexibel in unterschiedlichen Situationen anwenden (Fastré et al., 2014). Um beispielsweise die Aspekte der Kohäsion im Team aufzugreifen, kann eine Vignette die Zusammenarbeit von Teammitgliedern beschreiben, die sich nicht zusammengehörig fühlen und kaum Informationen austauschen. In der Instruktion können die Lernenden dann z. B. aufgefordert werden, sich mit möglichen Ursachen dafür auseinanderzusetzen.

Mit einem Critical-Incident beschreibt Flanagan (1954, S. 327) „any observable human activity that is sufficiently complete in itself to permit inferences and predictions to be made about the person performing the act." Mit Hilfe der Critical-Incident-Technique können diese Handlungen oder Situationen erfasst werden. Dabei sollte das Ziel der Erfassung der Critical Incidents und die Ziele der zu erfassenden Handlung und Situation zu Beginn klargemacht werden. Auch muss vorab definiert werden, welche Verhaltensweisen bzw. Aktivitäten erfasst werden sollen. Critical-Incidents können durch Interviews, offene Fragen oder Beobachtungen erhoben werden (Mulder, 2015). Um mit Hilfe der Critical-Incident-Technique das Thema der Kohäsion in Teams aufzugreifen, können Lernende gebeten werden, eine konkrete Situation zu schildern, in der sie sich ihrem Team in der Pflegepraxis zugehörig gefühlt haben. Im Vergleich verschiedenen Schilderungen können Lernende dann z. B. Unterschiede zwischen sozialer und aufgabenbezogener Kohäsion erkennen.

Effektives Lernen gelingt in einem Kontext, der die Befriedigung der Bedürfnisse nach Autonomie, Kompetenzerleben und sozialer Eingebundenheit zulässt und damit eine intrinsische Motivation ermöglicht (Deci & Ryan, 1993). Insbesondere, wenn der Lernende den direkten Bezug zu seiner Arbeitswelt, für die er lernt bzw. lernen will, erkennen kann, kann ein intrinsisch motiviertes und selbstbestimmtes Lernen stattfinden. Der Einsatz von Vignetten und Critical-Incidents in formalen Lernumgebungen kann die Erfahrung aus der Pflegepraxis stärker in den Mittelpunkt des Lernens rücken.

Literatur

Auerbach, D. I., Buerhaus, P. I. & Staiger, D. O. (2014). Registered nurses are delaying retirement, a shift that has contributed to recent growth in the nurse workforce. *Health affairs, 33*(8), 1474–1480. https://doi.org/10.1377/hlthaff.2014.0128

Bäcker, G., Naegele, G. & Bispinck, R. (2020). Pflegebedürftigkeit und Pflege. In G. Bäcker, G. Naegele & R. Bispinck (Hrsg.), *Sozialpolitik und soziale Lage in Deutschland* (S. 763–835). Wiesbaden: Springer VS. https://doi.org/10.1007/978-3-658-06249-1_9

Beal, D. J., Cohen, R. R., Burke, M. J. & McLendon, C. L. (2003). Cohesion and performance in groups: a meta-analytic clarification of construct relations. *Journal of applied psychology, 88*(6), 989–1004. https://doi.org/10.1037/0021-9010.88.6.989

Brannick, M. T., Salas, E. & Prince, C. W. (Eds.). (1997). *Team performance assessment and measurement: Theory, methods, and applications.* New Jersey: Psychology Press. https://doi.org/10.4324/9781410602053

Braun, M. T., Kozlowski, S. W., Brown, T. A. & DeShon, R. P. (2020). Exploring the Dynamic Team Cohesion - Performance and Coordination - Performance Relationships of Newly Formed Teams. *Small Group Research, 51*(5), 551–580. https://doi.org/10.1177/1046496420907157

Carless, S.A. & De Paola, C. (2000). The measurement of cohesion in work teams. *Small group research, 31*(1), 71–88. https://doi.org/10.1177/104649640003100104

Collins, A., Brown, J.S. & Holum, A. (1991). Cognitive apprenticeship: Making thinking visible. *American educator, 15*(3), 6–11.

Curtis, K. & Brooks, S. (2020). Digital health technology: factors affecting implementation in nursing homes. *Nursing Older People, 32*(3), 14–21. https://doi.org/10.7748/nop.2020.e1236

Deci, E.L. & Ryan, R.M. (1985). The general causality orientations scale: Self-determination in personality. *Journal of research in personality, 19*(2), 109–134. https://doi.org/10.1016/0092-6566(85)90023-6

Deci, E.L. & Ryan, R.M. (1993). Die Selbstbestimmungstheorie der Motivation und ihre Bedeutung für die Pädagogik. *Zeitschrift für Pädagogik, 39*(2), 223–238.

Decuyper, S., Dochy, F. & van den Bossche, P. (2010). Grasping the dynamic complexity of team learning: An integrative model for effective team learning in organisations. *Educational Research Review, 5*(2), 111–133. https://doi.org/10.1016/j.edurev.2010.02.002

Dimas, I.D., Lourenço, P.R., Rebelo, T. & Rocha, H. (2020). Maximizing Learning Through Cohesion: Contributions From a Nonlinear Approach. *Small Group Research, 52*(2), 162–188. https://doi.org/10.1177/1046496420944488

Duffield, C., Roche, M., O'Brien-Pallas, L., Catling-Paull, C. & King, M. (2008). Staff satisfaction and retention and the role of the Nursing Unit Manager. *Collegian: Journal of the Royal College of Nursing Australia, 16*(1), 11–17. https://doi.org/10.1016/j.colegn.2008.12.004

Elliot, A.J., McGregor, H.A. & Thrash, T.M. (2002). "The Need for Competence". In E.L. Deci & R.M. Ryan (Eds.), *Handbook of Self-Determination Research* (pp. 361–388). New York: University Rochester Press.

Ellis, A.P., Hollenbeck, J.R., Ilgen, D.R., Porter, C.O., West, B.J. & Moon, H. (2003). Team learning: Collectively connecting the dots. *Journal of applied Psychology, 88*(5), 821. https://doi.org/10.1037/0021-9010.88.5.821

Eraut, M. (2000). Non-formal learning and tacit knowledge in professional work. *British journal of educational psychology, 70*(1), 113–136. https://doi.org/10.1348/000709900158001

Eraut, M. (2004). Informal learning in the workplace. *Studies on Continuing Education, 26*(2), 247–273. https://doi.org/10.1080/158037042000225245

Fastré, G.M., van der Klink, M.R., Amsing-Smit, P. & van Merriënboer, J.J. (2014). Assessment criteria for competency-based education: a study in nursing education. *Instructional Science, 42*(6), 971–994. https://doi.org/10.1007/s11251-014-9326-5

Ferguson, A.J., Ormiston, M.E. & Wong, E.M. (2019). The Effects of Cohesion and Structural Position on the Top Management Team Boundary Spanning – Firm Performance Relationship. *Group & Organization Management, 44*(6), 1099–1135. https://doi.org/10.1177/1059601119840941

Finch, J. (1987). The Vignette Technique in Survey Research. *Sociology, 21*(1), 105–114. https://doi.org/10.1177/0038038587021001008

Flanagan, J.C. (1954). The critical incident technique. *Psychological bulletin, 51*(4), 327–358. https://doi.org/10.1037/h0061470

Fleury, M.J., Grenier, G. & Bamvita, J.M. (2017). Job satisfaction among mental healthcare professionals: The respective contributions of professional characteristics, team attributes, team processes, and team emergent states. *SAGE open medicine, 5*, 2050312117745222. https://doi.org/10.1177/2050312117745222

Friedkin, N.E. (2004). Social cohesion. *Annual Review Sociology, 30*, 409–425. https://doi.org/10.1146/annurev.soc.30.012703.110625

Gagné, M. & Deci, E.L. (2005). Self-determination theory and work motivation. *Journal of Organizational behavior, 26*(4), 331–362. https://doi.org/10.1002/job.322

Geiser, C. (2011). *Datenanalyse mit Mplus*. Wiesbaden: VS Verlag für Sozialwissenschaften. https://doi.org/10.1007/978-3-531-93192-0

González, M.G., Burke, M.J., Santuzzi, A.M. & Bradley, J.C. (2003). The impact of group process variables on the effectiveness of distance collaboration groups. *Computers in Human Behavior, 19*(5), 629–648. https://doi.org/10.1016/S0747-5632(02)00084-5

Hayes, C. (2016). Approaches to continuing professional development: putting theory into practice. *British Journal of Nursing, 25*(15), 860–864. https://doi.org/10.12968/bjon.2016.25.15.860

Hoeve, Y.T., Brouwer, J., Roodbol, P.F. & Kunnen, S. (2018). The importance of contextual, relational and cognitive factors for novice nurses' emotional state and affective commitment to the profession. A multilevel study. *Journal of advanced nursing, 74*(9), 2082–2093. https://doi.org/10.1111/jan.13709

Jeffries, C. & Maeder, D.W. (2004). Using vignettes to build and assess teacher understanding of instructional strategies. *The Professional Educator, XXVII*(1&2), 17–28.

Kozlowski, S.W.J. & Klein, K.J. (2000). A multilevel approach to theory and research in organizations: Contextual, temporal, and emergent processes. In K.J. Klein & S.W.J. Kozlowski (Eds.), *Multilevel theory, research, and methods in organizations: Foundations, extensions, and new directions* (pp. 3-90). San Francisco: Jossey-Bass.

Leicher, V. & Mulder, R.H. (2016). Team learning, team performance and safe team climate in elder care nursing. *Team Performance Management, 22*(7/8), 399–414. https://doi.org/10.1108/TPM-04-2016-0017

Leicher, V. & Mulder, R.H. (2018). Development of vignettes for learning and professional development. *Gerontology & geriatrics education, 39*(4), 464–480. https://doi.org/10.1080/02701960.2016.1247065

Loveday, C., Lord, H., Ellwood, L., Bonnici, K., Decker, V. & Fernandez, R. (2020). Teamwork and social cohesion are key: Nurses' perceptions and experiences of working in a new decentralised intensive care unit. *Australian Critical Care, 34*(3), 263-268. https://doi.org/10.1016/j.aucc.2020.07.009

Lunden, A., Teräs, M., Kvist, T. & Häggman-Laitila, A. (2017). A systematic review of factors influencing knowledge management and the nurse leaders' role. *Journal of nursing management, 25*(6), 407–420. https://doi.org/10.1111/jonm.12478

Marsick, V.J. & Watkins, K.E. (2001). Informal and incidental learning. *New Directions for Adult and Continuing Education, 2001*(89), 25-34. https://doi.org/10.1002/ace.5

Mulder, R.H. (2015). *Using critical incidents and vignette technique in HRD research to investigate learning activities and behaviour at work. Handbook of research methods on human resource development.* Cheltenham: Edward Elgar Publishing.

Mulder, R.H. & Beer, P. (2020). The Effects of New Technologies at Work on Work Outcomes and the Implications for Human Resource Development. In M. Loon, J. Stewart & S. Nachmias (Eds.), *The Future of HRD. Volume I: Innovation and Technology* (pp. 13-51). London: Palgrave Macmillan. https://doi.org/10.1007/978-3-030-52410-4_2

Mulder, R.H., Messmann, G. & Koenig, C. (2015). Vocational education and training: Researching the relationship between school and work. *European Journal of Education, 50*(4), 497–512. https://doi.org/10.1111/ejed.12147

Mullen, B. & Copper, C. (1994). The relations between group cohesiveness and performance: An integration. *Psychological Bulletin, 115*(2), 210–227. https://doi.org/10.1037/0033-2909.115.2.210

Öhman, A., Keisu, B.I. & Enberg, B. (2017). Team social cohesion, professionalism, and patient-centeredness: Gendered care work, with special reference to elderly care – a mixed methods study. *BMC health services research, 17*(1), 381. https://doi.org/10.1186/s12913-017-2326-9

Ryan, R.M. & Deci, E.L. (2002). Overview of self-determination theory: An organismic-dialectical perspective. In E.L. Deci & R.M. Ryan (Eds.), *Handbook of self-determination research* (p. 3-33). Rochester: University of Rochester Press.

Ryan, R.M. & Deci, E.L. (2017). *Self-determination theory: Basic psychological needs in motivation, development, and wellness.* New York: Guilford Publications. https://doi.org/10.1521/978.14625/28806

Sargent, L.D. & Sue-Chan, C. (2001). Does diversity affect group efficacy? The intervening role of cohesion and task interdependence. *Small Group Research, 32*(4), 426–450. https://doi.org/10.1177/104649640103200403

Schippers, M., Den Hartog, D. & Koopman, P. (2007). Reflexivity in Teams: A Measure and Correlates. *Applied Psychology, 56*(2), 198–211. https://doi.org/10.1111/j.1464-0597.2006.00250.x

Sim, J., Crookes, P., Walsh, K. & Halcomb, E. (2018). Measuring the outcomes of nursing practice: A Delphi study. *Journal of Clinical Nursing, 27*(1-2), 368–378. https://doi.org/10.1111/jocn.13971

Staples, D.S. & Webster, J. (2008). Exploring the effects of trust, task interdependence and virtualness on knowledge sharing in teams. *Information Systems Journal, 18*(6), 617–640. https://doi.org/10.1111/j.1365-2575.2007.00244.x

van den Bossche, P., Gijselaers, W.H., Segers, M. & Kirschner, P.A. (2006). Social and cognitive factors driving teamwork in collaborative learning environments: Team learning beliefs and behaviors. *Small Group Research, 37*(5), 490–521. https://doi.org/10.1177/1046496406292938

van der Voet, J. & Steijn, B. (2021). Team innovation through collaboration: how visionary leadership spurs innovation via team cohesion. *Public Management Review, 23*(9), 1275–1294. https://doi.org/10.1080/14719037.2020.1743344

Vangrieken, K., Dochy, F. & Raes, E. (2016). Team learning in teacher teams: Team entitativity as a bridge between teams-in-theory and teams-in-practice. *European Journal of Psychology of Education, 31*(3), 275–298. https://doi.org/10.1007/s10212-015-0279-0

van Woerkom, M. & Croon, M. (2009). The relationship between team learning activities and team performance. *Personnel Review, 38*(5), 560–577. https://doi.org/10.1108/00483480910978054

Welp, A., Meier, L.L. & Manser, T. (2016). The interplay between teamwork, clinicians' emotional exhaustion, and clinician-rated patient safety: a longitudinal study. *Critical Care, 20*(1), 110. https://doi.org/10.1186/s13054-016-1282-9

Weiterführende Literatur

Anselmann, V. & Mulder, R.H. (2020). Transformational leadership, knowledge sharing and reflection, and work teams' performance: A structural equation modelling analysis. *Journal of Nursing Management, 28*(7), 1627–1634.

Nelsey, L. & Brownie, S. (2012). Effective leadership, teamwork and mentoring – Essential elements in promoting generational cohesion in the nursing workforce and retaining nurses. *Collegian, 19*(4), 197–202.

2.5 Lernen auf der Schulstation

Michael Goller und Bianca Steffen

Abstract

Bekannte Defizite von regulären Praxisphasen in der Pflegeausbildung werden in einigen Einrichtungen seit mehr als zwei Jahrzehnten durch Schulstationen kompensiert. Gleichzeitig ist wenig über die Lernwirksamkeit dieser speziellen Lehr-Lernarrangements bekannt. Ausgehend von theoretischen Überlegungen zur Lernwirksamkeit von Arbeitsplätzen zielt dieser Beitrag auf die Beantwortung folgender Forschungsfrage ab, um zur Schließung dieser Forschungslücke beizutragen: Welche Situationen erleben die Auszubildenden auf der Schulstation aus welchen Gründen als relevant und lernwirksam? Im Rahmen einer Replikationsstudie mit Erhebungen in 2018 und 2019 nahmen angehende Pflegefachkräfte des jeweils dritten Lehrjahres im Rahmen einer dreiwöchigen Schulstation insgesamt 154 Lern- und Entwicklungsanlässe mittels Sprachtagebücher auf. Das anschließend transkribierte Material wurde dann mit einer Kombination aus strukturierender und zusammenfassender qualitativer Inhaltsanalyse ausgewertet. Die Ergebnisse zeigen, dass insbesondere die verantwortungsvollen und die zyklisch vollständigen Handlungen als lernwirksam wahrgenommen werden, da sie sowohl die kognitive Verarbeitungstiefe als auch die empfundene Bedeutsamkeit der Tätigkeiten steigern. Darüber hinaus würdigten die Auszubildenden v.a. Interaktions- und Kooperationsepisoden als lernwirksam. Aus den vorliegenden Befunden werden praktische Implikationen für die Ausbildungsgestaltung abgeleitet.

Schlüsselbegriffe

- Schulstation
- Lernen am Arbeitsplatz
- Tagebuchstudie
- Praxisphase

2.5.1 Einleitung

Schulstationen sind spezielle Lehr-Lernarrangements in der Pflegeausbildung (Goller et al., 2020, 2022; Hauck & Schuster, 2014). Im Rahmen dieser projektartigen Praxisphasen übernehmen angehende Pflegefachkräfte für eine begrenzte Zeit (meist 2–4 Wochen) die gesamte pflegerische Verantwortung für einen Fachbereich im Realbetrieb eines Krankenhauses. Alle auf der jeweiligen Station anfallenden Tätigkeiten (z.B. interdisziplinäre Kooperation) werden während der Schulstation von den Auszubildenden eigenverantwortlich und eigenständig durchgeführt.

Ausgebildetes Pflegefachpersonal sowie Praxisanleiter*innen stehen den Lernenden zwar für Fragen sowie zur Unterstützung im Notfall zur Verfügung, führen jedoch keine regulären Pflegetätigkeiten aus. Darüber hinaus sind Schulstationen in der Regel dadurch gekennzeichnet, dass die Auszubildenden im Schulunterricht vorab gezielt auf die Arbeit auf der Schulstation vorbereitet werden (z.B. Definition individueller Lernziele) und währenddessen institutionalisierte Besprechungs- und Reflexionsgelegenheiten stattfinden, welche über die Übergabe- und Teambesprechungen des Klinikalltages hinaus gehen (Hauck & Schuster, 2014).

Das Ziel von Schulstationen ist, zum Erwerb sowie zur Fortentwicklung professioneller Handlungskompetenz bei den teilnehmenden

Auszubildenden beizutragen (Blank & Fischbock, 2010; Witte et al., 2016). Hierzu sollen die Auszubildenden einerseits einen umfassenden, praktischen Einblick in ihre spätere Arbeit als ausgebildete Pflegefachkräfte samt der Möglichkeit des Erwerbs relevanten Erfahrungswissens in der gesamten Bandbreite der beruflichen Tätigkeiten erhalten. Andererseits sollen sie Gelegenheit zum pädagogisch begleiteten Transfer theoretisch erlernten Wissens in die Praxis bekommen. Diese Ziele verfolgen die regulären Praxisphasen der Pflegeausbildung zwar grundsätzlich auch. Gleichzeitig ist aus empirischen Befunden jedoch bekannt, dass Auszubildende in regulären Praxisphasen häufig nur Hilfsarbeiten übernehmen und selten Gelegenheit zur Anwendung theoretischen Wissens unter Anleitung erhalten (Bohrer, 2013; Bräutigam et al., 2014; Fichtmüller & Walter, 2007; Fischer, 2013; Goller et al., 2020; Lauber, 2017). Demnach wird sich aus pädagogischer Perspektive durch die Einrichtung von Schulstationen auch eine Kompensation der Defizite regulärer Praxisphasen versprochen (Witte et al., 2016; Zinndorf et al., 2014).

Erst in den letzten Jahren widmeten sich empirische Studien der Erforschung der Lernpotenziale von Schulstationen, obwohl diese in der Ausbildungspraxis bereits seit über 20 Jahren eingesetzt werden (Hauck & Schuster, 2014). Empirische Evidenz findet sich einerseits für die hohe Akzeptanz dieses speziellen Lehr-Lernarrangements bei den teilnehmenden Auszubildenden (Hertel & Bergjan, 2015; Pfennig & Klewer, 2014). Andererseits wird Schulstationen von den Auszubildenden sowie zum Teil von den beteiligten Pflegefachkräften und Ärzt*innen erhöhte Lernwirksamkeit attribuiert, die sich u.a. im subjektiven Kompetenzzuwachs widerspiegelt (Goller et al., 2022; Pfennig & Klewer, 2014; Witte et al., 2016; Zinndorf et al., 2014).

Den bisher existierenden Studien ist gemein, dass diese forschungsmethodisch ausschließlich auf retrospektive Betrachtungen zur Untersuchung von Schulstationen zurückgreifen (z.B. anschließende Interviews). Obgleich diese Methoden wichtige Einblicke in lernbezogene Phänomene geben können, so bedürfen sie der Erinnerungs- und Auswahlleistung der teilnehmenden Proband*innen. Gerade im Kontext informeller Lernprozesse in Praxissettings wie der Schulstation, in denen die Lernenden vorerst Arbeits- und nur untergeordnet Lernziele verfolgen, findet Kompetenzerwerb jedoch häufig beiläufig und unbewusst statt, weshalb sich retrospektive Forschungsmethoden nur bedingt zur zuverlässigen Erfassung der fokussierten Phänomene eignen (Rausch, 2014). Geeigneter scheinen hier Methoden, welche Daten zeitlich und örtlich näher am Entstehungskontext sammeln (Rausch, 2014; Rauch et al., im Druck). Diesem Forschungsdesiderat widmet sich der vorliegende Beitrag und berichtet aus einer Studie auf Basis von Tagebüchern.

Das folgende Kapitel skizziert den zugrunde liegenden konzeptionellen Rahmen. Danach wird das methodische Vorgehen referiert und die zentralen Befunde vorgestellt. Es folgt die Diskussion der Befunde mit dem Ziel der Ableitung von Perspektiven für die Pflegeausbildung.

2.5.2 Lerngelegenheiten auf der Schulstation

Aus analytischer Perspektive lassen sich vier unterschiedliche Typen von Lerngelegenheiten differenzieren, die zur beruflichen Entwicklung angehender (Pflege-)Fachkräfte beitragen und sich zur Klassifikation potenzieller lernwirksamer Situationen auf der Schulstation eignen: Lernen durch (1) Erfahrung, (2) soziale Interaktion, (3) Konsultation von Medien und (4) Teilhabe an institutionalisierten Lernaktivitaten (Goller, 2017; Pool et al., 2016).

1. Erfahrung. Hierbei handelt es sich um informelle Lernprozesse, welche durch die aktive Teilhabe an realen Arbeitspraktiken und die Übernahme zielgerichteter Tätigkeiten zur Bewältigung beruflicher Anforderungen

beitragen (Billett, 2001, 2011). Die somit erlebten Erfahrungen können verschiedentlich Lernwirksamkeit entfalten (Anderson, 1993; Boshuizen et al., 2020; Gerholz & Goller, 2021; Gruber, 1999; Kolb & Kolb, 2012): (a) Aufbau von Erfahrungswissen zu Manifestationsformen beruflicher Phänomene (z. B. besondere Wundbilder), auf die in zukünftigen Situationen zurückgegriffen werden kann; (b) Überprüfung der Wirksamkeit erprobter Handlungsweisen in unterschiedlichen Kontexten (z. B. Umgang mit dementen Patient*innen) sowie der Identifikation funktionaler und dysfunktionaler Bewältigungsstrategien; sowie (c) Transformation von Wissensbeständen, die anfänglich ausschließlich in deklarativer Form vorliegen, in prozeduralisierte Handlungsroutinen, die im Vergleich schnell und ohne starke Belastung des Arbeitsgedächtnisses zur Anforderungsbewältigung abgerufen werden können. Aus theoretischer und empirischer Perspektive ist bekannt, dass die Wirksamkeit solcher Lernprozesse u. a. darauf angewiesen ist, dass Lernende möglichst zyklisch vollständige Tätigkeiten übernehmen, welche die eigenständige Planung, Durchführung und Evaluation des eigenen Handelns erlauben, sie sich für die Tätigkeit persönlich verantwortlich fühlen und Zeit zum Ausführen der Tätigkeit sowie Gelegenheit zur Reflexion des Handlungsergebnisses haben müssen (Kyndt et al., 2009; Rausch, 2011).

2. Soziale Interaktion. Es handelt sich hierbei um Kommunikations- und Kooperationsgelegenheiten mit beruflichen Akteur*innen im Kontext des Arbeitsgeschehens. In der Pflegeausbildung sind dies z. B. andere Auszubildende, Praxisanleiter*innen und andere ausgebildete Pflegefachkräfte sowie Vertreter*innen anderer Heil- und Gesundheitsberufe (z. B. Ärzt*innen, Ergotherapeut*innen). Vor allem die gemeinsame Arbeit an konkreten Aufgaben mit (erfahrenen) Fachkräften erlaubt es Lernenden Kompetenzen zu entwickeln und beruflichen Anforderungen gerecht zu werden, welche sie ohne Unterstützung nicht bewältigen könnten (Zone der proximalen Entwicklung) (Vygotsky, 1978). Hierdurch können anderweitig nicht zugängliche Prozesse des Erfahrungslernens ausgelöst werden. Lernwirksam werden Interaktionsepisoden auch dann, wenn Lernende im Rahmen von Beobachtung und Imitation bisher unbekannte Handlungsstrategien von anderen Akteur*innen übernehmen und testen können (Billett, 2014). Darüber hinaus fällt in diese Kategorie das Erhalten von Rückmeldungen zur Lern- und Arbeitsleistung, welche Lernende zur Reflexion der Viabilität eigener Handlungsstrategien sowie der Passung des von ihnen konstruierten Wissens anregen können (Schley & van Woerkom, 2014). Relevant im Kontext von Ausbildungsprozessen sind auch konzeptionelle Erläuterungen (z. B. Anleitung zur korrekten Wundversorgung mit Erklärung der pathophysiologischen Grundlagen), insbesondere dann, wenn die erläuterten Phänomene nicht durch Beobachtung und Erfahrung zugänglich sind.

3. Medien. Unter Medien werden alle Träger von schriftlich, bildlich oder akustisch enkodierter Information verstanden. Im beruflichen Kontext zählen hierzu bspw. Fachbücher und Fachzeitschriften, Internetressourcen sowie technische Handbücher (Berings et al., 2008). Lernende können auf diese Medien einerseits im Rahmen der Bewältigung beruflicher Anforderungen zurückgreifen, um Informationen zur Erklärung erlebter beruflicher Phänomene (z. B. Symptomatik von Krankheitsbildern) zu erhalten oder aber zur Vergegenwärtigung bzw. Ableitung von Handlungsstrategien (z. B. Bestellung von Einwegprodukten). Andererseits erlaubt die Rezeption spezieller Medien (v. a. Fachzeitschriften) auf dem aktuellen Stand neuer Entwicklungen der jeweiligen beruflichen Domäne zu bleiben.

4. Institutionalisierte Lernaktivitäten. Hierunter fallen alle Aktivitäten, welche als explizite Lernanlässe geplant bzw. angelegt werden und nicht unmittelbar in den Arbeitsprozess eingebunden sind. In der Pflegeausbildung sind damit vorerst der Unterricht in den Pflegeschulen, Lehrgänge sowie Lernaufgaben für Praxiseinsätze gemeint. Auf der Schulstation finden darüber hinaus noch designierte Reflexionssitzungen statt, welche der Besprechung von Lern- und Entwicklungsprozessen und der Metakommunikation dienen (z. B. über Gruppenkonflikte). Bedeutung erhalten diese Lernaktivitäten v. a. dadurch, dass sie potenzielle Defizite des Lernens aus Erfahrung (z. B. schlecht oder nicht beobachtbare Phänomene) (Billett, 1995), durch soziale Interaktion (z. B. Expertisewissen von Fachkräften, welches schlecht oder nicht verbalisierbar ist) (Polanyi, 1969) sowie durch die Konsultation von Medien (z. B. geringe inhaltliche Zugänglichkeit von Fachliteratur) zu kompensieren vermögen.

Bisherige Erkenntnisse aus Studien zum Lernen auf Schulstationen weisen darauf hin, dass v. a. Lernen aus Erfahrung und die soziale Interaktion mit anderen Auszubildenden, examinierten Fachkräften sowie insbesondere den Praxisanleiter*innen sowie den Vertreter*innen anderer Heil- und Gesundheitsberufe positiven Einfluss auf die Entwicklung beruflicher Handlungskompetenz der teilnehmenden Auszubildenden zu haben scheinen (Goller et al., 2020, 2022; Witte et al., 2016). In Abgrenzung zu den regulären Praxisphasen ihrer Ausbildung würdigen die angehenden Pflegefachkräfte die Schulstation v. a., weil

1. sie Zugang zur ganzen Bandbreite pflegerischer Tätigkeiten erhalten, v. a. zu sonst verwehrten Tätigkeiten (z. B. Dokumentation),
2. sie aufgrund eines vorteilhaften Personalschlüssels über mehr Zeit verfügen und dadurch einerseits gemäß aktuellen Standards (d. h. „schulisch“) arbeiten können und andererseits Möglichkeit zur Reflexion haben,
3. die übernommenen Aufgaben aufgrund der umgesetzten Bezugspflege zyklisch vollständig sind sowie
4. es häufig Gelegenheit zur Anleitung durch Pflegefachkräfte und fachlichen Austausch mit anderen Auszubildenden gibt (Goller et al., 2020, 2022; Witte et al., 2016).

Offen bleibt, ob sich diese v. a. durch retrospektive Untersuchungen generierten Forschungsbefunde auch mit Methoden replizieren lassen, die Daten zeitlich und örtlich näher am Entstehungskontext erfassen. Diesem Forschungsdesiderat soll sich mittels einer Tagebuchstudie angenommen und folgende Forschungsfrage beantwortet werden: *Welche Situationen erleben die Auszubildenden auf der Schulstation aus welchen Gründen als relevant und lernwirksam?*

2.5.3 Methode

Zur Beantwortung der Forschungsfrage wurde ein Replikationsdesign gewählt, in welchem in einem Krankenhaus in NRW in den Jahren 2018 und 2019 jeweils die von der angegliederten Pflegeschule durchgeführte Schulstation wissenschaftlich begleitet wurde.

An einigen Stellen wurde bereits auf die Beiträge von Goller et al. (2020, 2022) verwiesen. Diese Studien sowie der vorliegende Beitrag berichten u. a. jeweils aus der gleichen Untersuchungskohorte des Jahres 2018. In den Beiträgen von Goller et al. (2020, 2022) wurden die hier analysierten Tagebucheinträge jedoch nicht für die Auswertung herangezogen, sondern sich auf Daten aus schriftlichen Befragungen und Interviews der Durchführungskohorten 2017 und 2018 gestützt. Die Kohorte 2019 wurde bisher noch nicht ausgewertet. Zusammenfassend kann die vorliegende

Studie daher einerseits als Datentriangulation der Ergebnisse aus Goller et al. (2020, 2022) sowie einer insgesamt dreijährigen Replikation der Untersuchung (2017–2019) angesehen werden.

Die Schulstation wurde in dem Krankenhaus das dritte bzw. vierte Mal umgesetzt und fand jeweils am Anfang des dritten Lehrjahres auf der Geriatriestation im Vierschichtbetrieb statt (Früh-, Spät-, Nacht- sowie Zwischendienst). Neben den regulären Dienstbesprechungen der Station gab es tägliche Reflexionssitzungen sowie wöchentliche Teamgespräche. Alle Auszubildenden legten vorab persönliche Lernziele fest.

Die teilnehmenden Auszubildenden wurden auf freiwilliger Basis gebeten, Sprachtagebücher aufzunehmen, in denen sie Lern- und Entwicklungsanlässe auf der Schulstation zeitnah erfassen sollten. Aufgrund des häufig beiläufigen Charakters von Lernanlässen in Praxissettings wurden die Auszubildenden über die Operationalisierung von Lerngelegenheiten aufgeklärt. Die Informationen, was Lernanlässe sein könnten, wurden ihnen jeweils gedruckt mit mobilen Diktiergeräten für die Aufnahmen während der Schulstation zur Verfügung gestellt **(Abb. 2-7)**.

Von den 24 Auszubildenden 2018 nahmen 15 Proband*innen 107 Tagebucheinträge mit einer Länge von insgesamt 2:18:39 h (M = 1:17 min, SD = 1:09 min) auf. Von den 24 Auszubildenden 2019 erfassten 14 Proband*innen 47 Tagebucheinträge mit einer Länge von insgesamt 2:58:49 h (M = 3:48 min, SD = 3:00 min).

Das transkribierte Material wurde mit einer Kombination aus strukturierender und zusam-

Informationen zum Sprachtagebuch

Uns interessiert, inwiefern Sie sich durch die Teilnahme an der Schulstation als Pflegekraft weiterentwickeln können. Hierzu würden wir gerne erfahren, was Sie aus welchem Anlass während der Schulstation lernen konnten.

Lernen kann im klinischen Alltag z. B. aufgrund folgender Anlässe stattfinden:

Wenn ...

- ... Sie etwas **erklärt** bekommen haben.
- ... Sie jemanden bei der Arbeit **beobachten** konnten.
- ... Sie etwas mit jemandem **diskutiert** haben.
- ... Sie etwas zum **ersten Mal machen** konnten.
- ... Sie etwas zum ersten Mal in einer **bestimmten Art und Weise** machen konnten.
- ... Sie etwas **nachgelesen** haben.
- ... Sie bestimmte Situationen im Team **reflektiert** haben.
- ...

Dass man etwas gelernt hat, merkt man u. a. an Folgendem:

- ... Sie sind zu einer **neuen Erkenntnis** gelangt.
- ... Sie haben eine **neue Einsicht** bekommen.
- ... Sie können etwas **Neues**.
- ... Sie können etwas **besser** als vorher.
- ... Sie haben einen neuen **Zusammenhang erkannt**.
- ... Sie haben einen **Unterschied erkannt**.
- ... Sie konnten ein persönliches, berufliches **Missverständnis aufklären**.
- ...

Bitte **sprechen Sie folgende Informationen** auf das Diktiergerät:

- Umfassende Beschreibung der erlebten Situation.
- Was haben Sie gelernt?
- Warum haben Sie Ihres Erachtens etwas gelernt?
- Hätten Sie dies auch während ihrer normalen Praxisphasen lernen können? Wenn nein, warum nicht?

Wir würden uns freuen, wenn Sie uns so viele Tagebucheinträge aufsprechen könnten wie möglich. Erzählen Sie uns bitte so viel wie möglich.

Abbildung 2-7: Erhebungsanweisungen Sprachtagebücher (Quelle: Eigendarstellung)

menfassender qualitativer Inhaltsanalyse mit Hilfe des Softwarepakets *MAXQDA* 10 ausgewertet (Kuckartz, 2016; Mayring, 2015). In einem ersten Schritt wurde ein theoretisch abgeleitetes Kategoriensystem auf das Textmaterial angewendet. In einem zweiten Schritt wurde dieses Kategoriensystem durch induktive Kategorien erweitert bzw. differenziert und durch den Erstautor dieses Beitrages erneut auf das Textmaterial angewendet. Folgende Kategorien kamen hierbei zum Einsatz:

(A) Erfahrungsmöglichkeiten (Gelegenheitsstruktur der Schulstation, welche lernwirksame Arbeitserfahrungen ermöglicht;
Unterkategorien: A.1 Unbekannte Aufgaben/Situationen, A.2 Schulisches Arbeiten, A.3 Zeitdruck, A.4 Verantwortungsübernahme, A.5 Zyklische Vollständigkeit, A.6 Sonstiges: A.6.i Fehler, A.6.ii: Routinen ausbilden),

(B) Interaktion und Kooperation (Möglichkeiten mit anderen Akteur*innen zu interagieren;
Unterkategorien: B.1 Andere Auszubildende, B.2 Vertreter*innen anderer Heil-/Gesundheitsberufe, B.3 Praxisanleiter*innen und ausgebildete Pflegefachkräfte, B.4 Sonstiges),

(C) Lernen aus Medien (Nutzung von medialen Informationen),

(D) Formal-pädagogische Kontexte (Institutionalisierte Lerngelegenheiten,
Unterkategorien: D.1 Vorbereitung durch Schule, D.2 Pädagogische Maßnahmen, D.3 Sonstiges).

Im dritten Schritt überprüfte die Zweitautorin alle Kodierungen. Alle Kodierdiskrepanzen wurden im diskursiven Konsensverfahren bestätigt oder verworfen. In einem vierten Schritt wurden dann alle finalen Textstellen paraphrasiert und zusammengefasst.

2.5.4 Ergebnisse

Fast alle Auszubildende betonten in ihren Aufnahmen, dass sie v.a. in unbekannten bzw. neuen Situationen lernen konnten. Hierzu zählten v.a. die Übernahme bestimmter Tätigkeiten, zu denen sie in regulären Praxisphasen keinen oder nur äußerst selten Zugang haben (z.B. Durchführung von Neuaufnahmen und Entlassungen; Dokumentation; Wundversorgung; Medikamente stellen; Übergaben vorbereiten; Visiten vorbereiten, begleiten und nachbereiten). Mit diesen Tätigkeiten einher ging die Möglichkeit der Arbeit mit klinischen Artefakten (z.B. Computer, Formulare), die den Auszubildenden in regulären Praxisphasen häufig verwehrt wird. Einerseits erlaubte die Übernahme dieser unvertrauten Tätigkeiten das Sammeln von Erfahrung mit ihnen. Andererseits ermöglichte sie den Auszubildenden Einblicke in den eigenen Kompetenzstand, z.B. Erkenntnis von Wissensdefiziten.

„Also abschließend kann ich jetzt sagen, dass ich in der Schulstation super viel gelernt habe. Einfach, dass man mal einen Patienten wirklich von A bis Z begleitet und nicht nur so die funktionellen Aufgaben von der Schwester bekommt. Ich habe eine Entlassung gemacht, ich habe eine Aufnahme durchgeführt, ich hatte ja auch einen Todesfall, den ich zu organisieren hatte. Ja, das kann man auf einer Station auf jeden Fall nicht." (I09_2018)

In den Aufnahmen wurden auch Tätigkeiten beschrieben, die den angehenden Pflegefachkräften bereits vertraut waren. Durch die Übernahme dieser Tätigkeiten war es den Auszubildenden nach ihrer Aussage jedoch möglich, diese zu üben und somit Routinen auszubilden. Häufig wurde auch betont, dass die Arbeit auf der Schulstation ein sog. „schulisches" Vorgehen ermöglicht. Hiermit ist gemeint, dass die Auszubildenden ihr Pflegehandeln an geltenden Standards ausrichten konnten, welche sie in der Schule vermittelt bekommen haben. Die

Möglichkeit zum „schulischen" Arbeiten wurde häufig mit dem vorteilhaften Personalschlüssel auf der Schulstation begründet. Da die Auszubildenden in der Regel jeweils nur ca. zwei bis vier Patient*innen zu versorgen hatten, stand den angehenden Pflegefachkräften erheblich mehr Zeit für das Planen der eigenen Vorgehensweise, die Durchführung des Pflegeprozesses sowie die Evaluation dessen zur Verfügung.

„Es ist sehr gut, dass man Zeit für die Patienten hat und man sich mit denen auch beschäftigen kann. Dadurch kann man sehr viel über den Patienten erfahren und Ressourcen erkennen, was man auch gezielt im Verlauf einsetzen kann bzw. fördern kann. (...) Dies gilt auch für Kurven, dass man auch die Zeit hat, sich die Kurven durchzusehen und sich mit den Kurven beschäftigt und selbstsicherer wird, wo muss ich was hinschreiben." (I07_2018)

Die Schulstation war bezugspflegerisch organisiert. Dies führte dazu, dass die Auszubildenden für die Pflege bestimmter Patient*innen durchgehend verantwortlich waren und in ihrer jeweiligen Schicht den kompletten Pflegeprozess durchführten. Daraus resultierte einerseits, dass viele der angehenden Pflegefachkräfte das erste Mal selbstständig Entscheidungen im Pflegeprozess treffen mussten. Andererseits ermöglichte die Arbeit auf der Schulstation den Auszubildenden, die Konsequenzen ihrer Entscheidungen und des eigenen Pflegehandelns zu reflektieren.

„Dann kommen Sachen dazu, die man jetzt schon des Öfteren gemacht hat, auch vor der Schulstation schon. Wo man jetzt aber auch einfach versteht, warum und wieso gewisse Untersuchungen zu bestimmten Zeiten, in bestimmter Reihenfolge gemacht werden. Und einfach so sich, so dieses Puzzle Ausbildung immer mehr verfestigt und man einfach immer mehr das Endresultat der Ausbildung sieht." (I22_18)

Mit der Selbstständigkeit der Auszubildenden einher gingen Fehlentscheidungen bzw. *Fehler* im Pflegeprozess, welche von einigen der Studienteilnehmer*innen als Lernmöglichkeit identifiziert wurden. Hierbei beschränken sich die Tagebuchaufnahmen nicht ausschließlich auf Fehler, welche von den betroffenen Auszubildenden selber zu verantworten waren, sondern auch solche, die von anderen Akteur*innen auf der Schulstation verursacht wurden.

Eine Vielzahl der berichteten Lernsituationen verweist auf *Interaktions-* bzw. *Kooperationsepisoden* mit anderen Auszubildenden, Vertreter*innen anderer Heil- und Gesundheitsberufe sowie mit examinierten Kräften bzw. Praxisanleiter*innen. Die Zusammenarbeit mit anderen Auszubildenden ermöglichte vertiefte Einblicke in organisationale Aspekte einer Krankenhausstation. Vor dem Hintergrund erlebter Organisationsprobleme sowie der Entstehung und Lösung von Konflikten erwuchs bei vielen Auszubildenden die Erkenntnis, dass Absprachen und Kooperation zur Sicherstellung der pflegerischen Qualität auf einer Krankenhausstation notwendige Bedingungen sind.

Viele Aufnahmen beschreiben Situationen, in denen die Auszubildenden voneinander lernten. Am häufigsten wurden hierbei gegenseitige Hilfe bei der Bewältigung von Arbeitsanforderungen, Erklärungen zu pflegerischen Prozessen und Phänomenen sowie Beobachtung und Imitation genannt.

„Und dann das, was die anderen gemacht haben mit der Organisation, habe ich einfach an dem Tag genauso gemacht. Ich habe es nicht so gemacht, wie ich es in der ersten Woche gemacht habe, sondern wirklich genauso wie den Tag davor die anderen das gemacht haben. Und es hat funktioniert." (I06_19)

Die Zusammenarbeit mit Vertreter*innen anderer Heil- und Gesundheitsberufe (v.a. Ärzt*innen) war v.a. dadurch gekennzeichnet, dass die angehenden Pflegefachkräfte neue Aufgaben übertragen bekamen (z.B. Anordnungen ausarbeiten, Therapeut*innen in Tagesstruktur einplanen). Daneben erhielten die Auszubildenden häufig das erste Mal überhaupt die Chance, mit diesem Personenkreis zu interagieren und konnten dadurch die Relevanz ihrer Arbeit in Abgrenzung zu anderen Berufsgruppen im Gesundheitssystem erkennen. Darüber hinaus offerierten einige Ärzt*innen und Therapeut*innen detailreiche Erklärungen zu medizinischen Phänomenen und Handlungsalternativen, wodurch z. B. der Zusammenhang von Diagnosen und Symptomen sowie angeordneten Behandlungen nachvollzogen werden konnte.

Die auf der Schulstation anwesenden bereits *ausgebildeten Pflegefachkräfte sowie die Praxisanleiter*innen* wurden von den Auszubildenden für den eigenen Lernprozess hoch geschätzt. Einerseits standen diese für Fragen stets als Ansprechpartner*innen zur Verfügung. Andererseits hatten die Auszubildenden bei Bedarf die Möglichkeit, die erfahrenen Pflegefachkräfte für Anleitungen sowie konzeptionelle Erklärungen bei der Durchführung von Pflegetätigkeiten heranzuziehen. Darüber hinaus gaben diese Pflegefachkräfte den Auszubildenden durch ihre Einschätzung der Arbeitssituation auf der Schulstation regelmäßig Anstoß für Reflexionen. Als wichtige Bedingung wurde in den Aufnahmen vermerkt, dass sich die ausgebildeten Pflegefachkräfte bewusst strategisch zurückhalten und nicht ungefragt voreilig Lösungsvorschläge für Probleme unterbreiteten.

In den Aufnahmen konnten nur zwei Hinweise auf Lernsituationen gefunden werden, die mit der *Konsultation von Medien* zusammenhängen. Beide Situationen fanden im Zwischendienst statt, in dem die Auszubildenden v. a. für das Stellen von Medikamenten verantwortlich waren. Diese Tätigkeit wurde von einzelnen Auszubildenden als aufschlussreich wahrgenommen, da die Zeitressourcen zur Verfügung standen, die Wirkung von Medikamenten im Internet zu recherchieren.

Nur selten wurde in den Aufnahmen auf *institutionalisierte Lernaktivitäten* verwiesen. Als relevant für das eigene Lernen wurden jedoch vereinzelt die Reflexionssitzungen benannt, in denen bspw. die Genese und Vermeidung von gemachten Fehlern sowie der Umgang mit Konflikten im Team besprochen wurden. Darüber hinaus wurde an einigen Stellen, auf die vorab im Schulunterricht ausgearbeiteten individuellen Lernaufgaben rekurriert, welche das Handeln mancher Auszubildenden auf der Schulstation leiteten (d. h. aktiver Versuch gezielt spezifische Aufgaben zu übernehmen).

2.5.5 Diskussion

Die beschriebenen Befunde der Tagebuchstudie bestätigen größtenteils sowohl die Ergebnisse vorheriger auf retrospektiven Methoden basierender Untersuchungen als auch die konzeptionell unterstellten Lernpotenziale der Schulstation (Hauck & Schuster, 2014; Goller et al., 2020, 2022; Witte et al., 2016). Im Vergleich zu den regulären Praxisphasen der angehenden Pflegefachkräfte wird der Teilnahme an der Schulstation erheblich mehr Lernpotenzial attribuiert. Hierzu trägt bei, dass die Auszubildenden auf der Schulstation alle anfallenden Pflegetätigkeiten und die Abstimmung mit Vertreter*innen anderer Heil- und Gesundheitsberufe eigenständig übernehmen, was in regulären Praxisphasen häufig nicht möglich ist. Insgesamt stehen somit reichhaltige Gelegenheiten zum Erwerb von Erfahrungswissen zur Verfügung. Mit diesem Arbeitsmodus einher geht, dass die Auszubildenden für die ihnen zugewiesene Patient*innen häufig erstmalig persönlich verantwortlich sind. Hierdurch erleben sie die Anforderungen als bedeutsam und werden zur Abwägung von Entscheidungen und somit zur tieferen kognitiven Verarbeitung der entsprechenden Pflegesituationen einschließlich des Abrufs von Vorwissen veranlasst. Sie haben die Möglichkeit, die Konsequenzen des eigenen Handelns zu erleben und somit gewählte Handlungsstrategien sowie ihre subjektiven Theorien zu den jeweiligen Phänomenen zu evaluieren und auch die Grenzen ihrer eigenen Kompetenz zu erfahren. Darüber hinaus ermöglicht der Arbeitsmodus den Zugriff auf relevante Artefakte (z. B. Computerprogramme), wodurch deren Bedeutung für den Pflegeprozess erlebt sowie der Umgang mit diesen erlernt werden kann. Aufgrund der vorteilhaften Personalsituation auf der Schulstation steht den Auszubildenden einerseits mehr Zeit zum Durchdenken und Reflektieren der eigenen Arbeit zur Verfügung, andererseits können Pflegeprozesse gemäß schulisch vermittelten Standard umgesetzt werden.

Lernwirksame Situationen ergeben sich auf der Schulstation nicht nur im Rahmen unmittelbarer Arbeitserfahrung. Als hochgradig lernwirksam wird auch die Zusammenarbeit mit anderen Auszubildenden wahrgenommen, da diese Einblicke in die Notwendigkeit der gezielten Kommunikation und Kooperation auf Augenhöhe ermöglicht. Zudem erlaubte die Zusammenarbeit die Ko-Konstruktion von Wissen sowie das Lernen durch Beobachtung. Als stark lernwirksam wird auch die Anwesenheit bereits ausgebildeter Pflegefachkräfte und Praxisanleiter*innen bewertet. Hier ist es v. a. die Möglichkeit, regelmäßig umfassend Feedback zum eigenen Arbeitshandeln zu bekommen und die Angemessenheit eigener Handlungsstrategien zu prüfen.

In Hinblick auf die Forschungsfrage kann festgehalten werden, dass es mit Hilfe der Tagebucherhebung gelungen ist, konkrete und detailreiche Lernsituationen zeitlich und ortsnah zu ihrer Genese im Arbeitsalltag zu erheben. Die Einträge bieten Einblick in Lernanlässe, welche in retrospektiven Interviews häufig nicht identifizierbar sind, da sie den Lernenden weniger stark bewusst sind oder nicht als relevant eingeschätzt werden. Denn in der Schulstation werden auch Routinen ausgebildet und Wissen verinnerlicht. Schritte dieses Prozesses konnten durch diese prozessnahe Erhebungsmethode ungefiltert, ohne die Einfärbung des Austauschs mit anderen sowie mit reduzierter Erinnerungs- und Auswahlleistung erhoben werden. Gleichzeitig bestätigen die hier erlangten Einsichten bereits vorliegende Befunde zum Lernen auf Schulstationen (Goller et al., 2020, 2022; Pfennig & Klewer, 2014; Witte et al., 2016).

Trotz der euphorisch stimmenden Datenlage muss darauf hingewiesen werden, dass die bereits existierenden Befunde zur Schulstation (Goller et al., 2020, 2022; Pfennig & Klewer, 2014; Witte et al., 2016) einschließlich der hier berichteten Studienergebnisse größtenteils auf subjektiven Selbstberichterstattungen einer geringen Anzahl Auszubildender basieren, welche an speziellen Umsetzungen des Konzeptes der Schulstation einzelner Krankenhäuser teilnahmen. Daher ist es nicht möglich, generalisierbare Aussagen darüber zu treffen, ob Schulstationen Lehr-Lernarrangements darstellen, welche positiven Einfluss auf den Erwerb beruflicher Handlungskompetenz angehender Pflegefachkräfte haben. Hierzu bedarf es größerer, repräsentativer Studien, die standortübergreifend Schulstation mit Pre-Post-Kontrollgruppendesigns und validen Kompetenzmessverfahren untersuchen.

Unabhängig von den realen Lerneffekten, die mit der Teilnahme an einer Schulstation einhergehen, kann die Befundlage jedoch in Hinblick auf die z. T. in der Literatur beschriebenen defizitären Lernpotenziale regulärer Praxisphasen interpretiert werden (Bohrer, 2013; Bräutigam et al., 2014; Fichtmüller & Walter, 2007; Fischer, 2013; Lauber, 2017). Die starke positive Betonung der interdisziplinären Interaktion und des eigenständigen Sammelns von Erfahrungen durch die Teilnehmenden kann damit erklärt werden, dass diese in regulären Praxisphasen überwiegend Funktionspflege und Hilfstätigkeiten übernehmen und dementsprechend in ihren Erfahrungsmöglichkeiten stark eingeschränkt sind. Der ansonsten erlebte Zeitdruck auf Station erlaubt ihnen häufig nicht, in der Pflegeschule kennengelernte Standards umzusetzen oder eigenes Handeln zu reflektieren. Auch regelmäßige Anleitungen durch ausgebildete Pflegefachkräfte sowie Praxisanleiter*innen finden seltener statt als sich die Auszubildenden dies wünschen. Es ist daher durchaus möglich, dass die positiv stimmenden Befunde zur Lernwirksamkeit von Schulstationen v.a. dadurch erklärt werden können, weil es regulären Praxisphasen häufig nicht gelingt, die ihnen attribuierten Lernpotenziale für angehende Pflegefachkräfte zu entfalten.

Zusammengenommen ergeben sich einige praktische Implikationen für die lernwirksame Umsetzung regulärer Praxisphasen in der Pflegeausbildung:

1. Auszubildende sollten nicht ausschließlich für funktionale Pflegetätigkeiten eingeplant werden. Vielmehr sollten auch Auszubildende im Modus der Bereichs- bzw. Bezugspflege tätig werden und (zusammen mit erfahrenen Pflegefachkräften) möglichst für den gesamten Pflegeprozess der Patient*innen eigenverantwortlich zuständig sein.
2. Auszubildende sollten dementsprechend die gesamte Bandbreite der in ihrem Beruf auftretenden pflegerischen Arbeit übernehmen und nicht systematisch von verantwortungsvollen Tätigkeiten ausgeschlossen werden (z.B. Visiten).
3. Auszubildende sollten dennoch nicht als reguläre Pflegefachkräfte in der Dienstplanung aufgeführt werden. Vielmehr sollten diese als Lernende wahrgenommen und behandelt werden, die v.a. anfänglich mehr Zeit für die Ausführung von Pflegetätigkeiten und regelmäßiger Anleitung bedürfen (gemeinsames Ausführen und graduelle Übernahme einzelner Tätigkeiten bis zur Eigenständigkeit sowie Erhalt qualifizierter Rückmeldung bzgl. des Lernfortschrittes).

Literatur

Anderson, J.R. (1993). Problem solving and learning. *American Psychologist, 48*(1), 35–44. https://doi.org/10.1037/0003-066X.48.1.35

Berings, M., Poell, R. & Gelissen, J. (2008). On-the-job learning in the nursing profession: Developing and validating a classification of learning activities and learning themes. *Personnel Review, 37*(4), 442–459. https://doi.org/10.1108/00483480810877606

Billett, S. (1995). Workplace learning: Its potential and limitations. *Education + Training, 37*(5), 20–27. https://doi.org/10.1108/00400919510089103

Billett, S. (2001). Learning through work: Workplace affordances and individual engagement. *Journal of Workplace Learning, 13*(5), 209–214. https://doi.org/10.1108/EUM0000000005548

Billett, S. (2011). Workplace curriculum: Practice and propositions. In F. Dochy, D. Gijbels, M. Segers & P. van den Bossche (Eds.), *Theories of learning for the workplace: Building blocks for training and professional development programmes* (pp. 17–36). London: Routledge.

Billett, S. (2014). *Mimetic learning at work: Learning in the circumstances of practice.* Cham: Springer. https://doi.org/10.1007/978-3-319-09277-5

Blank, A. & Fischbock, F. (2010). Examiniert auf Probe: Ein Erfahrungsbericht zur Implementierung einer Schülerstation. *PADUA, 5*(2), 32–35.

Bohrer, A. (2013). *Selbstständigwerden in der Pflegepraxis: Eine empirische Studie zum informellen Lernen in der praktischen Pflegeausbildung.* Berlin: wvb.

Boshuizen, H.P.A., Gruber, H. & Strasser, J. (2020). Knowledge restructuring through case processing: The key to generalise expertise development theory across domains? *Educational Research Review, 29,* 100310. https://doi.org/10.1016/j.edurev.2020.100310

Bräutigam, C., Evans, M., Hilbert, M. & Öz, F. (2014). *Arbeitsreport Krankenhaus: Eine Online-Befragung von Beschäftigten deutscher Krankenhäuser.* Düsseldorf: Hans-Böckler-Stiftung.

Fichtmüller, F. & Walter, A. (2007). *Pflegen lernen: Empirische Begriffs- und Theoriebildung zum Wirkgefüge von Lernen und Lehren beruflichen Pflegehandelns.* Göttingen: V&R unipress.

Fischer, R. (2013). *Berufliche Identität als Dimension beruflicher Kompetenz: Entwicklungsverlauf und Einflussfaktoren in der Gesundheits- und Krankenpflege.* Bielefeld: WBV, Bertelsmann.

Gerholz, K.-H. & Goller, M. (2021). Theorie-Praxis-Verzahnung in der Wirtschaftspädagogik: Potentiale und Grenzen des Lernortes Praxis. In C. Caruso, A. Gröschner & C. Harteis (Hrsg.), *Theorie und Praxis in der Lehrerbildung: Verhältnisbestimmungen aus der Perspektive von Fachdidaktiken* (S. 393–419). Wiesbaden: Springer VS. https://doi.org/10.1007/978-3-658-32568-8_22

Goller, M. (2017). *Human agency at work: An active approach towards expertise development*. Wiesbaden: Springer VS.

Goller, M., Steffen, B. & Lau, D. (2020). Schulstationen in der Pflegeausbildung: Zur Lernförderlichkeit eines komplexen Lehr-Lernarrangements. *Zeitschrift für Berufs- und Wirtschaftspädagogik, 116*(3), 364–390. https://doi.org/10.25162/zbw-2020-0016

Goller, M., Steffen, B. & Lau, D. (2022). Kompetenzerwerb auf der Schulstation: Eine Mixed-Methods-Replikationsstudie. In U. Weyland & K. Reiber (Hrsg.), *Berufliches Lehren und Lernen im Zeichen von Professionalisierung – Reflexionen und Analysen zentraler Entwicklungen in den Gesundheitsberufen* (Beiheft der Zeitschrift für Berufs- und Wirtschaftspädagogik, S. 21–47). Stuttgart: Steiner.

Gruber, H. (1999). *Erfahrung als Grundlage kompetenten Handelns*. Bern: Huber.

Hauck, C. & Schuster, E. (2014). Schulstationen – von der Definition zur Handlungsempfehlung. *Pädagogik der Gesundheitsberufe*, (1), 70–77.

Hertel, F. & Bergjan, M. (2015). Schulstation als „Capstone" der Pflegeausbildung – Evaluation einer besonderen klinischen Lernumgebung. In F. Arens (Hrsg.), *Praxisbegleitung in der beruflichen und akademischen Pflegeausbildung: Eine Standortbestimmung* (S. 224–245). Berlin: wvb.

Kolb, A. Y. & Kolb, D. A. (2012). Experiential learning theory. In N. M. Seel (Ed.), *Encyclopedia of the sciences of learning* (pp. 1215–1219). Boston: Springer US. https://doi.org/10.1007/978-1-4419-1428-6_227

Kuckartz, U. (2016). *Qualitative Inhaltsanalyse: Methoden, Praxis, Computerunterstützung* (3., überarb. Aufl.). Weinheim: Beltz Juventa.

Kyndt, E., Dochy, F. & Nijs, H. (2009). Learning conditions for non-formal and informal workplace learning. *Journal of Workplace Learning, 21*(5), 369–383. https://doi.org/10.1108/13665620910966785

Lauber, A. (2017). *Von Könnern lernen: Lehr-/Lernprozesse im Praxisfeld Pflege aus der Perspektive von Lehrenden und Lernenden*. Münster New York: Waxmann.

Mayring, P. (2015). *Qualitative Inhaltsanalyse: Grundlagen und Techniken* (12., überarb. Aufl.). Weinheim, Basel: Beltz.

Pfennig, T. & Klewer, J. (2014). Auszubildende leiten eine Station: Evaluation des Projekts an einem Krankenhaus der Schwerpunktversorgung. *HeilberufeScience, 5*(3), 81–84. https://doi.org/10.1007/s16024-013-0211-y

Polanyi, M. (1969). The logic of tacit inference. In M. Grene (Ed.), *Knowing and being: Essays by Michael Polanyi* (pp. 138–158). Chicago: The University of Chicago Press.

Pool, I. A., Poell, R. F., Berings, M. G. M. C. & ten Cate, O. (2016). Motives and activities for continuing professional development: An exploration of their relationships by integrating literature and interview data. *Nurse Education Today, 38*, 22–28. https://doi.org/10.1016/j.nedt.2016.01.004

Rausch, A. (2011). *Erleben und Lernen am Arbeitsplatz in der betrieblichen Ausbildung*. Wiesbaden: VS Verlag für Sozialwissenschaften. https://doi.org/10.1007/978-3-531-93199-9

Rausch, A. (2014). Using diaries in research on work and learning. In C. Harteis, A. Rausch & J. Seifried (Eds.), *Discourses on Professional Learning* (pp. 341–366). Dordrecht: Springer. https://doi.org/10.1007/978-94-007-7012-6_17

Rausch, A., Goller, M. & Steffen, B. (im Druck). Uncovering informal workplace learning by using diaries. In M. Goller, E. Kyndt, S. Paloniemi & C. Damşa (Hrsg.), *Methods for researching professional learning and development: Challenges, applications, and empirical illustrations*. Cham: Springer.

Schley, T. & van Woerkom, M. (2014). Reflection and reflective behaviour in work teams. In C. Harteis, A. Rausch & J. Seifried (Eds.), *Discourses on Professional Learning* (pp. 113–139). Dordrecht: Springer. https://doi.org/10.1007/978-94-007-7012-6_7

Vygotsky, L. S. (1978). *Mind in society: The development of higher psychological processes*. Cambridge: Harvard University Press.

Witte, S., Greis, G. & Darmann-Finck, I. (2016). Optimale Bedingungen für die klinische Kompetenzentwicklung auf Ausbildungsstationen/-bereichen. *Pädagogik der Gesundheitsberufe, 3*(3), 20–27.

Zinndorf, S., Arend, A., Jochum, S. & Utsch, A. (2014). Endlich kann ich mal komplett pflegen: Von der Bereichspflegeanleitung zur Schulstation. *PADUA, 9*(3), 139–143. https://doi.org/10.1024/1861-6186/a000181

Weiterführende Literatur

Billett, S., Harteis, C. & Gruber, H. (2018). Developing occupational expertise through everyday work activities and interactions. In K. A. Ericsson, R. R. Hoffman, A. Kozbelt & A. M. Williams (Eds.), *The Cambridge Handbook of Expertise and Expert Performance* (2nd ed., pp. 105–126). Cambridge: Cambridge University Press.

Goller, M., Steffen, B. & Harteis, C. (2019). Becoming a nurse aide: An investigation of an existing workplace curriculum in a nursing home. *Vocations and Learning, 12*(1), 67–85.

Krell, J. (2018). *Die Entwicklung professioneller Handlungskompetenz durch das Lösen von Problemen in der stationären Krankenpflege. Ansatzpunkte für Praxisanleiter/innen und anderes betriebliches Bildungspersonal* (Dissertation). Technische Universität München, München.

Malloch, M., Cairns, L., Evans, K. & O'Connor, B. (Eds.). (2022). *The SAGE handbook of learning and work* (2. Aufl.). London: SAGE.

2.6 Pflegequalifikationen Studierender der Sonderpädagogik und Rehabilitationswissenschaften

Zum Zusammenhang von Berufsbiografie und Pflegefähigkeiten

Christian Kißler und Pia Bienstein

Abstract

In ihrer Berufspraxis sind AbsolventInnen der Studiengänge Sonderpädagogik und Rehabilitationswissenschaften regelmäßig für die Ausübung pflegerischer Tätigkeiten verantwortlich, obwohl sie im Studium nicht systematisch auf diese Aufgaben vorbereitet wurden. Erfahrungsgemäß haben jedoch einige Studierende dieser Studiengänge bereits vor ihrem Studium eine Ausbildung im pflegerischen Bereich abgeschlossen. In diesem Beitrag wird mit Blick auf empirische Daten ($n = 175$) den Fragen nachgegangen, a) wie Studierende der Sonderpädagogik/Rehabilitationswissenschaften ihre theoretischen und praktischen Pflegefähigkeiten insgesamt einschätzen und b) ob es unter diesen Studierenden einen bedeutenden Unterschied bezüglich der Einschätzung der jeweils individuellen Pflegefähigkeiten in Abhängigkeit der vorherigen Berufsbiographie gibt. Die Daten deuten darauf hin, dass das pflegerische Wissen und die pflegerischen Kompetenzen der Studierenden sehr heterogen und von der vorherigen Berufsbiografie stark abhängig sind. Auch wenn die Ergebnisse nahelegen, dass Studierende ohne Ausbildung ihre eigenen Praxiskompetenzen im Bereich der Grundpflege vermutlich überschätzen, so zeigt sich dennoch, dass sie ihre jeweiligen Kompetenzen nicht vollkommen realitätsfern einschätzen. Um eine fundierte Vorbereitung auf die Berufspraxis zu ermöglichen, ist das Thema Pflege im Lehrcurriculum als fester Bestandteil zu verankern. Weitere Schlussfolgerungen für die Hochschullehre werden diskutiert.

Schlüsselbegriffe

- Pflegekompetenz
- Pflegewissen
- Pflegeausbildung
- Sonderpädagogik
- Rehabilitationswissenschaften

2.6.1 Einleitung und theoretischer Hintergrund

Pflege stellt ein Aufgabenfeld dar, das im Rahmen der Berufspraxis von vielen AbsolventInnen der Studiengänge der Sonderpädagogik – insbesondere von LehrerInnen an Schulen mit den Förderschwerpunkten Geistige Entwicklung (GE) und Körperlich-Motorische Entwicklung (KME) (Kuhl & Spies, 2013; Schlichting, 2009) – und der Rehabilitationswissenschaften zu übernehmen ist. Daher ist es von hoher Relevanz, dass im Studium eine Vorbereitung auf die Pflegepraxis erfolgt.

Jedoch ist mit Blick auf die tatsächlichen Inhalte der Hochschulausbildung von SonderpädagogInnen festzustellen, dass eine solche systematische Vorbereitung nicht erfolgt (Kuhl & Spies, 2013; Bienstein, 2022).

Erfahrungsgemäß lassen sich Studierende der Sonderpädagogik/Rehabilitationswissenschaften mit Blick auf ihre Berufsbiografie unterscheiden: Während einige Studierende direkt nach dem Abitur ein Studium aufgenommen haben, hat ein beachtenswerter Anteil, auf den im Methodenteil genauer eingegangen wird, bereits vor ihrem Studium eine Ausbildung im pflegerischen Bereich abgeschlossen. Diese unterschiedlichen Berufsbiografien könnten erklären, dass sich viele SonderpädagogInnen bei der Ausführung von Pflegetätigkeiten im Rahmen der Berufspraxis sicher fühlen, während sich ein nennenswerter Anteil unsicher fühlt (Kuhl & Spies, 2013). Daher stellen sich die folgenden Fragen, die mit Blick auf empirische Daten zu beantworten sind:

1. Wie schätzen Studierende der Sonderpädagogik/Rehabilitationswissenschaften ihr theoretisches Pflegewissen und ihre praktischen Pflegekompetenzen ein?
2. Gibt es unter Studierenden der Sonderpädagogik/Rehabilitationswissenschaften einen bedeutenden Unterschied bezüglich der Einschätzung der jeweils individuellen Pflegefähigkeiten in Abhängigkeit der vorherigen Berufsbiografie?

2.6.1.1 Zum Verhältnis von Pflege und Bildung

Pflege umfasst berührende, interaktive und kommunikative Handlungen (Haynert, 2011). Daher ist es notwendig, dass die pflegende Person alle ihre Sinne in der Pflegesituation einsetzt, um festzustellen, in welcher Verfassung die zu pflegende Person ist und was für sie aktuell wichtig/notwendig ist (Maio, 2016). Darüber hinaus ist Pflege als ein Bereich zu verstehen, der von verwandten Disziplinen wie bspw. der Medizin abzugrenzen ist: So ist das primäre Ziel der Pflege nicht die Heilung, sondern vielmehr die Erhaltung sowie Schaffung von Integrität (Maio, 2016). Dabei ist Integrität als „Ausdruck der Balance von körperlichem und seelischem Wohlbefinden" (Maio, 2016, S. 6) zu verstehen; das Kernanliegen der Pflege ist also, die Lebensqualität zu erhalten bzw. zu fördern und dafür zu sorgen, dass die gepflegte Person (möglichst schmerzfrei und sicher) am Leben teilhaben kann (International Council of Nurses, n.d.; Klauß, 2003; Schulze Höing, 2016). Pflege ist also eine umfassende Tätigkeit zur Befriedigung menschlicher Grundbedürfnisse und geht über die bloße Krankenpflege hinaus (Klauß, 2003; Klauß, 2022). Aber auch Bildung, ein Kernanliegen der Pädagogik, stellt ein Grundbedürfnis des Menschen dar: Denn es gilt, „dass der Mensch [erst] durch die Begegnung mit der Welt und anderen Menschen zum Menschen wird" (Klauß, 2003, S. 46–47). Pädagogik und Pflege sind dabei nicht bloß als additive, sondern vielmehr als dialektisch miteinander verwobene Bereiche zu verstehen (Klauß, 2003): Pflege kann parallel zum pädagogischen Handeln stattfinden und pädagogische Elemente können Pflegehandlungen anreichern; aber es kann auch notwendig sein, pflegerische Handlungen den pädagogischen Handlungen vorauszuschalten, um pädagogische Situationen zu ermöglichen (Klauß, 2003).

Das SGB V (Fünftes Sozialgesetzbuch) unterscheidet zwischen zwei Arten von Pflege, auf die Menschen in Deutschland einen Anspruch haben: die Grundpflege und die Behandlungspflege. Während die Behandlungspflege (z. B. die Wundversorgung und Medikamentenabgabe) als vom Arzt angeordnete Pflege auch technische und diagnostische Leistungen nach §37 SGB V umfasst und nur von examinierten und staatlich anerkannten Pflegefachpersonen durchgeführt werden darf, ist es auch nicht pflegefachlich ausgebildeten Personen erlaubt, die Grundpflege zu übernehmen (von Reibnitz, 2019; Schulze Höing, 2016). Zur Grundpflege gehören insbesondere alltägliche Pflegeleistungen wie die Körperpflege (z. B. Baden/Duschen sowie Zahn- und Mundhygiene), das Ankleiden, das Reichen von Nahrung, das (Um-)Lagern und die Unterstützung bei Ausscheidungsvorgängen (von Reibnitz, 2019; Schulze Höing, 2016). Kritisch ist bei dieser Unterscheidung von Grund- und Behandlungspflege, dass die Grundpflege gegenüber der Behandlungspflege de facto abgewertet wird (Schulze Höing, 2016). So könnte der Eindruck erweckt werden, als ob für die Durchführung der Grundpflege keine fachspezifischen Qualifikationen notwendig wären. Eine nicht fachgerechte Grundpflege birgt jedoch Risiken für gesundheitliche Folgeschäden: So kann z.B. eine nicht angemessene Reinigung im Intimbereich zu Entzündungen führen oder eine nicht fachgerechte Umlagerung zu Dekubiti (Schulze Höing, 2016). Außerdem hat eine pädagogisch angereicherte Grundpflege regelmäßig positive Effekte: Ein Kind mit schwerer intellektueller Beeinträchtigung kann beispielsweise beim Essen so unterstützt werden, dass es gleichzeitig gefördert und zum selbständigen Essen hingeführt wird (Kuhl & Spies, 2013). Um solche Potenziale allerdings situativ und umfangreich zu erkennen sowie zu nutzen, bedarf es ausgeprägter Pflegekompetenzen, die erst zu entwickeln sind (Maio, 2016).

2.6.1.2 Pflegewissen und Pflegekompetenzen

Grundlegend kann Wissen als die Summe der automatisierten Schemata verstanden werden, die im Langzeitgedächtnis gespeichert sind (Sweller, 1994). Ein solches Wissen kann sich daher auch auf der Ebene von *Lexikonwissen* bewegen; durch ein reines Lexikonwissen ist aber nicht garantiert, dass Probleme situativ gelöst und Aufgaben zielgerichtet bearbeitet werden können. Das Konzept der Kompetenz geht über dieses Wissenskonzept hinaus: Denn Kompetenzen sind „als Kenntnisse, Fertigkeiten und Routinen“ (Hartig & Klieme, 2006, S. 128) zu verstehen, um situativ adäquat zu handeln (Hartig & Klieme, 2006). Kompetenzen sind also im Gegensatz zu Wissen (Sweller, 1994) und zum klassischen Bildungsverständnis (Tenorth, 2011) prinzipiell nie zweckfrei, sondern haben einen funktionalen Charakter (Hartig & Klieme, 2006). Da es in der Pflegepraxis insbesondere um die Durchführung von Handlungen geht, die spezifische Zwecke erfüllen sollen, sind neben dem Pflegewissen von Studierenden der Studiengänge Sonderpädagogik/Rehabilitationswissenschaften auch ihre Pflegekompetenzen von Relevanz, um ihre Fähigkeiten möglichst umfassend zu erfassen. Pflegewissen kann dabei als theoretische Fundierung bzw. als Voraussetzung für praktische Pflegekompetenzen verstanden werden.

Examinierte Pflegefachpersonen müssen im Rahmen ihrer Ausbildung etwa 2500 Stunden praktischen und 2100 Stunden theoretischen Unterricht absolvieren (Jauer, 2019). Dabei sind Theorie und Praxis (im Widerspruch zur alltagssprachlichen Unterscheidung) keine Gegensätze, sondern stehen miteinander in enger Beziehung: Denn eine pädagogische bzw. pflegerische Praxis erfordert eine theoretische, also innere Vorstellung davon, was mit einem spezifischen Handeln erreicht werden kann und soll (Pantuček & Posch, 2009). Eine evidenzbasierte Praxis setzt voraus, dass die jeweilige Person eine Vorstellung von Wirkungszusammenhängen (also Theoriewissen) hat; daher ist eine Gegenüberstellung von Theorie und Praxis – als sich widersprechende Pole – nicht sinnvoll. Es ist vielmehr zu unterschieden, ob das Theoriewissen, das als Grundlage für das praktische Handeln dient, auf anekdotischem Alltagswissen oder auf wissenschaftlich fundierten Erkenntnissen beruht (Pantuček & Posch, 2009). Von einem hohen theoretischen Wissen kann also im engeren Sinne nur dann gesprochen werden, wenn dieses auf wissenschaftlich fundierten (also: empirisch überprüften) Erkenntnissen beruht.

Menschen neigen dazu, ihre eigenen Fähigkeiten (also Wissen und Kompetenzen) nicht korrekt einzuschätzen; insbesondere Personen, die über geringe Fähigkeiten in einem Bereich verfügen, tendieren dazu, ihre Fähigkeiten bzw. Leistungen zu überschätzen (Kruger & Dunning, 1999). Weil Grundpflege – wie bereits beschrieben – alltägliche Handlungen umfasst und eine juristische Unterscheidung zwischen Grund- und Bedarfspflege besteht, könnte fälschlicherweise der Eindruck erweckt werden, dass für die Durchführung einer adäquaten Grundpflege keine fachlichen Qualifikationen notwendig wären. Daher könnten sich Studierende ohne Pflegeausbildung (u. a. mangels Sensibilisierung für das Thema) der Komplexität von Grundpflegehandlungen und der möglichen negativen Folgen im Falle einer nicht fachgerechten Durchführung nicht bewusst sein und ihre Fähigkeiten im Bereich der Grundpflege (aber potenziell auch in anderen Bereichen der Pflege) überschätzen. Darüber hinaus könnten Studierende ohne Pflegeausbildung davon ausgehen, dass sie im Bereich der Grundpflege wohl keine theoretischen Kenntnisse, sehr wohl aber hohe praktische Kompetenzen mitbringen. Dies würde aus Sicht der Studierenden die folgende Haltung bedeuten: *Mir fehlt zwar das theoretische Wissen, aber ich kann in der Praxis trotzdem adäquat Pflegehandlungen ausführen.*

Wie angedeutet wurde, ist praktisches Handeln immer theoriebasiert: Entweder wird auf der Grundlage a) einer wissenschaftlichen oder b) einer anekdotischen, alltäglichen Theoriebasis gehandelt. Sollten Studierende ihre praktischen Kompetenzen bedeutend höher als ihr theoretisches Wissen einschätzen, so ist davon auszugehen, dass die Studierenden in der Praxis insbesondere aufgrund eines anekdotischen Alltagswissens Pflegehandlungen ausüben würden. Studierende würden also tendenziell die Komplexität einiger Pflegehandlungen unterschätzen. Solche (Fehl-)Einschätzungen bezüglich der Komplexität von Pflegehandlungen könnten weitreichende (negative) Folgen haben und müssten kritisch reflektiert werden. Für die Forschung und universitäre Lehre ist es daher von Relevanz, die in der Einleitung dargestellten Fragestellungen zu beantworten.

2.6.2 Methode

Um herauszufinden, wie Studierende der Sonderpädagogik und Rehabilitationswissenschaften ihre pflegerischen Fähigkeiten einschätzen, wurde eine explorative Studie im quantitativen Design durchgeführt.

Wir danken allen Studierenden, die an dieser Befragung teilgenommen haben. Außerdem geht unser Dank insbesondere an Frau Moana Bramsiepen, Frau Mara Tepel und Frau Leonie Daut, die jeweils im Rahmen ihrer Abschlussarbeiten und mit ihren zahlreichen Ideen zu diesem Forschungsprojekt sowie zu dieser Veröffentlichung einen Beitrag geleistet haben. Außerdem bedanken wir uns bei Frau Dr. Helga Schlichting und Herrn Prof. Dr. Theo Klauß dafür, dass wir ihre Fragebögen als Grundlage zur Entwicklung unseres Erhebungsinstrumentes verwenden durften.

2.6.2.1 Stichprobe und Design

In einer quantitativen Online-Fragebogenerhebung wurden 175 Studierende der Studiengänge Rehabilitationswissenschaften (Bachelorstudiengang: 31 Personen; Masterstudiengang: 1 Person) und Sonderpädagogik (Bachelorstudiengang: 90 Personen; Masterstudiengang: 53 Personen) befragt (Fachsemester: $M = 3.51$; $SD = 2.03$). Die Befragung wurde im Zeitraum von Juni 2019 bis August 2020 im Rahmen eines größeren Forschungsprojektes am Lehrstuhl für Rehabilitation und Pädagogik bei intellektueller Beeinträchtigung zum übergeordneten Thema *Pflege* durchgeführt. Die befragten Studierenden (männlich: 22, weiblich: 151, divers: 1, keine Angabe: 1) waren zwischen 19 und 47 Jahre alt ($M = 27.41$ Jahre, $SD = 8.32$). 31 Studierende hatten vor ihrem Studium bereits eine Ausbildung im pflegerischen Bereich absolviert (Heilerziehungspflege: 26 Studierende; Krankenpflege: 5 Studierende).

2.6.2.2 Verwendete Instrumente

Der verwendete Fragebogen basiert auf Fragebogenitems von Schlichting (2009) und Klauß et al. (2006). Mit Blick auf die Expertise des Forschungsteams wurden weitere Items ergänzt, um Pflegewissen und Pflegekompetenzen möglichst umfassend zu erfassen. Die ProbandInnen sollten mit Blick auf 43 pflegerisch relevante Aspekte (= Items) auf einer sechsstufigen Skala von 1 (= überhaupt keine Kenntnisse bzw. Kompetenzen) bis hin zu 6 (= sehr gute Kenntnisse bzw. Kompetenzen) eine Bewertung der eigenen theoretischen und praktischen Fähigkeiten vornehmen (der Fragetext im verwendeten Fragebogen zur Erfassung der individuellen Fähigkeiten lautete: In diesem Fragebogenabschnitt möchten wir von Ihnen wissen, wie Sie Ihre **theoretischen Kenntnisse** und Ihre **praktischen Kompetenzen** in Bezug auf einzelne Pflegetätigkeiten auf einer Skala von 1 = „überhaupt keine" bis 6 = „sehr gute" einschätzen. Bitte denken Sie bei den einzelnen pflegerischen Aspekten an Grundlagenkenntnisse, die z.B. Arten, Ursachen, (Kontra-)Indikation und die Prophylaxe bzw. die Versorgung umfassen).

2.6.2.3 Statistische Auswertung

Die zu bewertenden Items, die im Anschluss an den dargestellten Fragetext ohne weitere Erläuterung folgten, ließen sich zu unterschiedlichen Subskalen zusammenfassen: Einerseits mit Blick auf unterschiedliche Arten von Pflege (Grundpflege und Behandlungspflege), andererseits aber auch hinsichtlich spezifischer Tätigkeitsbereiche (z.B. Verdauung, Nahrungsaufnahme etc.). Ein Überblick, welche Items zu Subskalen zusammengefasst wurden, ist **Tabelle 2-14** zu entnehmen.

Die Datenauswertung erfolgte mit dem Statistikprogramm R (R Core Team, 2020). Reliabilitätswerte (Cronbachs Alpha) wurden mithilfe des R-Packages *psych* berechnet (Revelle, 2020). Zur Überprüfung der Hypothesen wurden sowohl Bayesianische als auch frequentistische Methoden verwendet: Mit *t*-Tests für verbundene Stichproben wurde untersucht, ob sich die theoretischen Fähigkeiten von Studierenden ohne Ausbildung von den praktischen Fähigkeiten ebendieser Studierendengruppe unterscheiden. Ebendiese Berechnungen wurden für Studierende mit Ausbildung durchgeführt.

Darüber hinaus wurde mit *t*-Tests für getrennte Stichproben überprüft, ob sich das theoretische Wissen von Studierenden ohne Ausbildung und das theoretische Wissen von Studierenden mit Ausbildung unterscheiden. Ebendiese Berechnungen wurden auch für die praktischen Kompetenzen durchgeführt.

Das Signifikanzniveau wurde auf $\alpha = .05$ gesetzt und es wurden zweiseitige *t*-Tests (für ungerichtete Hypothesen) verwendet, da a) sie bezüglich der Feststellung eines signifikanten Unterschiedes im Vergleich zu einseitigen *t*-Tests mit dem gleichen Signifikanzniveau konservativer sind und b) keine Richtung eines möglichen Effektes mit Gewissheit ausgeschlossen werden konnte. Zur Quantifizierung der Stärke eines Effektes wurde Cohen's d mithilfe des R-Packages *lsr* berechnet (Navarro, 2015). Mit klassischen frequentistischen *t*-Tests ist es zwar möglich, einen Unterschied nachzuweisen (insofern dieser vorhanden ist), aber klassische frequentistische *t*-Tests sind nicht dazu geeignet nachzuweisen, dass die Nullhypothese (= es besteht kein Unterschied) korrekt ist – dies ist jedoch mit Bayesianischen Methoden möglich (Rouder et al., 2012; Wagenmakers et al., 2018). Bei frequentistischen Methoden gibt es statistische Kennwerte ($p<.05^{*}$, $p<.01^{**}$, $p<.001^{***}$), welche zu interpretieren sind und Auskunft über die Evidenz geben. Bei Bayesianischen Methoden gibt es jedoch keine p-Werte, sondern so genannte Bayes-Faktoren (BF): BF sind als Evidenzmaß zu interpretieren und ihnen ist zu entnehmen, wie viel wahrscheinlicher ein Alternativmodell im Vergleich zum Nullmodell ist (Kißler et al., 2020; Wagenmakers et al., 2018).

Mit Bayesianischen *t*-Tests kann überprüft werden, ob Evidenz für die Alternativhypothese (= Evidenz für einen Effekt bzw. Unterschied) oder für die Nullhypothese (= Evidenz gegen einen Effekt bzw. Unterschied) vorliegt (Wagenmakers et al., 2018). Dabei ist ein BF von unter

Tabelle 2-14: Skalen zur Erfassung des Pflegewissens und der Pflegekompetenz (Eigendarstellung)

Variablenname	Items	Cronbachs-Alpha
Gesamtskala (pflegerelevante Kompetenzen und Kenntnisse)	„Essen, Trinken reichen („füttern")", „Zahnpflege", „Haut- und Körperpflege", „Waschen", „Baden/Duschen", „Pflege des Intimbereichs", „Windeln", „Ankleiden/Auskleiden", „Schluckstörungen", „Reflux", „Obstipation", „Orthesen, Korsetts", „Herz- Kreislaufprobleme", „Durchblutungsstörungen", „Heben und Tragen", „Lagerung/ Lagerungswechsel", „Sondieren", „Sondennahrung", „Medikamente", „Notfallmedikation", „Ausscheidung", „Abführen", „Absaugen", „Inhalieren", „Atmung", „Beatmung", „Katheterisieren", „Wundversorgung", „Dekubitus", „Sterbebegleitung", „Schmerzen", „Diabetes", „Epilepsie", „Kontrakturen", „(Pflege-)Hilfsmittel und -material", „Injektionen", „Pflegediagnostik", „Erste Hilfe", „Möglichkeiten der Kommunikation mit Kindern (u.a. während der Pflegebehandlung)", „Gefühlsarbeit", „Delir", „Umgang mit Emotionen", „Ethische Problemstellungen"	.98
Grundpflege	„Essen, Trinken reichen („füttern")", „Zahnpflege", „Haut- und Körperpflege", „Waschen", „Baden/Duschen", „Pflege des Intimbereiches", „Windeln", „Ankleiden/Auskleiden", „Orthesen, Korsetts", „Heben und Tragen", „Lagerung/Lagerungswechsel"; „Sondennahrung", „Ausscheidungen", „Hilfsmittel und -material", „Erste Hilfe", „Möglichkeiten der Kommunikation mit Kindern (u.a. während Pflegehandlungen)", „Gefühlsarbeit", „Umgang mit Emotionen"	.96
Behandlungspflege	„Schluckstörungen", „Reflux", „Obstipation", „Herz-Kreislaufprobleme", „Durchblutungsstörungen", „Sondieren", „Medikamente", „Notfallmedikation", „Abführen", „Absaugen", „Inhalieren", „Atmung", „Beatmung", „Katheterisieren", „Wundversorgung", „Dekubitus", „Schmerzen", „Diabetes", „Epilepsie", „Kontrakturen", „Infektionen", „Pflegediagnostik (u.a. Dokumentation des physischen Zustandes, Schmerzerfassung)", „Delir"	.98
Nahrungsaufnahme	„Essen, Trinken reichen („füttern")", „Schluckstörungen", „Reflux", „Sondieren", „Sondennahrung"	.91
Körperreinigung	„Zahnpflege", „Haut- und Körperpflege", „Waschen", „Baden/Duschen", „Pflege des Intimbereichs", „Windeln"	.94
Verdauung	„Obstipation", „Ausscheidung", „Abführen", „Katheterisieren"	.88
Krankheiten/ Störungen	„Schluckstörungen", „Reflux," „Herz- Kreislaufprobleme", „Durchblutungsstörungen", „Dekubitus", „Schmerzen", „Diabetes", „Epilepsie", „Kontrakturen", „Infektionen"	.96
Medizinische Versorgung	„Medikamente", „Notfallmedikation", „Wundversorgung", „Hilfsmittel und -material", „Erste Hilfe"	.87

a) .33 als moderate, b) .10 als starke und c) .033 als sehr starke Evidenz für die Nullhypothese bzw. das Nullmodell zu verstehen; in die andere Richtung ist ein BF von über d) 3 als moderate, e) 10 als starke und f) 30 als sehr starke Evidenz für die Alternativhypothese zu interpretieren (Kißler et al., 2020; Wagenmakers et al., 2018). Die Bayesianischen Berechnungen erfolgten mit dem R-Package *BayesFactor* (Morey et al., 2018).

2.6.3 Ergebnisse

Die statistischen Kennwerte bzw. Ergebnisse der Berechnungen zur Beantwortung der Forschungsfragen sind den folgenden Tabellen zu entnehmen.

In **Tabelle 2-15** sind die statistischen Kennwerte zu Fähigkeiten (= theoretisches Wissen und praktische Kompetenzen) der Studierenden mit Ausbildung (SmA) dargestellt. Deskriptiv werden sowohl die theoretischen als auch die praktischen Fähigkeiten relativ hoch eingeschätzt und das theoretische Wissen wird in der Summe (Gesamtskala) signifikant höher eingeschätzt als die praktischen Kompetenzen (t=3.16). Mit Bayesianischen Analysen ergibt sich ebenfalls Evidenz für diesen Effekt (BF= 10.63). Auf Subskalenebene wird in den meisten Fällen das theoretische Wissen deskriptiv höher als die praktischen Kompetenzen eingeschätzt. Insbesondere im Bereich der Behandlungspflege ist dies der Fall (t=4.65, BF=395.67), aber auch in den Bereichen Krankheiten/Störungen (t=4.22, BF=133.24) sowie Nahrungsaufnahme (t=2.62, BF=3.43) liegen solche Befunde vor. In den Bereichen Grundpflege (t=–.22, BF=.20) und Körperreinigung (t=–.12, BF=.19) liegt jeweils (moderate) Evidenz für die Gleichheit der theoretischen und praktischen Fähigkeiten vor, weil die BF unter .33 liegen. Im Bereich der medizinischen Versorgung sind die Ergebnisse nicht eindeutig, es liegt aber eine Tendenz in Richtung Nullhypothese vor (t=1.31, BF=.42).

In **Tabelle 2-16** sind die statistischen Kennwerte zu den Fähigkeiten der Studierenden ohne Ausbildung (SoA) dargestellt. Die praktischen Kompetenzen werden in der Summe (Gesamtskala) signifikant höher eingeschätzt als die theoretischen Kenntnisse (t=2.78). Bayesianische Analysen bestätigen dieses Ergebnis mit einer moderaten Evidenzlage (BF=3.76) und die Effektstärke (Cohen's d=.15) spricht für einen kleinen Effekt. Werden die Subskalen betrachtet, so werden die praktischen Kompetenzen auch hier meistens höher eingeschätzt als die theoretischen Kenntnisse.

Tabelle 2-15: Auswertung: Studierende mit Ausbildung (SmA) (Eigendarstellung)

Variable	M (SD): Theorie	M (SD): Praxis	*t*-Wert	Cohen's d	BF
Gesamtskala	4.72 (.76)	4.51 (.77)	3.16**	.28	10.63
Grundpflege	5.11 (.75)	5.13 (.74)	–.22	.02	.20
Behandlungspflege	4.45 (.85)	4.11 (.89)	4.65***	.39	395.67
Nahrungsaufnahme	4.68 (.91)	4.43 (.91)	2.62*	.27	3.43
Körperreinigung	5.30 (.93)	5.31 (.88)	–.12	.01	.19
Verdauung	4.68 (1.04)	4.44 (.98)	2.88**	.24	5.85
Krankheiten/Störungen	4.57 (.81)	4.22 (.87)	4.22***	.43	133.24
Medizinische Versorgung	4.77 (.75)	4.66 (.94)	1.31	.14	.42

Tabelle 2-16: Auswertung: Studierende ohne Ausbildung (SoA) (Eigendarstellung)

Variable	M (SD): Theorie	M (SD): Praxis	*t*-Wert	Cohen's d	BF
Gesamtskala	2.28 (.82)	2.40 (.88)	−2.78**	.15	3.76
Grundpflege	2.87 (1.01)	3.21 (1.12)	−4.74***	.32	2514.98
Behandlungspflege	1.82 (.78)	1.79 (.82)	.64	.03	.11
Nahrungsaufnahme	1.95 (.87)	2.10 (.83)	−3.34**	.19	18.52
Körperreinigung	2.98 (1.28)	3.28 (1.34)	−3.00**	.23	6.77
Verdauung	1.65 (.82)	1.82 (.94)	−4.09***	.18	220.85
Krankheiten/Störungen	1.89 (.86)	1.83 (.90)	2.01*	.08	.67
Medizinische Versorgung	2.82 (1.06)	2.75 (1.11)	1.03	.06	.16

Insbesondere im Bereich der Grundpflege werden die praktischen Kompetenzen signifikant höher angegeben als die theoretischen Kenntnisse ($t=4.74$). Dieses Ergebnis wird durch Bayesianische Analysen bestätigt (BF=2514.98) und es gibt somit sehr starke Evidenz für einen Unterschied. In der Behandlungspflege werden die Fähigkeiten deskriptiv sowohl in der Theorie (M=1.82) als auch in der Praxis (1.79) sehr niedrig eingeschätzt und es gibt keinen signifikanten Unterschied. Bayesianische Analysen legen nahe, dass Gleichheit vorliegt (BF=.11). Evidenz für die Nullhypothese liegt auch bezüglich der medizinischen Versorgung vor (BF=.16), allerdings werden in diesem Fall die Fähigkeiten insgesamt höher eingeschätzt (theoretisches Wissen: M=2.82; praktische Kompetenzen: M=2.75).

In Bezug auf Krankheiten/Störungen kommen frequentistische und Bayesianische Analysen zu unterschiedlichen Ergebnissen: Die theoretischen Kenntnisse (M=1.89) und die praktischen Kompetenzen (1.83) liegen hier deskriptiv wohl nah beieinander und auch eine Effektstärke von .08 spricht dafür, dass der Unterschied vernachlässigbar ist, allerdings kommen frequentistische Analysen zu einem signifikanten Unterschied ($t=2.01$, $p<.05$). Bayesianische Analysen zeigen jedoch im Gegensatz dazu eine anekdotische Tendenz in Richtung Nulleffekt (BF=.67).

Die Befunde bezüglich der Subskalen Nahrungsaufnahme, Verdauung sowie Körperreinigung sprechen dafür, dass in diesen Bereichen die praktischen Kompetenzen höher als die theoretischen Kenntnisse eingeschätzt werden.

Tabelle 2-17 sind die statistischen Ergebnisse des Vergleichs der theoretischen Kenntnisse zwischen Studierenden mit Ausbildung (SmA) und Studierenden ohne Ausbildung (SoA) zu entnehmen. Es fällt auf, dass die SmA ihre theoretischen Kenntnisse durchweg sehr viel höher einschätzen als SoA. Dieser Effekt ist stets signifikant und die Effektstärke ist stets sehr groß. Bayesianische Analysen belegen die Robustheit der frequentistischen Analysen.

Tabelle 2-17: Theoretische Kenntnisse: Studierende mit Ausbildung (SmA) vs. Studierende ohne Ausbildung (SoA) (Eigendarstellung)

Variable	M (SD): SmA	M (SD): SoA	*t*-Wert	Cohen's d	BF
Gesamtskala	4.72 (.76)	2.28 (.82)	15.96***	3.02	3.24*10^29
Grundpflege	5.11 (.75)	2.87 (1.01)	13.93***	2.31	6.24*10^19
Behandlungspflege	4.45 (.85)	1.82 (.78)	15.84***	3.32	3.71*10^33
Nahrungsaufnahme	4.68 (.91)	1.95 (.82)	15.33***	3.25	3.85*10^32
Körperreinigung	5.30 (.93)	2.98 (1.28)	11.65***	1.90	2.12*10^14
Verdauung	4.68 (1.04)	1.65 (.82)	15.09***	3.48	4.31*10^35
Krankheiten/Störungen	4.57 (.81)	1.89 (.86)	16.37***	3.14	1.40*10^31
Medizinische Versorgung	4.77 (.75)	2.82 (1.06)	11.96***	1.93	4.96*10^14

Tabelle 2-18: Praktische Kenntnisse und Kompetenzen: Studierende mit Ausbildung (SmA) vs. Studierende ohne Ausbildung (SoA) (Eigendarstellung)

Variable	M (SD): SmA	M (SD): SoA	*t*-Wert	Cohen's d	BF
Gesamtskala	4.51 (.77)	2.40 (.88)	13.37***	2.45	5.13*10^21
Grundpflege	5.13 (.74)	3.21 (1.12)	11.71***	1.82	1.58*10^13
Behandlungspflege	4.11 (.89)	1.79 (.82)	13.23***	2.77	1.21*10^26
Nahrungsaufnahme	4.43 (.91)	2.10 (.83)	13.04***	2.75	5.92*10^25
Körperreinigung	5.31 (.88)	3.28 (1.34)	10.37***	1.60	3.00*10^10
Verdauung	4.44 (.98)	1.82 (.94)	13.56***	2.76	9.75*10^25
Krankheiten/Störungen	4.22 (.87)	1.83 (.90)	13.73***	2.67	5.53*10^24
Medizinische Versorgung	4.66 (.94)	2.75 (1.11)	9.84***	1.76	3.03*10^12

In **Tabelle 2-18** sind die Ergebnisse der Berechnungen bezüglich der praktischen Kompetenzen dargestellt, wenn SmA mit SoA verglichen werden. Es ist auffällig, dass SmA ihre praktischen Kompetenzen stets signifikant höher einschätzen als SoA. Bayesianische Analysen zeigen, dass diese Ergebnisse robust sind.

2.6.4 Diskussion und Fazit

Es konnte gezeigt werden, dass die pflegerischen Fähigkeiten der Studierenden in den Studiengängen Sonderpädagogik und Rehabilitationswissenschaften sehr heterogen sind und mit der vorherigen, individuellen Berufsbiografie im Zusammenhang stehen. Auch wenn die Ergebnisse nahelegen, dass SoA ihre Praxiskompetenzen im Bereich der Grundpflege überschätzen, so zeigte sich dennoch, dass sie ihre eigenen Fähigkeiten nicht vollkommen realitätsfern einschätzen und sich ihrer fehlenden Fachkenntnisse durchaus (zumindest teilweise) bewusst zu sein scheinen: Denn SoA schätzen sowohl ihre theoretischen als auch ihre praktischen Fähigkeiten im Bereich der Grundpflege deutlich niedriger ein als SmA.

Mit Blick auf die Hochschulausbildung zeigte sich, dass es unter den Studierenden der Sonderpädagogik und Rehabilitationswissenschaften tatsächlich zwei Gruppen zu geben scheint, die sich hinsichtlich ihrer Pflegekompetenzen und ihres Pflegewissens signifikant unterscheiden. SmA scheinen im Vergleich zu SoA über stark ausgeprägte theoretische Kenntnisse und praktische Kompetenzen im Bereich der Pflege zu verfügen. Im Studium erfolgt – wie eingangs beschrieben – keine systematische Vorbereitung auf Pflegetätigkeiten, obwohl sie notwendig wäre (Kuhl & Spies, 2013; Bienstein, 2022). Mit Blick auf die Erkenntnisse dieses Beitrags ergeben sich für die Lehrpraxis die folgenden Desiderate:

1. In den Studiengängen Sonderpädagogik (insbesondere in Bezug auf die Förderschwerpunkte GE und KME) und Rehabilitationswissenschaften hat im Rahmen des Studiums eine systematische Vorbereitung auf die Pflegepraxis zu erfolgen. Dies bedeutet, dass das Thema Pflege im Lehrcurriculum als fester Bestandteil zu verankern ist. Lehrende treffen in den Studiengängen Sonderpädagogik und Rehabilitationswissenschaften auf Studierende mit sehr heterogenem Vorwissen: Lehrende dürfen sich bei der Vermittlung von Pflegeinhalten nicht dazu verleiten lassen, sich primär an den Studierenden mit Vorkenntnissen zu orientieren. Eine Binnendifferenzierung wäre hier denkbar, um den beiden Gruppen gerecht zu werden. Außerdem könnte das Vorwissen derjenigen Studierenden, die bereits eine pflegerische Ausbildung abgeschlossen haben, im Rahmen der Lehre als Bereicherung genutzt werden (z.B. im Rahmen von Peertutoring).
2. Personen, die bereits ein Studium der Sonderpädagogik oder Rehabilitationswissenschaften absolviert haben und nun in der (Pflege-)Praxis aktiv sind, sollten im Bereich der Pflege (und ggf. im Rahmen von vertiefenden Lehrgängen oder eines weiterbildenden Aufbaustudiums) Angebote zur Weiterbildung zur Verfügung gestellt werden. Nur so kann sichergestellt werden, dass die Pflegepraxis auf einer wissenschaftlich fundierten Grundlage basiert und spezifische Pflegehandlungen (wie z.B. die Grundpflege) nicht systematisch unterschätzt werden. Dies ist auch im Sinne der Personen, die auf Pflege angewiesen sind und die per Grundgesetz einen Anspruch auf körperliche Unversehrtheit haben (Grundgesetz für die Bundesrepublik Deutschland, Artikel 2): Denn eine nicht fachgerecht durchgeführte Grundpflege kann schwerwiegende Folgen haben (Schulze Höing, 2016).

Literatur

Bienstein, P. (2022). Eröffnung der Tagung „Pflege im Spannungsfeld von Anspruch und Wirklichkeit: Herausforderungen und Chancen für die Sonder- und Rehabilitationspädagogik“ (unter Mitarbeit von Kißler, C. & Szarafinski, N.). In P. Bienstein & C. Kißler (Hrsg.), *Pflege im Spannungsfeld von Anspruch und Wirklichkeit – Herausforderungen und Chancen für die Sonder- und Rehabilitationspädagogik* (S. 3–8). Verfügbar unter https://eldorado.tu-dortmund.de/bitstream/2003/40693/1/Tagungsband_2022.pdf

Hartig, J. & Klieme, E. (2006). Kompetenz und Kompetenzdiagnostik. In K. Schweizer (Hrsg.), *Leistung und Leistungsdiagnostik* (S. 127–143). Heidelberg: Springer. https://doi.org/10.1007/3-540-33020-8_9

Haynert, H. (2011). Das Andere der Anerkennung als konstitutives Moment der Psychiatrischen Pflege. In M. v. Dederich & M.W. Schnell (Hrsg.), *Anerkennung und Gerechtigkeit in Heilpädagogik,*

Pflegewissenschaft und Medizin. Auf dem Weg zu einer nichtexklusiven Ethik (S. 207–216). Bielefeld: transcript. https://doi.org/10.1515/transcript.9783839415498.207

International Council of Nurses. (n.d.). *Nursing Definitions.* Verfügbar unter https://www.icn.ch/nursing-policy/nursing-definitions

Jauer, L.A. (2019). Neue Wege der Zusammenarbeit auf Augenhöhe zwischen Theorie und Praxis. In W.M. Heffels (Hrsg.), *Schriften der Katholischen Hochschule Nordrhein-Westfalen. Einblicke in die Pflegebildung* (S. 53–77). Leverkusen: Barbara Budrich. https://doi.org/10.2307/j.ctvh9vtk4.6

Kißler, C., Schwenk, C. & Kuhn, J.-T. (2020). Zur Additivität kognitiver Defizitprofile bei komorbiden Lernstörungen. *Lernen und Lernstörungen, 10*(2), 89–101. https://doi.org/10.1024/2235-0977/a000310

Klauß, T. (2003). Bildung im Spannungsverhältnis von Pflege und Pädagogik. In J.F. Kane & T. Klauß (Hrsg.), *Die Bedeutung des Körpers für Menschen mit geistiger Behinderung. Zwischen Pflege und Selbstverletzung* (S. 39–63). Heidelberg: Edition S.

Klauß, T. (2022). Gute Pflege und Pflegebedarf von Kindern und Jugendlichen mit komplexer Behinderung. In P. Bienstein & C. Kißler (Hrsg.), *Pflege im Spannungsfeld von Anspruch und Wirklichkeit – Herausforderungen und Chancen für die Sonder- und Rehabilitationspädagogik.* (S. 9–30). Verfügbar unter https://eldorado.tu-dortmund.de/bitstream/2003/40693/1/Tagungsband_2022.pdf

Klauß, T., Lamers, W. & Janz, F. (2006). *Die Teilhabe von Kindern mit schwerer und mehrfacher Behinderung an der schulischen Bildung – eine empirische Erhebung: Ergebnisse aus dem Forschungsprojekt zur „Bildungsrealität von Kindern und Jugendlichen mit schwerer und mehrfacher Behinderung in Baden-Württemberg (BiSB)". Teil I – Fragebogenerhebung.* Verfügbar unter https://archiv.ub.uni-heidelberg.de/volltextserver/6790/

Kruger, J. & Dunning, D. (1999). Unskilled and unaware of it: How difficulties in recognizing one's own incompetence lead to inflated self-assessments. *Journal of Personality and Social Psychology, 77*(6), 1121–1134. https://doi.org/10.1037/0022-3514.77.6.1121

Kuhl, J. & Spies, K. (2013). Medizinisch-pflegerische Kompetenzen von Lehrkräften an Schulen mit dem Förderschwerpunkt Geistige Entwicklung. *Zeitschrift Für Heilpädagogik, 64*(1), 14–23.

Maio, G. (2016). Das Besondere der Pflege. *ProCare, 21*(4), 6–9. https://doi.org/10.1007/s00735-016-0627-6

Morey, R.D., Rouder, J.N., Jamil, T., Urbanek, S., Forner, K. & Ly, A. (2018). *Package 'BayesFactor'.* Available from https://cran.r-project.org/web/packages/BayesFactor/BayesFactor.pdf

Navarro, D. (2015). *Pacakge 'lsr'.* Available from https://cran.r-project.org/web/packages/lsr/lsr.pdf

Pantuček, P. & Posch, K. (2009). Die Theorie-Praxis-Frage in der Sozialen Arbeit. Eine Einführung in einige ihrer Problemstellungen. In A. Riegler, S. Hojnik & K. Kosch (Hrsg.), *Soziale Arbeit zwischen Profession und Wissenschaft. Vermittlungsmöglichkeiten in der Fachhochschulausbildung* (S. 15–30). Wiesbaden: VS Verlag für Sozialwissenschaften. https://doi.org/10.1007/978-3-531-91741-2_2

R Core Team. (2020). *R: A language and environment for statistical computing. R Foundation for Statistical Computing.* Available from http://www.R-project.org/

Revelle, W. (2020). *Package 'psych'.* Retrieved November 29, 2020, from https://cran.r-project.org/web/packages/psych/psych.pdf

Rouder, J.N., Morey, R.D., Speckman, P.L. & Province, J.M. (2012). Default Bayes factors for ANOVA designs. *Journal of Mathematical Psychology, 56*(5), 356–374. https://doi.org/10.1016/j.jmp.2012.08.001

Schlichting, H. (2009). *Pflege als wesentlicher Bestandteil von Unterricht bei Schülern mit schwersten Behinderungen: Empirische Untersuchung zur Durchführung von Pflege bei Schülern mit schwersten Behinderungen an Förderschulen bzw. -zentren mit dem Förderschwerpunkt „Geistige Entwicklung" in Thüringen* (Dissertation). Universität Erfurt, Erfurt.

Schulze Höing, A. (2016). *Pflege von Menschen mit geistigen Behinderungen. Pflegebedarfsanalyse und integrierte Hilfeplanung* (2. Aufl.). Stuttgart: Kohlhammer.

Sweller, J. (1994). Cognitive load theory, learning difficulty, and instructional design. *Learning and Instruction, 4*(4), 295–312. https://doi.org/10.1016/0959-4752(94)90003-5

Tenorth, H.-E. (2011). „Bildung" – ein Thema im Dissens der Disziplinen. *Zeitschrift Für Erziehungswissenschaft, 14*(3), 351–362.

von Reibnitz, C. (2019). Wichtige Schnittstelle im Versorgungsprozess: Homecare. *Pflegezeitschrift, 72*(6), 17–19. https://doi.org/10.1007/s41906-019-0076-5

Wagenmakers, E. J., Love, J., Marsman, M., Jamil, T., Ly, A., Verhagen, J., Selker, R., Gronau, Q. F., Dropmann, D., Boutin, B., Meerhoff, F., Knight, P., Raj, A., van Kesteren, E. J., van Doorn, J., Šmíra, M., Epskamp, S., Etz, A., Matzke, D., de Jong, T., ... Morey, R. D. (2018). Bayesian inference for psychology. Part II: Example applications with JASP. *Psychonomic bulletin & review, 25*(1), 58–76.

Weiterführende Literatur

Moulster, G., Werner, S., Iorizzo, J., Ames, S. & Kernohan, J. (2021). *Menschen mit geistiger Behinderung pflegen und fördern. Das Moulster-Griffiths-Modell für die Behindertenpflege.* Bern: Hogrefe.

KSL. (2020). *Praxishandbuch zur Umsetzung der UN-Behindertenrechtskonvention in der Pflege. KSL Konkret #4 Vielfalt Pflegen.* Verfügbar unter https://www.ksl-nrw.de/public/2020/12/201113_KSL-konkret_Gesundheit_WEB.pdf

2.7 Gesundheitsförderung und Prävention: Tabakkonsum

Drei empirische Beiträge für die berufliche und akademische Bildung

Mathias Bonse-Rohmann, Anneke Bühler, Pia Meißner, Christa Rustler und Katrin Schulze

Abstract

Gesundheitsförderung und Prävention fungieren als Forschungsgegenstand dreier empirischer Beiträge, die einführend und exemplarisch zunächst für das Projekt *„astra – aktive Stressprävention durch Rauchfreiheit in der Pflege“* im Rahmen der pflegeberuflichen Bildung dargestellt werden. Dieses seitens des BMG geförderte Vorhaben zur Prävention und Reduktion des Tabakkonsums bei Auszubildenden in der Pflege wird auch hinsichtlich dessen Weiterentwicklung zum Programm *„astra plus Gesundheitskompetenz – Rauchfrei in der Pflege“* (Laufzeit insgesamt: 4/2013–3/2017) beschrieben.

Mit einer spezifischeren Fragestellung folgt der zweite empirische Beitrag zum Thema „Tabakkonsum unter Pflegeschüler:innen – Eine Untersuchung der Sozialisations- und Selektionsfaktoren in der Pflegeausbildung und deren Wirkung auf das Präventions- und Interventionsprogramm astra“, der Erkenntnisgewinnung, warum gerade Pflegeschüler:innen bereits zu Beginn ihrer Berufsausbildung vermehrt rauchen. Diesbezüglich wurde zum einen die Tabakpolitik an den Pflegeschulen näher betrachtet und zum anderen fand eine Analyse der Persönlichkeitsausprägungen dieser Zielgruppe statt, um hier eine mögliche Erklärung für den erhöhten Tabakkonsum unter den Pflegeschüler:innen zu finden.

Der dritte empirische Beitrag *„MAtCHuP – Gesundheitsförderung und Prävention in der hochschulischen Bildung der Gesundheits- und Pflegeberufe“* knüpft ebenfalls an die zentralen Ergebnisse des Projektes *„astra“* an und zielt auf die akademische Bildung von Pflegeberufen und weiteren Gesundheitsberufen (hier Hebammen und ausgewählte therapeutische Gesundheitsberufe). Der theoretische Hintergrund bzw. die Relevanz und die Fragestellung dieses ebenfalls anteilig von einer weiteren gesetzlichen Krankenkasse seitens geförderten Projektes (Laufzeit: 11/2016–12/2021) werden spezifisch begründet.

In die jeweiligen Diskussionen fließen die zentralen Konsequenzen aus den drei empirischen Beiträgen ein, um so Konkretisierungen zum Bildungsauftrag der Pflege zu leisten.

Schlüsselbegriffe

- Gesundheitskompetenz
- Pflegeausbildung
- Tabakkontrolle
- Programm astra plus
- Projekt MAtCHuP

2.7.1 BMG-Projekt „astra“ und Weiterentwicklung „astra plus Gesundheitskompetenz“

Der folgende Beitrag soll einen Einblick in die Entwicklung mehrerer miteinander thematisch verknüpfter, anwendungsorientierter Forschungsprojekte zur Gesundheitsförderung und Prävention – mit Schwerpunkt Tabakkontrolle – vermitteln. Zugleich wird aufgezeigt, welche unterschiedlichen empirischen Zugänge hierbei in den einzelnen Projekten bzw. in einem erfolgreich abgeschlossenen Promotionsvorhaben gewählt wurden. Die Autor:innen der folgenden Projekte sind dabei nicht nur über deren gemeinsame Forschungsarbeit in dem hier grundlegenden Projekt „astra" zur Tabakprävention verbunden, sondern kooperieren auch weiterhin in den jeweiligen Wissenschafts- und Praxisbeiräten zu den jeweils aktuellen Projekten. So werden Entwicklungslinien eines zunehmend komplexer werden Forschungsfeldes exemplarisch verdeutlicht.

2.7.1.1 Theoretischer Hintergrund und Aktualitätsbezug

Während der Tabakkonsum in Deutschland allgemein abnimmt, rauchen in den Pflegeberufen noch immer ca. 30–40 % der Beschäftigten. Bei Auszubildenden in Pflegeberufen liegt die Raucherprävalenz mit ca. 50 % (Bühler et al., 2017) etwa doppelt so hoch wie durchschnittlich bei 18- bis 25-Jährigen mit 21 % (Orth & Merkel, 2020). Dabei sollten professionell Pflegende eigentlich eine wichtige Rolle bei der Reduzierung des Tabakkonsum in der Bevölkerung spielen. Aufgrund der hohen Rauchprävalenz stellen sie jedoch selbst eine Zielgruppe für Prävention und Tabakentwöhnung dar. Berücksichtigt man, dass das eigene Rauchverhalten zu einer geringeren Beratungsbereitschaft führt (Sarna et al., 2014; Vitzthum et al., 2012), ist jede Intervention zur Reduktion des Tabakkonsums in der Pflege auch ein wichtiger gesundheitspolitischer Beitrag. Das Bundesministerium für Gesundheit förderte daher zwei Modellprojekte zur „Prävention und Reduktion des Tabakkonsums bei Auszubildenden in Pflegeberufen": Das Projekt „astra – Aktive Stressprävention durch Rauchfreiheit in der Pflege" als Kooperation mit dem IFT Institut für Therapieforschung München und den Hochschulen Esslingen und Hannover und dem Büro des Deutschen Netzes Rauchfreier Krankenhäuser & Gesundheitseinrichtungen und parallel das Projekt „PA-TRES" mit Unterrichtskonzepten zu gesundem Lebensstil und Raucherberatung der Universität Würzburg. Mit dem Programm „astra plus" wurden die Ergebnisse der Projekte synergetisch zusammengeführt. Ziel von astra plus ist es, eine professionelle Gesundheitskompetenz in den Pflegeberufen aufzubauen.

Diese umfasst nicht nur die Bereitschaft und Fähigkeit, die eigene Gesundheit zu erhalten und zu fördern, sondern auch das eigene gesundheitliche Wissen auf individueller und organisatorischer Ebene im beruflichen Handeln umzusetzen. Rauchen spielt dabei als größtes vermeidbares Gesundheitsrisiko eine zentrale Rolle. Das Programm ist modular angelegt und wird mit der Implementierung in das Schulcurriculum integriert, um eine nachhaltige Förderung der Gesundheitskompetenz in der Pflegeausbildung sicherzustellen. Die Ausbildungs- und Prüfungsverordnung, der von der Fachkommission vorgelegten Rahmenlehrplan für die Generalistische Ausbildung und die laufende Evaluation bieten eine gute Basis für die Weiterentwicklung des Programms „astra plus", um die angestrebten Ausbildungsziele zu unterstützen.

2.7.1.2 Methodisches Vorgehen und ausgewählte Ergebnisse

Ziel des astra-Modellprojekts war es, eine umfassende, in curriculare Strukturen integrierbare, zielgruppenspezifische Intervention zu entwickeln, die Auszubildende in den Pflegeberufen nachweisbar dabei unterstützt, nicht mit dem Rauchen anzufangen oder das Rauchen aufzugeben bzw. zu reduzieren. Grundlagen für die Maßnahmenentwicklung waren eine Literaturanalyse zu evidenzbasierten Programmen der Stressbewältigung, der Tabakprävention und -intervention sowie zur Förderung der allgemeinen Lebenskompetenzen. Darüber hinaus fanden Fokusgruppen- und Experteninterviews statt.

Tabakkonsum in der Pflege und Einflussfaktoren

Die Rolle der Persönlichkeitsausprägungen und der tabakfreundlichen Ausbildungskultur in Schule und Praxis werden unter Punkt 2 ausführlicher beschrieben. Beim gemeinsamen Rauchen findet Kommunikation und Kontaktpflege statt, wovon die Nichtrauchenden ausgeschlossen sind bzw. es für sie keine vergleichbaren Routinen gibt. Dieses führt zu einer hohen Funktionalität des Rauchens bei Auszubildenden und auch Ausbildenden, da bei fehlender Pausenplanung kurze Rückzugszeiten genutzt werden können. Das Denormalisieren des Tabakkonsums und die Förderung von gesunden Alternativen muss daher zum Thema der Profession gemacht werden. Um die hohe Akzeptanz des Rauchens zu reduzieren, braucht es konsequente Veränderung der Rahmenbedingungen durch die Schul- und Pflegedienstleitungen. Die Auszubildenden werden dabei über Projektarbeiten einbezogen und erlernen die Umsetzung basierend auf den Prinzipien eines professionellen Gesundheitsmanagements. Vermittlung von Beratungsansätzen bei rauchenden Patient:innen vervollständigen das Programm.

Implementierungsprozess und Module Programm „astra plus“

Der Implementierungsprozess beginnt mit einer ausführlichen Information des Schulkollegiums über die Grundlagen, Ziele und den Aufbau des Programms. Es werden v.a. Rahmenbedingungen zur Normenveränderung und die Bedeutung der Vorbildrolle der Lehrenden besprochen. Das Team prüft dann die Voraussetzungen und die Entschlossenheit für die Veränderungen. Bei einer positiven Entscheidung wird an der Schule ein Implementierungs-Team benannt, das die weiteren Planungen übernimmt. Dieses startet mit einer Analyse der aktuellen Situation anhand des astra plus-Tools mit 10 Kriterien und erarbeitet in einem Workshop den Handlungsbedarf und erste Veränderungsmaßnahmen auf Schulebene. Es werden wenigstens zwei Trainer:innen im Programm geschult. Ein ausführliches Manual zur Durchführung aller Programmteile steht zur Verfügung und wird regelmäßig aktualisiert. Die Förderung ermöglicht eine komplette Durchführung des Programms an der Schule im Team-Teaching und in Vor- und Nachbesprechungen um den Veränderungsprozess an der Schule beratend zu begleiten.

Wie in **Abbildung 2-8** „Module astra-plus Interventions-Programm“ dargestellt, beginnen die Module für die Auszubildenden idealerweise bereits im ersten Halbjahr, um möglichst früh mit dem berufsspezifischen Training in Lebens- und Gesundheitskompetenzen zu beginnen. In der „Informationsveranstaltung“ werden zentrale Inhalte des Programms und die Ausbildungsziele zur Gesundheitskompetenz vorgestellt. Im Modul „Gesunder Lebensstil“ werden die Veränderungen bei Ernährung, Bewegung, Stress und Alltagsdrogen wie dem Rauchen seit Ausbildungsbeginn analysiert und Verhaltensveränderungen anhand von selbstgewählten Zielen geplant und umgesetzt.

Für das Modul „Aktive Stressprävention“ wurde ein evidenzbasiertes Stresspräventionsprogramm auf den Lebensalltag von Pflegeauszubildenden adaptiert. Die gemeinsame Reflexion von Belastungssituationen und die Erarbeitung von Lösungen wird zur Erfahrung von sozialer Unterstützung und Stärkung des Wir- Gefühls eingesetzt.

Die Teilnahme am „Rauchstopp-Kurs“ ist freiwillig, ergebnisoffen und auch für Nichtrauchende, die sich für die Intervention interessieren, möglich. Externe Rauchstopp-Trainer:innen werden dazu von der Krankenkasse dauerhaft finanziert. Parallel dazu findet das „Aktiv-Projekt“ statt, in dem die Auszubildenden die Selbsteinschätzung nach dem Tool des Workshops aus ihrer Perspektive durchführen und Veränderungsprojekte an der Schule in

Absprache mit dem Implementierungs-Team durchführen.

Am Ende der Paralleleinheiten stellen die beiden Gruppen sich gegenseitig die Projekte und Lernerfahrungen in einem „Markt der Möglichkeiten“ vor. In einem Folgeworkshop des Implementierungs-Teams werden die Fortschritte und Erfahrungen diskutiert und weitere Schritte geplant. Im zweiten Ausbildungsjahr wird im Modul „KRIPS – Kurzintervention bei rauchenden Patient:innen durch Pflegeauszubildende“ die Ansprache von Rauchenden geschult und mit einer Lernaufgabe in der Praxis geübt. Die Teilnahme von Praxisanleitungen ist erwünscht, um die Übungen in der Praxis zu unterstützen.

Evaluation und Ergebnisse

Während des Implementierungsprozesses werden die Auszubildenden vor Beginn, nach dem Modul Rauchstopp/Aktiv-Projekt und nach dem Training zu KRIPS zum Rauchverhalten, Stressbewältigung, Wahrnehmung sozialer Unterstützung und Pausengestaltung befragt. Die Veränderungen der Rauchfreipolitik der Schule wird über die Schulleitungen vor dem ersten Workshop und nach dem Folgeworkshop erhoben. In der Auswertung liegen daher überwiegend Daten aus einer Anfangsphase von Veränderungen vor. Eingesetzt wurden hier standardisierte Befragungsinstrumente einer quantitativen Erfassung zum Rauchstatus,

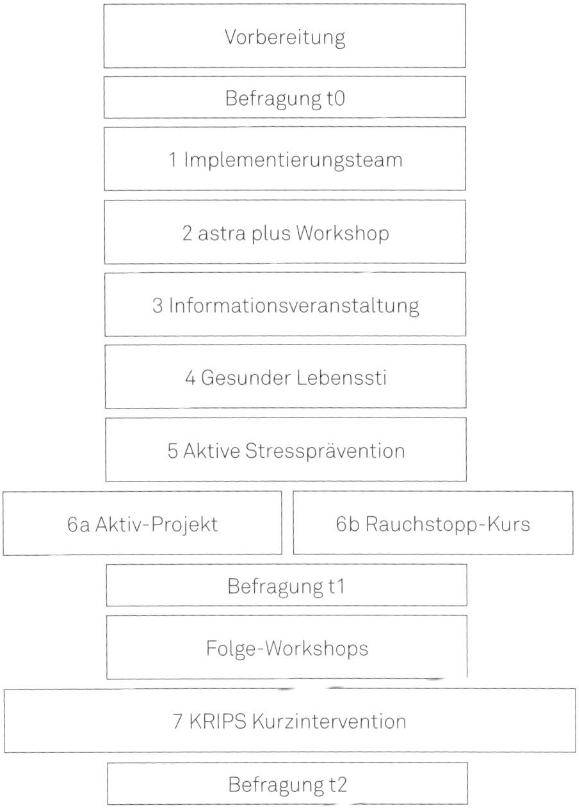

Abbildung 2-8: Module astra-plus Interventions-Programm (Quelle: Eigendarstellung)

sozialen Normen und settingspezifischen Rahmenbedingungen.

Beim Rauchverhalten zeigen sich Veränderungen in beide Richtungen. Jedoch nehmen ca. 50% der Auszubildenden am Rauchstopp-Kurs teil und die 13%, die rauchfrei geworden sind, wenden im Vergleich zu denen, die weiterrauchen, signifikant mehr gesunde Stressbewältigungsstrategien an. Etwa ein Drittel der Auszubildenden schätzen astra plus als hilfreich bezüglich Risiko- und Schutzfaktoren des Rauchens ein. Die Wirkzusammenhänge sind je nach Schule unterschiedlich und lassen keine einfachen Ursache-Wirkung-Aussagen zu (Bühler et al., 2022).

Normative Veränderungen, Nachhaltigkeit und Verbreitung

Hinderlich für die angestrebten Veränderungen sind die hohe Raucherprävalenz und die Akzeptanz des Rauchens in der Pflege. Um das Berufsbild positiv zu beeinflussen, wurde eine „Gemeinsame Initiative: Rauchfrei Pflegen“ gestartet und Botschafter aus Pflegeverbänden und -organisationen benannt. Politische Unterstützung wurde durch den Beauftragten der Bundesregierung für Pflege, Andreas Westerfellhaus mit der Schirmherrschaft zugesichert. Weitere Maßnahmen zur Beeinflussung der beruflichen Identität und Förderung einer kritischen Diskussion zum hohen Rauchverhalten in der Berufsgruppen sind regelmäßige Berichte in Kongressen, Angebote von Webinaren, Verbreitung von Newslettern und aktuelle Berichte auf der Webseite (www.astra-plus.de).

Die Vorstellung der Zahlen aus astra plus in der Europäischen Tabakkontrollkonferenz 2020 initiierte eine „Coalition of Nurses and Healthcare Professional against Tobacco and Nicotine Products“. Der internationale Austausch startete als Symposium zu „Nurses Role in Tobacco Control“ in der Deutschen Konferenz für Tabakkontrolle (www.tabakkontrolle.de; Stand April 2022).

2.7.1.3 Diskussion und Perspektiven für Bildung in den Pflegeberufen

In Deutschland besteht großer Handlungsbedarf bei der Professionalisierung der Pflegeberufe in der Tabakkontrolle. Dieses ist nicht allein Aufgabe der beruflichen Ausbildung, sondern v.a. der Gesundheits- und Berufspolitik. Bezeichnenderweise nimmt Deutschland die letzte Position in Europa bei der Umsetzung des WHO Rahmenübereinkommens zur Eindämmung des Tabakgebrauchs (FCTC) ein (Joossens et al., 2020).

Dem DNRfK e.V. wurde als Netzwerk mit dem Kreis der astra plus-Schulen für sein Engagement die höchste Auszeichnung der Weltgesundheitsorganisation in Tabakkontrolle, der WHO World No Tobacco Day Award 2021 (Anm. der Autor:innen: https://www.euro.who.int/en/health-topics/disease-prevention/tobacco/news/news/2021/5/world-no-tobacco-day-2021-awards-for-tobacco-control-in-the-who-european-region; Stand April 2022) verliehen. Dieses ist von der WHO auch als Auftrag zu verstehen.

Durch astra plus steht den Pflegeschulen ein evidenzbasiertes Programm zur Verfügung, das die Gesundheitskompetenz in der Ausbildung fördern kann und komplett in das Curriculum integrierbar ist. Die Evaluation und die Vernetzung mit den astra plus-Schulen unterstützt die Weiterentwicklung des Programms. Es bleibt eine Herausforderung, Lebens- und Gesundheitskompetenzen und in einem von ungesunden Copingstrategien geprägten Umfeld zu vermitteln. Die Ausbildung ist jedoch ein ideales Umfeld, um dieses zu fördern. Wenn nicht in der Pflegeausbildung, wo dann? Ziel und Aufgabe der Verantwortlichen muss sein, dass die Pflegeausbildung nicht gleichzeitig der Einstieg in eine langjährige Rauchkarriere bedeutet. Professionalisierung bedeutet hier aufzuhören, Zielgruppe zu sein und Akteur:innen zu werden.

2.7.2 Soziale Normen und Persönlichkeiten

Eine Analyse der sozialen Normen, des Tabakkonsums und der Persönlichkeitsausprägungen unter den Auszubildenden in der Pflege

2.7.2.1 Theoretischer Hintergrund und Fragestellungen

Die Daten aus dem astra-Projekt sowie dem Projekt „PA-TRES" belegen, dass die Mehrheit der Pflegeauszubildenden in Deutschland (79%) zwischen 18–25 Jahre alt ist (Reusch & Müller, 2014; Schulze, 2019). Sie befinden sich somit im Übergang von der Adoleszenz ins Erwachsenenalter. Arnett (2007) bezeichnet die Lebensphase als „emerging adulthood". Er identifizierte diese Zeit als ein Übergangsstadium und beschreibt es als ein sich entwickelndes Erwachsenensein. In dieser Lebensphase fühlen sich die werdenden Erwachsenen noch nicht erwachsen, genießen aber bereits viele Freiheiten.

Die Mehrheit der Pflegeauszubildenden verlässt zu Ausbildungsbeginn das Elternhaus (nur 44 % bleiben bei ihren Eltern wohnen) und ziehen in ein Wohnheim (12 %) oder in die eigene Wohnung, allein (29%), mit dem/der Partner:in oder mit Freund:innen (15 %) (Reusch & Müller, 2014). Diese Zeit ist somit durch viele Umbrüche und Veränderungen (eigener Umzug oder der von Freund:innen) gekennzeichnet und die werdenden Erwachsenen müssen sich an ein neues soziales Umfeld mit neuen Normen und Werten gewöhnen. Der Aufbau des neuen sozialen Netzwerkes stellt dabei eine kritische Lebensphase dar, da bei unzureichender Netzwerkbildung die Gefahr für unerwünschte Verhaltensweisen, wie Drogenkonsum, steigt (Arnett, 2007). Umgekehrt kann dieses Wissen genutzt werden, um gezielt in der Pflegeausbildung durch entsprechende Maßnahmen die sozialen Netzwerke zwischen den Pflegeauszubildenden zu stärken, sodass sie später über genügend Ressourcen verfügen, um die aktuelle Situation in der Pflege meistern zu können.

Ein entscheidender Faktor bei der Bewältigung dieser Herausforderungen und bei der Gefahr für unerwünschte Verhaltensweisen, wie dem Tabakkonsum, sind neben den sozialen Normen die Persönlichkeitsausprägungen. Dabei konnten diverse Studien, darunter auch Metastudien, signifikante Zusammenhänge zwischen der Persönlichkeit und dem Gesundheitsverhalten, insbesondere dem Tabakkonsum sowie der Stressbewältigung belegen (Allik, 2012; Maas & Spinath, 2012). Auch wenn sich zwischen den Studien kleine Unterschiede bei einigen Dimensionen zeigen, lässt sich doch festhalten, dass ein niedriger Neurotizismus sowie eine hohe Gewissenhaftigkeit eine positive und schützende Funktion einnehmen (Karimzade & Besharat, 2011). Unstimmigkeiten gibt es bei der Extraversion. Eine Metastudie auf Länderebene konnte ein Indiz finden, dass extravertierte Menschen in Ländern mit einer tabakfreundlichen Politik eher zum Rauchen tendieren, während in Ländern mit einer strengen Tabakpolitik diese Personen eher Nichtraucher:innen sind (Malouff et al., 2006). Extravertierte Personen scheinen sich besonders stark an den vorherrschenden Normen der Umgebung zu orientieren.

Um eine Erklärung für die hohen Prävalenzen beim Tabakkonsum unter Pflegeauszubildenden zu finden, könnte es demnach zielführend sein, neben den tabakbezogenen Normen auch die Persönlichkeitsausprägungen zu untersuchen. Daraus ergeben sich folgende Fragestellungen:

- Wie streng ist die Tabakpolitik in den Pflegeschulen?
- In welchen tabakbezogenen Normen reifen die Pflegeauszubildenden heran?
- Welche Persönlichkeitsausprägungen finden sich unter den Pflegeauszubildenden?

2.7.2.2 Methodisches Vorgehen und ausgewählte Ergebnisse

Diese Studie entstand im Rahmen des astra-Modellprojekts, welches von 04/2013–01/2015 in einem nicht randomisierten Wartelisten-Kontrollgruppen-Design durchgeführt wurde. Insgesamt konnten die Daten von zwölf Pflegeschulen in fünf Bundesländern und 508 Pflegeauszubildenden erhoben werden. Nähere Informationen zum Programm sind im oberen Beitrag (**Kap. 2.7.1**) zu entnehmen.

Zur Beantwortung der ersten Fragestellung: *Wie streng ist die Tabakpolitik in den Pflegeschulen?* wurde auf den evidenzbasierten Fragebogen von Bühler und Piontek (2015) zurückgegriffen, der die Tabakpolitik an bayerischen und hessischen Regelschulen anhand von fünf Kriterien erfasst. Obwohl diese Erhebung bereits deutlichen Handlungsbedarf bei den Regelschulen identifizierte (Bühler & Piontek, 2015), zeigte ein Vergleich der Mittelwerte bei allen fünf Faktoren auf deskriptiver Ebene deutlich niedrigere Werte bei den Pflegeschulen. Es kann somit auf deskriptiver Ebene festgehalten werden, dass eine tabakfreundliche Politik in den Pflegeschulen vorzuherrschen scheint.

Auch die Untersuchung der zweiten Fragestellung: *In welchen tabakbezogenen Normen reifen die Pflegeauszubildenden heran?* stützt diese erste Erkenntnis. Laut Aussagen der Pflegeauszubildenden aus astra, wird der Tabakkonsum in den Schulen und den Praxiseinrichtungen als akzeptiert und möglich erlebt (Scheifhacken et al., 2015). Dieses Wissen gepaart mit den Ergebnissen aus astra, dass die Pflegeauszubildenden 75 % ihrer Kurskolleg:innen als Raucher:innen einschätzen, zeigt ungünstige Bedingungen hinsichtlich der beruflichen Sozialisation auf. Doch wie sieht der Tabakkonsum im privaten Bereich aus? Die Betrachtung des Tabakkonsums im Freundeskreis zeigt, dass die Hälfte der Befragten angibt, dass viele ihrer Freund:innen rauchen.

Weitere 4 % meinen, dass alle ihrer Freund:innen rauchen würden. Dem gegenüber geben 42 % an, dass nur wenige Freund:innen rauchen und 4% meinen, dass keiner ihrer Freund:innen rauchen würden (Schulze, 2019). Wenn dem gegenüber die aktuellen Zahlen der Drogenaffinitätsstudie (Orth & Merkel, 2020) zur Tabakprävalenz in Deutschland für diese Altersgruppe herangezogen werden, wonach 28,8 % rauchen, liegt die wahrgenommene Tabakprävalenz im Freundeskreis der Pflegeauszubildenden deutlich über dem deutschen Durchschnitt. Besser sieht es bei der Tabakprävalenz unter den Familienmitgliedern, also den Eltern, Geschwistern, Partner:innen und Kindern, aus. Hier geben 77 % der befragten Pflegeauszubildenden an, dass wenige bis keine Familienmitglieder rauchen würden (Schulze, 2019). Diese Erkenntnisse erklären jedoch noch nicht, warum bereits zu Ausbildungsbeginn ca. die Hälfte der Pflegeauszubildende Tabak konsumiert (von Lindeman et al., 2011a, 2011b; Reusch et al., 2014). Eine mögliche Erklärung wäre eine Art Selektion bei der Berufswahl.

Es wurde somit untersucht, ob besonders jene jungen Menschen den Pflegeberuf wählen, die aufgrund ihrer Persönlichkeitsausprägungen tendenziell eher zum Tabakkonsum neigen und stressvulnerabler sind. Die Frage lautet: Welche Persönlichkeitsausprägungen finden sich unter den Pflegeauszubildenden? Hierfür wurde die Kurzskale der Big Five genutzt, welche eine Erfassung der Persönlichkeitsausprägungen anhand von zehn Items ermöglicht. Die Mittelwerte der Pflegeschüler:innen (Schulze, 2019) wurden anschließend mit den Mittelwerten der deutschen Wohnbevölkerung (Rammstedt et al., 2012) verglichen (**Abb. 2-11**).

Wie vermutet, zeigen sich signifikante Ergebnisse, wonach die Persönlichkeitsausprägungen in der Pflege sich besonders in den Dimensionen Gewissenhaftigkeit und Neurotizismus von der deutschen Wohnbevölkerung

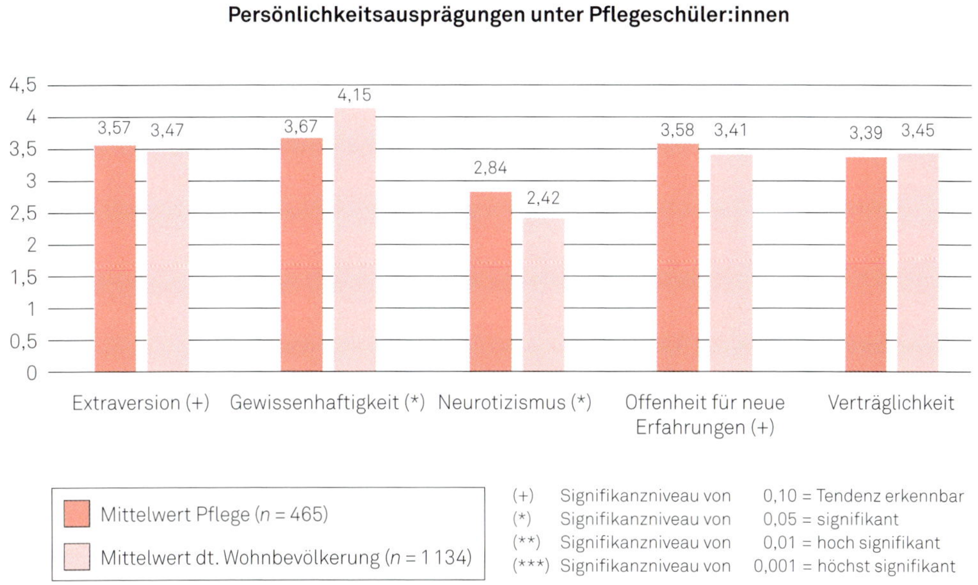

Abbildung 2-11: Persönlichkeitsausprägungen unter Pflegeschüler:innen (*n* = 465 / *n* = 1 134) (Eigendarstellung nach Schulze, 2019, S. 194)

unterscheiden. Es wählen somit jene jungen Menschen den Pflegeberuf, die besonders sensibel auf ihre Umwelt reagieren (hoher Neurotizismus), aber somit auch in einem stärkeren Umfang (soziale) Unterstützung benötigen (Schulze, 2019). Darüber hinaus ist die Gewissenhaftigkeit in der Pflege niedriger ausgeprägt, sodass ein erhöhtes Risiko für einen ungesunden Lebensstil vorliegt.

2.7.2.3 Kurze Diskussion der Ergebnisse

Die Ausführungen zeigen, dass sich die Pflegeauszubildenden zum Zeitpunkt der Ausbildung in einer sensiblen Lebensphase befinden, in der sie auf der Suche nach den neuen Normen und Werten der Erwachsenenwelt und des neuen sozialen Umfeldes sind. Ob diese Lebensphase erfolgreich gemeistert wird, ist dabei stark von den umgebenden Faktoren abhängig. Die Ergebnisse der Studie zu den tabakbezogenen Normen zeigen, dass die Tabakpolitik in den Pflegeschulen als tabakfreundlich angesehen werden kann. Dies wird auch entsprechend von den Pflegeauszubildenden so wahrgenommen. Bedenklich ist, dass sowohl die berufliche Lebenswelt als auch das private Umfeld durch viele Tabakkonsument:innen geprägt zu sein scheint. Die Pflegeauszubildenden erleben somit die „neuen" Normen beim Erwachsen werden als tabakfreundlich. Eine kritische Reflexion der Tabakpolitik in den Schulen und Gesundheitseinrichtungen ist somit dringend notwendig.

Solange diese Situation unberührt bleibt, lernt jede neue Auszubildendengeneration die Pflege als tabakfreundlichen Arbeitsplatz kennen. Kleine Veränderungen, die bei jedem neuen Jahrgang ein wenig verschärft werden, können langfristig zu guten Resultaten führen. Eine gute Anleitung für die Veränderung der Tabakpolitik findet sich beim Deutschen Netz rauchfreier Krankenhäuser und Gesundheitseinrichtungen e.V. und auf der Webseite des astra-Programms. Gleichzeitig entscheiden sich besonders viele sensible junge Menschen für diesen Beruf. In Bezug auf die Qualität der Pflege und den Umgang mit Patient:innen ist dies ein sehr erfreuliches Ergebnis. Gleichzeitig stellen die Stressoren der Pflegeausbildung und des Berufslebens ein besonderes Risiko für diese Gruppe dar. Dieses Risiko kann durch gezielte Trainings in der Pflegeausbildung, wie das Training von allgemeinen Lebenskompetenzen oder die Stärkung des Wir-Gefühls unter den Auszubildenden, reduziert werden, sodass diese Sensibilität als Ressource genutzt werden kann. Die Veränderung der tabakbezogenen Normen in Kombination mit einer Stärkung der Persönlichkeit durch ein Training der allgemeinen Lebenskompetenzen kann somit die Persönlichkeit festigen und gleichzeitig die Prävalenzen senken.

2.7.3 MAtCHuP – Gesundheitsförderung und Prävention des Tabakkonsums

2.7.3.1 Theoretischer Hintergrund, Relevanz, Zielsetzungen und Fragestellungen

Theoretischer und empirischer Hintergrund

Das Forschungs- und Entwicklungsprojekt „MAtCHuP – Gesundheitsförderung und Prävention des Tabakkonsums in der hochschulischen Bildung der Gesundheits- und Pflegeberufe“ schließt thematisch und konzeptionell an die seitens des BMG geförderten Drittmittel-Projekte „astra-Modellprojekt“ (4/2013–1/2015) und „astra-Implementationsforschung“ (2/2015–3/2017), sowie an deren Weiterentwicklung zu „astra plus Gesundheitsförderung – Rauchfrei in der Pflege“ an und intendiert einen Transfer bzw. eine strategische Erweiterung dieser bislang vorrangig auf die pflegeberufliche Bildung zielenden Projekte auf den Hochschulbereich.

Diese Intention begründet sich einerseits vor dem Hintergrund zahlreicher bereits länger vorliegender, aber auch aktueller empirischer Befunde zu hohen beruflichen Belastungen (Jacobs et al., 2019), eines entsprechend hohen Stresserlebens, einer anhaltend starken Fluktuation v.a. in den Pflegeberufen (Hasselhorn et al., 2005) und insbesondere eines anhaltend hohen Anteils an Raucher:innen in den Pflegeberufen (Bonse-Rohmann, 2005; Vitzthum et al., 2012; Bühler et al., 2017), die hier also nicht mehr ausführlicher zu erläutern sind. Von besonderer Bedeutung sind hier auch die zahlreichen empirischen Befunde zur gesundheitlichen Situation Studierender, wobei hier auch Studierende gesundheits- und pflegewissenschaftlicher (bzw. bildungs- oder managementbezogener) Studienprogramme zumindest anteilig integriert werden (Bonse-Rohmann et al., 2014; Ganz et al., 2018).

Andererseits wird die Relevanz des umfangreicheren empirischen Vorhabens MAtCHuP zur Gesundheitsförderung und Tabakprävention im Hochschulbereich auch vor dem Hintergrund der Akademisierungsentwicklung der Pflegeberufe wie auch für die der therapeutischen Gesundheitsberufe offenkundig. Angesichts der 2012 vorgelegten Empfehlungen des Wissenschaftsrates (Wissenschaftsrat, 2012), nach denen die Gesundheitsberufe in den Bereichen der Pflege (einschließlich Hebammen) und der Therapie zu unterschiedlich großen Anteilen künftig auch stärker in grundständigen, d.h. in primär qualifizierenden und/oder dualen Studienprogrammen zu akademisieren sind, wird dieses nun in der Hochschulpolitik der Länder v.a. für die primär qualifizierenden Pflegestudiengänge bundesweit unter großen Anstrengungen an mindestens ca. zwei bis drei Hochschulen pro Bundesland seit WiSe 2020/21 verstärkt umgesetzt. Damit stellen sich auch weitere Herausforderungen, gesundheits- wie pflegewissenschaftlich erforderliche Theorien und Handlungsfelder zur Gesundheitsförderung und Prävention in der hochschulischen Lehre, Entwicklung aber auch in der Forschung neuer Studiengangkonzepte konsequenter zu berücksichtigen.

Zugleich sind die inzwischen seit ca. 15–20 Jahren etablierten Bachelor- und Master-Studiengänge für Gesundheits- und Pflegeberufe mit Schwerpunkten in den Bereichen der Bildungswissenschaften bzw. der Berufspädagogik und des Managements in die Aufgaben der Gesundheitsförderung und Prävention einzubeziehen. Dieses gilt sowohl für die künftigen Tätigkeitsfelder der beruflichen Aus-, Fort- und Weiterbildung (als Lehrkräfte) als auch für Aufgaben der Organisations- und Personalentwicklung (als betriebliche Führungskräfte), um so eine gesundheitspolitisch erforderliche gesundheitswissenschaftliche, berufspädagogische und managementbezogene akademische Qualifizierung von Multiplikator:innen an Hochschulen zu leisten.

Aktuelle Relevanz und Zielsetzungen

Durchaus lassen sich zwar auch einzelne empirische Ansätze einer systematischen Gesundheitsförderung und Prävention bereits in der beruflichen Ausbildung der Gesundheits- und Pflegeberufe auffinden (Langenkamp & Linten, 2018), aber dennoch ist nicht davon auszugehen, dass diese eher projektbezogenen Initiativen auch in der Breite der gesundheits- und pflegeberuflichen Ausbildungsgänge tatsächlich angekommen sind bzw. dort umgesetzt werden. Auch angesichts der Umsetzung des Pflegeberufegesetzes und einer zunehmenden Anzahl zu erwartender primärqualifizierender Studiengänge ist hier auf die besonderen Chancen einer durch Methoden der empirischen Sozialforschung stärker zu fundierenden Gesundheitsförderung zu Prävention für die eigene Berufsgruppe hinzuweisen. Ferner erscheint es sehr lohnend, einen Transfer spezifischer gesundheitsfördernder Kompetenzen, die von Studierenden aus Gesundheits- und Pflegeberufe bereits im Rahmen von traditionellen gesundheits- und pflegewissenschaftlichen Studienprogrammen erworben werden, zugunsten von Peer-Beratungen innerhalb von Hochschulen (also auch für Studierende technischer, geistes- oder naturwissenschaftlichen Fakultäten einer Hochschule) fruchtbar zu machen.

Ebenfalls innerhalb des Settings Hochschule eröffnen die theoretischen Grundlagen (z. B. Epidemiologie, Gesundheitsberichterstattung und Versorgungsforschung), wie auch die praktischen Handlungsfelder der Gesundheitsförderung und Prävention (Settings wie z. B. Betriebe und Schulen) zahlreiche Chancen interdisziplinärer Analysen, Interventionen und Evaluationen innerhalb der Studienprogramme für Studierende der Gesundheits- und Pflegeberufe, die an diesen Forschungsgegenständen empirische Forschungsansätze reflektieren, exemplarisch erarbeiten oder im Rahmen von empirisch angelegten Abschlussarbeiten gestalten können. Gesundheitsförderung und Prävention sind damit auch als innovative curriculare Anforderungen bzw. Herausforderungen in der gesundheits- und pflegeberuflichen Bildung und auch explizit auch in deren Lehrerbildung künftig offensiver zu berücksichtigen (Bonse-Rohmann, 2011, 2013, 2015; Schneider et al., 2015).

Analog sind hier eine zu erwartende Multiplikator:innenfunktion von Absolvent:innen managementbezogener Studienprogramme (für Gesundheits- und Pflegeberufe) für die Bereiche der betrieblichen Gesundheitsförderung und Prävention als künftig bedeutsamer werdende Handlungsfelder zu betonen. Angesichts des dramatischen Fachkräftemangels und der erheblichen Probleme bei der Gewinnung des beruflichen Nachwuchses erscheinen aus dem eigenen Beruf stammende, akademisch qualifizierte Multiplikator:innen besonders prädestiniert, um die Arbeitsbedingungen in den Gesundheits- und Pflegeberufen auf einer empirisch zu fundierenden Basis zu verbessern (Mojtahedzadeh et al., 2020).

Forschungsfragen und Projektschritte

Dargestellt werden hier die insgesamt fünf Forschungsfragen und Projektschritte des Projektes „MAtCHuP", wobei hierzu die ersten drei Forschungsfragen erläutert wurden.

1. Wie stellen sich der aktuelle Forschungsstand bzw. die wissenschaftliche Ausgangslage in der einschlägigen Literatur zur Gesundheitsförderung und Prävention, insbesondere aber auch zur Sucht- und Tabakprävention für Gesundheits- und Pflegeberufe dar?
   Als erster Projektschritt wurde zu Beginn des Projektes eine umfassende Literaturrecherche für den deutschsprachigen Raum der sog. D-A-CH-Region (Deutschland, Österreich, Schweiz) zu den Themen Gesundheitsförderung und insbesondere zur Sucht- und Tabakprävention im Zusammenhang mit Hochschulen und Pflege- und Gesundheitsberufen durchgeführt, in deren Durchführung auch studentischen Mitarbeiter:innen und Absolvent:innen aus berufsbegleitenden Studiengängen für Gesundheitsberufe einbezogen wurden.
2. Welchen Stellenwert haben Lehrinhalte bzw. angestrebte Kompetenzen zur Gesundheitsförderung und Prävention (spezieller zur Sucht- und Tabakprävention) aktuell in Studienprogrammen für Gesundheits- und Pflegeberufe im deutschsprachigen Raum, also innerhalb der sog. D-A-CH-Region?
   Im zweiten umfangreichen Projektschritt wurden eine detaillierte Bestandsaufnahme sowie differenzierte Dokumenten- bzw. Inhaltsanalysen von Studienmodulen aus Studienprogrammen der D-A-CH-Region zur Gesundheitsförderung und Prävention bzw. und insbesondere zur Sucht- und Tabakprävention bearbeitet.
3. Wie können curriculare Ansätze zur Gesundheitsförderung aus bestehenden Studienprogrammen für Gesundheits- und Pflegeberufe für die Entwicklung eines hochschuldidaktischen Konzeptes zur Gesundheitsförderung und Prävention hochschulübergreifend genutzt werden?
   Im dritten Projektschritt wurden mit ca. 20 Expert:innen des Wissenschafts- und Praxisbeirates des Projektes „MAtCHuP" zwei Fokusgruppen und zusätzlich insgesamt 12 Einzelinterviews mit Expert:innen aus dem Beirat und weiterer Expert:innen aus Hochschulen sowie dem Praxisbereich des Gesundheitswesens durchgeführt. Auf Basis dieser qualitativen Daten entstand ein hochschuldidaktisches Konzept zur Gesundheitsförderung und Prävention (insbesondere zur Tabakprävention) für die akademische Qualifizierung der Gesundheits- und Pflegeberufe.
4. Wie kann ein integratives, hochschulübergreifendes, d.h. unter Einbeziehung von gesundheits- und pflegewissenschaftlichen Expert:innen entwickeltes hochschuldidaktisches Konzept zur Gesundheitsförderung und Sucht- bzw. Tabakprävention in Studiengängen für Gesundheits- und Pflegeberufe implementiert und evaluiert werden?
   Im Rahmen exemplarischer Erprobungen soll ein aktuell bereits mit Expert:innen und auch Studierenden entwickeltes hochschuldidaktisches Konzept zur Gesundheitsförderung und (Tabakkonsum-)Prävention in realen Lern- und Lehrsituation etablierter Studienmodule umgesetzt, evaluiert und ggfs. auch entsprechend modifiziert werden.
5. Wie können Prozesse und zentrale Ergebnisse des Projektes „MAtCHuP" gesammelt, dokumentiert, theoretisch eingeordnet und vertiefend reflektiert werden, um diese empirischen, konzeptionellen und anteilig auch für die Theoriebildung nutzbaren Erkenntnisse des Projektes zu sichern?
   Zum Abschluss und zugleich zur Sicherung der Nachhaltigkeit des Projektes „MAtCHuP" soll unter Einbeziehung von Expert:innen des Wissenschafts- und Praxisbeirates und

weiterer Autor:innen ein Sammelband zum Thema „Gesundheitsförderung und Prävention des Tabakkonsums in der hochschulischen Bildung der Gesundheits- und Pflegeberufe (theoretische und hochschuldidaktische Orientierungen)“ hochschulübergreifend gestaltet und publiziert werden.

2.7.3.2 Forschungsmethodisches Vorgehen und ausgewählte Ergebnisse

Im vorangehenden Abschnitt wurden die Forschungsfragen und Projektschritte des Projektes „MAtCHuP“ bereits skizziert. Das jeweilige forschungsmethodische Vorgehen und ausgewählte Ergebnisse der ersten drei Projektschritte dieses laufenden Forschungsvorhabens sollen hier dargestellt und erläutert werden.

(1) Forschungsmethodisches Vorgehen und Ergebnisse zur Literaturrecherche

Zu Beginn des Projektes wurde eine umfangreiche Bestandsaufnahme durchgeführt, indem zuerst eine systematische Literaturrecherche bezogen auf Deutschland und punktuell bezogen auf Österreich sowie die Schweiz vorgenommen wurde. Die in verschiedenen Datenbanken (Pubmed, GESIS, FIS) durchgeführte Literaturrecherche wurde in Suchprotokollen und Literaturlisten dokumentiert (Meißner et al., 2018). Im Rahmen dieser systematischen Literaturrecherche konnten Publikationen zu den Themen „Gesundheitsförderung“ sowie „Sucht- und Tabakprävention“ im Zusammenhang mit dem Hochschulbereich und insbesondere den Studiengängen aus Pflege- und Gesundheitsberufen ermittelt werden. Insgesamt wurden rund 308 Literaturquellen aus Deutschland, Österreich oder der Schweiz zu den Rubriken „Gesundheitsförderung/Gesundheitsmanagement“, „Bewegung“, „Ernährung“, „Stress/Stressbewältigung“, „Suchtprävention und Tabakprävention“ im Zusammenhang mit dem Setting Hochschulen oder der Zielgruppe Studierender erfasst. Die meisten Quellen wurden bei dieser Recherche aus Deutschland gefunden (insgesamt 257 Quellen). Davon bezog sich der Großteil auf Gesundheitsförderung/Gesundheitsmanagement oder Stress/Stressbewältigung in Verbindung mit dem Setting Hochschule oder bezogen auf die Zielgruppe Studierender. In den erhobenen Publikationen aus Österreich (insgesamt 13 Quellen) war dieses ähnlich.

Die Literaturquellen der Schweiz (insgesamt 20 Quellen) bezogen sich bei dieser Recherche hingegen mehrheitlich auf das Thema „Suchtprävention“ in Verbindung mit dem Setting Hochschule oder bezogen auf die Zielgruppe Studierender. Ein zentrales Ergebnis dieser Recherche bezogen auf alle drei Länder ist, dass *keine* Publikation vorzuweisen ist, die sich explizit mit der Thematik Sucht- und Tabakprävention bei Studierenden aus Pflege- und Gesundheitsberufen befasst. Die folgende Grafik zeigt die Anzahl der erhobenen Literaturquellen aufgeteilt nach sechs gesundheitsbezogenen Rubriken in Verbindung mit Hochschulen/Studierenden bezogen auf die drei untersuchten Länder **(Abb. 2-12)**.

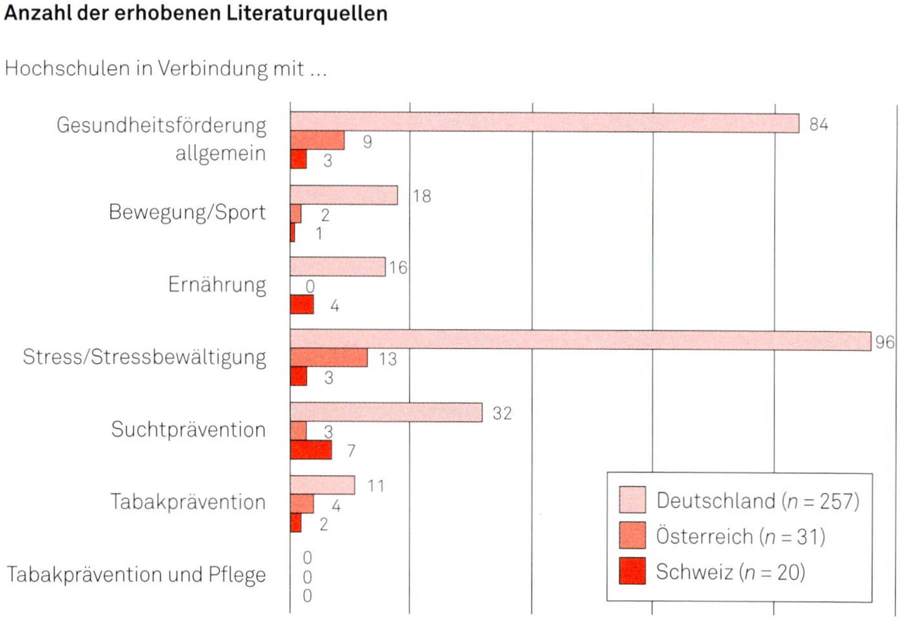

Abbildung 2-12: Ergebnisse der Literaturrecherche (Quelle: Eigendarstellung)

(2) Forschungsmethodisches Vorgehen und Ergebnisse zur Analyse von Studienmodulen

Im Rahmen des zweiten Projektschrittes wurden mithilfe von Suchprotokollen und einer Recherchematrix Inhaltsanalysen (nach zuvor definierten Kriterien) der Module aus Studiengängen der Pflege, therapeutischer und hebammenwissenschaftlicher Studiengänge aus Deutschland, Österreich und der Schweiz durchgeführt. Diese Modulanalysen fokussierten auf das Vorhandensein und den Umfang von Lehrinhalten zu „Gesundheitswissenschaften/Grundlagen Gesundheit", „Prävention und Gesundheitsförderung" und „Sucht/Rauchen bzw. Sucht- und Tabakprävention". Für die Analyse verwendet wurden, (wenn verfügbar) die Modulhandbücher, in einigen Fällen alternativ oder ergänzend Studiengangsübersichten, Informationen der Studiengangswebseiten oder Prüfungsordnungen und Curricula genutzt. So konnten in Deutschland 217 Studiengänge, in Österreich 71 und in der Schweiz 32 Bachelor- und/oder Masterstudiengänge erhoben und die Modulanalysen in Excel-Tabellen dokumentiert werden. Die eingeschlossenen Studiengänge beziehen sich auf den Bereich Pflege, Pflegepädagogik, Pflegemanagement, Pflegewissenschaft, Hebammenkunde, Ergotherapie, Logopädie, Physiotherapie und angewandte Therapiewissenschaften.

Zentrales Ergebnis dieser Modulanalysen ist, dass von insgesamt $N = 326$ untersuchten gesundheitsbezogenen Studiengängen lediglich 19 Studiengänge ermittelt wurden, die didaktische Inhalte zur „Sucht- oder Suchtprävention" beinhalten oder die Themen „Rauchen" oder „Rauchprävention" aufweisen. In den 19 Studiengängen ergaben sich somit insgesamt 21 Treffer zu den analysierten Themen, da in zwei Studiengängen mehr als ein Treffer erhoben wurde. Diese teilen sich auf in 17 Treffer im Bereich „Suchtprävention bzw. Sucht" und vier Treffer im Bereich „Tabakprävention oder Rauchen" **(Tab. 2-19)**.

Als Ergänzung und zur Überprüfung der erläuterten Modulanalysen wurde eine Online-Kurzbefragung mit insgesamt $n=42$ teilnehmenden Hochschulverantwortlichen aus Studiengängen für Pflege- und Gesundheitsberufen durchgeführt. Der Anteil der Lehrinhalte zur Sucht- und Tabakprävention zeigte sich dort etwas höher, es wurde jedoch ebenfalls bestätigt, dass die Thematik bei den hier untersuchten Berufsgruppen bisher nur zu einem geringen Anteil in der hochschulischen Lehre vertreten sind. Weitere Analyseergebnisse der Studiengangsrecherchen aus dem Projekt „MAtCHUP" sind in den folgenden Publikationen zu finden (Meißner et al., 2018, 2019).

(3) Forschungsmethodisches Vorgehen und Ergebnisse zur hochschulischen Lehre

Qualitative Daten wurden durch anschließende Befragungen mit Expert:innen aus dem hochschulischen Bereich und Expert:innen aus den Praxisfeldern des Gesundheitsbereichs sowie mit Studierenden aus der Pflege und weiteren Gesundheitsberufen erhoben sowie umfassend ausgewertet. Es wurden zwei Fokusgruppen mit insgesamt 20 Experten:innen, weitere Fokusgruppen mit insgesamt 65 Studierenden und in 12 Experteninterviews durchgeführt. Aus diesen Befragungen konnten weitere grundlegende Hinweise hinsichtlich geeigneter Lehrmethoden und Lehrinhalten sowie weiterer Empfehlungen zur hochschulischen Lehre im Zusammenhang mit den hier untersuchten Themen Gesundheitsförderung, Tabak-/Suchtprävention und dem Hochschulbereich zur

Tabelle 2-19: Analyse von Bachelor- und Masterstudiengängen für Gesundheits- und Pflegeberufe (Quelle: Eigendarstellung)

Land	Fachwissenschaft bzw. Fachrichtung	Rauchen/Tabakprävention als Modulinhalt	Sucht/Suchtprävention als Modulinhalt	Sucht/Suchtprävention als eigenständiges Modul
Deutschland	Pflege	2	6	0
Österreich		0	2	0
Schweiz		1	0	1
Deutschland	Therapie	0	2	0
Österreich		0	3	1
Schweiz		0	0	0
Deutschland	Hebammen	1	2	0
Österreich		0	0	0
Schweiz		0	0	0
	Gesamt	4	15	2

Tabelle 2-20: Ergebniszusammenfassung aus Expert:inneninterviews, Fokusgruppen mit Experten:innen und Studierenden (Eigendarstellung)

Lehrmethoden	Lehrinhalte	Weitere Empfehlungen/ Ressourcen/Hindernisse
• Aktvierende und interaktive Lehrmethoden verwenden • Selbsterfahrungsübungen/ -aufgaben durchführen • Häufigste Empfehlungen der befragten Experten:innen: wie beispielsweise Projektstudium/ Projektarbe iten, Forschendes Lernen, Problemorientiertes Lernen, Exkursionen, Plan- und Rollenspiele • Häufigste Empfehlungen der befragten Studierenden: Projektstudium, Gastvorträge von Experten:innen oder ehemals Betroffenen, emotionale Ebene der Studierenden ansprechen: konkrete Fallbeispiele, Filme, eigene „Experimente" oder Simulationen	• Anknüpfungspunkte an bestehende Lehrinhalte vorhanden, z. B. gesundheitspsychologische Modelle oder chronische Krankheiten • Kombination mit anderen Themen der Prävention und Gesundheitsförderung empfehlenswert, z. B. Bewegung oder auch Problematiken wie „Handysucht" • Selbstreflexion hervorrufen und unterstützen hinsichtlich des eigenen gesundheitsförderlichen Verhaltens • Diverse Angaben zu Inhalten zur Sucht- und Tabakprävention, z. B. Stresscoping-Strategien, Grundlagen von Suchtverhalten, alternative Strategien zum Rauchen, Prävalenz (Epidemiologie)	• Wahlmöglichkeiten der Studierenden gewährleisten und subjektive Lerninteressen berücksichtigen • Rollenbewusstsein reflektieren und stärken (Differenzen in berufliche Rolle und persönlichem Verhalten) • Diskrepanzen zwischen Theorie und Praxis thematisieren und Umgang damit reflektieren (Arbeitsbedingungen) • Settingbedingungen in der Hochschule einbeziehen (Stress im Studium, Hochschulkultur und Haltung zum Thema, gelebte Normen, Angebote zur Suchtprävention außerhalb der Lehre, Kombination von Verhalten und Verhältnisse) • Kritikpunkt: Gehört untersuchtes Thema zum Bildungsauftrag von Hochschulen?

Konzeptentwicklung (vgl. dazu 3.1 Punkt 3 „Forschungsfragen und Projektschritte) ermittelt werden (s. Auszug der Ergebnisse, **Tab. 2-20**).

2.7.3.3 Diskussion und Perspektiven

Die empirischen Ergebnisse aus dem Projekt „MAtCHuP – Gesundheitsförderung und Prävention des Tabakkonsums in der hochschulischen Bildung der Gesundheits- und Pflegeberufe" zeigen angesichts der empirisch aufgedeckten Defizite deutlich, dass innovative Konzepte zur Gesundheitsförderung und insbesondere zur Tabakprävention in der Hochschullehre dringend erforderlich sind. Besonders relevant erscheint auf der Mikroebene eine Förderung der Gesundheitskompetenzen Studierender aus gesundheitsbezogenen Studiengängen. Dazu gehören die Reflexion und das bewusste Handeln bezogen auf ihr eigenes gesundheitliches Verhalten in ihrem privaten sowie beruflichen Kontext, aber auch der Transfer der Inhalte und einer bewussten Haltung in das berufliche Umfeld im Sinne einer Multiplikator:innenfunktion. Hierbei sind curriculare Anpassungen zur stärkeren Integration von Gesundheitsförderung sowie Sucht-/Tabakprävention in Studiengängen aus Gesundheits- und Pflegeberufen zu fordern. Gleichrangig spielt auch das Setting Hochschule mit seinen Lernbedingungen und der dort gelebten Kultur eine entscheidende Rolle. Hinsichtlich der Suchtprävention sollten damit verbundene gelebte Normen und Vorgaben in der Hochschule (z. B. Rauchverbote) sowie stressförderliche Strukturen für Studierende (z. B. sehr verdichte Prüfungsphasen) genauer betrachtet und angepasst werden. Im Rahmen der gesamten Projektlaufzeit des Projektes „MAtCHuP“ wird im Sinne des Forschenden Lernens die Verknüpfung von Forschung und Lehre aktiv gefördert, in dem sich Studierende in Abschlussarbeiten mit den untersuchten Themen aus MAtCHuP ebenfalls empirisch auseinandersetzen (Hennersdorf & Schmidt, 2019; Bank & Junge, 2019).

2.7.4 Zusammenfassung

Alle drei hier vorgestellten entwicklungs- und forschungsorientierten Beiträge verdeutlichen in den Bereichen der persönlichen, beruflichen und gesellschaftsbezogenen Gesundheitskompetenzen einen erheblichen weiteren Forschungsbedarf, aber auch die Notwendigkeit curricularer Anstrengungen und Innovationen in der beruflichen und akademischen Bildung der Gesundheits- und Pflegeberufe zugunsten einer berufsgruppenbezogenen Gesundheitsförderung und Prävention des Tabakkonsums und zwar insbesondere auch in der generalistischen Pflegeausbildung, die hierfür recht günstige curriculare Bedingungen anbietet. Hierbei sollen persönlichkeitsbezogene und stressverhaltensbezogene Faktoren ebenso eine Berücksichtigung finden, wie die Veränderung sozialer Normen und die Gestaltung der als völlig unzureichend erkannten Arbeitsbedingungen in Gesundheits- und Pflegeberufe bzw. der besonders herausfordernden Settings des Gesundheitswesens.

In die Entwicklung von ausbildungsbezogenen Konzepten eines Betrieblichen Gesundheitsmanagements in Bildungseinrichtungen und in leistungserbringenden Institutionen der ambulanten und stationären Versorgung, wie auch von Konzepten eines studentischen Gesundheitsmanagements, speziell in Studiengängen der Gesundheits- und Pflegeberufe, sollen dabei Auszubildende wie auch Studierende im Sinne eines forschenden Lernens einbezogen werden. Damit werden Auszubildende und Studierende zu Akteur: innen in der Forschung und Entwicklung von gesundheitsförderlichen Rahmenbedingungen in den Humandienstleistungsberufen.

Literatur

Allik, J. (2012). National differences in personality. *Personality and Individual Differences, 53*(2), 114–117. https://doi.org/10.1016/j.paid.2011.05.011

Arnett, J.J. (2007). Emerging Adulthood: What Is It, and What Is It Good For? *Child Development Perspectives, 1*(2), 68–73. https://doi.org/10.1111/j.1750-8606.2007.00016.x

Bank, C. & Junge, S. (2019). Gesundheitliche Kompetenzen für den Berufseinstieg in Bildungseinrichtungen für Pflegeberufe. In M. Bonse-Rohmann, P. Raschper & R. Wolke (Hrsg.), *Aktuelle pflegewissenschaftliche Entwicklungen im Gesundheitswesen – Beiträge des wissenschaftlichen Nachwuchses der Hochschulen Hannover, Esslingen und Bielefeld* (S. 19–58). Lage: Verlag Jacobs.

Bonse-Rohmann, M. (2005). Gesundheitsförderung in der Aus- und Fortbildung in Pflegeberufen – ein transferorientiertes Projekt. *PFLEGE AKTUELL, 2005*(Juli/August), 408–410.

Bonse-Rohmann, M. (2011). Neue Strukturen der Lehrerbildung in den beruflichen Fachrichtungen Gesundheit und Pflege. In M. Bonse-Rohmann & H. Burchert (Hrsg.), *Neue Bildungskonzepte für das Gesundheitswesen* (S. 9–27). Bielefeld: Bertelsmann.

Bonse-Rohmann, M. (2013). Gesundheitsförderung in der beruflichen Bildung und der Lehrerbildung für Gesundheitsberufe. In M. Bonse-Rohmann & U. Weyland (Hrsg.), *bwp@ Spezial 6 – Hochschultage Berufliche Bildung 2013, Fachtagung 10* (S. 1–21). Verfügbar unter http://www.bwpat.de/ht2013/ft10/bonse-rohmann_ft10-ht2013.pdf

Bonse-Rohmann, M. (2015). Strukturen, Orientierungen und neuere Entwicklungen der Lehrerinnen- und Lehrerbildung in den beruflichen Fachrichtungen Gesundheit und Pflege. In J. Pundt & K. Kälble (Hrsg.), *Gesundheitsberufe und gesundheitsberufliche Bildungskonzepte* (S. 165–197). Bremen: Apollon University Press.

Bonse-Rohmann, M., Heidenreich, T., Kaba-Schönstein, I. & Mezger, T. (2014). Gesundheitliche Situation und Gesundheitsverhalten von Studierenden – aktuelle Befunde der Hochschule Esslingen. *Prävention und Gesundheitsförderung, 9*, 281–286. https://doi.org/10.1007/s11553-014-0434-5

Bühler, A. & Piontek, D. (2015). Entwicklung einer Checkliste zur Erfassung der schulischen Tabakpolitik. Development of a Checklist to Assess School Smoking Policy. *Gesundheitswesen, 77*(S 01), S112–S113. https://doi.org/10.1055/s-0032-1330027

Bühler, A., Schulze, K., Rustler, C. & Kubisch, M. (2022) (in Vorbereitung). *Programm astra plus Gesundheitskompetenz. Ergebnisse der quantitativen Evaluation 2016–2020.*

Bühler, A., Schulze, K., Rustler, C., Scheifhacken, S., Schweizer, I. & Bonse-Rohmann, M. (2017). Tobacco prevention and reduction with nursing students: a non-randomized controlled feasibility study. *Nurse Education Today, 48*(1), 48–54. https://doi.org/10.1016/j.nedt.2016.09.008

Ganz, T., Braun, M., Laging, M., Schermelleh-Engel, K., Michalak, J. & Heidenreich, T. (2018). Effects of a stand-alone web-based electronic screening and brief intervention targeting alcohol use in university students of legal drinking age: A randomized controlled trial. *Addictive behaviors, 77*, 81–88. https://doi.org/10.1016/j.addbeh.2017.09.017

Hasselhorn, H.-M., Müller, B.H., Tackenberg, P., Kümmerling, A. & Simon, M. (2005). *Berufsausstieg bei Pflegepersonal. Arbeitsbedingungen und beabsichtigter Berufsausstieg bei Pflegepersonal in Deutschland und Europa.* Dortmund: Bundesanstalt für Arbeitsschutz und Arbeitsmedizin.

Hennersdorf, P. & Schmidt, J. (2019). Zur Selbsteinschätzung der Gesundheit Studierender in berufsbegleitenden BA- und MA-Studiengängen. In M. Bonse-Rohmann, P. Raschper & R. Wolke (Hrsg.), *Aktuelle pflegewissenschaftliche Entwicklungen im Gesundheitswesen – Beiträge des wissenschaftlichen Nachwuchses der Hochschulen Hannover, Esslingen und Bielefeld* (S. 89–120). Lage: Verlag Jacobs.

Jacobs, K., Kuhlmey, A., Greß, S., Klauber, J. & Schwinger, A. (Hrsg.). (2019). *Pflege-Report 2019 – Mehr Personal in der Langzeitpflege - aber woher?* Berlin, Heidelberg: Springer. https://doi.org/10.1007/978-3-662-58935-9

Joossens, L., Feliu, A. & Fernandez, E. (2020). *The Tobacco Control Scale 2019 in Europe.* Brussels: Association of European Cancer Leagues, Catalan Institute of Oncology. Available from http://www.tobaccocontrolscale.org/TCS2019.pdf

Karimzade, A. & Besharat, M.A. (2011). An intervention of the relationship between personality dimensions and Stress coping styles. *Procedia – Social and Behavioral Science, 30*, 797–802. https://doi.org/10.1016/j.sbspro.2011.10.155

Langenkamp, K., Linten, M. & Prüstel, S. (2018). *Auswahlbiographie. Inklusion in der beruflichen Bildung. Zusammenstellung aus: Literaturdatenbank Berufliche Bildung Version: 6.0, Februar 2018.* Bonn: Bundesinstitut für Berufsbildung (BIBB). Verfügbar unter https://www.bibb.de/dokumente_archiv/pdf/a1bud_auswahlbibliografie-inklusion.pdf

Maas, H. & Spinath, F.M. (2012). Persönlichkeit und Gesundheit. Eine Zwillingsstudie zur Betrachtung möglicher Mediatoren. *Zeitschrift für Gesundheitspsychologie, 20*(3), 129–140. https://doi.org/10.1026/0943-8149/a000071

Malouff, J.M., Thorsteinsson, E.B. & Schutte, N.S. (2006). The five-factor model of personality and smoking: a meta-analysis. *Journal of drug education, 36*(1), 47–58. https://doi.org/10.2190/9EP8-17P8-EKG7-66AD

Meißner, P., Bonse-Rohmann, M. & Voltmann, S. (2018). *I. Zwischenbericht. Gesundheitsförderung und Prävention des Tabakkonsums in der hochschulischen Bildung der Gesundheits- und Pflegeberufe* (Unveröffentlichter Forschungsbericht. Eingereicht bei der Techniker Krankenkasse am 24.07.2018). Verfügbar unter https://f5.hs-hannover.de/forschung/forschungsprojekt-matchup/

Meißner, P., Bonse-Rohmann, M., Voltmann, S. & Sting, A.-L. (2019). MAtChuP – „Smokefree Academics in Health Professions – Forschungsprojekt zu Gesundheitsförderung und Prävention des Tabakkonsums in der hochschulischen Bildung der Gesundheits- und Pflegeberufe. In M. Bonse-Rohmann, P. Raschper & H. Wolke (Hrsg.), *Aktuelle pflegewissenschaftliche Entwicklungen im Gesundheitswesen - Beiträge des wissenschaftlichen Nachwuchses der Hochschulen Hannover, Esslingen und Bielefeld* (S. 121–144). Lage: Verlag Jacobs.

Mojtahedzadeh, N., Neumann, F.A., Rohwer, E., Augustin, M., Zyriax, B.-C, Harth, V. & Mache, S. (2020). Betriebliche Gesundheitsförderung in der Pflege. *Prävention und Gesundheitsförderung, 16*(4), 163–169. https://doi.org/10.1007/s11553-020-00800-1

Orth, B. & Merkel, C. (2020). *Die Drogenaffinität Jugendlicher in der Bundesrepublik Deutschland 2019. Rauchen, Alkoholkonsum und Konsum illegaler Drogen: aktuelle Verbreitung und Trends. BZgA-Forschungsbericht.* Köln: Bundeszentrale für gesundheitliche Aufklärung.

Rammstedt, B., Kemper, C.J., Klein, M.C., Beierlein, C. & Kovaleva, A. (2012). *Eine kurze Skala zur Messung der fünf Dimensionen der Persönlichkeit: Big-*

Five-Inventory-10 (BFI-10) (GESIS Working Papers 2012/23). Köln: GESIS.

Reusch, A. & Müller, A. (2014). *PA-TRES. Gesunder Lebensstil und Tabakprävention: Ein Unterrichtskonzept für die Pflegeausbildung.* 2. Deutsche Konferenz für Tabakkontrolle, dkfz 3. Dezember 2014, Heidelberg. Verfügbar unter https://www.dkfz.de/de/tabakkontrolle/download/Deutsche_Konferenzen_fuer_Tabakkontrolle/12_Deutsche_Konferenz_fuer_Tabakkontrolle/Reusch_A_2014.pdf

Sarna, L. P., Bialous, S. A., Kraliková, E., Kmetova, A., Felbrová, V., Kulovaná, S., Malá, K., Roubicková, E., Wells, M. J. & Brook, J. K. (2014). Impact of a smoking cessation educational program on nurses' interventions. *Journal of nursing scholarship, 46*(5), 314–321. https://doi.org/10.1111/jnu.12086

Scheifhacken, S., Rustler, C., Bühler, A., Schulze, K., Schweizer, I. & Bonse-Rohmann, M. (2015). Rauchfrei durch die Pflegeausbildung: astra – Aktive Stressprävention durch Rauchfreiheit in der Pflege. *Suchttherapie, 2015*(16), S_42_03. https://doi.org/10.1055/s-0035-1557662

Schneider, C., Bonse-Rohmann, M. & Heidenreich, T. (2015). Ressourcen und Belastungen im Berufsalltag von Lehrenden an Altenpflegeschulen – Erste Konsequenzen für eine umfassende Gesundheitsförderung. *Pädagogik der Gesundheitsberufe, 2*(2), 22–32.

Schulze, K. (2019). *Tabakkonsum unter Pflegeschülerinnen und Pflegeschülern: eine Untersuchung der Sozialisations- und Selektionsfaktoren bei der Pflegeausbildung und deren Wirkung auf das Präventions- und Interventionsprogramm astra* (Dissertation). LMU München, München.

Vitzthum, K., Koch, F., Groneberg, D., Kusma, B., Mache, S., Marx, P., Hartmann, T. & Pankow, W. (2012). Smoking behaviour and attitudes among German nursing students. *Nurse Education in Practice, 13*(5), 407–412. https://doi.org/10.1016/j.nepr.2012.12.002

von Lindeman, K., Kugler, J. & Klewer, J. (2011a). Gesundheitsverhalten von Auszubildenden in Krankenpflegeberufen. *HeilberufeScience, 2*(3), 82–89. https://doi.org/10.1007/s16024-011-0342-y

von Lindeman, K., Kugler, J. & Klewer, J. (2011b). „Zigaretten-, Alkohol- und Drogenkonsum alleinig und in Kombination bei Auszubildenden in Gesundheitsfachberufen". *Pflegewissenschaft, 6*(13), 373–376.

Wissenschaftsrat. (2012). *Empfehlungen zu hochschulischen Qualifikationen für das Gesundheitswesen (Drs. 2411-12), Juli 2012.* Zugriff am 31.12.2020 unter https://www.wissenschaftsrat.de/download/archiv/2411-12.html

Weiterführende Literatur

Bonse-Rohmann, M., Raschper, P. & Wolke, R. (2019). (Hrsg.). *Aktuelle pflegewissenschaftliche Entwicklungen im Gesundheitswesen – Beiträge des wissenschaftlichen Nachwuchses der Hochschulen Hannover, Esslingen und Bielefeld.* Lage: Verlag Jacobs.

WHO. (2013). *WHO Framework Convention on Tobacco Control.* Available from https://www.who.int/fctc/text_download/en/

Internetadressen

Homepage des Programms „astra plus": www.astra-plus.de

Homepage des Projektes „MAtCHuP": https://f5.hs-hannover.de/forschung/forschungsprojekt-matchup/

2.8 Pflegebildung durch Praxisvorbilder

Bettina Flaiz und Katrin Heeskens

Abstract

Hintergrund: Laut der Studie von Worthington et al. (2013) haben Pflegestudierende, die eine Pflegefachperson mit absolviertem Studium als Vorbild in ihrem Arbeitsumfeld haben, eine niedrigere Studienabbruchquote als Pflegestudierende, die ein solches Praxisvorbild nicht aufweisen. Leider besteht in Deutschland ein Defizit an Praxisvorbildern in der Pflege (Arens, 2015). Aktuell sind nur zwei Prozent der Pflegenden mit einem Studium in der unmittelbaren Patient*innenversorgung tätig (Kocks, 2019). Daraus resultieren diverse Fragen hinsichtlich der Bedeutung von Vorbildern für die Pflegebildung.
Methode & Ergebnisse: An der Dualen Hochschule Baden-Württemberg (DHBW) wurde 2013 im Rahmen des vom Bundesministerium für Bildung und Forschung (BMBF) geförderten Projekts Open Education in Nursing (OPEN) mit der Konzeption eines Kontaktstudiums auf das Defizit an Vorbildern in der Pflegepraxis reagiert. Das Kontaktstudium richtet sich an examinierte Pflegefachpersonen, wobei die Hochschulzugangsberechtigung keine verpflichtende Voraussetzung für die Teilnahme ist. Für die Mehrheit der Zielgruppe besteht durch dieses Angebot ein erster Kontakt mit einer Hochschule. Insofern ist dies als ein erster Schritt in Richtung Entwicklung positiver, akademisierter Praxisvorbilder zu bewerten. Der Erfolg des Kontaktstudiums zeigt sich in den Ergebnissen der Evaluationsforschung: Pflegefachpersonen, die das Kontaktstudium erfolgreich abschließen stellen für sich einen überdurchschnittlichen Kompetenzzuwachs fest (Simon et al., 2016).
Diskussion: Das Kontaktstudium kann in keiner Weise ein komplettes Studium ersetzen. Vielmehr bietet es gerade durch die zeitliche Begrenzung eine niederschwellige Konzeption, die hervorzuheben ist: Als Möglichkeit des *Schnupperstudiums* bestätigt es eine Vielzahl an Pflegefachpersonen in ihren Fähigkeiten und trägt wesentlich zur Studienentscheidung bei. Zudem besteht mit dem neuen Pflegeberufegesetz (PflBG, 2017) mehr denn je die Notwendigkeit für (positive) Praxisvorbilder.

Schlüsselbegriffe

- Kontaktstudium
- Praxisvorbilder
- Akademisierung

2.8.1 Einführung

Vorbilder haben in allen Bereichen unseres Lebens eine wichtige Funktion, sie sind als ein Impuls von außen zu begreifen, die Möglichkeiten der Orientierung oder auch der Abgrenzung bieten. Eigens in der Pflege ist die Wirkung von Vorbildern relativ differenziert in Studien und Übersichtsarbeiten beschrieben, wobei sich die genannten theoretischen Ausrichtungen unterschiedlich stark wiederfinden (Baldwin et al., 2014; Price, 2009). Auffallend ist, dass tendenziell das Nachahmungslernen in Form der Weitergabe von Wissen, Erfahrungen, Fähigkeiten und Kompetenzen sowie Vorleben von Pflegehandeln und diesbezüglicher Anleitung am häufigsten zu finden sind (MacIntosh, 2003; O'Connor, 2006; Baldwin et al., 2014). Dabei ist zumindest für die Pflege eine überwiegend positive Positionierung in Hinblick auf Vorbilder zu konstatieren. Negative Auswirkungen von Vorbildern werden dagegen eher negiert (Kersting, 2013). Darüber hinaus stellt Arens (2015) für Deutschland ein Defizit an Praxisvorbildern in der Pflege fest, das von Flaiz (2018) in Hinsicht auf die Entwicklung einer professionellen Identität für deutsche Pflegefachfrauen*männer bestätigt wird. Zu beachten ist speziell mit Blick auf die Akademisierungsbewegung in der Pflege die weiterhin geringe Anzahl an hochschulisch qualifizierten Pflegefachpersonen, die in der unmittelbaren Versorgungspraxis tatsächlich eine Vorbildfunktion übernehmen könnten. Dabei ist die Relevanz von Praxisvorbildern mit abgeschlossenem Pflegestudium mit der Studie von Worthington et al. (2013) belegt. Demnach haben Pflegestudierende, die eine Pflegefachperson mit absolviertem Studium als Vorbild in der Praxis haben, eine niedrigere Studienabbruchquote als Pflegestudierende, die kein solches Praxisvorbild aufweisen (Worthington et al., 2013). Insofern ist von unterschiedlichen Kompetenzen auszugehen, die sich Pflegefachpersonen angeeignet haben und damit als positives Praxisvorbild wirken. Im Ländervergleich australischer und deutscher Pflegefachpersonen zeigt sich, dass australische Pflegefachpersonen, die alle über einen Studienabschluss verfügen, in ihrem Umfeld eine wissenschaftliche anstelle einer beruflichen Sozialisation erfahren (Flaiz, 2018). Folglich ist beispielsweise die Umsetzung von *evidence-based nursing* und die Anwendung von Qualitätsstandards gängige Praxis in Australien (Du Toit, 1995).

Dennoch finden sich in der unmittelbaren Versorgungspraxis in Deutschland nach aktuellen Zahlen weniger als 2% an Pflegefachpersonen mit einem abgeschlossenen Pflegestudium (Kocks, 2019). Gleichzeitig kommt es durch den (begrüßenswerten) weiteren Auf- und Ausbau von Pflegestudienplätzen zu einem steigenden Bedarf an Pflegefachfrauen*männer, die über eine hochschulische Qualifikation verfügen und eine Vorbildfunktion in der Praxis einnehmen. Folglich sind mit der skizzierten Ausgangslage vier zentrale Aspekte hervorzuheben:

- Pflegefachpersonen mit abgeschlossenem Pflegestudium bieten ein außerordentliches Potenzial als bedeutsame Praxisvorbilder zu wirken, insbesondere für Pflegestudierende.
- Praxisvorbilder in der Pflege zeichnen sich durch verschiedene Kompetenzen aus, die idealerweise in einer *Meister-Lehrling* Konstellation nachzuahmen sind.
- Vorbilder können sowohl positiv als auch negativen Einfluss in der Versorgungspraxis haben.
- Positive Praxisvorbilder mit einem Hochschulabschluss sind in der deutschen Versorgungspraxis eine Seltenheit.

Dementsprechend werden Bildungsangebote benötigt, die einerseits geeignet sind, einen Beitrag zu leisten und Vorbilder zu entwickeln, andererseits als ein solches Format konzipiert sind, dass sie das hochschulische Niveau abbilden. Wesentlich ist dabei die Frage, wie ein Bildungsformat konzipiert sein muss, um einen wesentlichen Beitrag für die Entwicklung von Praxisvorbilder zu leisten. Im Projekt OPEN, einem vom BMBF geförderten Projekt mit einer Laufzeit von fünf Jahren wurde am Studienzentrum für Gesundheitswissenschaften & Management an der DHBW neben dem berufsintegrierten Bachelorstudiengang Angewandte Pflegewissenschaft (APW), ebenfalls das Kontaktstudium entwickelt, erprobt und implementiert. Zudem wurden mittels einer projektbegleitenden Evaluationsforschung zahlreiche Erkenntnisse gewonnen, die im Hinblick auf Bildungsformate Antworten geben und die dazu beitragen, dass sich mehr Pflegefachpersonen auf akademischem Niveau weiterbilden können.

2.8.2 Konzeption Kontaktstudium

Die Bezeichnung *Kontaktstudium* ist deutschlandweit kein einheitlicher Begriff. Zudem ist es in manchen anderen Bundesländern mit anderen Konzeptionen unterlegt und wird beispielsweise als äquivalenter Begriff zum *Studium Generale* geführt. An ausländischen Hochschulen ist das Angebot eines Kontaktstudiums, neben Bachelor- und Masterstudiengängen, längst als eine Art dritte Säule der Bildungsformate etabliert. Der Wissenschaftsrat (2019) verweist in seinem Gutachten zur hochschulischen Weiterbildung als Teil des lebenslangen Lernens auf eine Zunahme an modularisierten Weiterbildungen an deutschen Hochschulen, wie es eigens das Kontaktstudium darstellt.

In Baden-Württemberg regelt das Landeshochschulgesetz die Eckpunkte des Kontaktstudiums. Demnach dient das Kontaktstudium „der wissenschaftlichen oder künstlerischen Vertiefung und Ergänzung berufspraktischer Erfahrungen. [...] Die Hochschulen sollen für die Teilnahme am Kontaktstudium nach erfolgreicher Ablegung einer Abschlussprüfung ein Zertifikat ausstellen" (LHG BW, 2020, §31 Abs. 5). Insofern liegt per Gesetz mit dem formulierten Bildungsziel der „wissenschaftlichen oder künstlerischen Vertiefung" (LHG BW, 2020, §31 Abs. 5) bereits eine Einordnung vor, welche Kompetenzen Teilnehmende sich aneignen sollen. Ausschlaggebend für die Konzeption des Kontaktstudiums war im Rahmen des Projekts OPEN zunächst die Realisierung der Idee, Möglichkeiten des lebenslangen Lernens auf wissenschaftlichem Niveau an der DHBW für Pflegefachpersonen zu etablieren (Simon & Flaiz, 2015).

Ferner wurde in Deutschland erst langsam mit der Entwicklung von Pflegestudiengängen ab den 1990er Jahren der bis dahin zementierten Laufbahnweichenstellung ohne Chance einer Höherqualifizierung entgegengewirkt. Daher basiert speziell die Konzeption des Kontaktstudiums auf einem Bildungsarrangement, das die Bildungskultur eines *open pathway* verfolgt. Die Durchlässigkeit ist somit zentraler Bestandteil des Bildungsangebots. Dementsprechend können einzelne Wahlmodule, die Teil des Bachelorstudiums Angewandte Pflegewissenschaft sind, in Form des Kontaktstudiums absolviert werden.

Zu erwähnen ist, dass die Zulassungskriterien für ein Kontaktstudium niedriger sind als für ein Studium, eine Hochschulzugangsberechtigung wird nicht benötigt. Voraussetzungen zur Teilnahme sind eine abgeschlossene dreijährige Pflegeberufe-Ausbildung. Die äußeren Rahmenbedingungen des Studienangebots sind an den Bedürfnissen der Zielgruppe beruflicher Pflegefachpersonen ausgerichtet. Konkret bedeutet dies, dass ein berufsintegriertes Kontaktstudium mit relativ wenigen Präsenztagen durch ein *Blended-Learning* Konzept in einem Semester studiert werden kann (Flaiz et al., 2018).

2.8.2.1 Untersuchungsbeschreibung und Ergebnisse

Die projektbegleitende Evaluationsforschung im Projekt OPEN wurde mit dem eigens von Simon entwickelten Forschungsdesign mittels eines 360°-Ansatz durchgeführt. Dabei stand im Mittelpunkt der Evaluationsforschung das Studium als eines von insgesamt fünf Evaluationsbereichen (Hahn et al., 2019). Schwerpunkt ist im Weiteren die Ergebnisqualität, konkret die Untersuchungsergebnisse der Teilnehmenden des Kontaktstudiums in Hinblick auf ihren Kompetenzzuwachs. Zu begründen ist diese Fokussierung, da herausgearbeitet werden soll, inwieweit mit der Konzeption des Kontaktstudiums ein Kompetenzgewinn gelingt und ob somit ein Bildungsformat vorliegt, das einen Beitrag zur Entwicklung von Praxisvorbilder leistet.

Anstelle der Entwicklung eines eigenen Instruments für die Erhebung der Ergebnisqualität, speziell des Kompetenzzuwachses, erfolgte die Nutzung vorhandener Instrumente. Ausschlaggebend für die Entscheidung auf ein bereits vorhandenes Instrument zurückzugreifen ist die relative Vielzahl an Evaluationsinstrumenten, die für den deutschsprachigen Hochschulraum vorliegen. Übereinstimmend liegt der Schwerpunkt dieser Evaluationsinstrumente auf dem *learning outcome*, das heißt die Aneignung von Kompetenzen steht im Fokus. Diese Fokussierung ist unter Beachtung der Studienlage, speziell zu Vorbildern in der Pflege als äußerst geeignetes Konstrukt auszuweisen, beispielsweise ist eigens in der Pflege die Weitergabe von Wissen, Fähigkeiten und Kompetenzen durch Vorbilder beschrieben (O'Connor, 2006). Darüber hinaus bieten Vorbilder mit entsprechenden wissenschaftlichen Kompetenzen, wie dies als Bildungsziel für das Kontaktstudium im Landeshochschulgesetz BW formuliert ist (LHG BW, 2020, §31 Abs. 5), die Möglichkeit einer Reflexionsfläche, die der Auseinandersetzung und damit einer persönlichen Weiterentwicklung dient. Demzufolge wurde für die Evaluation der Ergebnisqualität das Berliner Evaluationsinstrument für selbsteingeschätzte studentische Kompetenzen (BEvaKomp) ausgewählt. Die theoretische Fundierung des Instruments basiert auf der Messung von Kompetenz. Dabei erfolgt der Rückgriff auf Weinert und seinem Verständnis von Kompetenzen: „Dabei versteht man unter Kompetenzen die bei Individuen verfügbaren oder von ihnen erlernbaren kognitiven Fähigkeiten und Fertigkeiten, bestimmte Probleme zu lösen, sowie die damit verbundenen motivationalen, volitionalen und sozialen Bereitschaften und Fähigkeiten, die Problemlösungen in variablen Situationen erfolgreich und verantwortungsvoll nutzen zu können" (Weinert, 2001, S. 27).

Ferner wurde bei der Entwicklung des Instruments das theoretische Konstrukt mit der Unterteilung der Kompetenzen in Fach-, Methoden-, Sozial- und Personalkompetenz gestaltet, die mittels verschiedener Dimensionen abgebildet sind (Soellner et al., 2005; Braun & Gusy, 2006). Die Kompetenzbereiche werden in Veröffentlichungen als theoretisch und empirisch gesichert bezeichnet. Dem BEvaKomp ist Reliabilität und Validität zu attestieren (Braun et al., 2008).

Seit Beginn des Kontaktstudiums im Jahr 2013 erfolgt zum Ende jedes Semesters die Evaluation dessen mittels BEvaKomp und damit die Einschätzung der Teilnehmenden zu ihrem subjektiven Kompetenzzuwachs durch das Kontaktstudium. Alle Teilnehmenden sind zum Abschluss aufgefordert, ihre persönliche Entwicklung in den Bereichen Fach-, Methoden-, Kommunikation-, Personalkompetenz anhand einer fünfstufigen Likert-Skala einzuschätzen (1 = trifft gar nicht zu, 2 = trifft wenig zu, 3 = teils/teils, 4 = trifft ziemlich zu, 5 = trifft völlig zu) (Braun et al., 2008). Die Teilnahme ist freiwillig und anonym, ebenso erfolgt die Erhebung und Auswertung unter Beachtung und Einhaltung des Datenschutzes. Die deskriptive Datenanalyse wird mit Unterstützung des Statistikprogramms SPSS (Version 20) durchgeführt.

2.8.2.2 Ergebnisse

Im Zeitraum von 2013 bis 2018 haben 1057 Teilnehmende ein Kontaktstudium belegt. Die Datenbasis der hier vorliegenden Auswertung umfasst 259 ausgefüllte und verwertbare Fragebögen. Die gewonnenen Ergebnisse anhand des BEvaKomp deuten auf einen hohen Kompetenzzuwachs bei allen Teilnehmenden des Kontaktstudiums hin. Zudem ist über beinahe alle Items hinweg bei den Teilnehmenden ein höherer Kompetenzzuwachs zu erkennen als gegenüber den Referenzwerten (BEvaKomp, Datenbasis: $N = 2507$). Wobei bezüglich der Referenzwerte durch die Vergleichsgruppe explizit darauf hinzuweisen ist, dass keine tatsächliche Vergleichsmöglichkeit besteht. Bei der Vergleichsgruppe handelt es sich um traditionell Studierende. Diese Studierendengruppe kennzeichnet, dass sie ein Vollzeitstudium in der Regel unmittelbar im Anschluss an ihren schulischen Abschluss, meist dem Abitur, absolvieren und vorwiegend kinderlos sind (Unger, 2015;

Banscherus & Pickert, 2013). Demgegenüber sind der Großteil der Teilnehmenden des Kontaktstudiums am Studienzentrum für Gesundheitswissenschaften & Management zwischen 25 bis 45 Jahre alt, haben häufig bereits Kinder und annähernd die Hälfte der Teilnehmenden verfügen ausschließlich über einen mittleren Bildungsabschluss (Simon et al., 2016). Insofern nutzen die Teilnehmenden des Kontaktstudiums, die anschließend ein Studium aufnehmen oftmals alternative Zugangswege zum Studium. Zudem haben die Teilnehmenden des Kontaktstudiums einen größeren Abstand zu Bildungsinstitutionen, da ihre Ausbildung seit Jahren beendet ist. Folglich unterscheiden sich die beiden Gruppen in vielfacher Weise voneinander. Dazu kommt, dass sich die Erhebung in der Vergleichsgruppe auf Studierende bezieht, die nicht ausschließlich ein Modul, sondern im Rahmen des Studiengangs zumindest über ein Semester hinweg und der Belegung verschiedener Module ihren Kompetenzgewinn einschätzen.

Der bereits erwähnte hohe, subjektiv eingeschätzte Kompetenzzuwachs ist mittels den Dimensionen Fach-, Methoden-, Kommunikations- und Personalkompetenzen abgebildet. Für die Fachkompetenz sind durchgängig überdurchschnittlich hohe Werte festzustellen. Die höchste Zustimmung schätzen die Teilnehmenden dabei für sich in Hinblick auf die Fähigkeit ein, einen Überblick zu einem Thema zu geben ($M=4{,}25$; $SD=0{,}75$). Ebenfalls hohe Werte finden sich zur Einschätzung, dass es aufgrund des Kontaktstudiums möglich ist, wichtige Begriffe und Sachverhalte eines behandelten Themas weitergeben zu können ($M=3{,}89$; $SD=0{,}76$). Passend dazu finden sich vergleichbar hohe Werte in Bezug auf die Fähigkeit eine typische Fragestellung in diesem Bereich zu beurteilen ($M=3{,}78$; $SD=0{,}80$), Widersprüche und Ähnlichkeiten der Lerninhalte des Kontaktstudiums herauszuarbeiten ($M=3{,}77$; $SD=0{,}82$) und die Qualität von Fachartikeln zu einem Thema besser zu beurteilen ($M=3{,}74$; $SD=0{,}93$). Die subjektive Einschätzung aufgrund des Kontaktstudiums komplizierte Sachverhalte anschaulich darstellen zu können fällt dagegen eher durchschnittlich aus und im Vergleich zu den anderen Items der subjektiven Einschätzung zur Fachkompetenz am schwächsten ($M=3{,}57$; $SD=0{,}82$). Bei der subjektiven Einschätzung der Teilnehmenden des Kontaktstudiums in Bezug auf die Methodenkompetenz besteht der stärkste Unterschied zur Vergleichsgruppe, den traditionell Studierenden. Wenngleich auf Schwächen und fehlende Vergleichbarkeit mit den Referenzwerten der Vergleichsgruppe bereits hingewiesen wurde, tendiert die Vergleichsgruppe im Bereich der Methodenkompetenz tendenziell zu einer negativen Einschätzung. Hingegen finden sich bei den Teilnehmenden des Kontaktstudiums wiederum ausschließlich überdurchschnittliche positive Werte. Sie geben an, dass es Ihnen aufgrund des Kontaktstudiums möglich ist, besser nach Informationen zu suchen ($M=3{,}83$; $SD=1{,}01$), sie ihre Arbeit besser organisieren ($M=3{,}43$; $SD=1{,}05$) und ebenso ihre Arbeitstechniken verbessern konnten ($M=3{,}42$; $SD=1{,}05$).

Die niedrigsten Werte finden sich bei den Teilnehmenden des Kontaktstudiums im Bereich der Kommunikationskompetenz. Die Einschätzungen rangieren hier nur im Durchschnittsbereich. Demnach fällt es den Teilnehmenden aufgrund des Kontaktstudiums nur teilweise leichter, ihre eigene Meinung zu äußern ($M=3{,}41$; $SD=1{,}16$), Nachzufragen, wenn etwas nicht verstanden wurde ($M=3{,}40$; $SD=1{,}77$) oder Wortbeiträge verständlich zu formulieren ($M=3{,}24$; $SD=1{,}07$) sowie Gespräche besser zu führen ($M=3{,}24$; $SD=1{,}13$). Besonders gering schätzen die Teilnehmenden aufgrund des Kontaktstudiums ihre Fähigkeit ein, Wortbeiträge auf den Punkt zu bringen ($M=3{,}14$; $SD=1{,}08$).

Hierbei wird von den Teilnehmenden der subjektive Kompetenzzuwachs gar niedriger eingeschätzt als von den traditionell Studierenden als Vergleichsgruppe (Referenzwert, $M=3{,}62$). Dagegen zeichnen sich im Bereich der Personalkompetenz die höchsten Werte bei den Teilnehmenden des Kontaktstudiums ab: Sie haben Sachen gelernt, die sie begeistern (M=4,05; SD=0,90), Spaß an der Bearbeitung von Aufgaben (M=3,96; SD=0,91) und finden das Thema jetzt interessanter als zu Beginn (M=3,82; SD = 1,17). Darüber hinaus findet sich ein starker Hinweis für die hohe intrinsische Motivation der Teilnehmenden, die sich auch weiterhin mit den Themen beschäftigen möchten (M=3,66; SD=1,05).

2.8.2.3 Diskurs für die Gesundheits- und Pflegebildung

In Hinblick auf die Frage, wie ein Bildungsformat konzipiert sein muss, um einen wesentlichen Beitrag für die Entwicklung von Praxisvorbilder zu leisten, sind die vorgestellten Ergebnisse als aufschlussreich zu bewerten. Dem Verständnis folgend, das in Studien und Pflegefachliteratur überwiegt, gelten Wissen und Fähigkeiten, die mit dem Begriff der Kompetenzen zusammengefasst werden, als nachahmenswert und zeichnen ein Vorbild aus (Baldwin et al., 2014). Demzufolge ist der überdurchschnittlich hoch eingeschätzte Kompetenzzuwachs durch die Teilnehmenden als Beleg dafür zu werten, dass die Konzeption des Kontaktstudiums ein erfolgreiches und geeignetes Bildungsformat darstellt. Zudem untermauern die Ergebnisse, dass die im Landeshochschulgesetz Baden-Württemberg für das Kontaktstudium formulierten Bildungsziele „wissenschaftliche Vertiefung und Ergänzung berufspraktischer Erfahrungen“ (LHG BW, 2020, § 31 Abs. 5), dadurch gelingen können.

Im Gesamtblick fallen zwei Ergebnisse besonders auf:

1. Ein insgesamt überdurchschnittlich hoch eingeschätzter Kompetenzzuwachs durch die Teilnehmenden des Kontaktstudiums.
2. Ausschließlich im Bereich der Kommunikationskompetenz findet sich eine durchschnittlich bis unterdurchschnittliche Einschätzung der Teilnehmenden.

Insofern steht zur Diskussion, welche Erklärungsansätze für diese beiden gegensätzlich anmutenden Ergebnisse, eines einerseits insgesamt hohen Kompetenzzuwachses, andererseits speziell bei der Kommunikationskompetenz eine unterdurchschnittliche Einschätzung, vorliegen und welche Perspektiven sich damit für die Gesundheits- und Pflegebildung eröffnen.

Bezüglich des hohen selbsteingeschätzten Kompetenzzuwachs, der über beinahe alle Items hinweg vorliegt, ist das Ergebnis als überraschend zu bezeichnen, da Pflegefachpersonen Studien zu folge generell ein niedriges Selbstbewusstsein aufweisen (Hermann et al., 2015; van Eckert et al., 2012). Van Eckert et al. (2012) zeigen in ihrer Untersuchung deutscher Pflegefachpersonen einen signifikanten Unterschied hinsichtlich des Selbstbewusstseins von Pflegefachpersonen mit einem akademischen Abschluss gegenüber denen ohne einen akademischen Abschluss. Zudem belegt eine US-Studie im Vergleich von Pflegefachpersonen mit Bachelorabschluss gegenüber diplomierten Pflegefachpersonen, dass die Bachelorabsolvierenden über eine höhere Selbstwirksamkeit als die Diplomierten verfügen (DeBack & Mentkowski, 1986, in van Eckert et al., 2012). Eine Erklärung, weshalb im Rahmen des Kontaktstudiums mit einer doch eher überschaubaren Dauer von nur einem Semester dennoch ein überdurchschnittlich hoher Kompetenzzuwachs von den Teilnehmenden eingeschätzt wird, könnte an der Verbindung von drei Faktoren liegen:

- Rahmenbedingungen,
- Lehr-Lern-Verständnis,
- Persönliche Hochschulerfahrung der Teilnehmenden.

Dabei stellt die berufsintegrierende Konzeption die Rahmenbedingung dar, durch die die Teilnehmende des Kontaktstudiums aufgefordert sind, ihr neu erworbenes Wissen und ihre Fähigkeiten unmittelbar in der Praxis anzuwenden. Einerseits erzielen die Teilnehmenden dadurch eine Verfestigung von Wissen und Fähigkeiten in der Praxis, andererseits reflektieren sie ihre Erfahrungen damit wiederum zeitnah im Rahmen der Vorlesungen. Insofern ist der Transfer von der Theorie in die Praxis systematisch als Bestandteil des Kontaktstudiums angelegt. Hinzu kommt ein Lehr-Lern-Verständnis, das dem situierten Lernen entspringt (Holoch, 2002). Folglich erfahren das Vorwissen und die Erfahrungen der Teilnehmenden insbesondere zu Beginn des Kontaktstudiums eine besondere Wertschätzung und sind Ausgangspunkt für die Lehre. Im weiteren Verlauf des Kontaktstudiums werden das *neue* Wissen und die Transfererfahrungen der Teilnehmenden von den Dozierenden in die Lehre integriert.

Den dritten Punkt bildet die mit der Teilnahme verbundene persönliche Hochschulerfahrung. Die Befragung der Teilnehmenden belegt deutlich, dass die überwiegende Mehrzahl mit ihrer Teilnahme am Kontaktstudium erstmalig Kontakt zu einer Hochschule hat. Das stellt einen äußerst nennenswerten Unterschied dar. Vor dem Hintergrund, dass *klassische Weiterbildungen* in der Regel Einrichtungs-intern oder über private Weiterbildungsanbieter stattfinden, ist allein aufgrund des Settings Hochschule von einer anderen Lehr-Lern-Erfahrung als bei klassischen auszugehen, insbesondere einrichtungsinternen Weiterbildungen. Darüber hinaus ist die persönliche Hochschulerfahrung der Teilnehmenden in Bezug auf deren hoch eingeschätzten Kompetenzzuwachs zu erwähnen. Insbesondere, da die hochschulische Ausbildung von Pflegefachpersonen weiterhin keine Normalität darstellt. Die Anzahl von etwa zwei Prozent an hochschulisch qualifizierten Pflegefachpersonen, die in der Pflegepraxis tätig sind, belegen dies und liegen zudem weit entfernt von den Empfehlungen von zehn bis zwanzig Prozent, die der Wissenschaftsrat vor fast mehr als zehn Jahren ausgesprochen hat (Wissenschaftsrat, 2012). Aktuelle Fragen, ob die Akademisierung der Gesundheitsberufe als Zumutung für die Hochschulen zu verstehen ist (Bals, 2020), mögen bewusst provokativ formuliert sein, dennoch sollten sie zumindest als Signal einer gewissen Skepsis gegenüber der weiteren Etablierung der Pflege an Hochschulen nicht ignoriert werden. Insofern leistet das Kontaktstudium als wissenschaftliche Weiterbildung ebenfalls einen Beitrag zur Etablierung einer neuen Normalität an Hochschulen: der wissenschaftlichen Pflegeaus- und Weiterbildung. Gleichwohl kann und soll ein Kontaktstudium mit einer Dauer von einem Semester kein mehrjähriges Studium ersetzen. Der überdurchschnittliche Kompetenzzuwachs, den die Teilnehmenden des Kontaktstudiums für sich einschätzen, ist deshalb in Relation mit dem Kompetenzzuwachs zu setzen, der sich durch ein Studium eröffnet.

Bezüglich der eher niedrigen Einschätzung des Kompetenzzuwachses für die Entwicklung der Kommunikationskompetenz bieten sich mehrere Erklärungen zur weiteren Diskussion an. Zum einen handelt es sich bei den Teilnehmenden des Kontaktstudiums um Pflegefachpersonen mit mehrjähriger Berufserfahrung von im Schnitt zwischen acht bis fünfzehn Jahren. Es ist anzunehmen, dass diese Personengruppen über ein bereits hohes Niveau an kommunikativer Kompetenz verfügen, da dies eine der zentralen Aufgaben im pflegerischen Alltag ist (Elzer & Sciborski, 2007).

Folglich wird der Kompetenzzuwachs durch das Kontaktstudium von den Teilnehmenden speziell in diesem Bereich als entsprechend niedriger eingeordnet. Zum anderen ist die bestehende Problematik der Sprachlosigkeit der Pflege, die aufgrund ihrer historischen Entwicklung als medizinischer Assistenzberuf und *Mädchen für Alles* (Hofmann, 2012) in der Pflegepraxis nach wie vor zu finden ist, ein weiterer Erklärungsansatz. Lotfi et al. (2019) weisen die Korrelation zwischen Patient*innen-Pflege-Kommunikation und Patient*innenzufriedenheit in ihrer aktuellen Studie auf Basis von 295 Daten ($n=295$) nach. Sie konstatieren dabei eine Schwachstelle in der Kommunikationskompetenz von Pflegefachpersonen, die sich unmittelbar auf die Patient*innenzufriedenheit oder vielmehr in deren Unzufriedenheit zeigt (Lotfi et al., 2019).

Ferner ist die Konzeption des Kontaktstudiums, das auf einen intensiven Einsatz von *Blended-Learning* setzt, als Erklärungsansatz für den unterdurchschnittlichen Kompetenzzuwachs bei der Kommunikationskompetenz anzuführen. Im Gegensatz zur Referenzgruppe, Studierende, die ein Studium absolvieren, das v.a. mittels Präsenzveranstaltungen abläuft (Braun et al., 2008), haben Teilnehmende des Kontaktstudiums nur wenige Präsenzveranstaltungen und damit kaum Zeit für *face to face*-Kommunikation. Hingegen sind sie bedingt durch die Konzeption des Kontaktstudiums, das in didaktischer Hinsicht dem *flipped classroom* folgt, gefordert, sich mit Lehrinhalten, die mittels digitaler Komponenten wie Videos oder Slidecasts, ausgelagert sind, außerhalb der Präsenzveranstaltungen im eigenen Lerntempo auseinanderzusetzen. Die Vorteile dieses Bildungsformats stellen die Freiräume für die Präsenzveranstaltungen dar, in welchen eine Vertiefung der Themen oder Zeit für Übungen mit hohem Praxisbezug bleibt (Fensterle & Haranto, 2016). Mit der Umsetzung der Methode des *flipped classroom* im Rahmen des Kontaktstudiums wird eine laut dem *Horizon Report* (Johnson et al., 2015) einflussreichsten Bildungstechnologie-Trends der Zukunft, realisiert.

Unter Beachtung der diskutierten Erklärungsansätzen *Berufserfahrung*, *Sprachlosigkeit der Pflege* und *Einsatz von Blended-Learning*, ist das Ergebnis der unterdurchschnittlich eingeschätzten Kommunikationskompetenz durch die Teilnehmenden des Kontaktstudiums zunächst als Hinweis auf eine Schwäche in der Konzeption des Kontaktstudiums zu interpretieren. Wobei insbesondere der Einsatz von *Blended-Learning* als Methodik für die Aneignung und die Vertiefung einer Kommunikationskompetenz hierbei selbstkritisch in Frage gestellt wird. Inwieweit, auch unter Beachtung der aktuellen Entwicklungen aufgrund der Covid-Pandemie und damit einhergehender überwiegenden Online-Lehre an den Hochschulen, die Aneignung ausgewählter Kompetenzen, wie der Kommunikationskompetenz tatsächlich erfolgreich gelingen kann, ist trotz zahlreicher Lehr- und Forschungsprojekte als offene Fragestellung auszuweisen.

2.8.3 Perspektiven für die Pflege- und Gesundheitsbildung

Vor diesem Hintergrund bestehen perspektivisch für die Pflege- und Gesundheitsbildung strukturelle und inhaltliche Herausforderungen. Letztgenannte beziehen sich unmittelbar auf die Entwicklung und Förderung kommunikativer Kompetenzen im Rahmen des Kontaktstudiums. Konkret geht es um die Frage, wie mittels *Blended-Learning* und nur wenigen Präsenzveranstaltungen die didaktische Idee des *flipped classroom* erfolgreich realisiert werden kann und dabei speziell die Aneignung kommunikativer Kompetenzen gelingt.

In struktureller Hinsicht stellt die Auflösung von *Bildungssilos* für die Zukunft eine Herausforderung dar (Kondratjuk et al., 2020). Festzustellen ist, dass auf der einen Seite in den letzten Jahren erfolgreiche, hochschulische Weiterbildungsformate entstanden sind, andererseits weiterhin klassische Weiterbildungen, wie die zweijährigen Fachweiterbildungen, die Pflegelandschaft dominieren (DKG, 2018). Hochschulische Weiterbildungsformate, z. B. das Kontaktstudium an der DHBW, erfüllen dabei die Zielsetzung, die das Landeshochschulgesetz vorgibt (LHG BW, 2020, § 31 Abs. 5) sowie die Forderungen des Wissenschaftsrates nach wissenschaftlicher Weiterbildung (Wissenschaftsrat, 2019). Zudem schätzen die Teilnehmenden des Kontaktstudiums für sich einen überdurchschnittlich hohen Kompetenzzuwachs ein. Dennoch ist für Kliniken und Einrichtungen, auch bedingt durch ökonomische Zwänge, eine gewisse Beharrungstendenz festzustellen. Folglich absolvieren Pflegefachpersonen Weiterbildungsangebote vermutlich auch deshalb, damit Kliniken und Einrichtungen abrechnungsrelevante Zertifikate oder Fachweiterbildungen nachweisen können. Dadurch werden Siloeffekte begünstigt, die keinerlei Berührungspunkte oder im Sinne eines *open pathway* eine gegenseitige Anerkennung von hochschulischen und einrichtungsinternen Weiterbildungsformaten aufweisen. Vor diesem Hintergrund werden für die Pflege- und Gesundheitsbildung perspektivisch zwei Aufgaben zu lösen sein:

1. Die Entwicklung und Förderung von kommunikativen Kompetenzen bei Pflegefachpersonen gilt es, in Aus- und Weiterbildung mittels unterschiedlicher Methoden und dem Einsatz von *Blended-Learning* in ihrer Gesamtheit abzubilden.
2. Der weiteren Entwicklung von *Bildungssilos* ist durch Auflösung eben dieser entgegenzukommen. Anstelle der Siloeffekte ist die Idee eines *open pathway* gemeinsam anzugehen.

Literatur

Arens, F. (2015). Konturen pflegedidaktischer Theoriebildung der Praxisbegleitung. In A. Frank (Hrsg.), *Praxisbegleitung in der beruflichen und akademischen Pflegeausbildung. Eine Standortbestimmung* (S. 9–24). Berlin: Wissenschaftlicher Verlag.

Baldwin, A., Mills, J., Birks, M. & Budden, L. (2014). Role modeling in undergraduate nursing education: An integrative literature review. *Nurse Education Today, 34*(6), e18–e26. https://doi.org/10.1016/j.nedt.2013.12.007

Bals, T. (2020). *Grußwort. HRK Fachtagung Wissenschaftlichkeit, Fachlichkeit und Beruflichkeit in den Studiengängen der Gesundheitsfachberufe und der Medizin. Neuausrichtung der Studiengänge in den Gesundheitsprofessionen.* Zugriff am 12.11.2020 unter https://www.hrk-nexus.de/material/tagungsdokumentation/wissenschaftlichkeit-fachlichkeit-und-beruflichkeit/

Banscherus, U. & Pickert, A. (2013). Unterstützungsangebote für nicht-traditionell Studierende. Stand und Perspektiven. In Thematischer Bericht der wissenschaftlichen Begleitung des Bund-Länder-Wettbewerbs (Hrsg.), *Aufstieg durch Bildung: offene Hochschulen* (S. 4–20). Oldenburg, Berlin.

Braun, E. & Gusy, B. (2006). Perspektiven der Lehrevaluation. In G. Krampen & H. Zayer (Hrsg.), *Didaktik und Evaluation in der Psychologie* (S. 152–167). Göttingen: Hogrefe.

Braun, E., Gusy, B., Leidner, B. & Hannover, B. (2008). Das Berliner Evaluationsinstrument für selbsteingeschätzte, studentische Kompetenzen (BEvaKomp). *Diagnostica, 54*(1), 30–42. https://doi.org/10.1026/0012-1924.54.1.30

Bundesgesetzblatt. (2017). *Gesetz zur Reform der Pflegeberufe vom 17. Juli 2017 (PflBRefG).* Verfügbar unter https://www.bgbl.de/xaver/bgbl/start.xav#__bgbl__%2F%2F*%5B%40attr_id%3D%27bgbl117s2581.pdf%27%5D__1647621603196

DKG (Deutsche Krankenhausgesellschaft). (2018, September). *DKG-Empfehlung zur pflegerischen Weiterbildung in den Fachgebieten Pflege in der Endoskopie, Intensiv- und Anästhesiepflege, Pflege in der Nephrologie, Pflege in der Onkologie, Pflege im Operationsdienst, Pädiatrische Intensiv- und Anästhesiepflege, Pflege in der Psychiatrie, Psychosomatik und Psychotherapie vom 29.09.2015.* Zugriff am 11.11.2020 unter https://www.dkgev.de/fileadmin/default/Mediapool/2_Themen/2.5._Personal_und_Weiterbildung/2.5.11._Aus-_und_Weiterbildung_von_Pflegeberufen/DKG-Empfehlung_zur_pflegerischen_Weiterbildung_vom_29.09.2015/2018_09_17_DKG-Empfehlung_Weiterbildung_Pflege.pdf

Du Toit, D. (1995). A sociological analysis of the extent and influence of professional socialization on the development of a nursing identity among nursing students at two universities in Brisbane, Australia. *Journal of Advanced Nursing, 21*(1), 164–171. https://doi.org/10.1046/j.1365-2648.1995.21010164.x

Elzer, M. & Sciborski, C. (2007). *Kommunikative Kompetenzen in der Pflege. Theorie und Praxis der verbalen und nonverbalen Interaktion.* Bern: Hans Huber.

Fensterle, J. & Haranto, R. (2016). Wie können Innovationen in die Lehre kommen. *Synergie, 6,* 44–47.

Flaiz, B. (2018). *Die professionelle Identität von Pflegefachpersonen. Vergleich zwischen Australien und Deutschland.* Frankfurt am Main: Mabuse.

Flaiz, B., Kienle, U. & Simon, A. (2018). Durchlässigkeit zwischen Praxis und Studium. In A. Simon (Hrsg.), *Akademisch ausgebildetes Pflegefachpersonal* (S. 31–43). Berlin, Heidelberg: Springer. https://doi.org/10.1007/978-3-662-54887-5_3

Hahn, C., Flaiz, B., Heeskens, K. & Simon, A. (2019). Absorptive Capacity. Vorstellung einer neuen Perspektive zur Messung von Kompetenzen. (Pilotausgabe). *Journal Duales Studium*. Verfügbar unter https://www.journal-duales-studium.de/de/handbuch/gliederung/?articleID=2751#/Beitragsdetailansicht/842/2751/Absorptive-Capacity---Vorstellung-einer-neuen-Perspektive-zur-Messung-von-Kompetenzen

Hermann, A., Raimundo Xavier, N., Brunkhorst, J. & Gaidys, U. (2015). Die allgemeine Selbstwirksamkeit von dualen Pflegestudierenden – Eine Querschnittstudie an der Hochschule für Angewandte Wissenschaften Hamburg. *HeilberufeScience, 6*(2), 38–42. https://doi.org/10.1007/s16024-014-0236-x

Hofmann, I. (2012). Die Rolle der Pflege im Gesundheitswesen. Historische Hintergründe und heutige Konfliktkonstellationen. *Bundesgesundheitsblatt, Gesundheitsforschung, Gesundheitsschutz, 55*(9), 1161–1167. https://doi.org/10.1007/s00103-012-1540-1

Holoch, E. (2002). *Situiertes Lernen und Pflegekompetenz. Entwicklung, Einführung und Evaluation von Modellen Situierten Lernens für die Pflegeausbildung* (1. Aufl.). Bern: Hans Huber.

Johnson, L., Becker, A., Estrada, V. & Freeman, A. (2015). *NMC Horizon Report: 2015 Higher Education Edition*. Austin, Texas: The New Media Consortium.

Kersting, K. (2013). *„Coolout" in der Pflege. Eine Studie zur moralischen Desensibilisierung* (3. Aufl.). Frankfurt am Main: Mabuse.

Kocks, A. (2019). *Deutschland braucht mehr akademisch ausgebildete Pflegende*. 1. VPU-Kongress 15. und 16. November 2019. Verfügbar unter https://www.vpuonline.de/wp-content/uploads/VPU-Presseinfo.pdf

Kondratjuk, M., Schulze, M. & Jütte, W. (2020). Hochschulweiterbildung als Forschungsfeld. Eine Einleitung. In W. Jütte, M. Kondratjuk & M. Schulze, (Hrsg.), *Hochschulweiterbildung als Forschungsfeld. Kritische Bestandsaufnahmen und Perspektiven* (S. 11–18). Bielefeld: wbv.

LHG BW – Landeshochschulgesetz Baden Württemberg. (2020). *Gesetz über die Hochschulen in Baden-Württemberg. § 31 Weiterbildung. Fassung vom 17.12.2020*. Zugriff am 30.03.2022 unter https://www.landesrecht-bw.de/jportal/portal/t/did/page/bsbawueprod.psml?doc.hl=1&doc.id=jlr-HSchulGBWV28IVZ&documentnumber=2&numberofresults=121&doctyp=Norm&showdoccase=1&doc.part=S&paramfromHL=true#focuspoint

Lotfi, M., Zamanzadeh, V., Valizadeh, L. & Khajehgoodari, M. (2019). Assessment of nurse-patient communication and patient satisfaction from nursing care. *Nursing open, 6*(3), 1189–1196. https://doi.org/10.1002/nop2.316

MacIntosh, J. (2003). Reworking professional nursing identity. *Western journal of nursing research, 25*(6), 725–745. https://doi.org/10.1177/0193945903252419

O'Connor, S.J. (2006). Developing professional habitus: a Bernsteinian analysis of the modern nurse apprenticeship. *Nurse Education Today, 27*(7), 748–754. https://doi.org/10.1016/j.nedt.2006.10.008

Price, S.L. (2009). Becoming a nurse: a meta-study of early professional socialization and career choice in nursing. *Journal of Advanced Nursing, 65*(1), 11–19. https://doi.org/10.1111/j.1365-2648.2008.04839.x

Simon, A., Eckstein, C., Heeskens, K., Flaiz, B. & Kienle, U. (2016). Berufliche Perspektiven durch Kontaktstudiengänge. Wissenschaftliches Weiterbildungskonzept für beruflich qualifizierte Pflegefachpersonen als niederschwelliges Studieneinstiegsangebot. *Zeitschrift für Hochschule und Weiterbildung, 2016*(1), 27–33.

Simon, A. & Flaiz, B. (2015). Der Bedarf hochschulisch qualifizierter Pflegekräfte – Ergebnisse einer Expertenbefragung. *Pflege & Gesellschaft, 20*(2), 154–171.

Soellner, R., Braun, E. & Gusy, B. (2005). Lehrevaluation aus pädagogisch-psychologischer Sicht. Das Berliner Evaluationsinstrument für Kompetenzen. *Beiträge zur Hochschulpolitik, 10*, 72–80.

Unger, M. (2015). *Nicht-traditionelle Studierende in Österreich*. Zugriff am 12.11.2020 unter http://www.equi.at/dateien/Unger_Non_traditionals_V4.pdf

van Eckert, S., Gaidys, U. & Martin, C.R. (2012). Self-esteem among German nurses: does academic education make a difference? *Journal of Psychiatric and Mental Health Nursing, 19*(10), 903–910. https://doi.org/10.1111/j.1365-2850.2011.01862.x

Weinert, F.E. (2001). Vergleichende Leistungsmessung in Schulen – eine umstrittene Selbstverständlichkeit. In F.E. Weinert (Hrsg.), *Leistungsmessungen in Schulen* (S. 17–31). Weinheim: Beltz.

Wissenschaftsrat. (2012). *Empfehlungen zur hochschulischen Qualifikation für das Gesundheitswesen*. Zugriff am 12.05.2021 unter http://www.wissenschaftsrat.de/download/archiv/2411-12.pdf

Wissenschaftsrat. (2019). *Empfehlungen zur hochschulischen Weiterbildung als Teil des lebenslangen Lernens. Drs. 7515-19*. Zugriff am 12.05.2020 unter https://www.wissenschaftsrat.de/download/2019/7515-19.pdf?blob=publicationFile&v=7

Worthington, M., Salamonson, Y., Weaver, R. & Cleary, M. (2013). Predictive validity of the Macleod Clark Professional Identity Scale for undergraduate nursing students. *Nurse Education Today, 33*(3), 187–191. https://doi.org/10.1016/j.nedt.2012.01.012

Weiterführende Literatur

Frank, A. (2015). (Hrsg.). *Praxisbegleitung in der beruflichen und akademischen Pflegeausbildung. Eine Standortbestimmung*. Berlin: Wissenschaftlicher Verlag.

Hahn, C., Simon, A., Heeskens, K. & Flaiz, B. (2018). *Absorptive Capacity als Fähigkeit einer lernenden Organisation, neue Kompetenzen zu nutzen Spagat über 3 Lernorte – Der Theorie-Praxis-Transfer am Beispiel des Praxiscurriculums im Studiengang Pflege*. Konferenz zur Zukunft Duales Studium vom 13.09.–14.09.2018, Hochschule Osnabrück.

3
Berufliche Bildung und Hochschulbildung: Best Practice

„Der Erwerb umfassender Handlungskompetenz – und damit auch der Blick auf spätere berufliche, gesellschaftliche sowie private Lebenssituationen – ist das zentrale Ziel des Lernens an beruflichen Schulen. Absolventinnen und Absolventen der beruflichen Bildungsgänge sollen damit zu einer umfassenden und barrierefreien Teilhabe an Wirtschaft und Gesellschaft befähigt werden und in entsprechenden Arbeitskontexten erfolgreich interagieren können, auch und gerade dort, wo diese zunehmend durch internationale Bezüge geprägt sind.“ (KMK, 2017, S. 5)

Best Practice

„Wenn jemand in der Handlung reflektiert, wird er zu einem Forscher im Kontext der Praxis. Er ist nicht von den Kategorien etablierter Theorie und Technik abhängig, sondern konstruiert eine neue Theorie des spezifischen Falles. Sein Forschen beschränkt sich nicht darauf, Mittel zu überlegen, die von einer vorhergehenden Übereinkunft über Ziele abhängen. Er trennt Denken nicht vom Tun …. Da sein Experimentieren eine Form praktischer Handlung ist, ist die Verwirklichung seiner Reflexionsergebnisse in seine Forschung eingebaut“ (Schön, 1983, S. 68 f.)

Literatur

KMK (Kultusministerkonferenz). (2017). *Berufliche Schulen 4.0 – Weiterentwicklung von Innovationskraft und Integrationsleistung der beruflichen Schulen in Deutschland in der kommenden Dekade.* Zugriff am 02.01.2022 unter https://www.kmk.org/fileadmin/user_upload/Erklaerung_Berufliche_Schulen_4.0_-_Endfassung.pdf

Schön, D.A. (1983). *The reflective practitioner. How professionals think in action.* New York: Basic Books Inc.

3.1 Ein digitales hochschulübergreifendes Projekt zur Fallarbeit

Neue Wege in der Lehrer*innenbildung Pflege und Gesundheit

Anja Walter, Nadin Dütthorn, Maria A. Marchwacka, Roland Brühe und Wolfgang von Gahlen-Hoops

Abstract

Im Beitrag wird ein digitales hochschulübergreifendes Projekt zur Fallarbeit in der Lehrer*innenbildung Pflege und Gesundheit aus hochschuldidaktischer Perspektive vorgestellt. Initiiert durch Mitglieder der *Sektion Bildung* der Deutschen Gesellschaft für Pflegewissenschaft haben 106 Studierende in dem Projekt mitgewirkt und sich mit einem Arbeitsangebot zum Thema *Fallarbeit* intensiv auseinandergesetzt, Ergebnisse präsentiert, ihre Kompetenzentwicklung und den Prozess reflektiert. Die für die Prozessgestaltung notwendigen Anforderungen werden im Beitrag ebenso umrissen wie die konkreten Arbeitsangebote.

3.1.1 Hintergründe und Einführung

„Expert*innen der Pflegedidaktik haben einen *Fachqualifikationsrahmen (FQR) Pflegedidaktik* mit dem Ziel entwickelt, einen Konsens zu pflegedidaktischen Studieninhalten bzw. -zielen zu erarbeiten, der u.a. eine Wirkung auf den Aufbau weiterer Studienangebote sowie auf Akkreditierungen zu entfalten vermag" (Walter & Dütthorn, 2019, 2020). Initiiert wurde diese Arbeit von Mitgliedern der *Sektion Bildung* der Deutschen Gesellschaft für Pflegewissenschaft, deren Anliegen ebenso war, den innerdisziplinären Diskurs weiterzuführen. Im FQR nimmt die rekonstruktive Fallarbeit resp. das Lehren und Lernen von Fallverstehen als Lerngegenstand einen breiten Raum ein. Vor diesem Hintergrund befassen sich die Mitglieder der Sektion Bildung seit 2019 mit dem Thema *Kasuistik in der Lehrer*innenbildung und in der beruflichen Bildung*. Verschiedene Ansätze, Arbeitsweisen und hoch- bzw. berufsschuldidaktische Implikationen wurden diskutiert. Während der Corona-Pandemie wurde die Hochschullehre ausschließlich online gestaltet – dies war der Anlass für das hier im Mittelpunkt stehende hochschulübergreifende Projekt. Die Professor*innen aus fünf Standorten bereiteten für 106 Studierende aus den verschiedenen lehrerbildenden Studiengängen im Bereich Gesundheit und Pflege ein Projekt vor, gestalteten Lernangebote und begleiteten die Studierenden während ihrer Arbeit.

Hochschulen: Brandenburgische Technische Universität Cottbus-Senftenberg, Fachhochschule Münster, Hochschule Neubrandenburg, Katholische Hochschule NRW Köln & Philosophisch-Theologische Hochschule Vallendar
Unter Mitwirkung der weiteren Mitglieder der Sektion Bildung der DGP Alexandra Wirth, Bettina Glunde, Heiko Käding, Linda Hommel sowie Kolleg*innen der Studienstandorte Gabriela Schmitz und Thomas Kratz.

In diesem Beitrag wird ein Überblick über das Projekt gegeben. Besonderes Augenmerk wird auf die *Prozessgestaltung* gelegt, da diese von hochschuldidaktischem Interesse ist. Die Arbeitsangebote werden knapp umrissen, die kollaborative Zusammenarbeit im digitalen Netzwerk sowie die gemeinsame Reflexion dargelegt. Der Beitrag beschreibt insgesamt

Gelingensbedingungen hochschulübergreifender Online-Projekte und sensibilisiert damit für hochschuldidaktische Fragen. Eine didaktische Einbettung von *Projekten* kann hier aus Platzgründen nicht erfolgen. Ebenso wird das Thema *Fallarbeit* nicht eingehend behandelt.

3.1.2 Projektinhalte und -ziele

Ausgangspunkte für die Projektidee waren die Notwendigkeit der Online-Lehre, die Arbeit der Sektion am Thema Kasuistik sowie unsere Motivation zu hochschulübergreifender Zusammenarbeit und zur Weiterentwicklung digitaler Kompetenzen. Zudem mussten die Inhalte in die vorgesehenen Module an den jeweiligen Standorten integrierbar sein. Bei der Aushandlung der Themen zeigte sich, dass eine vollständige Bearbeitung rekonstruktiver Fallansätze nicht im Mittelpunkt stehen konnte. Vielmehr bildeten die ausgewählten Ansätze die Arbeitsschwerpunkte der einzelnen Hochschullehrenden ab.

Über Gruppendiskussionen konturierte sich die Idee, den Studierenden fünf strukturierte Lernangebote bereitzustellen, die in hochschulübergreifenden Arbeitsgruppen bearbeitet werden sollten. Auch wenn das Projekt sich an Studierende aus den Fachrichtungen Pflege *und* Gesundheit richtete – die Kompetenzen, die Studierende in diesem Projekt anbahnen konnten, ließen sich dennoch aus dem FQR *Pflegedidaktik* entnehmen und entsprechend adaptieren (Walter & Dütthorn, 2019).

So konnten die Studierenden sich z. B. Kompetenzen im Umgang mit (pflege-)didaktischen Ansätzen zur Gestaltung von Lehr-Lernsituationen aneignen bzw. vertiefen. Sie konnten weiterhin ihr hermeneutisches Fallverstehen vertiefen sowie über die Fallarbeit und die Art der Interaktionen lernen, berufliche Mündigkeit und berufliche Handlungskompetenz anzubahnen. Daneben vollzog sich beiläufig und explizit der Erwerb von Feedback-, Bewertungs- und Digitalkompetenzen. Für uns als Konstrukteur*innen der Arbeitsangebote stand auch das Thema *Beziehungsgestaltung* in verschiedenen Facetten im Fokus: Zum einen stellten sich Fragen nach der Beziehungsgestaltung mit Studierenden jeweils fremder Hochschulen in der Online-Lehre. Zum anderen stellt Beziehungsgestaltung ein Kernthema professionellen beruflichen Handelns dar, für das die Studierenden aktuell oder zukünftig an gesundheitsberuflichen Schulen ausbilden. Über die Ansätze der Fallarbeit kann die (digitale) Lehr- und Lernbarkeit von Beziehungsgestaltung reflektiert werden.

3.1.3 Organisation und Projektergebnis

Das Projekt wurde für einen Arbeitsumfang von zwei SWS (das entspricht 60 Arbeitsstunden) konzipiert und war an den Hochschulen in verschiedene Module eingebettet. Die Studierenden befanden sich in verschiedenen Ausbildungsabschnitten und sogar auf verschiedenen Levels (Bachelor/Master) ihrer Ausbildung. Auf eine ausführliche Analyse der Lernvoraussetzungen der Studierenden verzichteten wir in dem Bewusstsein, dass die Angebote eine gewisse Breite für alle Studierenden bieten und die Zusammenarbeit über alle Studiengang-, Level- und Voraussetzungsgrenzen hinweg bereichernd sein würden.

Eine Kick-Off-, eine Ergebnispräsentations- und eine Reflexionsveranstaltung umrahmten das dreimonatige Gesamtprojekt. Mit Sorgfalt bereiteten wir diese Termine vor, denn wir antizipierten die enorme Herausforderung, alle Studierenden konstruktiv zu begleiten. Beim ersten Termin gaben wir eine kurze inhaltliche Einführung, stellten unsere berufsbiographischen Bezüge zur Fallarbeit sowie unsere Lernangebote vor, gaben einen Überblick über den organisatorischen Ablauf, die Art und Weise der Gruppeneinteilung und führten in das digitale Netzwerk zur Zusammenarbeit ein. Damit die Studierenden den größten Lerngewinn aus den Angeboten ziehen konnten, identifizierten wir Kriterien für die Gruppeneinteilung und baten die Studierenden, diesen bei der selbstbestimmten Zuordnung zu den Gruppen zu folgen. Folgende Kriterien waren maßgeblich:

- Es arbeiten jeweils vier bis fünf Studierende aus mindestens drei Hochschulen zusammen.
- Die Studierenden wählen nicht das Thema, das von „ihrer" Professorin/von „ihrem" Professor angeboten wird, da sie diese Angebote im Laufe ihres Studiums vermutlich ohnehin kennenlernen.
- In jeder Gruppe arbeiten pädagogisch erfahrene und weniger erfahrene Studierende zusammen.

Zur Gruppeneinteilung stellten wir eine Matrix (**Tab. 3-1**) zur Verfügung, in die sich die Studierenden online einschreiben konnten. Neben den Gruppen wurden damit bereits die „Bänder" für die Ergebnispräsentationsveranstaltung festgelegt.

Als Ergebnis sollte jede Projektgruppe ein selbstgewähltes digitales Produkt erstellen, das am Präsentationstag vorgestellt wurde. Im Projekt arbeiteten wir in einem digitalen sozialen Netzwerk (Yammer) zusammen, über das wir die gesamte Projektkommunikation, die Bereitstellung der Lernangebote, die Arbeit in den Arbeitsgruppen und die Begleitung der Studierenden umsetzen konnten.

3.1.4 Die fünf Lernangebote

Alle Lernangebote enthielten synchrone und asynchrone Phasen. Die Lehrenden stellten damit Textmaterialien, selbsterstellte Lehrvideos,

Tabelle 3-1: Matrix zur Gruppeneinteilung und zur Ergebnispräsentation (Quelle Eigendarstellung)

Lern-angebot von:	Nadin Dütthorn	Maria A. March-wacka	Wolfgang von Gahlen-Hoops	Roland Brühe	Anja Walter	Bei Präsentation begleitet von …
	Gruppe 1	Gruppe 2	Gruppe 3	Gruppe 4	Gruppe 5	
ROTES BAND						Nadin Dütthorn/ Bettina Glunde
	Gruppe 6	Gruppe 7	Gruppe 8	Gruppe 9	Gruppe 10	
GRAUES BAND						Maria A. March-wacka/Thomas Kratz/ Linda Hommel
	Gruppe 11	Gruppe 12	Gruppe 13	Gruppe 14	Gruppe 15	
GELBES BAND						Wolfgang von Gahlen-Hoops/ Heiko Käding
	Gruppe 16	Gruppe 17	Gruppe 18	Gruppe 19	Gruppe 20	
GRÜNES BAND						Roland Brühe/ Alexandra Wirth
	Gruppe 21	Gruppe 22	Gruppe 23	Gruppe 24	Gruppe 25	
BLAUES BAND						Anja Walter/ Gabriela Schmitz

Podcats sowie Hinweise zur systematischen Auseinandersetzung zur Verfügung. Ebenso initiierten sie Diskussionen über das Yammer-Netzwerk. Die Studierenden konnten überwiegend zeitflexibel arbeiten; während der synchronen Online-Treffen wurden offene Fragen und Zwischenergebnisse diskutiert. Ebenso hatten die Studierenden die Möglichkeit, bei Bedarf zusätzliche Beratungstreffen anzufragen.

Problemorientiertes Lernen, Nadin Dütthorn

In diesem Lernangebot wurde das Problemorientierte Lernen (POL) in seiner klassischen Form, wie es für die medizinische Hochschulbildung entwickelt wurde (Albanese & Mitchell, 1993; Wilkie, 2001), einer pflegedidaktischen Erweiterung gegenübergestellt (Darmann, 2004). Die Studierenden reflektierten dabei die kompetenzorientierten Lernpotentiale aber auch Begrenzungen beider konzeptueller Ausprägungen. Während die klassische Form des POL als konstruktivistisches Lehr- und Lernkonzept mit methodischem 7-Sprung (Weber, 2007) vorwiegend auf die Förderung transferfähiger kognitiver Problemlösekompetenz im Sinne eines fallbezogenen Regelwissen rekurriert und damit ein objektivistisches Grundverständnis offenbart (Dütthorn, 2014), wird im pflegedidaktisch begründeten Konzept des POL ein interaktionistisches Pflegeverständnis mit deutungsoffenen, mehrperspektivisch komplexen Situationsdeutungen diskutiert. Das Lernangebot enthielt ein „Probe-POL", in dem eigene Lernerfahrungen gewonnen und zur Reflexion gebracht werden konnten.

Critical Incidents als methodischer Zugang zur Reflexionskompetenz, Maria A. Marchwacka

Der methodische Zugang in diesem Lernangebot erfolgte durch die in der eigenen Berufspraxis erlebten kritischen Ereignisse (Critical Incident) (Flanagan, 1954) (Anm. von Marchwacka: CI wird insbesondere in englischsprachigen Ländern – im Kontext der Gesundheits- und Pflegebildung – eingesetzt), die in Arbeitsgruppen digital (u. a. Kurzfilme, Comics) dargestellt und analysiert wurden. In der Bearbeitung stand weniger die Lösungsorientierung (CIRS/Critical Incidents Reporting System) (Frey et al., 2002) im Vordergrund. Vielmehr wurden kritische Berufssituationen und damit einhergehende Irritationen und Spannungsmomente als Lernanlässe genutzt, die sowohl Emotionen als auch die eigene und fremde Deutungs- und Handlungsebene bewusst werden und reflektieren ließen (Marchwacka, 2019, 2021). Der Schwerpunkt lag auf dem Perspektivenwechsel, der durch die Visualisierung von Emotionen und das Erarbeiten von Story Boards Reflexionsprozesse unterstützte. Insofern zielte das Lernangebot auf die Anbahnung reflexiver Haltung (Marchwacka, 2021) und damit professionelles Handeln (Blömeke, 2002) zukünftiger Lehrender der Gesundheitsberufe.

Falldidaktik – eine Übung, Wolfgang von Gahlen-Hoops

In diesem Lernangebot lag der Schwerpunkt auf der pflege- und gesundheitsdidaktischen Potenzialität von Fällen und wie diese mit pflegedidaktischen Instrumenten konkret freigelegt werden kann. Das Lernangebot beinhaltete drei Lernschritte: Aneignung des pflegedidaktischen Instrumentes, Übung mit dem Instrument am exemplarischen Fall und die Entwicklung eigener Ideen und eines eigenen Produktes. Die Studierenden wählten nach der ersten Auseinandersetzung mit den Modellen den Strukturgitteransatz von Greb (2003, 2010), das Modell der multidimensionalen Patientenorientierung von Wittneben (2002, 2003) und das performative Modell von Gahlen-Hoops (2013, 2020). Ausgehend von einem Übungsfall wurden Charakteristika der Falldarstellung verdeutlicht. Anschließend sollten die Studierenden auf der Basis der abgeleiteten

Kriterien eine eigene Fallauswahl treffen. Der gewählte Fall wurde in der Gruppe mit Hilfe eines Modells analysiert. Der Fall- und Modellbezug im Lernangebot berücksichtigte die erheblichen Komplexitätsanforderungen im Berufsfeld Gesundheit und Pflege.

Konzeptionen von Wissen und Können in kasuistischer Anwendung, Roland Brühe

Das Arbeitsangebot ging den grundsätzlichen Fragen nach, welches Wissen und Können in Situationen gesundheitsberuflichen Handelns notwendig ist und wie es sich zeigt. Dessen Identifikation trägt dazu bei, dass Lernsituationen im Praxisfeld, aber auch im situationsreflektierenden Unterricht kriteriengeleitet vorbereitet, gestaltet und reflektiert werden können. Die konzeptuelle Auseinandersetzung erfolgte mit den Arten von Wissen in der Diktion von Kaiser (2003), den Stufen zur Pflegekompetenz nach Benner (1994), dem Konzept des reflektierenden Praktikers nach Schön (1982) und der Konzeption vom impliziten Wissen nach Neuweg (2015). Die Auseinandersetzung befähigte zur Fallanalyse und zur anschließenden Entwicklung einer Lernaufgabe nach Müller (2009). Die vier Konzeptionen wurden in Lehrvideos so weit vorgestellt, dass die Studierenden damit einen Fall, der als Filmsequenz präsentiert wurde, analysieren konnten. Bei der Fallanalyse stand die verstehende Rekonstruktion im Vordergrund. Weiterhin tauschten sich die Studierenden über erlebte berufliche Situationen aus, wählten eine für die weitere Bearbeitung aus und analysierten sie mit jeweils zwei Konzeptionen. Mit den Ergebnissen dieser Analyse wurde eine Lernaufgabe zur Anwendung in der praktischen Ausbildung erstellt. Es wurde deutlich, dass die kategoriengeleitete Fallanalyse real erlebter Situationen zu einer didaktisch begründeten praxisnahen Gestaltung von Aufgaben für Auszubildende führen kann.

Phänomenologisches Situationsbearbeitungsmodell, Anja Walter

Im pflegedidaktischen Ansatz, der diesem Lernangebot zugrunde lag, üben Lehrende und Lernende eine phänomenologische Arbeitsweise und Haltung ein, die für die Wahrnehmung und Gestaltung von Lern- resp. Pflege- und Berufssituationen entscheidende Impulse zu geben vermag (Walter, 2015, 2019). Ausgehend von der Überzeugung, dass durch wissenschaftliche Theorien der Blick auf die Tatsachen der Lebenserfahrung verstellt sei, rücken in der phänomenologischen Betrachtung alltägliche Wahrnehmungen in den Blick (Schmitz, 2009). Grundlegend geht der Ansatz von authentischen beruflichen Handlungssituationen aus, die z. B. als Narrative oder Filmausschnitte vorliegen. Aus ihnen werden Phänomene identifiziert, die über weiterführende Fragen Bildungsinhalte offenlegen, die mit wissenschaftlichem Wissen reflektiert werden. Dabei finden vielfältige Aushandlungsprozesse über die Phänomene statt. Im Kern wurden die Studierenden angeregt, selbst eine berufliche Handlungssituation mit dem phänomenologischen Ansatz zu bearbeiten.

3.1.5 Die Ergebnispräsentationen

Am Ende der dreimonatigen Arbeitsphase erfolgte eine 10-minütige Ergebnispräsentation der digitalen Produkte. Bei der Vorbereitung orientierten sich die Studierenden an folgenden Fragen:

- Worin besteht das Besondere des kasuistischen Ansatzes, mit dem wir uns befasst haben?
- Was sind unsere wesentlichen Erkenntnisse aus der Arbeit mit diesem Ansatz?
- Was können wir den anderen zur Verfügung stellen?

Die Veranstaltungen wurden jeweils aufgezeichnet, um sie intern den Dozenten*innen zur Verfügung zu stellen. Ein erstes Feedback aller erfolgte in Anlehnung an die auf S. 240 unten genannten Vorbereitungsfragen und weiteren Präsentationskriterien. Ein zweites Feedback erbaten wir in Form eines Briefes an die jeweils folgende Gruppe. Der Brief sollte in einer persönlichen Form und mit persönlichen Eindrücken verfasst werden. Zur Vorbereitung der Reflexionsveranstaltung wurden die Studierenden um eine Teilnahme an einer evaluativen Online-Befragung zum gesamten Projekt gebeten.

3.1.6 Reflexion des Projektes am letzten Tag

Am letzten Termin reflektierten die Studierenden zunächst das Projekt in den Kleingruppen, in denen sie das Arbeitsangebot bearbeitet hatten. Dafür wurden 25 Break-Out-Räume in dem verwendeten Videokonferenzsystem angelegt. Die Studierenden erhielten Reflexionsfragen als Anregung (s. Kasten).

Reflexionsfragen für die Kleingruppen

Zum Gruppenprozess / zur konkreten Zusammenarbeit

- Beschreiben Sie die Zusammenarbeit in Ihrer Online-Gruppe. Was ist gut gelungen? Was weniger gut?
- Wie waren die Zeitplanung und die Struktur der Zusammenarbeit?
- Welche förderlichen / hemmenden Faktoren haben Sie erlebt?
- Wie war die Zusammenarbeit zwischen Studierenden, die bereits unterrichten und Studierenden, die noch wenig pädagogische Erfahrung haben?

Zum hochschulübergreifenden und interprofessionellen Arbeiten

- Wie haben Sie die Zusammenarbeit mit den Studierenden anderer Hochschulen erlebt?
- Inwieweit konnten Sie die Perspektiven verschiedener Berufe einnehmen bzw. alle Perspektiven einbeziehen?

Zum Arbeiten im Netzwerk

- Wie haben Sie den Austausch über das Yammer-Netzwerk erlebt? Wie haben Sie das Netzwerk genutzt?
- Welches war Ihr bevorzugtes Kommunikationsmedium? Welche Vor- und Nachteile haben Sie erlebt?

Zu den Arbeitsangeboten und zur Begleitung

- Wie haben Sie die Arbeitsangebote empfunden? War für Sie klar, worum es geht?
- Fühlten Sie sich gut begleitet? Was hat Ihnen gefehlt? Sonstiges – z. B.?
- Wie waren die Anforderungen in Zeiten von Corona für Sie?
- Was war ganz persönlich für Sie wichtig während der Projektzeit?

Jede Gruppe hielt auf einem Padlet Gedanken zu den Kategorien fest bzw. versah die Eindrücke der jeweils anderen mit Anmerkungen. Die Rückmeldungen sind vielfältig und geben zahlreiche Impulse für die weitere Arbeit in hochschulübergreifenden Projekten. Sie können hier nur ausschnittweise wiedergegeben werden.

Im Hinblick auf den *Gruppenprozess* und die *Zusammenarbeit* waren die Rückmeldungen sehr unterschiedlich. Einzelne Gruppen hatten anfänglich Schwierigkeiten, Termine und sich als Gruppe zu finden, da die Studiengänge unterschiedlich konzipiert und die Lebenssituationen der Studierenden sehr divergierend waren. Vereinzelt wurde erwähnt, dass die Motivation schwankte und Gruppenmitglieder unterschiedliche Arbeitsleistungen erbrachten. Positiv wurde von den Studierenden angemerkt, dass die Arbeitsangebote gut vorstrukturiert und durchdacht gestaltet waren. Es wurden jedoch unterschiedliche Anforderungsniveaus wahrgenommen, die für ein empfundenes Ungleichgewicht im Arbeitspensum sorgten. Die kontinuierliche Begleitung der Studierenden wurde sehr geschätzt sowie die schnelle Reaktion auf Anfragen. Die Präsentationsdauer wurde als zu kurz eingeschätzt – es hätte nicht gezeigt werden können, welcher

Arbeitsumfang geleistet wurde. Die Feedbackbriefe waren hilfreich, allerdings erhielten nicht alle Gruppen eine Rückmeldung, was Enttäuschungen hervorrief. Das Yammer-Netzwerk wurde von manchen Gruppen nicht konsequent genutzt. Insgesamt wurde das Projekt von den Studierenden als „gelungenes, ideenreiches Projekt" bezeichnet – besonders bereichernd war das Kennenlernen Studierender anderer Hochschulen.

Im Plenum werteten wir ausgewählte Statements aus, wesentliche Aussagen wurden dafür während des Erstellungsprozesses des Padlets farblich hervorgehoben. In der sich anschließenden Diskussion wurden z. B. folgende Aspekte weiter vertieft:

- Der Eindruck der Studierenden, dass die Inhalte des Projektes nur wenig mit der Prüfung in dem Modul zu tun hätten. Es entfachte sich eine Diskussion zu den Lerngründen im Studium, der Fixierung auf formale Lernergebnisse und Prüfungen.
- Der Eindruck der Studierenden, dass die Lernangebote (insbesondere unter Pandemiebedingungen) zu umfangreich waren. Dies wurde jedoch sehr verschieden wahrgenommen – je nachdem, ob die Studierenden neben dem Studium berufstätig sind.
- Die Fragen der Studierenden: Was brauche ich wirklich, um in der Schule handlungsfähig zu sein? Die Studierenden reflektierten ihre Erfahrung, dass es sinnstiftend ist, sich z. B. mit Adorno zu beschäftigen – auch wenn der Verwendungsbezug nicht sofort sichtbar ist.

Des Weiteren wurden bei der Reflexionsveranstaltung ausgewählte Ergebnisse der Online-Befragung vorgestellt. In der Befragung ging es bspw. um das Interesse am Thema, um den wahrgenommenen Lernzuwachs sowie um eigene und gruppenbezogene Lernaktivitäten. Die Ergebnisse bestätigen durchgehend den facettenreichen Lerngewinn.

Abschließend gaben alle Dozent*innen ein Feedback zu den Gruppenprozessen und zum Gesamtprozess. In späteren internen Auswertungsgesprächen reflektierten wir unsere Rolle im Projekt: Wir haben uns als Lernbegleiter*innen verstanden, die Kontrolle und Steuerung abgeben und dennoch eine Struktur geben mussten. Dieses Spannungsverhältnis galt es auszutarieren. Die jeweiligen Lernverständnisse der Studierenden spielten dabei ebenso eine Rolle wie unsere eigene Lehrbiographie.

3.1.7 Erkenntnisse und Ausblick

Das Projekt war insgesamt für alle eine bereichernde Erfahrung und hält enormes *Potenzial* für weiterführende Aktivitäten bereit. Es wurde ein fundiertes Konzept entwickelt, das jedoch nicht „überregelt" war – es ließ genügend Raum für eine situative Ausgestaltung. Die Offenheit der Studierenden und der Dozent*innen selbst stellte eine maßgebliche Gelingensbedingung dar. Überraschend war der Gesamteindruck, dass wir Teile des disziplinären Wissenskorpus, über den die Pflegedidaktik resp. die Didaktik für Gesundheitsberufe bereits verfügt, an den Studienstandorten offenbar gut verankert haben, denn die Studierenden konnten trotz heterogener Lernvoraussetzungen an die Sprache und das Anliegen der Lernangebote anknüpfen. Im Hinblick auf das Netzwerk ist festzuhalten, dass es für die bundesland- und hochschulübergreifende Zusammenarbeit eine innovative Möglichkeit darstellt, fokussiert zu kommunizieren und ein Zusammengehörigkeitsgefühl entstehen zu lassen. Insgesamt wurden die Potenziale des Netzwerkes jedoch noch nicht ausgeschöpft. Ebenso sollte das Verständnis von Begleitungs- bzw. Beratungsangeboten reflektiert und die Ergebnispräsentation überdacht werden – ggf. haben wir durch die Vorgaben dafür die Fixierung auf das Produkt selbst befördert. Das Projekt hat außerdem gezeigt: Für die kollaborative Online Zusammenarbeit spielen digitale Ressourcen der Institutionen und digitale Kompetenzen der Studierenden und Lehrenden eine maßgebliche Rolle. Die Corona-Pandemie hat einen deutlichen Schub auf beiden Ebenen in Gang gesetzt. Für weiterführende hochschulübergreifende Projekte könnte noch mehr Offenheit in Hinblick auf Themenwahl und Arbeitsweise gewagt werden.

Literatur

Albanese, M. A. & Mitchell, S. (1993). Problem-based Learning: A Review of Literature on Its Outcomes and Implementation Issues. *Academic Medicine, 68*(1), 52–77. https://doi.org/10.1097/00001888-199301000-00012

Benner, P. (1994). *Stufen zur Pflegekompetenz.* Bern: Huber.

Blömeke, S. (2002). Professionalisierung als berufsbiografischer Entwicklungsprozess. Subjektorientierung durch Fallarbeit im Lehramtsstudium. In B. Herzig & U. Schwerdt (Hrsg.), *Subjekt- oder Sachorientierung in der Didaktik? Aktuelle Beiträge zu einem didaktischen Grundproblem* (S. 252–271). Münster: LIT.

Darmann, I. (2004). Problemorientiertes Lernen – Transfer durch die Erweiterung von Situationsdeutungen. *PrInterNet, 9*(4), 461–467.

Dütthorn, N. (2014). *Pflegespezifische Kompetenzen im Europäischen Bildungsraum – eine empirische Studie in den Ländern Schottland, Schweiz und Deutschland.* Göttingen: V&R unipress.

Flanagan, J. C. (1954). The Critical Incident Technique. *Psychological Bulletin, 51*(4), 327–358. https://doi.org/10.1037/h0061470

Frey, B., Buettiker, V., Hug, M., Waldvogel, K., Gessler, P., Ghelfi, D., Hodler, C. & Baenziger, O. (2002). Does critical incident reporting contribute to medication error prevention? *European Journal of Pediatrics, 161*(11), 594–599. https://doi.org/10.1007/s00431-002-1055-0

Greb, U. (2003). *Identitätskritik und Lehrerbildung. Ein hochschuldidaktisches Konzept für die Fachdidaktik Pflege.* Frankfurt am Main: Mabuse. https://doi.org/10.1024/1012-5302.17.5.354a

Greb, U. (2010). Die pflegedidaktische Kategorialanalyse. Bildungstheoretische Aspekte der Curriculumentwicklung. In R. Ertl-Schmuck & F. Fichtmüller (Hrsg.), *Pflegedidaktische Theorien und Modelle* (S. 124–165). Weinheim, München: Juventa.

Hoops, W. (2013). *Pflege als Performance. Zum Darstellungsproblem des Pflegerischen.* Bielefeld: transcript. https://doi.org/10.14361/transcript.9783839422656

Kaiser, H. (2003). *Kompetenz. Versuch einer Arbeitsdefinition. Skripten der Lehrerweiterbildung am Bildungszentrum für Gesundheitsberufe Kanton Solothurn Nr. 7. Olten.* Olten: Bildungszentrum für Gesundheitsberufe.

Marchwacka, M. A. (2019). Gestaltung pflegerischer Beziehungen als Teil der Professionalität in der Gesundheits- und Pflegeausbildung. Überlegungen zur didaktischen Implementierung. In I. Telse & U. Graf (Hrsg.), *Beziehungen bilden – Wertschätzende Interaktionsgestaltung in pädagogischen Handlungsfeldern* (S. 90–104). Bad Heilbrunn: Klinkhardt.

Marchwacka, M. A. (2021). Interkulturelles Lernen als inhärenter Teil der Gesundheits- und Pflegebildung. In I. Darmann-Finck & K.-H. Sahmel (Hrsg.), *Pädagogik im Gesundheitswesen. Springer Reference Pflege – Therapie – Gesundheit* (S. 1–18). Berlin, Heidelberg: Springer. https://doi.org/10.1007/978-3-662-61428-0_23-1

Müller, K. (2009). *Implementierung eines Lernaufgabenkonzeptes in die betriebliche Pflegeausbildung* (Dissertation). Universität Bremen, Bremen.

Neuweg, G. H. (2015). *Das Schweigen der Könner. Gesammelte Schriften zum impliziten Wissen.* Münster, New York: Waxmann.

Schmitz, H. (2009). Die neue Phänomenologie – ein Gespräch mit Hermann Schmitz. *Information Philosophie, 37*(5), 20–29.

Schön, D. A. (1982). *The reflective practitioner.* New York: Basic Books.

von Gahlen-Hoops, W. (2020). *Pflege als Performance – die Analyse.* Materialien im Rahmen des Vortrags beim Deutschen 13. Kongress für Palliativmedizin „Kontroversen am Lebensende" (9.–12. September 2020), Wiesbaden.

Walter, A. (2015, November). Der phänomenologische Zugang zu authentischen Handlungssituationen – ein Beitrag zur empirischen Fundierung von Curriculumentwicklungen. *bwp@Spezial 10.* Verfügbar unter www.bwpat.de/ausgabe/spezial10/walter

Walter, A. (2019). Situationsorientiertes Lernen in berufspädagogischen Studiengängen – Begründungen, konzeptionelle Überlegungen und Umsetzungserfahrungen. In F. Kaiser & C. Kalisch (Hrsg.), *Bildung beruflicher Lehrkräfte – Wege in die pädagogische Königsklasse* (S. 73–86). Bielefeld: wbv.

Walter, A. & Dütthorn, N. (Hrsg.). (2019). *Fachqualifikationsrahmen Pflegedidaktik der Sektion Bildung und Sektion Hochschullehre Pflegewissenschaft der*

Deutschen Gesellschaft für Pflegewissenschaft. Duisburg: DGP.

Walter, A. & Dütthorn, D. (2020). Der Fachqualifikationsrahmen Pflegedidaktik und seine Bedeutung im Hinblick auf das neue Pflegeberufegesetz. In J. Hänel & S. Altmeppen (Hrsg.). *Subjekt – Pflege – Bildung – Diskurslinien der pflegedidaktischen Arbeit von Roswitha Ertl-Schmuck* (S. 16–34). Weinheim: Juventa.

Weber, A. (2007). Problem-Based Learning: Eine Lehr- und Lernform gehirngerechter und problemorientierter Didaktik. In J. Zumbach, A. Weber & G. Olsowski (Hrsg.), *Problembasiertes Lernen: Konzepte, Werkzeuge und Fallbeispiele aus dem deutschsprachigen Raum* (S. 15–32). Bern: HEP Verlag.

Wilkie, K. (2001). Das Wesen des problemorientierten Lernens. In S. Glen & K. Wilkie (Hrsg.), *Problemorientiertes Lernen für Pflegende und Hebammen* (S. 37–64). Bern: Hans Huber.

Wittneben, K. (2002). Zum „Modell der multidimensionalen Patientenorientierung". In S. Kolb (Hrsg.), *Medizin und Gewissen. Wenn Würde ein Wert würde ... Eine Dokumentation über den Internationalen IPPNW-Kongress Erlangen 24.–27. Mai 2001* (S. 272–274). Frankfurt am Main: Mabuse.

Wittneben, K. (2003). Handlungsfelder – Lernfelder – Bildungsinhalte. *PrInternet, 5*(4), 124–136.

Weiterführende Literatur

Greb, U. (2022). Dialektisch-reflexive Pflegedidaktik. In R. Ertl-Schmuck & J. Hänel (Hrsg.), *Theorien und Modelle der Pflegedidaktik. Eine Einführung* (2. Aufl.) (S. 100–154). Weinheim, Basel: Beltz Juventa.

Hölterhof, T. & Brühe, R. (2022). Lernen mit Plattformen in einer digitalen Kultur: eine Analyse am Beispiel der Pflegebildung. In S.-K. Wahl & T. Damberger (Hrsg.), *Pädagogik, Soziale Arbeit und Digitalität: Education, Social Work and Digitality* (S. 124–136). Beltz Juventa.

Marchwacka, M., Kratz, T. & Hommel, L. (2022). Reflektierter Umgang mit Emotionen in der Lehrer/-innenbildung der Pflege- und Gesundheitsberufe. *Pädagogik der Gesundheitsberufe, 2-2022,* 109–114.

Walter, A. (2021). Digitale Netzwerkarbeit zur Begleitung der Reform der Pflegeausbildung – ein Erfahrungsbericht. In: M. Friese (Hrsg.). *Care Work 4.0* (135–151). Bielfeld: wbv.

3.2 Interdisziplinäres Lernen im Pflegestudium

Susanne Grundke

Abstract

Die bedürfnisspezifische und interdisziplinär abgestimmte Versorgung chronisch und mehrfach erkrankter Patient*innen ist perspektivisch die wichtigste Aufgabe der Gesundheitsversorgung. In der berufsgruppen- und schnittstellenübergreifenden Kooperation geht es v.a. darum, die Zusammenarbeit abgestimmt und koordiniert zu gestalten. Der Informationsaustausch zwischen den unterschiedlichen Versorgungsorten soll vor Informationsverlusten und Missverständnissen geschützt werden, um Über-, Unter- und Fehlversorgung zu vermeiden. Für Pflege, Medizin, Gesundheitsfach- und Therapieberufe sollten Versorgungsleitlinien der Arbeitsgemeinschaft der Wissenschaftlichen Fachgesellschaft sowie die Expertenstandards des Deutschen Zentrums für Qualitätsentwicklung in der Pflege (DNQP) ein gemeinsamer Orientierungsrahmen sein. Auf dieser Grundlage können Assessmentstrategien abgestimmt, veränderte Versorgungsbedarfe sowie Akut- und Folgekomplikationen standardisiert erfasst und in einer „gemeinsamen Sprache" übermittelt werden. So gelingen die gemeinsame Patientenversorgung, das Entlass- und Überleitungsmanagement sowie auch die Abstimmung der Beratungs-/Schulungsinhalte für Patient*innen in abgestimmter Kooperation auf dem Fundament eines gemeinsamen wissenschaftsfundierten Orientierungsrahmens.

Berufsgruppenübergreifende, qualitätsgesicherte und zertifizierte Fortbildungen schaffen eine optimale Grundlage für die berufsgruppenübergreifend abgestimmte Patient*innenversorgung. Der Artikel hebt die Bedeutung interdisziplinären Lernens für die Patient*innenversorgung hervor und beschreibt Möglichkeiten, in berufsgruppenübergreifenden Anpassungs- und Erhaltungsfortbildungen miteinander zu lernen.

Schlüsselbegriffe

- Interdisziplinäre Zusammenarbeit
- Berufsgruppenübergreifende Fortbildungen
- Evidenzbasierte Anpassungs- und Erhaltungsfortbildungen

3.2.1 Die Bedeutung im Pflege- und Gesundheitswesen

Die Gesundheits-, sozial- und berufspolitischen Diskussionen um die Alterung unserer Gesellschaft sowie steigende Nachfrage nach Gesundheitsleistungen haben den Diskussionen um neue Formen der berufsgruppen-/schnittstellenübergreifenden Kooperation eine neue Dynamik verliehen (SVR Gesundheit, 2007, 2009, 2012; Reeves et al., 2017). Bereits das Sondergutachten des Sachverständigenrates zur Begutachtung der Entwicklung im Gesundheitswesen (SVR Gesundheit) aus dem Jahr 2009 weist nachdrücklich darauf hin, dass die bedürfnisspezifische und interdisziplinär abgestimmte Versorgung chronisch und mehrfach erkrankter Patient*innen perspektivisch die wichtigste Aufgabe der Gesundheitsversorgung sei (SVR Gesundheit, 2009). In seinem Jahresgutachten von 2012 analysierte der SVR Gesundheit den Wettbewerb an der Schnittstelle zwischen ambulanter und stationärer Gesundheitsversorgung: Die Sicherstellung von Versorgungskontinuität wird darin als Kernaufgabe des Schnittstellenmanagements beim stationär- ambulanten Übergang angesehen (SVR

Gesundheit, 2012). Der SVR Gesundheit hat festgestellt, dass besonders Patient*innen im höheren Lebensalter mit ausgeprägter Multimorbidität einen zunehmend komplexen Versorgungsbedarf nach Entlassung aufweisen und durch Versorgungsdiskontinuitäten (z.B. durch unabgestimmte berufsgruppenübergreifende Zusammenarbeit) besonders gefährdet sind. In seinen Gutachten regt der SVR Gesundheit an, Modelle zur kooperativen Leistungserbringung in „multiprofessionellen ambulanten Teams“ ebenso voranzubringen wie Konzepte für gemeinsame Fortbildungen (SVR Gesundheit, 2009, 2012). Damit rückt die Bedeutung der Ausgestaltung berufsgruppenübergreifender Fortbildungen und gemeinsames Lernen in den Fokus (Räbiger & Beck, 2018).

Immer komplexer werdende Versorgungsprozesse, ein verändertes Morbiditätsspektrum und die Arbeit im interdisziplinären Team stellen besondere Anforderungen an Pflegefachkräfte (Zander-Jentsch et al., 2019). Doch obwohl mit dem § 11 SGB XI (Sozialgesetzbuch, 2021) die Rechte und Pflichten der Pflegeeinrichtungen so geregelt sind, dass pflegebedürftige Menschen „entsprechend dem allgemein anerkannten Stand medizinisch-pflegerischer Erkenntnisse“ (Abs. 1 § 11 SGB XI) betreut werden, besteht die Gefahr, dass einrichtungsinterne Fortbildungskonzepte die antizipierten (interdisziplinär ausgerichteten) Fortbildungsbedürfnisse der Pflegefachkräfte nicht in ausreichendem Maß berücksichtigen (Grundke & Klement, 2016). Aktuelle Studien bestätigen zudem, dass Pflegefachkräfte unsystematisch angebotene Fortbildungen sowie inhomogene Inhaltsqualität von Fortbildungsangeboten mit einer Gefährdung ihrer beruflichen Handlungsautonomie assoziieren. Systematisch angebotene, qualitätsgesicherte und wissenschaftsfundierte Fortbildungen steigern hingegen die Arbeitszufriedenheit und beeinflussen die Berufsverweildauer von Pflegefachkräften positiv (Grundke, 2020a, 2020b; Grundke & Klement, 2016; Mahfoud et al., 2018; Murdoch et al., 2017). Es müssen daher neue Wege der Qualitätsentwicklung und (regionaler) Kompetenzbündelung in der Fort- und Weiterbildungslandschaft gefunden werden, um die interdisziplinäre Kooperation und damit auch die pflegefachliche Arbeitszufriedenheit positiv zu beeinflussen (Grundke, 2020a, 2020b; Mahfoud et al., 2018; Räbiger & Beck, 2018).

3.2.2 Netzwerk für angewandte Pflegewissenschaft

Praxisbeispiel für interdisziplinär ausgerichtete Fortbildungen

Gründung und Ziel

Das *Netzwerk für angewandte Pflegewissenschaft* wurde von der Autorin dieses Artikels im Jahre 2013 aus Drittmitteln (FuE-Projekt) initiiert, welche von der Hochschule für Technik und Wirtschaft des Saarlandes (htw saar) in den Jahren 2013 bis 2015 bereitgestellt worden sind; seit auslaufender Drittmittelförderung wird das Projekt von der Autorin fortgeführt – dies angebunden an den ausbildungsintegrierten Modellstudiengang *B. Sc. Pflege*.

Ziel des *Netzwerks für angewandte Pflegewissenschaft* ist es, einen Beitrag zur Förderung qualitätsgesicherter, wissenschaftsfundierter Fortbildungen zu leisten – von der Unterstützung der betrieblichen Bildungsarbeit durch (Mit-)Konzeption bedarfsorientierter Fortbildungsangebote zu evidenzbasierter Pflege bis hin zu schnittstellenübergreifenden (empirisch fundierten) Fortbildungsangeboten für inter- und intradisziplinäre Teams in unterschiedlichen Versorgungsorten.

Die Gründung des Netzwerks für angewandte Pflegewissenschaft war eng verwoben mit der Gründung des ausbildungsintegrierten, generalistisch ausgerichteten Modellstudiengangs B. Sc. Pflege im Jahre 2012. Die nunmehr 19 Kooperationspartner des Modellstudiengangs B. Sc. Pflege sind seit Anbeginn als „Akademische Lehreinrichtung der htw saar“ ausgewiesen. Damit waren drei wesentliche

Aufgaben für das Fortbildungsnetzwerk verbunden:

a) ein Angebot für wissenschaftsfundierte und studiengangsbezogene (generalistsich ausgerichtete) Anpassungs- und Erhaltungsfortbildungen für die Praxisanleiter*innen aus der Kinder-, Kranken- und Altenpflege zu schaffen,
b) die Fortbildungen interdisziplinär zu gestalten und
c) spannende pflegewissenschaftliche Schüler*innenvorlesungen anzubieten, eingebettet in die traditionell sehr enge Zusammenarbeit mit den Pflegeschulen.

Die generalistisch ausgerichteten Anpassungs- und Erhaltungsfortbildungen des Netzwerks für angewandte Pflegewissenschaft waren zunächst so ausgerichtet, dass die pflege- und gesundheitswissenschaftlichen Lehrinhalte aus dem ausbildungsintegrierten Pflegestudium ganz gezielt angeboten worden sind als wissenschaftliche Zusatzqualifikation für Praxisanleiter*innen. Sehr erfreulich zu verzeichnen war, dass mit zunehmender Angebotsdauer mehr und mehr Pflegefachkräfte aus ganz unterschiedlichen Tätigkeitsfeldern und aus den Pflegeschulen an den hochschulischen Fortbildungsangeboten teilnahmen. Der einrichtungs- und schnittstellenübergreifende pflege- und gesundheitswissenschaftlichen Diskurs wird somit zum einen dadurch gefördert, dass Pflegefachkräfte aus ganz unterschiedlichen Versorgungsbereichen und auch aus ganz unterschiedlichen Spezialisierungen in der Kinder-, Kranken- und Altenpflege im Rahmen der Pflegenetzwerk-Fortbildungen miteinander in den Austausch traten. Die enge Kooperation mit regionalen Einrichtungen des Pflege- und Gesundheitswesens hatte erfolgreiche Fortbildungsveranstaltungen, Workshops und Fachtagungen zum Ergebnis, die berufsgruppenübergreifend gemeinsam organisiert worden sind (Medizin, Pflege, Gesundheitsfach- und Therapieberufe) – dies stets verbunden mit dem Ziel, durch gemeinsames berufsgruppenübergreifendes Lernen in Anpassungs- und Erhaltungsfortbildungen, Workshops und Kongressen die Patient*innenversorgung miteinander bestmöglich auszugestalten.

Fortbildungsthemen

Die pflege- und gesundheitswissenschaftliche Fortbildungsthemen richten sich zuvorderst auf die spezielle Behandlungspflege (z.B. die Pflege von Menschen mit Diabetes oder auch die Pflege von Menschen mit chronischen Wunden, akuten/chronischen Schmerzen). Innerhalb dieser Fortbildungsveranstaltungen werden neue/überarbeitete Versorgungsleitlinien der Arbeitsgemeinschaft Wissenschaftlicher Medizinischer Fachgesellschaften (AWMF) und Expertenstandards des Deutschen Netzwerks für Qualitätsentwicklung in der Pflege (DNQP) besprochen sowie auch aktuelle fachwissenschaftliche Publikationen vorgestellt. Insbesondere das vertraut werden mit der AWMF-Leitliniendatenbank hat sich als besonders wertvoll für die interdisziplinäre Zusammenarbeit erwiesen. Dieser Themenkomplex zur evidenzbasierten Pflege war bei den Pflegefachkräften und auch im Rahmen der Schülervorlesungen sehr nachgefragt.

Die Fortbildungsthemen unseres Netzwerks für angewandte Pflegewissenschaft wurden aus systematischen Bedarfsabfragen generiert. Bewährt hat sich, die Fortbildungsthemen aus systematischen Abfragen im Rahmen der semesterweisen Treffen unserer Praxisanleiter*innen, Didaktikkonferenzen und Arbeitstreffen mit unseren Kooperationspartnern der fachpraktischen Ausbildung im direkten Dialog zu gewinnen.

Ein besonderes thematisches Augenmerk lag stets auch drauf, den Praxisanleiter*innen des ausbildungsintegrierten Pflegestudiengangs der htw saar Fortbildungsthemen zu den Grundlagen pflege- und gesundheitswissenschaftliche Methoden anzubieten (z.B. systematische Literaturrecherche in pflege-/gesundheitswissenschaftlichen Datenbanken, kritisches Lesen wissenschaftlicher Publikationen). Aber auch

Fortbildungsthemen zur Gestaltung von Lernsituationen (z.B. Methodik und Didaktik für Praxisanleiter*innen, problemorientiertes Lernen in der Praxisanleitung), das kompetenzorientierte Lehren in Theorie und Praxis oder auch die Einführung in die Strukturlogik generalistischer Ausbildung erfreuten sich großer Nachfrage.

Interdisziplinäre lernen eingebettet in Projektarbeit

Das Netzwerk angewandte Pflegewissenschaft hat zahlreiche studentische Projekte initiiert, die zum Ziel hatten, den Prozess der Implementierung pflege- und gesundheitswissenschaftlicher Erkenntnisse einzuüben und gleichzeitig wissenschaftsgestützte Fortbildungen zu gestalten. So wurde in einem studentischen Projekt ein Fortbildungscurriculums zur interdisziplinären Versorgung älterer insulinpflichtiger Diabetiker*innen konzipiert und in Einrichtungen der ambulanten Pflege als Inhouse-Schulung durchgeführt. Daran anschließend reisten die Studierenden zum 47. Kongress für Allgemein- und Familienmedizin (DEGAM) nach München, um dort ihre Erfahrungen und Arbeitsergebnisse zur Zusammenarbeit zwischen primärärztlicher und pflegerischer Versorgung in der gemeinsamen Versorgung von Menschen mit Diabetes im Kongressworkshop einzubringen.

In einem weiteren studentischen Lehrprojekt zum Thema „Wie lassen sich die beiden Expertenstandards zu Schmerzmanagement in der Pflege bei akuten sowie chronischen Schmerzen in den PKMS einbinden?“ waren wir zu Gast auf der 5. Jahrestagung „Dokumentation und Kalkulation hochaufwendiger Pflege mittels PKMS“ in Kassel, ausgerichtet vom Recom-Verlag, und erreichten dort den dritten Platz beim „Forschungspreis der PKMS-Jahrestagung“ (Vortragsposter). Im Anschluss an den Kongress arbeiteten die Studierenden ihr studentisches Projekt als Fortbildungskonzept aus, welches sie in die Praxis, auf ihre Ausbildungsstationen/-wohnbereiche der Kinder-, Kranken- und Altenpflege einbrachten.

3.2.3 Interdisziplinäre Fortbildungen – ein Praxisbeispiel

Berufsgruppenübergreifende Versorgungs- und Pflegeplanung

Die kooperative berufsgruppenübergreifende Zusammenarbeit verbessert die Qualität der Patient*innenversorgung und die Patient*innensicherheit nachweislich und wirkt sich zudem auch positiv auf die Berufszufriedenheit aus. Interdisziplinäres Lernen bildet die Grundlage der berufsgruppenübergreifenden Zusammenarbeit (Ndoro, 2014; Reeves et al., 2017).

Interdisziplinäres Lernen bedarf einer geeigneten Methodik, um die eine wechselseitige Perspektivübernahme zwischen den kooperierenden Berufsgruppen zu fördern. Dazu gehört beispielsweise, die jeweils unterschiedlichen rechtlichen Rahmen zu kennen (Ndoro, 2014; Reeves et al., 2017; Karam et al., 2018), den Gebrauch von Fachtermini in der interdisziplinären Kommunikation bewusst wahrzunehmen und verständigungsgesichert zu gestalten, Methoden der Zusammenarbeit kennenlernen (Braßler, 2020).

Im Rahmen einer Studie zur berufsgruppenübergreifenden Versorgung insulinpflichtiger geriatrischer Diabetiker (Zusammenarbeit zwischen Hausarztpraxen und Pflegefachkräften) wurden ganz unterschiedliche Perspektiven auf die Gestaltung der berufsgruppenübergreifenden Zusammenarbeit erfasst. Hauptprobleme in der Zusammenarbeit zwischen Hausarztpraxis und Pflegefachkräften (bezogen auf die gemeinsame Versorgung von älteren Menschen mit Diabetes mellitus Typ 2) liegen v.a. im unvollständigen und unsystematischen Informationsaustausch.

Unzureichend abgestimmte Situations- und Risikoeinschätzung/Assessmentstrategien in der gemeinsamen Therapie- und Pflegeplanung gefährden ärztliche Behandlungserfolge und das Erreichen von Pflege(qualitäts-)zielen gleichermaßen. Zum optimalen Informationsaustausch über die verschiedenen Versorgungsbereiche hinweg (v.a. primärärztliche Versorgung, Krankenhaus, ambulante, akut- und langzeitstationäre Pflege) ist zu empfehlen, dass Screening-/Assessmentinstrumente möglichst gemeinsam genutzt werden. Eine berufsgruppenübergreifend abgestimmte Situations- und Risikoeinschätzung birgt die Chance, Veränderungen des Allgemeinzustandes der Patientin/des Patienten longitudinal über den Krankheitsverlauf und über die Versorgungsbereiche hinweg zu beobachten. Der berufsgruppenübergreifende Austausch zur Situations- und Risikoeinschätzung erfolgt somit objektiviert und verständigungsgesichert – dies v.a. zur Sicherheit der Patient*innen (Grundke, 2020a, 2020b).

Vorbenannte Studienergebnisse waren Anlass, interdisziplinäre Fortbildungen zur berufsgruppenübergreifenden Versorgungs- und Pflegeplanung für Pflege von Menschen mit Diabetes mellitus zu gestalten: Dies war umso wichtiger, da das veränderte Morbiditätsspektrum unserer immer älter werdenden Gesellschaft eine bessere Vernetzung der verschiedenen Leistungssektoren erfordert.

Die interdisziplinär ausgerichtete Anpassungs- und Erhaltungsfortbildungen zur Versorgungs- und Pflegeplanung (wie u.a. berufsgruppenübergreifende Workshops und Vorträge im Rahmen von Fachtagungen und Kongressen) stellen einen optimalen Lern- und Gestaltungsrahmen für die berufsgruppenübergreifende Patient*innenversorgung dar. Der Fokus lag hierbei auf folgenden Themendimensionen: Bei der Planung der Pflege geriatrischer Diabetespatienten und der Umsetzung der ärztlichen Therapie ist es besonders wichtig, die Kommunikation und Informationsübermittlung zwischen den unterschiedlichen Versorgungsorten in „einer gemeinsamen Sprache“ zu gestalten. Dies kann in gemeinsamer Fallplanung mittels zusammen genutzten Assessmentinstrumenten gelingen. Die Situations- und Risikoeinschätzung – z.B. zur Beurteilung von Wunden, Schmerzen, Kognition oder der Selbstversorgungsfähigkeit longitudinal im Krankheitsverlauf – anhand einheitlicher Parameter vermeidet einen lückenhaften Austausch zu Therapie- und Pflegezielen und veränderten Versorgungsbedarfen. Richtungsweisend für die Formulierung interdisziplinär abgestimmter Ziele bei der Versorgung geriatrischer Patient*innen mit Diabetes ist die gemeinsame Orientierung an interdisziplinäre Versorgungsleitlinien – den Expert*innenstandards des DNQP (Deutsches Netzwerk für Qualitätsentwicklung in der Pflege, n.d.) und den interdisziplinären Versorgungsleitlinien aus dem Portal der AWMF (Arbeitsgemeinschaft der Wissenschaftlichen Medizinischen Fachgesellschaften e.V.). Diese evidenzbasierten und konsentierten Instrumente der Qualitätssicherung für die Pflege-/Versorgungspraxis schlagen u.a. Assessmentinstrumente für spezifische Pflegesituation vor, z.B. zur Pflege von Menschen mit chronischen Wunden oder akuten/chronischen Schmerzen. Zudem werden Kriterien zur Erfolgskontrolle formuliert – dies im Hinblick auf die Struktur-, Prozess- und Ergebnisqualität des Pflegeprozesses. Auf der evidenzbasierten Grundlage der Expert*innenstandards (DNQP) und der interdisziplinären Versorgungsleitlinien (AWMF) sollten auch Beratungs- und Schulungsinhalte über die verschiedenen Versorgungsorte hinweg abgestimmt werden. So konnte es gelingen, dass Medizin, Pflege, Gesundheitsfach- und Therapieberufe miteinander und voneinander lernen – dies im diskursiven Austausch und bereichert von den Möglichkeiten des Zusammenwachsens in der gemeinsam abgestimmten Fallplanung, einer verständigungsgesicherten Kommunikation und nicht zuletzt wechselseitiges Verständnis für die Arbeitsanforderungen des jeweils anderen.

3.2.4 Ausblick

In der berufsgruppenübergreifenden Zusammenarbeit der Medizin, Pflege-, Gesundheitsfach- und Therapieberufe geht es v.a. darum, die gemeinsame Patient*innenversorgung abgestimmt und koordiniert zu gestalten. Dafür ist es wichtig, in berufsgruppenübergreifenden Anpassungs- und Erhaltungsfortbildungen miteinander zu lernen – in wissenschaftsfundierter Inhaltsqualität und beginnend in der Ausbildung/im Studium.

Berufsgruppenübergreifende, qualitätsgesicherte und zertifizierte Fortbildungen schaffen eine optimale Grundlage für die berufsgruppenübergreifende Patient*innenversorgung. Der interdisziplinäre Austausch zu Therapie- und Pflegezielen analog den Versorgungsleitlinien (AWMF) und Expert*innenstandards (DNQP), aber auch zu rechtlichen Verpflichtungen innerhalb der interdisziplinären Kooperation schafft einen gemeinsamen Orientierungsrahmen. Auf dieser gemeinsamen wissenschaftlichen Grundlage können berufsgruppenübergreifend veränderte Versorgungsbedarfe sowie Akut- und Folgekomplikationen standardisiert erfasst und in einer „gemeinsamen Sprache" (Assessmentstrategie) übermittelt werden. So gelingen die gemeinsame Patient*innenversorgung, das Entlass- und Überleitungsmanagement sowie auch die Abstimmung der Beratungs-/Schulungsinhalte für Patient*innen in abgestimmter Kooperation auf dem Fundament eines gemeinsamen wissenschaftsfundierten Orientierungsrahmens.

Literatur

Braßler, M. (2020). *Praxishandbuch Interdisziplinäres Lehren und Lernen. 50 Methoden für die Hochschullehre*. Beltz, Weinheim, Basel: Beltz Juventa.

Deutsches Netzwerk für Qualitätsentwicklung in der Pflege (DNQP). (n.d.). *Deutsches Netzwerk für Qualitätsentwicklung in der Pflege. Expertenstandards und Auditinstrumente.* Zugriff am 17.06.2021 unter https://www.dnqp.de/expertenstandards-und-auditinstrumente/

Grundke, S. (2020a). Die Pflege von Menschen mit Diabetes interdisziplinär abgestimmt, evidenzbasiert und rechtssicher gestalten. *Diabetes aktuell, 18*(4), 168–171. https://doi.org/10.1055/a-1175-6408

Grundke, S. (2020b). Patientenorientierte und berufsgruppenübergreifende Planung der Pflege. *Der Diabetologe, 16*(2), 111–119. https://doi.org/10.1007/s11428-020-00584-0

Grundke, S. & Klement, A. (2016). Betreuungsprobleme älterer insulinpflichtiger Diabetiker in der Hausarztpraxis. In C. Detka (Hrsg.), *Qualitative Gesundheitsforschung: Beispiele aus der interdisziplinären Forschungspraxis* (S. 183 ff.). Opladen: Budrich. https://doi.org/10.2307/j.ctvddztx9.8

Karam, M., Brault, I., Van Durme, T. & Macq, J. (2018). Comparing interprofessional and interorganizational collaboration in healthcare: A systematic review of the qualitative research. *International journal of nursing studies, 79*, 70–83. https://doi.org/10.1016/j.ijnurstu.2017.11.002

Mahfoud, Z.R., Gkantaras, I., Topping, A.E., Cannaby, A.M., Foreman, B., Watson, R., Thompson, D.R. & Gray, R. (2018). The educational preparation of nurses in a developing economy and patient mortality. *International nursing review, 65*(3), 434–440. https://doi.org/10.1111/inr.12450

Murdoch, N.L., Epp, S. & Vinek, J. (2017). Teaching and learning activities to educate nursing students for interprofessional collaboration: A scoping review. *Journal of interprofessional care, 31*(6), 744–753. https://doi.org/10.1080/13561820.2017.1356807

Ndoro, S. (2014). Effective multidisciplinary working: the key to high-quality care. *British journal of nursing, 23*(13), 724–727. https://doi.org/10.12968/bjon.2014.23.13.724

Räbiger, J. & Beck, E.M. (2018). Interprofessionelles Lernen als Voraussetzung für interprofessionelle Zusammenarbeit. In P. Hensen & M. Stamer (Hrsg.), *Professionsbezogene Qualitätsentwicklung im interdisziplinären Gesundheitswesen. Gestaltungsansätze, Handlungsfelder und Querschnittsbereiche* (S. 157–170). Wiesbaden: Springer Fachmedien. https://doi.org/10.1007/978-3-658-17853-6_6

Reeves, S., Pelone, F., Harrison, R., Goldman, J. & Zwarenstein, M. (2017). Interprofessional collaboration to improve professional practice and healthcare outcomes. *The Cochrane database of systematic reviews, 6*(6), CD000072. https://doi.org/10.1002/14651858.CD000072.pub3

Sozialgesetzbuch (SGB XI). (2009). *Elftes Buch. Soziale Pflegeversicherung. § 11 SGB XI Rechte und Pflichten der Pflegeeinrichtungen* (Stand: Zuletzt geändert durch Art. 1a G v. 23.3.2022 I 482). Verfügbar unter: https://www.sozialgesetzbuch-sgb.de/sgbxi/1.html

SVR Gesundheit (Sachverständigenrat zur Begutachtung der Entwicklung im Gesundheitswesen). (Hrsg.). (2007). *Gutachten 2007: Kooperation und Verantwortung – Voraussetzungen einer zielorientierten Gesundheitsversorgung.* Verfügbar unter https://www.svr-gesundheit.de/fileadmin/Gutachten/Gutachten_2007/Kurzfassung_2007.pdf

SVR Gesundheit (Sachverständigenrat zur Begutachtung der Entwicklung im Gesundheitswesen). (2009). *Sondergutachten 2009: Koordination und Integration – Gesundheitsversorgung in einer Gesellschaft des längeren Lebens.* Hogrefe: Bern. Verfügbar unter https://www.svr-gesundheit.de/fileadmin/Gutachten/Sondergutachten_2009/Kurzfassung_2009.pdf

SVR Gesundheit (Sachverständigenrat zur Begutachtung der Entwicklung im Gesundheitswesen). (Hrsg.). (2012). *Sondergutachten 2012: Wettbewerb an der Schnittstelle zwischen ambulanter und stationärer Gesundheitsversorgung.* Verfügbar unter https://www.svr-gesundheit.de/fileadmin/Gutachten/Sondergutachten_2012/Kurzfassung_2012.pdf

Zander-Jentsch, B., Wagner, F., Rzayeva, N. & Busse, R. (2019). Germany. In A.M. Rafferty, R. Busse, B. Zander-Jentsch, W. Sermeus & L. Bruyneel (Eds.), *Strengthening health systems through nursing: Evidence from 14 European countries* (pp. 43–52). Copenhagen: European Observatory on Health Systems and Policies.

Weiterführende Literatur

AWMF (Arbeitsgemeinschaft der Wissenschaftlichen Medizinischen Fachgesellschaften e.V.). (n.d.). *Leitlinien.* Zugriff am 15.06.2021 unter https://www.awmf.org/leitlinien.html

Deutsche Diabetes Gesellschaft. (2018). *S2k-Leitlinie „Diagnostik, Therapie und Verlaufskontrolle des Diabetes mellitus im Alter“* (2. Aufl.). Verfügbar unter https://www.deutsche-diabetes-gesellschaft.de/fileadmin/user_upload/05_Behandlung/01_Leitlinien/Evidenzbasierte_Leitlinien/2018/LL_Alter_Gesamtdokument_20180713.pdf

Grundke, S. & Klement, A. (2018). Insulintherapie im Alter – eine qualitative Versorgungsstudie. *GGP – Fachzeitschrift für Geriatrische und Gerontologische Pflege, 2*(2), 70–74.

3.3 Kompetenzorientierung – ein Unterrichtsbeispiel aus der Schweiz

Karin Gäumann-Felix und Daniel Hofer

Abstract

In der Schweiz sind die Lehrpläne der Höheren Fachschulen Gesundheit kompetenzorientiert aufgebaut. Das COMET-Modell (Kap. 2.3) ist ein fester Bestandteil in der Ausbildung von Pflegefachpersonen der Höheren Fachschule Pflege am Berufsbildungszentrum Olten. Mit den acht Kompetenzkriterien ist eine bestens geeignete Bezugsnorm für das Konstrukt „Ganzheitlichkeit" vorhanden, welches für viele Prozesse an einer Schule handlungsleitend ist. Das System-COMET ist etabliert und auch in der Lernortkooperation zwischen Schule, Praxis und LTT gut verankert. Es trägt dazu bei, die Zusammenhänge der komplexen beruflichen Arbeitsaufgaben nicht aus den Augen zu verlieren. Das Arbeiten mit COMET verhindert, dass die Komplexität der beruflichen Handlungsfelder trivialisiert wird und die Wissensinhalte in einzelne Fächer zerlegt werden. Konkrete und authentische Arbeits- und Lernsituationen, die das Zentrum des Unterrichts bilden, tragen zusätzlich dazu bei, dass Daten und Fakten in Beziehung gesetzt und so ganzheitlich betrachtet werden.

Schlüsselbegriffe

- Kompetenzorientierung
- Ganzheitlichkeit
- Lernortkooperation

3.3.1 Einleitung

Der vorliegende Bericht zeigt die Entwicklung des COMET-Kompetenzmodells am Beispiel einer höheren Fachschule Pflege in der Schweiz. Im ersten Teil wird die Bildungssystematik der Schweiz beschrieben. In der Folge wird die Implementierung des Modells an einem schulischen Beispiel sowie im Rahmen der Lernortkooperation der Verbundpartner erläutert.

3.3.2 Die schweizerische Bildungssystematik

Das Bildungssystem der Schweiz kennt vielfältige Wege für den schulischen und beruflichen Werdegang der Jugendlichen. Sie treten nach der obligatorischen Schule (9 Jahre) in die Sekundarstufe II über. Unterteilen lässt sich diese in allgemeinbildende (gymnasiale Maturitätsschulen und Fachmittelschulen) und in berufsbildende Ausbildungsgänge (Erlernen eines Berufs in Lehrbetrieben mit ergänzendem schulischem Unterricht). In der Folge bestehen Möglichkeiten der Berufsbildung auf der Tertiärstufe, welche in Tertiärstufe A (Hochschulen, Universitäten) und Tertiärstufe B (Höhere Berufsbildung) unterteilt wird (**Abb. 3-1**).

3.3.2.1 Die Höheren Fachschulen Pflege in der Schweiz

Für eine Ausbildung in professioneller Pflege und Betreuung von Menschen existieren derzeit zwei Möglichkeiten auf Tertiärstufe. Einerseits kann das Studium an einer Höheren Fachschule (HF) erfolgen. Als Zulassungsbedingungen gelten neben bestandener Aufnahmeprüfung ein Berufs- oder Schulabschluss auf der Sekundarstufe ll. Als zweite Möglichkeit kann das Studium an einer Fachhochschule (FH) erfolgen. Die Zulassungsvoraussetzung ist entweder ein

Maturitätsabschluss oder eine bereits abgeschlossene HF-Ausbildung.

Damit verfügt die Schweiz über zwei gleichwertige Varianten der höheren (tertiären) beruflichen Weiterbildung für Pflegefachkräfte, einen eher praxisorientierten und einen weiteren eher akademisch ausgerichteten Bildungsgang.

In der Folge beziehen wir uns auf das Studium zur diplomierten Pflegefachfrau/zum diplomierten Pflegefachmann auf HF-Stufe (Tertiär B).

Das Studium dauert drei Jahre. Mit einer Vorbildung aus der beruflichen Grundbildung als Fachfrau/Fachmann Gesundheit EFZ (FaGe) kann eine Verkürzung der Ausbildung um 1800 Lernstunden erreicht werden. Zudem ist immer auch ein Aufnahmeverfahren „sur dossier" möglich, aufgrund von nachgewiesenen Kompetenzen.

3.3.2.2 Die Lernortkooperation

Die Ausbildung von diplomierten Pflegefachpersonen HF ist in der Schweiz eine Verbundaufgabe von Bund, Kantonen und Organisationen der Arbeitswelt (OdA). Die OdASanté ist die Nationale Dach-Organisation der Arbeitswelt Gesundheit und vertritt die gesamtschweizerischen Interessen der Gesundheitsbranche in Bildungsfragen für Gesundheitsberufe (OdASanté, 2020).

Die drei Verbundpartner nehmen die Verantwortung für Berufsentwicklung und Ausbildungsqualität gemeinsam wahr. Die HF-Bildungsgänge verfügen damit über ein Bildungskonzept, das unmittelbar zur Berufsfähigkeit führt. Damit erübrigt sich – anders als bei „akademischen" Studiengängen auf FH-Stufe – eine an das Studium anschließende

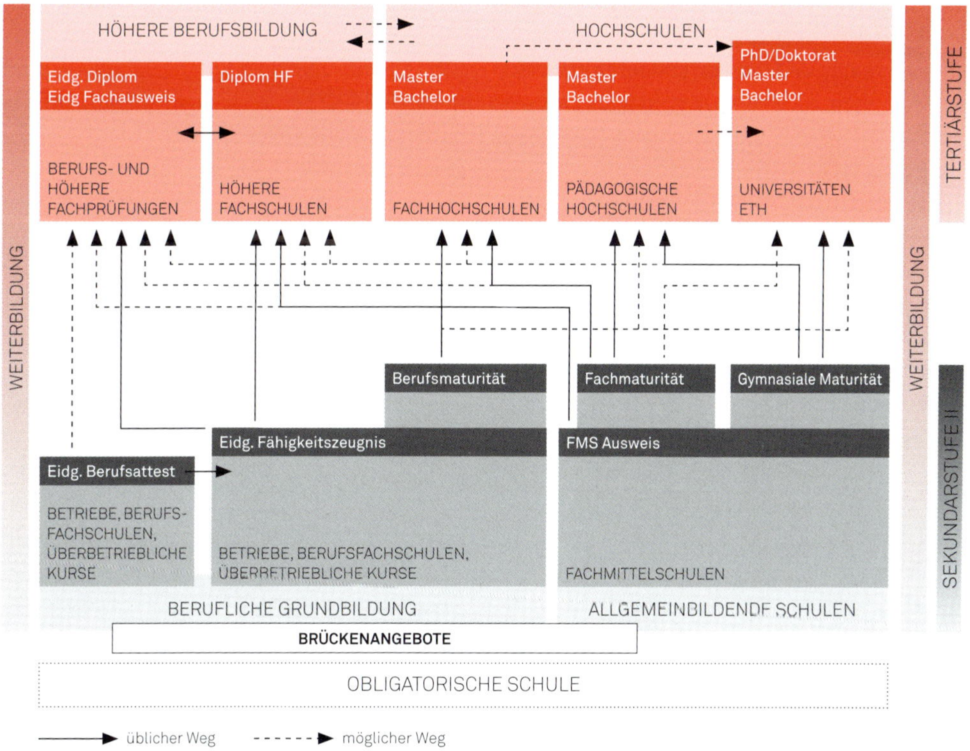

Abbildung 3-1: Bildungssystem Schweiz (Quelle: SBFI, 2019)

praktische Einarbeitung in den Beruf. Die Pflegeausbildung erfordert mit ihrer echten und gleichwertigen Dualität eine Didaktik, die sich auf authentische berufliche Situationen stützt und die Kompetenz vermittelt, diese professionell zu meistern.

Die Lernstunden während des HF-Studiums verteilen sich auf die drei Lernbereiche Praxis, Schule und den Lernbereich Training & Transfer (LTT). Ein bundeseinheitlicher Rahmenlehrplan regelt die zeitlichen Anteile der Lernbereiche (OdASanté, 2016). Je zur Hälfte findet die Ausbildung im Lernbereich Schule und in der beruflichen Praxis statt. Beide Lernorte beteiligen sich mit je ca. 10 % ihrer zeitlichen Ressourcen an der Gestaltung und Organisation des dritten Lernbereichs LTT.

Die Praxiseinsätze finden in verschiedenen Arbeitsfeldern im Gesundheitswesen statt. Diese definieren sich aus dem primären Leistungsauftrag der Praktikumsbetriebe und beinhalten die Pflege und Betreuung von Menschen mit Langzeiterkrankungen, Kindern, Jugendlichen, Familien und Frauen, psychisch erkrankter Menschen, Menschen in Rehabilitation, somatisch erkrankter Menschen und Menschen zu Hause.

Der schulische Unterricht vermittelt die nötige Breite an theoretischen Grundlagen. Der LTT ermöglicht in einer dazu speziell eingerichteten Lernumgebung und/oder einem speziell konzipierten Übungssetting das gezielte Arbeiten an beruflichen Ressourcen (Wissen, Können und Einstellungen), das Trainieren der klinischen Begründungskompetenz, ein Lernen durch Reflexion und Systematisierung von praktischen Erfahrungen und das Transfer-Lernen der Theorie in die Praxis sowie der Praxis in die Theorie. Zentral dabei ist, dass in einem geschützten Rahmen möglichst authentische berufliche Aufgaben in ihrer jeweiligen Komplexität und unter Berücksichtigung der divergierenden Anforderungen bearbeitet und reflektiert werden können. Der LTT bietet sowohl die Möglichkeiten, beruflich relevante Aktualitäten unabhängig vom Lehrplan und zeitgerecht aufzunehmen, als auch individuelle Bedürfnisse seitens der Lernenden zu berücksichtigen.

In Anlehnung an Dehnbostel (2005) unterscheiden wir auch in diesem Band drei Typen arbeitsbezogenen Lernens: Das Lernen im Arbeitsprozess (Lernbereich Praxis), das Aneignen des Arbeitsprozesswissens auf der Grundlage reflektierter Arbeitserfahrung und das einschlägige Fachwissen (Lernbereich Schule) sowie das praxisnahe und praxisverbunden Lernen außerhalb des Arbeitsplatzkontextes (LTT). Als verbindendes Element dienen uns die konkreten Beschreibungen der zu erreichenden Kompetenzen und unser Portfoliosystem, das plattformgestützt in allen drei Lernbereichen verwendet wird.

3.3.3 Die Implementierung des COMET-Kompetenzmodells

Im Jahr 2012 startete das COMET-Projekt am Berufsbildungszentrum Olten (BBZO). Das BBZO ist ein regionales Berufsbildungszentrum mit über 4500 Lernenden und Studierenden in 52 Berufen auf Sekundarstufe II und Tertiärstufe B. Das BBZO, konkret die Höhere Fachschule Pflege HFPO, beteiligte sich zusammen mit fünf anderen Schweizer Bildungszentren im Gesundheits- und Sozialwesen am ersten Schweizer COMET-Projekt unter der Leitung von Prof. Rauner. Somit waren die Höheren Fachschulen der Kantone Solothurn, Aargau, Basel, Bern, Luzern/Zentralschweiz und Zürich und damit die gesamte Deutschschweiz im Projekt vertreten. Das Projekt trug den Titel „Erheben und Vermitteln beruflicher Kompetenz, beruflicher Identität und beruflichen Engagements in den Ausbildungsberufen der Pflege in der Schweiz“ (Gäumann-Felix & Hofer, 2015). Die Ergebnisse des COMET-Projektes bestätigten unsere seit Jahren verankerte Kompetenzorientierung. Folglich kann es nicht erstaunen, dass seit dem Abschluss des Projektes das COMET-Modell ein fester Bestandteil unseres Alltags darstellt. Mit den acht Kompetenzkriterien ist eine bestens geeignete Bezugsnorm für das Konstrukt „Ganzheitlichkeit" vorhanden, welches für viele Prozesse an einer Schule handlungsleitend sein kann (Gäumann-Felix & Hofer, 2015).

In einer Publikation im Jahre 2017 (Gäumann-Felix & Hofer, 2017) veranschaulichten wir mit diversen Beispielen, wie sich das COMET-Kompetenzmodell für die Planung, Durchführung und Evaluation von Unterricht und Prüfungen anwenden lässt. Die Studierenden lernen, Situationen aus verschiedenen Blickwinkeln zu betrachten, Blickwinkel, die sie zuvor häufig vergessen oder vernachlässigt hatten und die auf den ersten Blick nicht zu den üblichen „Alltagsthemen" in der Praxis der Studierenden gehören.

In den Auswertungen zeigt sich, dass die Lehrpersonen die COMET-Methode als ideale Ergänzung für die Vorbereitung und Durchführung einer an der Leitidee einer holistischen Bildung orientierten Berufsausbildung erleben, die dazu beiträgt, die Zusammenhänge der komplexen beruflichen Arbeitsaufgaben nicht aus den Augen zu verlieren. Die Lehrpersonen heben weiter hervor, dass die COMET-Methode verhindere, dass die Komplexität der beruflichen Handlungsfelder trivialisiert und die Wissensinhalte atomisiert und in Fächer zerlegt werden. Die Fakten werden nicht aus dem Zusammenhang gerissen. Dafür sorgen auch die konkreten und authentischen Arbeits- und Lernsituationen, die das Zentrum des Unterrichts bilden.

3.3.3.1 Unterrichtsbeispiel: Pflegende Angehörige und Palliative Care

Das folgende Beispiel der Umsetzung im schulischen Kontext ist im dritten Studienjahr angesiedelt, ein halbes Jahr vor den Diplomprüfungen. Während einer ganzen Woche beschäftigten sich die Studierenden mit den Themen Pflegende Angehörige, Caring und Palliative Care. Die Ausgangssituation war eine 20-minütige Begegnungs-Sequenz, welche die Studierenden mit Simulationspatienten durchführten. An der HFPO setzen wir Laienschauspieler ein, um bestimmte vorgegebene Rollen zu simulieren („spielen"). Je nach Unterricht erhalten sie ein mehr oder weniger vorgegebenes Drehbuch. Innerhalb dieses Unterrichtssettings orientieren sie sich an einer Ausgangslage, ergänzt mit möglichen Fragen und Thematiken (**Tab. 3-2**).

Simuliert wurde in einem vollständig eingerichteten (Lern-)Spitalzimmer ein Erstkontakt mit einem krebskranken im Bett liegenden Patienten und seiner Ehefrau, welche ihn bis zum aktuellen Notfalleintritt zu Hause betreut hat. Die Studierenden wurden ohne lange Vorbereitungszeit in die Simulationssequenz geschickt, sie erhielten die Ausgangslage erst kurz vor ihrem Einsatz. Sie hatten daher nur wenig Zeit, sich vorzubereiten und mussten sich auf ihre bisherigen Erfahrungen verlassen. Die 20-minütige Simulationssequenz wurde per Video aufgezeichnet und danach den Studierenden zur weiteren Bearbeitung und Reflexion abgegeben. Die in der Ausgangslage für die Simulationspatienten beschriebenen Fragen zeigen bereits auf, wie ganzheitlich und individuell die Sequenzen gestaltet wurden (**Tab. 3-2**). Die darauffolgenden Unterrichtstage orientierten sich schließlich an den acht Kompetenzkriterien des COMET-Kompetenzmodells. Das simulierte Fallbeispiel, welches die Studierenden sehr realitätsnah erlebten, wurde aus verschiedenen Blickwinkeln betrachtet, analysiert und diskutiert. Dabei wurde auch fehlendes Fachwissen aufgearbeitet. Individuell gelang es den Studierenden, die eigene aufgezeichnete Situation zu reflektieren und Fachinhalte aufzuarbeiten. Am Ende der Woche wurde eine ähnliche Sequenz gespielt und wiederum per Video aufgezeichnet. Es beeindruckte, welche Fortschritte die Studierenden innerhalb dieser Woche im Fachgebiet „Pflegende Angehörige und Palliative Care" machten, wie sie lernten, die simulierten Fälle in ihrer ganzen Komplexität zu analysieren und Schlussfolgerungen für ihr pflegerisches Handeln abzuleiten.

Tabelle 3-2: Ausgangslage für die Studierenden und Simulationspatienten (Gäumann-Felix & Hofer, 2017, S. 360)

Ausgangslage für Studierende

- Sie arbeiten auf der medizinisch-onkologischen Abteilung.
- Sie erscheinen um 7:00 Uhr zum Frühdienst.
- Die Nachtwache erzählt von Herrn X*, welcher vor zwei Stunden in Begleitung seiner Ehefrau eingetreten ist.
- Diagnose: Metastasierendes Bronchus-Carzinom, bekannt seit einem Jahr. Herr X hat eine Chemotherapie hinter sich, welche er aber aufgrund seines schlechten Allgemeinzustandes sowie wegen den starken Nebenwirkungen vor einem Monat abgebrochen hat.
- Frau X pflegt Herrn X zu Hause, sie wohnen in einem Einfamilienhaus.
- Herr X wurde eingewiesen, weil sich sein Zustand stetig verschlechtert, insbesondere die Schwäche und die Atemnot werden zum Problem. Die Atemnot ist mit dem portablen Sauerstoffgerät zu Hause kaum mehr zu lindern, die Schwäche lässt kaum noch eine Mobilisation zu.
- Außer diesen Informationen wissen Sie noch nicht mehr. Sie sind heute zuständig für Herr X und gehen nun in sein Zimmer.

* kann auch Frau X sein

Ausgangslage für die Simulationspatienten
Ausgangslage (Fixe Vorgabe)

- Es ist morgens, 7:00 Uhr.
- Herr X ist vor zwei Stunden in Begleitung seiner Ehefrau eingetreten.
- Diagnose: Metastasierendes Bronchus-Carzinom, bekannt seit einem Jahr. Herr X hat eine Chemotherapie hinter sich, welche er aber aufgrund seines schlechten Allgemeinzustandes sowie wegen den starken Nebenwirkungen vor einem Monat abgebrochen hat.
- Frau X pflegt Herrn X zu Hause, sie wohnen in einem Einfamilienhaus.
- Herr X wurde eingewiesen, weil sich sein Zustand stetig verschlechtert, insbesondere die Schwäche und die Atemnot werden zum Problem. Die Atemnot ist mit dem portablen Sauerstoffgerät zu Hause kaum mehr zu lindern, die Schwäche lässt kaum noch eine Mobilisation zu. Durch die zunehmende Bettlägerigkeit besteht die akute Gefahr von Dekubiti. Herr X hat bereits eine Rötung an der rechten Ferse, die ihn schmerzt. (Anmerkung zur Atemnot: Die Atemnot soll nicht im Zentrum stehen, da es v. a. um Kommunikation geht. So darf Herr X wohl husten und auch mal kurz Atemprobleme haben, nicht aber die ganzen 20', da sonst zu viel Gewicht auf der Atemnot liegt und das Gespräch zu wenig in Gang kommen kann.)
- Herr und Frau X haben die Pflegekräfte der Notfallstation gesehen (Aufnahme in der Nacht) sowie die Pflegefachfrau, welche auf der medizinisch-onkologischen Station Nachtwache hat. Diese hat ihnen kurz das Zimmer gezeigt und Herrn X Sauerstoff per Nasensonde gegeben. Dann hat sie auf die Pflegefachfrau/den Pflegefachmann des Tagdienstes verwiesen, welche/r die weiteren Aufnahmeformalitäten erledigen und dem Ehepaar weitere Informationen geben wird.

Frei zu gestaltende Elemente (im Voraus pro Paar X miteinander absprechen)

- Beschreibung der Wohnverhältnisse (Rollstuhlgängig? Ebenerdig? Treppen?)
- Beschreibung der weiteren Familienmitglieder (Wer? Verwandtschaftsgrad? Verhältnis untereinander? Gut? Angespannt? Streitereien? Weitere Angehörige – nicht aus der Familie, z. B. Freunde, Nachbarn, Arbeitskollegen?, ...)
- Wer hat zu Hause bei der Pflege Unterstützung gegeben? (Familienmitglieder? Spitex? Mahlzeitendienst? etc.)
- Wie wurde Sterben und Tod (und allenfalls Bestattung) bisher thematisiert? (Reden die Eheleute darüber? Ist der „absehbare Tod" akzeptiert? Hadern sie mit dem Tod? Was wollen Sie aus medizinischer Sicht noch unternehmen?)
- Ziehen Sie die Verlegung in eine andere Institution in Betracht? (z. B. Sterbehospiz?)

Tabelle 3-2: *Fortsetzung*

Pflichtfragen/-themen an die Pflegefachperson (Themen sollten nach Möglichkeit in irgendeiner Form angesprochen werden, aber auch hier ist Spielraum vorhanden)

- Frau X möchte unbedingt ihren Ehemann wieder nach Hause nehmen, da sie ihm versprochen hat, dass er in Ruhe zu Hause sterben darf.
- oder:
- Herr X möchte unbedingt zu Hause sterben, Frau X ist aktuell aber damit überfordert.
- oder
- Frau X ist sichtlich enttäuscht von sich selbst, dass sie es nicht mehr schaffte, ihren Ehemann zu Hause zu betreuen und hadert sehr damit, dass er „ihretwegen" nun im Spital sein muss. Entsprechend ist sie sehr kritisch gegenüber allen Pflegehandlungen und
- „reklamiert" häufig.
- Herr und Frau X fragen nach Unterstützungsmöglichkeiten zu Hause („technische" Unterstützung wie z. B. Pflegebett, aber auch „seelische" Unterstützung wie z. B. Selbsthilfegruppe, Seelsorger, Gesprächsmöglichkeiten etc.).
- Herr und Frau X haben gehört, dass hier auf der Station „Palliative Care" angeboten wird. Sie wissen aber nicht, was dieser Begriff bedeutet und fragen bei der Pflegefachperson nach.
- Fragen zu Sterben, Tod, Trauer, Bestattung, ...

Mögliche Fragen an die Pflegefachperson (können je nach Situation eingebaut werden)

- Ev. Fragen zum Thema Sterbehilfe
- Ev. Fragen zu Problemen innerhalb der Familie (Uneinigkeit bezüglich weiteren Vorgehens, die einen finden, dass unbedingt Chemotherapie weitergeführt werden soll, andere hingegen bejahen es, dass Herr X die Chemotherapie abgebrochen hat, u. a.).
- Allenfalls gibt es ein Familienmitglied, mit dem die Eheleute im Streit sind und die Eheleute X nicht wollen, dass dieser Person Auskunft über den Gesundheitszustand gegeben wird.
- Div. mögliche Fragen/Ängste zum Thema Sterben, Sterbephasen, Schmerzen, Atemnot, Ernährung, Infusionen, Lebensverlängernde Massnahmen, Rechtliches, Tod, Trauer, ...
- und vieles mehr ...

Die Studierenden meldeten im Anschluss an die Woche deutlich große Lernfortschritte zurück. Gerade weil dieser Unterricht zu einem Zeitpunkt kurz vor den Diplomprüfungen stattfand, war es ihnen wichtig, ihren eigenen Wissens- und Erfahrungsstand einschätzen zu können. Aufgrund des sehr real erlebten Settings mit den Simulationspatienten und den Videoaufzeichnungen waren die Erkenntnisse bezüglich der noch anzueignenden Kompetenzen mehrschichtig. So gelang es ihnen, ihr Auftreten und Verhalten zu reflektieren (Interaktion mit Patient und Ehefrau, Informationswiedergabe, Kommunikation, Fachsprache, Mimik, Gestik u.a.). Dabei wurden sie immer mit ihrem Fachwissen konfrontiert (Welche Fragen konnte ich beantworten? Wo fehlte mir Fachwissen?). Außerdem wurden sie durch die gezielte ganzheitliche Betrachtungsweise anhand der acht COMET-Dimensionen auf weitere Problemstellungen aufmerksam, die sie ansonsten gar nicht „entdeckt" hätten. Durch diesen kontinuierlichen Reflexionsprozess während der ganzen Woche konnte eine Vielzahl miteinander zusammenhängender Themen vertieft werden.

3.3.3.2 Das Projekt „Lernortkooperation" und „Kompetenzorientierung"

Wie vorgängig beschrieben, nimmt die Lernortkooperation (LOK) der drei Verbundpartner in der Ausbildung von diplomiertem Pflegepersonal eine Schlüsselrolle ein. Wird über Lernortkooperationen gesprochen, muss klar sein, was damit gemeint ist. Denn wie bei allen Systemen hat die Lernortkooperation mit seinen verschiedenen Lernbereichen unterschiedliche (eigensinnige) Zielsetzungen, Erwartungen und Möglichkeiten. Doch eine Kooperation ist beim Bildungsgang HF Pflege zwingend, weil kein Lernbereich allein alle Aufgaben übernehmen kann. Eine Kooperation zeichnet sich zudem bei der Zusammenarbeit auch durch Prozesse der gegenseitigen Abstimmung aus und dafür eignen sich gemeinsam genutzte Tools – z.B. das System COMET.

Wir implementierten das COMET-Modell in unserem Bildungsprogramm im Jahre 2016 nach Abschluss des ersten Projektes. Seither können wir in gemeinsamen Veranstaltungen zwischen Schule, Praxis und OdA den Nutzen der ganzheitlichen Betrachtungsweise aufzeigen und verankern. Wir erreichen in spannenden Prozessen, dass unsere Praxis-Partner wissen, wovon die Studierenden sprechen, wenn sie von ihren COMET-Prüfungen oder von Unterricht unter Einbezug der COMET-Dimensionen erzählen.

Aufgrund der intensiven Zusammenarbeit und dem stetigen Interesse unserer Praxis-Partner zeigt sich für uns die Wichtigkeit, die Implementierung in der Praxis weiter voranzutreiben. Ein weiterer wichtiger Parameter dabei ist und war immer die Kompetenzorientierung. Die Komplexität einer Kompetenzorientierung wird in der nachfolgenden Grafik (**Abb. 3-2**) anhand der Variablen einer Kompetenzorientierung dargestellt.

Es braucht Tools, welche eine gleich hohe Komplexität und Variabilität beinhalten. Nur so kann das „Andersartige" der Kompetenzorientierung umgesetzt werden, denn ein kompetenzorientierter Unterricht berücksichtigt die

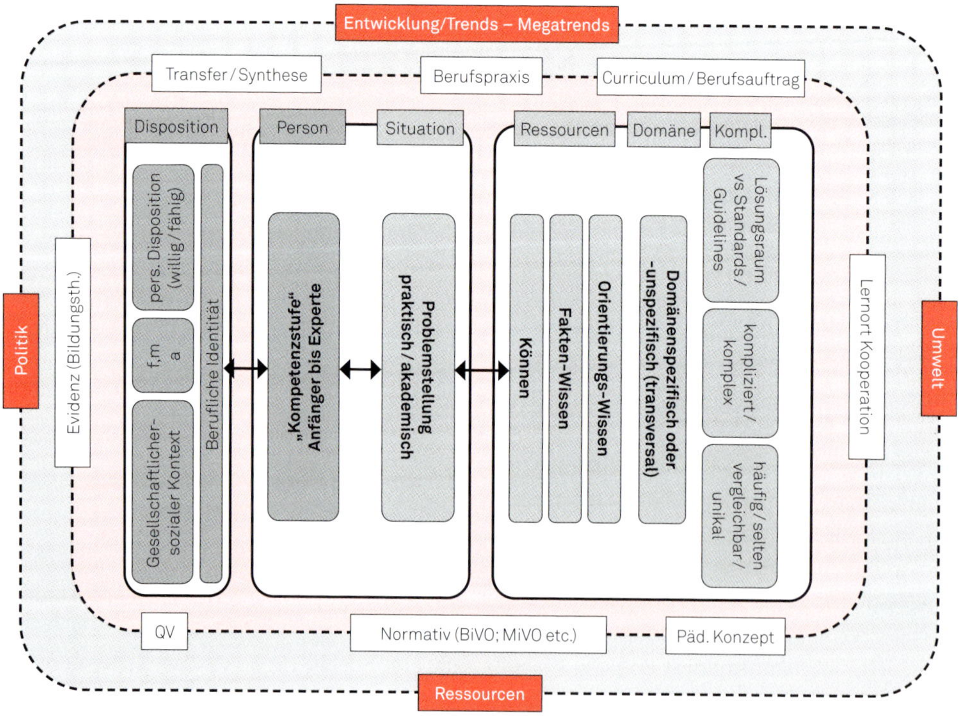

Abbildung 3-2: Variablen einer Kompetenzorientierung (Hofer, 2019)

Evidenz der Bildungsforschung, ist domänenspezifisch und schafft im Bildungsprozess Rahmenbedingungen, damit ganzheitlich gelernt werden kann.

Überblick über das Projekt

Die Höhere Fachschule Pflege Olten führt wie beschrieben seit Jahren wiederkehrend Veranstaltungen zusammen mit ihren Praxispartnern durch. Diese Veranstaltungen finden in der Praxis statt, entweder in den Großkliniken (Somatik/Psychiatrie) oder zusammen mit der SOdAS (Stiftung OdA Gesundheit und Soziales Kanton Solothurn) mit den Langzeit- und Spitex-Institutionen. Innerhalb dieser Veranstaltungen verwenden wir reale Fallsituationen aus dem jeweiligen Arbeitsfeld, um die Fallsituation mit Hilfe der Comet-Dimensionen ganzheitlich zu betrachten, zu analysieren, Lösungsvarianten für pflegerische und soziale Problemstellungen zu erarbeiten oder bestehende Lösungsvarianten zu reflektieren. Durch die eigene Auseinandersetzung mit einer Fallsituation gelingt es den Teilnehmenden (Lernbegleiter, Ausbildungsverantwortliche, Führungspersonen), die Komplexität der Fallsituationen zu erkennen und die COMET-Dimensionen als praxisrelevantes Hilfsmittel zu nützen, um Situationen in ihrer Ganzheitlichkeit wahrzunehmen. Gleichzeitig erfahren sie, wie die COMET-Dimensionen im Praxisalltag sowie im LTT-P beispielsweise für Fallbesprechungen eingesetzt werden können.

3.3.4 Bilanz und Perspektiven

Als Bilanz können wir feststellen, dass sich die Verwendung des COMET-Kompetenzmodells auch in der Praxis etabliert. Für die Studierenden wird erlebbar, dass und wie die Lernortkooperation (LOK) zusammenarbeitet. So erreichen wir, dass sie ihre Ausbildung mit der geforderten gleichwertigen Dualität erleben, die sich auf authentische berufliche Situationen stützt und die Kompetenz vermittelt, diese professionell zu meistern. Es zeigt sich als klarer Mehrwert, dass sich mit diesem Tool die Schule und die Praxis aufeinander beziehen.

Gleichzeitig wird die Qualität der Zusammenarbeit innerhalb der LOK-Partner und somit die Vernetzung zwischen Schule und Praxis gestärkt.

Seit acht Jahren begleitet uns die ganzheitliche Sichtweise des COMET Kompetenzmodells in unserem HF-Alltag. Inzwischen ist es uns gelungen, unsere Verbundpartner mit ins Boot zu holen. Wir erkennen, dass unsere Studierenden mit Hilfe der ganzheitlichen Betrachtungsweise von Praxissituationen und der spürbaren Vernetzung zwischen den Verbundpartnern innerhalb der Lernortkooperation deutlich reflektierter und vertiefter an Problemstellungen in ihrem Schul- oder Praxisalltag herantreten. Sie erkennen, dass es sich lohnt, die Blickwinkel der acht Dimensionen einzunehmen, um gezielt Informationen, Gedanken, Ideen und Fragestellung zu erarbeiten. Sie erreichen damit eine deutlich spürbar vertiefte Fach- und Begründungskompetenz. Daher sind wir überzeugt, dass das COMET-Kompetenzmodell ein fester Bestandteil der Ausbildung der diplomierten Pflegefachpersonen HF bleiben wird.

Als Ausblick und Ziel sehen wir, das COMET-Kompetenzmodell auch in den Ausbildungen auf Sekundarstufe II, konkret bei den Fachfrauen/-männern Gesundheit (FaGe) und den Fachfrauen/-männern Betreuung (FaBe) zu implementieren.

Literatur

Dehnbostel, P. (2005). Lernen – Arbeiten – Kompetenzentwicklung. Zur wachsenden Bedeutung des Lernens und der reflexiven Handlungsfähigkeit im Prozess der Arbeit. In G. Wiesner & A. Wolter (Hrsg.), *Die lernende Gesellschaft* (S. 111–126). Weinheim: Juventus.

Gäumann-Felix, K. & Hofer, D. (2015). KOMET in der Pflegeausbildung Schweiz. In F. Fischer, F. Rauner & Z. Zhao (Hrsg.), *Kompetenzdiagnostik in der beruflichen Bildung: Methoden zum Erfassen und*

Entwickeln beruflicher Kompetenz. COMET auf dem Prüfstand (S. 93–110). Berlin: Lit.

Gäumann-Felix, K. & Hofer, D. (2017). COMET als didaktisches Konzept in der Pflegeausbildung an höheren Fachschulen der Schweiz: Unterrichts- und Prüfungsbeispiele. In F. Rauner (Hrsg.), *Methodenhandbuch: Messen und Entwickeln beruflicher Kompetenzen (COMET)* (S. 356–369). Bielefeld: Bertelsmann.

Hofer, D. (2019). *Variablen einer Kompetenzorientierung*. Olten: Höhere Fachschule Pflege.

OdASanté. (2016). *Rahmenlehrplan für Bildungsgänge der höheren Fachschule Pflege*. Bern: OdASanté. Zugriff am 25.10.2020 unter https://www.odasante.ch/fileadmin/odasante.ch/docs/Hoehere_Berufsbildung_und_Hochschulen/RLP_Pflege_HF_09.11._2016-d.pdf

OdASanté. (2020). *Über uns*. Zugriff am 02.11.2020 unter https://www.odasante.ch/ueber-uns/

SBFI. (2019). *Bildungssystem Schweiz*. Bern: Schweizerische Eidgenossenschaft, Staatssekretariat für Bildung, Forschung und Innovation SBFI. Zugriff am 02.11.2020 unter https://www.sbfi.admin.ch/sbfi/de/home/bildung/bildungsraum-schweiz/bildungssystem-schweiz.html

Weiterführende Literatur

BBZ Olten. (2020). *Höhere Fachschule Pflege*. Zugriff am 02.11.2020 unter https://bbzolten.so.ch/hf-pflege/hoehere-fachschule-pflege/

Gäumann-Felix, K. & Hofer, D. (2017). *Übersicht über die Kompetenzstufen und Dimensionen des COMET-Kompetenzmodells, Schulungsunterlagen*. Olten: Höhere Fachschule Pflege.

Rauner, F. (Hrsg.). (2017). *Methodenhandbuch: Messen und Entwickeln beruflicher Kompetenzen (COMET)*. Bielefeld: Bertelsmann.

Rauner, F., Piening, D. & Bachmann, N. (2015). *Messen und Entwicklung von beruflicher Kompetenz in den Pflegeberufen der Schweiz (KOMET Pflegeausbildung Schweiz): Abschlussbericht*. Bremen: Universität Bremen. Zugriff am 02.08.2020 unter https://edudoc.ch/record/125405?ln=de

SOdAS. (2020). *Stiftung OdA Gesundheit und Soziales im Kanton Solothurn*. Zugriff am 02.11.2020 unter https://www.sodas.ch/

3.4 Simulationsprüfungen in der Pflegebildung

Zwei Praxisbeispiele

Sofia Mallmann und Monika Büchmann

Abstract

Durch die gravierenden Entwicklungen in der Gesundheitsversorgung infolge des demografischen Wandels und der Zunahme pflegebedürftiger Menschen (Graf & Heß, 2020) in Deutschland gestalten sich Pflegesituationen als zunehmend komplex. Dieser Konflikt zwischen Versorgungs- und Bildungsauftrag am Lernort Praxis wird aktuell durch massive pandemiebedingte Einschränkungen mit dem SARS-CoV-2 (MAGS NRW, 2021) verschärft und verlangt nach neuen Ansätzen in der Pflegebildung. Lernen und Prüfen in möglichst realitätsnahen simulierten Arbeitsabläufen bieten hier eine Möglichkeit, Lernende auf ein professionelles Agieren in realen komplexen Situationen vorzubereiten. Da die Simulationsmethode in anderen Berufsbildungsgängen bzw. Studiengängen nicht neu ist, stellt sich die Frage nach der Übertragbarkeit dieser Konzepte auf pflegerische Handlungserfordernisse.
Simulationsbasierte Lehr- und Prüfungsformen sind in der Pflegebildung im Zusammenhang mit dem neuen Pflegeberufegesetz vom 17. Juli 2017 (BMG, 2022) im Rahmenlehrplan verankert worden und haben dadurch einen erheblichen Bedeutungszuwachs erlangt. Dieser Beitrag betrachtet das Potential von Simulationsprüfungen in der Pflegebildung anhand zweier Praxisbeispiele. Diese wurden jeweils im Rahmen von Anpassungslehrgängen ausländischer Pflegekräfte an Bildungseinrichtungen für Pflege in Köln und in Kiel durchgeführt. Sie werden hier zunächst kurz skizziert und dann in Bezug auf die Bedeutung von Simulationsprüfungen sowie von simulativen Lernumgebungen für die Pflegebildung diskutiert.

Schlüsselbegriffe

- Simulation
- Simulationsprüfung
- Anerkennungsverfahren von Pflegefachkräften aus dem Ausland

3.4.1 Simulationsbasierte Prüfungsformen

Der Auftrag von Bildungseinrichtungen besteht in der Vorbereitung der Teilnehmenden auf die für den Beruf erforderlichen Kompetenzen. In der Konsequenz müssen daher kompetenzorientierte Curricula auch Simulationsprüfungen mitdenken, um die Kompetenz von Teilnehmenden in der Prüfungsperformanz abbilden zu können. Erfahrungen in der Durchführung von Simulationsprüfungen im Pflegebildungsbereich können wichtige Erkenntnisse und Hinweise liefern, um simulative Lern- und Prüfungsumgebungen in Aus-, Fort- und Weiterbildung zu modellieren und zu gestalten. In diesem Beitrag werden Beispiele für Simulationsprüfungen vorgestellt, die innerhalb des Verfahrens der Gleichwertigkeitsfeststellung von im Ausland erworbenen beruflichen Qualifikationen eingesetzt worden sind. Lehrgänge und Vorbereitungskurse im Anerkennungsverfahren zum Ausgleich bescheinigter Ausbildungsunterschiede erfolgen aufgrund des zunehmenden inländischen Fachkräftemangels (BMWK, 2022) und der gesteigerten Zuwanderung von Fachkräften im Bereich Gesundheit und Pflege, sowie zur Vermittlung eines dem Berufsgesetz gleichwertigen Kenntnis- und Fähigkeitsstands.

Simulation stellt ein komplex strukturiertes Lehrformat dar, das den Erwerb und die Überprüfung beruflicher Kompetenzen ermöglicht. Sie können daher „multiple, seltene und [...] bestimmte Probleme“ (Kerres et al., 2021, S. 14) enthalten, in kritische stressauslösende Rahmenbedingungen eingebettet sein und vielfältige komplexe Handlungen erfordern. Simulationsbasierte Lehre und Prüfungsformen in Pflegeschulen benötigen ein didaktisches Konzept (Timmermann et al., 2007) und eine stimmige curriculare Einbindung, um einen zielgerichteten Einsatz zu ermöglichen (St. Pierre & Breuer, 2013). Simulationsprüfungen verknüpfen die gesetzlichen Anforderungen an kompetenzorientierte Bildungsgänge mit der Möglichkeit die erworbenen Kompetenzen in ihrer Performanz gezielt sichtbar und überprüfbar zu machen (Rauner, 2008). Erpenbeck (2002) konstatiert, dass „Kompetenz als innere Voraussetzung oder Disposition eines Menschen“ (S. 5) von außen nicht unmittelbar sichtbar sei, sondern nur sein Handeln. Zudem steht sie in Abhängigkeit zu dem System, den Situationen und dem Kontext, in dem Kompetenz erforderlich ist (Erpenbeck, 2002; Weinert, 2014; Hartig & Klieme, 2006).

Das Simulationsformat bietet drei Möglichkeiten, um Kompetenzdimensionen methodisch auszugestalten (St. Pierre & Breuer, 2013):

- Situationen mit realen Patienten (Erfahrungspatient mit eigener Krankheitsgeschichte)
- Situationen mit standardisierten Patienten (= sP) und definierter Patientenrolle (Laienpatienten ohne Schauspielausbildung, Erfahrungspatienten, Schauspieler mit professioneller Ausbildung, Angehörige der eigenen Profession (VIFSG, 2022).
- Situationen mit Patientensimulator (Mannequin/Puppen mit einfacher bis zu technischer Vollausstattung, bzw. High-Fidelity-Simulation)

Werden Simulationsprüfungen zur Leistungsmessung eingesetzt, so ist eine hohe Standardisierung der zu überprüfenden Variablen erforderlich. Dies kann durch strukturierte Schulungen oder durch standardisierte Checklisten unterstützt werden (St. Pierre & Breuer, 2013). Als Prüfungsform sei der Nutzen für das Lernen jedoch v. a. bei komplexen Szenarien zu finden (Timmermann et al., 2007). Aus diesem Grund sind Erkenntnisse aus Erfahrungen mit realitätsnahen Simulationen in der Pflegebildung interessant.

3.4.2 Erstes Praxisbeispiel: Fachsprachprüfung in Anpassungslehrgängen

Simulationsprüfung als Modellprojekt

Sofia Mallmann

3.4.2.1 Ausgangslage und Rahmenbedingungen

Zentrales Anliegen dieses Modellprojekts war die Erprobung einer alternativen Form der Fachsprachprüfung, die die situativ erforderliche Fachsprachanwendung im pflegerischen Kontext zeigen solle. Die Idee zu dieser Simulationsprüfung entstand 2018 in Zusammenarbeit mit der örtlichen Gesundheitsbehörde Köln, Vertretern von Pflegebildungseinrichtungen der Kliniken der Stadt Köln, der Uniklinik Köln und eines kirchlichen Trägers der Louise von Marillac-Schule in Köln und lehnt sich an die ärztliche Fachsprachprüfung der AEKNO (Ärztekammer Nordrhein) an (Mallmann, 2019).

3.4.2.2 Beschreibung der Simulationsprüfung im Modellprojekt

Bei der fachsprachlichen Prüfung, die sich an den ersten praxisorientierten OSCE-Prüfungen („Objective Structured Clinical Examination“) im Rahmen des Medizinstudiums (z. B. am Medizinischen Universitätsklinikum in Heidelberg) orientiert, handelt es sich um eine Prüfungsform, die die sprachliche Kompetenz im Rahmen praktischer Tätigkeiten (Performanz) ermittelt (Nikendai & Jünger, 2006). Hierbei durchlaufen die zu Prüfenden einen festgelegten Parcours mit einer Serie von Prüfungsstationen, an denen sie zuvor definierte klinisch-praktische Fertigkeiten durchführen und dabei ihren Einsatz der Sprache unter Beweis stellen müssen. Jede Prüfungsstation verfügt über ein anderes Szenarium und die jeweilige Prüfungsleistung wird durch einen Prüfer anhand einer Checkliste beurteilt.

Neben der Analyse der Prüfungsziele und des Prüfungsinhalts musste bei diesem Modellprojekt die Entwicklung von Prüfungsstationen auch auf die Prüfdauer der einzelnen Stationen und mit den zugrunde gelegten Kompetenzen abgestimmt werden. Um eine hohe Inhaltsvalidität zu erzielen, sind – orientiert an dem Format OSCE und laut Newble (2004) – drei Schritte bei der Prüfungskonzeption berücksichtigt worden (Nikendai & Jünger, 2006):

1. Festlegung von Problemfeldern: hier Leseverstehen, Hörverstehen, Fachwortschatz und Ausdruck
2. Definition von Aufgabenstellungen innerhalb dieser Problemfelder: Bereich Sprechen sowie Schreiben
3. Erstellung von Blueprints: Diese Analyseraster definieren eindeutig die rezeptiven und produktiven Prüfungsziele (Nikendai & Jünger, 2006; Nodari, 2002).

Notwendige Vorbereitungen waren die Prüfungskonzeption (12 Monate vorher), die Erstel-

Tabelle 3-3: Beispielhafter Ablauf bei einer Teilnehmenden (Eigendarstellung)

Beispielhafter Prüfungsablauf	**Raum 1 Aufnahmegespräch**	**Raum 2 Dokumentation**	**Raum 3 Dienstübergabe und telefonische Anordnung**
Dauer	10 Minuten	10 Minuten	10 Minuten
	Teilnehmerin setzt sich an den Tisch, liest Aufgabenstellung zum Führen des Aufnahmegesprächs, Standardisierter Patient (sP) ist anwesend, Beginn Aufnahmegespräch, Redeanteil des sP erfolgt nach Drehbuch, Dokumentation in modifiziertes Stammblatt, Besonderheiten: Patient hat Schmerzen	Teilnehmerin liest Aufgabenstellung zur Dokumentation und führt diese allein	Teilnehmerin wird in Raum 3 geführt, liest Aufgabenstellung, beginnt Dienstübergabe an anwesende „Kollegin", wird durch Klingeln des bereitliegenden Telefons unterbrochen, erhält telefonische Anordnung der „Ärztin" bezüglich Schmerzmedikation, setzt Dienstübergabe fort
Material	• Aufgabenblatt • Dokumentationsblatt mit modifiziertem Stammblatt • Checklisten für Bewertung	• Aufgabenblatt • Dokumentationsblatt	• Dokumentationsblatt für telefonische Anordnung • 3 Checklisten für Bewertung Telefonat, Dienstübergabe und Dokumentation
Nach der Prüfung	Bewertung erfolgt, nachdem alle 3 zu Prüfenden alle Stationen durchlaufen haben, Ergebnismitteilungen an Teilnehmerinnen Nach Beendigung der Prüfungen erfolgt Prüfungsevaluation durch die Beteiligten		

lung von Drehbüchern für drei Szenarien, Aufgabenstellungen für die zu Prüfenden (ca. 6 Monate vorher), Erstellung von Checklisten, Bewertungskriterien, Festlegung der Bestehensgrenze und Erstellung eines Evaluationsinstruments, die hier an dieser Stelle nicht im Einzelnen dargestellt werden. Dieses gesamte Prüfverfahren wurde mit der unteren Gesundheitsbehörde Köln abgestimmt und gemeinsam terminiert. **Tabelle 3-3** zeigt einen Prüfungsablauf einer Teilnehmenden.

3.4.2.3 Erkenntnisse und Voraussetzungen für die Durchführung

Für dieses Prüfungsformat ist ein hoher personeller und zeitlicher Aufwand und damit die Entwicklung einer ressourcenschonenden Zeit- und Raumplanung im Vorfeld erforderlich. Die unterstützenden Lehrkräfte konnten mittels dieser Vorbereitungen einen strikten Ablauf einhalten und wichen nicht ab. Der Standardisierte Patient erhielt im Vorfeld eine Instruktion mit dezidierter Vorstellung des Drehbuchs und Rollenanweisung zur Wahrung der Objektivität des Prüfungsformats.

Bei Simulationsprüfungen sind diese Vorbereitungen wichtig, damit die Prüfer eine analytische Klarheit über die geforderte Prüfungsleistung erlangen. Dazu müssen Bezugspunkte wie z.B. Sprechen, Lesen, Schreiben oder sprachlich empathische Gesprächsführung operationalisiert werden, um aus beobachtbaren Leistungen allgemeingültige Bewertungskriterien entwickeln zu können (Nodari, 2002; Bjornavold, 2000). Diese Bezugspunkte werden im Vorfeld genau erörtert, da es eine Vielfalt an einzubeziehenden Komponenten gibt, z.B. Intonation, Syntax oder sprachlicher Transport eines Vertrauensgefühls. In einigen Prüfungsmomenten wird deutlich, dass es um den sprachlichen Transport fachinhaltlicher Aspekte geht. Der sP meldete in der Evaluation zurück, dass die engen Vorgaben eine „gute Orientierung und Sicherheit bieten“, aber ein situatives Reagieren nicht zuließen, da der sP keinerlei Verhaltensspielraum habe. Bei einer Teilnehmenden habe er einen „Tunnelblick“ festgestellt und kein Eingehen auf die Schmerzen, die er geäußert habe. Die Diskrepanz zwischen der Anforderung an eine ausschließlich fachsprachliche Leistung und an einem sprachlichen Transport von Einfühlungsvermögen stellt sich hier besonders deutlich dar. Diese komplexe Prüfungsleistung ist durch den Wechsel von produktivem und rezeptivem fachlichen Sprachgebrauch gekennzeichnet, hier z.B. die Versprachlichung von pflegerischem Fachwissen und die Versprachlichung von Empathie. Die praxisnahen Szenarien dieses ersten Praxisbeispiels liefern auch Hinweise zur Gestaltung des Unterrichts. Dazu gehören beispielsweise das Einüben von Telefonaten in Simulationsform, Umgang mit Zahlen und Zahlenverständnis beim Hören (v.a. im mehrstelligen Bereich: aus „... ich bin 69 Jahre alt ...“ wird „... der Patient ist 96 Jahre alt ...“), Thematisierung rechtlicher Aspekte bei Missverständnissen von Arztanordnungen: z.B. aus „... Schmerzmedikation von 30 auf 40 Tropfen erhöhen ...“ wird „... Patient kann 30 bis 40 Tropfen Schmerzmittel haben ...“. Es zeigte sich in der Prüfung somit sehr deutlich, dass Floskeln, bildhafte Sprache aber auch gängiger Satzbau zu Verständnisschwierigkeiten führen können. Simulation als Methode macht in diesem Zusammenhang die Performanz der Sprachkompetenz in unterschiedlichen Dimensionen sichtbar.

3.4.3 Zweites Praxisbeispiel: praktische Kenntnisprüfung im Skills Lab

Monika Büchmann, Kiel

3.4.3.1 Ausgangslage und Rahmenbedingungen

Das zweite Praxisbeispiel bezieht sich auf die Durchführung der praktischen Kenntnisprüfung am Universitätsklinikum Schleswig-Holstein, Campus Kiel, die aufgrund der SARS-CoV-2-Pandemie statt am Patientenbett nun im Skills Lab stattfinden musste. Ziel ist der Ausgleich der Qualifikationsunterschiede zum Erwerb der vollen Gleichwertigkeit und zur Befähigung der Berufsausübung. Dazu finden am Universitätsklinikum Schleswig-Holstein regelmäßig Vorbereitungslehrgänge für Pflegekräfte aus EU-Ländern und Drittländern statt, die mit jeweils einer praktischen und einer mündlichen Kenntnisprüfung abschließen. Laut Vorgabe des Landesamtes für soziale Dienste (LAsD) in Schleswig-Holstein (SHIBB, 2022) sind für die Kenntnisprüfung im praktischen Anteil mindestens eine, höchstens vier Pflegesituationen nachzuweisen. Zudem ist die praktische Prüfung mit einem Prüfungsgespräch verbunden, in dem der zu Prüfende sein Pflegehandeln erläutert, begründet und die Patientensituation reflektiert. Die Prüfungsabnahme erfolgt durch zwei Fachprüfer, jeweils eine Lehrperson, bzw. Pädagoge mit Prüfungsberechtigung aus der Pflegeschule sowie der für die internationalen Pflegekräfte zuständigen Pflegeperson mit pädagogischer Zusatzqualifikation. Im März 2020 erforderten die anstehenden Kenntnisprüfungen eine vorübergehende Lösung für die Phase der akuten SARS-CoV-Pandemie und ein Abweichen von der bisherigen Form der Prüfungsabnahme mit einem realen Patienten auf den jeweiligen Einsatzstationen.

3.4.3.2 Beschreibung der Simulationsprüfung

Es fanden jeweils zwei Einzelprüfungen pro Tag statt. Die zu Prüfenden wurden ein bzw. zwei Tage vor der Prüfung von der notwendigen Änderung der Prüfungssituation infolge der Pandemie informiert worden. Der Prüfungsablauf musste aufgrund der Einschränkungen durch die Pandemie und fehlender Praxiserprobung kurzfristig erarbeitet werden. Die Prüfumgebung und die Pflegepuppe wurden täglich für jede der beiden Prüfungen präpariert, um die Patientensituation möglichst realistisch

Tabelle 3-4: Darstellung des angepassten Ablaufs der Simulationsprüfung (Eigendarstellung)

Zeitpunkt	Ablaufplanung
Am Vortag der Prüfung	a. Ergebung bei realem Patienten: Vorstellung, Ablaufpläne, Pflegeplan erstellen b. Skills-Lab wird von den Pflegepädagogen situativ passend vorbereitet – Mindestens 4 durchführbare Pflegesituationen – Patientensimulator für die jeweilige Szene präparieren
Prüfungstag	a. Fachprüfer erklären dem/der zu Prüfenden den Ablauf b. Zeit zur Orientierung (30 Minuten) und das Richten der Materialien, Klärung offener Fragen c. Vorstellung der verschriftlichten Informationen durch zu Prüfenden d. Durchführung der Pflege, z. B. der Umgang mit Medikamenten, Mobilisation, Hygieneverhalten, Vorbereitung einer Infusion, Grundpflege wie Behandlungspflege. Kommunikation bezogen auf das Assessment in verschiedenen Phasen des Pflegeprozesses, die Fachberatung sowie den simulierten verbalen Austausch mit dem Patienten (anhand der „Stimme“ des Fachprüfers) e. Schriftliche Dokumentation und mündliche Übergabe f. Prüfungsgespräch

dem stationären Setting anzugleichen. Zudem kam es bei der ersten Prüfung zu einer Übernahme der Patientenkommunikation: Es wurde für notwendig erachtet, der Pflegepuppe eine „Stimme" durch eine der Fachprüferinnen zu verleihen. **Tabelle 3-4** zeigt einen angepassten Ablauf der Simulationsprüfung.

3.4.3.3 Erkenntnisse und Voraussetzungen für die Durchführung

Die Handlungskompetenzen konnten in diesem möglichst authentischen Szenarium weitestgehend abgebildet werden. Die Vor- und Nachbereitung der Prüfung war zeitaufwändig, diente jedoch einem realistischen Prüfungsumfeld. Bei diesem Prüfungsformat sollten gleiche Voraussetzungen für jede Prüfung, z. B. die korrekte Positionierung der Venenverweilkanülen oder der Wundauflagen entsprechend der realen Patientensituation geschaffen werden. Ein Ausschluss bestimmter Pflegesituationen war aufgrund der begrenzten Möglichkeit mit der Pflegepuppe zu interagieren, notwendig z. B. Mobilisation auf dem Flur, ASE (atemstimulierende Einreibung), Schlucktraining. Die Kommunikationskompetenz lässt sich durch die Gesprächsführung in der Prüfung abbilden, die nonverbale Kommunikation und das beobachtbare Patientenerleben kommen in dieser Prüfungsvariante mit der Pflegepuppe zu kurz. In ihrer Performanz zeigen die zu Prüfenden Fähigkeiten zur zielgerichteten Bewältigung der patientenspezifischen Probleme, setzen dabei theoretisches und praktisches Wissen, psychomotorische Fähigkeiten und Fertigkeiten sowie Problemlösestrategien ein. Durch die Verwendung etablierter Auswertungsinstrumente lässt sich ein valides Prüfungsergebnis erzielen. Die Reduktion des real existierenden Patienten auf eine Pflegepuppe verringerte zwischenmenschliche oder situative Erfordernisse auf ein Minimum. Allein mit der „Stimme" der Fachprüferinnen für die Pflegepuppe konnte die sinnlich-leibliche Dimension einer realen Pflegesituation nicht wiedergegeben werden. Zum Beispiel führen Schmerzen häufig zu verlangsamten Handlungsabläufen. Da Patienten aber aufgrund ihrer Beeinträchtigung eigene Rhythmen und Verhaltensschemata entwickeln, hätten bei schmerzhaften Tätigkeiten oder Bewegungen das persönliche Tempo und die individuelle Sprache des Patienten nicht mittels der Pflegepuppe berücksichtigt werden können. Aus den Erkenntnissen dieses zweiten Praxisbeispiels wird deutlich, dass eine Unterstützung zur Vertiefung der sprachlichen Kompetenz notwendig ist, um Besonderheiten der Kommunikation, wie Einfühlungsvermögen, Fachsprachlichkeit sowie die produktive Sprachleistung „Schreiben" der Protagonisten im Krankenhaus anzubahnen. Daher wurden am Universitätsklinikum Schleswig-Holstein Deutschmodule für die Fort- und Weiterbildung entwickelt und seit dem Jahr 2020 etabliert. Vorstellbar wäre zukünftig auch ein Prüfungstraining, um die zu Prüfenden vorzubereiten, etwa in Form einer komplexen Praxisanleitung im Skills Lab als Teil der Anpassungsmaßnahme.

3.4.4 Perspektiven für die Pflegebildung

Simulationsbasierte Unterrichts- und Prüfungsmethoden bergen einerseits Chancen und andererseits Herausforderungen, die anhand dieser beiden Praxisbeispiele aufgezeigt werden konnten. Die Simulationsprüfung birgt durch das Analyseraster „Blueprint" eine hohe Validität (Nikendai & Jünger, 2006). Die Erfahrungen in der medizinischen Ausbildung zeigen insgesamt eine konstante Wirksamkeit mit einer hohen Objektivität durch die enge Vorstrukturierung mit Drehbüchern, festen Zeitfenstern und Ablauf, Checklisten als Bewertungsinstrumenten und mehreren Prüfern. Die Reliabilität wird durch die Strukturiertheit der Prüfung und die Standardisierung grundsätzlich infolge vieler Stationen ermöglicht (Schlegel & Shaha, 2007). Leitfadengestützte Evaluationen im Anschluss an die Prüfung sind unerlässlich, um notwendige Revisionen und Anpassungen des

Konzepts und dessen Umsetzung zu erwirken. „Durch die exakte Reproduzierbarkeit der simulierten Szenarios können weitestgehend konstante Prüfungsbedingungen mit realitätsnahem Feedback geschaffen werden. Ferner kann durch die Identifizierung systematischer Defizite der Teilnehmenden wiederum Einfluss auf die Lehrinhalte und die Methoden des Curriculums genommen werden“ (Timmermann et al., 2007, S. 61). Ziel eines simulationsbasierten Unterrichts in Pflege- und Gesundheitsberufen ist der gelungene Theorie-Praxis-Transfer in Bezug auf Situationseinschätzung und zielgerichteter Entscheidungsfindung. Gleichzeitig ermöglicht eine simulationsbasierte Lehre ein Lernen „auf Distanz“ im sanktionsfreien Raum (Timmermann et al., 2007, S. 54) und die Vorbereitung auf z. B. Simulationsprüfungen. Die Durchführung von Szenarien im Rahmen von Simulationsprüfungen mit Schauspielern, bzw. standardisierten Patienten (sP) fokussiert nicht nur die geforderten Kompetenzebenen, sondern ermöglicht durch das „hautnahe Erleben“ der Situation das Ansprechen der affektiven und auch leiblichen Dimension (Uzarewicz, 2012).

„Grenzen von Simulationen bestehen darin, dass die Komplexität der Berufswirklichkeit nicht [...] annähernd simuliert werden kann und medial vermittelte Erfahrungen, zum Beispiel durch Puppen oder neue Medien, eine objektivierende Haltung gegenüber zu pflegenden Menschen begünstigen und außerdem die sinnlich-leiblichen Dimensionen des Handelns nicht oder nur bedingt erfahren und reflektiert werden können“ (Darmann-Finck & Muths, 2016, S. 190). Das Potenzial der simulationsbasierten Lehre liegt jedoch gerade für die Pflege darin begründet, dass durch Steigerung des Realitätsbezugs (von einfacher Skill-Technik, über den Einsatz von Patientensimulatoren, z. B. Pflegepuppen bis hin zu standardisierten bzw. realen Patienten) die Komplexität dieser simulierten Pflegesituation und damit die erforderlichen Kompetenzen zur Bewältigung zunehmen kann. Gerade die personalen und sozial-kommunikativen Kompetenzen können in der Gestaltung des Zwischenmenschlichen oder bei Aushandlungsprozessen mit Schauspielern, resp. standardisierten Patienten abgebildet werden – auch bezogen auf die leiblich-sinnliche Dimension (Moers, 2012; Uzarewicz & Moers, 2012). Realitätsnähe bei der Konzeption und beim Einsatz der Simulationsmethode ermöglichen eine Annäherung des Lernortes Schule an das betriebliche Praxisfeld. Ergebnisse aus internationaler Forschung liefern Hinweise auf die Vorteile der Simulationsmethode in der Pflegebildung (Olaussen et al., 2019; Ryall et al., 2016; Sanford, 2010). Empirische pflegedidaktische und prüfungsdidaktische Forschungsarbeiten, die sich auf das Wirkgefüge von Lehren und Lernen in der Pflegebildung in Deutschland beziehen, drängen. Pflegedidaktische Reflexionen und Konzepte müssen sich hier anschließen, um zu kompetentem Handeln in komplexen pflegerischen Situationen zu befähigen.

Literatur

Bjornavold, J. (2000). Lernen sichtbar machen: Ermittlung, Bewertung und Anerkennung nicht formal erworbener Kompetenzen. *Berufsbildung, 22*, 27–36.

BMG (Bundesministerium für Gesundheit). (2022). *Pflegeberufegesetz*. Zugriff am 14. 02. 2022 unter https://www.bundesgesundheitsministerium.de/pflegeberufegesetz.html

BMWK (Bundesministerium für Wirtschaft und Klimaschutz). (2022). *Fachkräfte für Deutschland*. Zugriff am 14. 02. 2022 unter https://www.bmwi.de/Redaktion/DE/Dossier/fachkraeftesicherung.html

Darmann-Finck, I. & Muths, S. (2016). Lernen am Arbeitsplatz – Konzepte für das betriebliche Bildungspersonal. In E. Brinker-Meyendriesch & F. Arens (Hrsg.), *Diskurs Berufspädagogik Pflege und Gesundheit* (S. 188–209). Berlin: wvb.

Erpenbeck, J. (2002). *Kompetenz und Performanz im Bild moderner Selbstorganisationstheorie*. Verfügbar unter https://ams-forschungsnetzwerk.at/downloadpub/erpenbeck_03_4_2002.pdf

Graf, J. & Heß, B. (2020). *Ausländische nicht-akademische Fachkräfte auf dem deutschen Arbeitsmarkt*.

Eine Bestandsaufnahme vor dem Inkrafttreten des Fachkräfteeinwanderungsgesetzes. Nürnberg: Bundesamt für Migration und Flüchtlinge. Verfügbar unter https://www.bamf.de/SharedDocs/Anlagen/DE/Forschung/Forschungsberichte/fb35-auslaendische-nicht-akademische-fachkraefte.pdf?__blob=publicationFile&v=5

Hartig, J. & Klieme, E. (2006). Kompetenz und Kompetenzdiagnostik. In K. Schweizer (Hrsg.), *Leistung und Leistungsdiagnostik* (S. 127–143). Berlin: Springer. https://doi.org/10.1007/3-540-33020-8_9

Kerres, A., Wissing, C. & Wershofen, B. (Hrsg.). (2021). *Skillslab in Pflege und Gesundheitsfachberufen. Intra- und interprofessionelle Lehrformate*. Berlin: Springer. https://doi.org/10.1007/978-3-662-61928-5

MAGS NRW (Ministerium für Arbeit, Gesundheit und Soziales des Landes Nordrhein-Westfalen). (2021). *Corona-Pandemie in Nordrhein-Westfalen, Rechtliche Regelungen. Durchführungsverordnung vom 25.01.2021 (Punkt 3.2).* Zugriff am 14.02.2022 unter https://www.mags.nrw/coronavirus-rechtlicheregelungen-nrw.

Mallmann, S. (2019). *Fachsprachprüfung im Rahmen der Anpassungslehrgänge. Prüfungskonzeption* (Unveröffentlichtes Manuskript). Köln: Louise von Marillac-Schule.

Moers, M. (2012). Leibliche Kommunikation, Krankheitserleben und Pflegehandeln. *Pflege & Gesellschaft, 17*(2), 111–119.

Newble, D. (2004). Techniques for measuring clinical competence: objective structured clinical examinations. *Medical Education, 38*(2), 199–203. https://doi.org/10.1111/j.1365-2923.2004.01755.x

Nikendai, C. & Jünger, J. (2006). OSCE – hands on instructions for the implementation of an objective structured clinical examination. *GMS Journal for Medical Education, 23*(3), Doc47.

Nodari, C. (2002). *Was heißt eigentlich Sprachkompetenz?* Zürich: Institut für Interkulturelle Kommunikation.

Olaussen, C., Heggdal, K. & Tvedt, C. (2019). Elements in scenario-based simulation associated with nursing students' self-confidence and satisfaction: A cross-sectional study. *Nursing Open, 7*(1), 170–179. https://doi.org/10.1002/nop2.375

Rauner, F. (2008). Forschungen zur Kompetenzentwicklung im gewerblich-technischen Bereich. In N. Jude, J. Hartig & E. Klieme (Hrsg.), *Kompetenzerfassung in pädagogischen Handlungsfeldern. Theorien, Konzepte und Methoden* (S. 81–116). Bonn, Berlin: Bundesministerium für Bildung und Forschung BMBF.

Ryall, T., Judd, B.K. & Gordon, C.J. (2016). Simulation-based assessments in health professional education: a systematic review. *Journal of multidisciplinary healthcare, 9*, 69–82. https://doi.org/10.2147/JMDH.S92695

Sanford, P.G. (2010). Simulation in nursing education: A review of the research. *The Qualitative Report, 15*(4), 1006–1011.

Schlegel, C. & Shaha, M. (2007). Spezielle Herausforderungen bei Planung und Durchführung von OSCE (Objective Structured Clinical Examination) in der Pflegeausbildung. *PrInternet, 12*(7), 773–776.

SHIBB (Schleswig-Holsteinisches Institut für Berufliche Bildung). (2022). *Berufsanerkennung*. Zugriff am 14.02.2022 unter https://www.schleswig-holstein.de/DE/Landesregierung/SHIBB/Themen/Themen/Gesundheitsfachberufe/GesundheitsUndKrankenfleger/Hauptartikel.html

St. Pierre, M. & Breuer, G. (Hrsg.). (2013). *Simulation in der Medizin. Grundlegende Konzepte – Klinische Anwendung*. Berlin, Heidelberg: Springer.

Timmermann, A., Eich, C., Russo, S.G., Barwing, J., Hirn, A., Rode, H., Heuer, J.F., Heise, D., Nickel, E., Klockgether-Radke, A. & Graf, B.M. (2007). Lehre und Simulation, Methoden. Anforderungen, Evaluation und Visionen. *Der Anaesthesist, 56*(1), 53–62. https://doi.org/10.1007/s00101-006-1107-3

Uzarewicz, C. (2012). Neophänomenologische Betrachtungen über das Altenheim. *Pflege & Gesellschaft, 17*(2), 120–134.

Uzarewicz, C. & Moers, M. (2012). Leibphänomenologie für Pflegewissenschaft – eine Annäherung. *Pflege & Gesellschaft, 17*(2), 101–119.

VIFSG (Interprofessioneller Verband zur Integration und Förderung des Skills-Lab-Konzeptes in den Gesundheitsberufen e.V.). (2022). *Skills Labs*. Zugriff am 14.02.2022 unter https://www.vifsg.de/unsere-themen/skills-lab-konzept/

Weinert, F.E. (Hrsg.). (2014). *Leistungsmessungen in Schulen* (3. Aufl.). Weinheim: Beltz.

Weiterführende Literatur

Cheng, A., Kolbe, M., Grant, V., Eller, S., Hales, R., Symon, B., Griswold, S. & Eppich, W. (2020). A practical guide to virtual debriefings: communities of inquiry perspective. *Advances in Simulation, 5*, 18.

Dieckmann, P. (2020). The unexpected and the non-fitting - considering the edges of simulation as social practice. *Advances in Simulation, 5*, 2.

Erpenbeck, J. & Rosenstiel, L. (Hrsg.). (2017). *Handbuch Kompetenzmessung. Erkennen, verstehen und bewerten von Kompetenzen in der betrieblichen, pädagogischen und psychologischen Praxis* (3. Aufl.). Stuttgart: Schäffer-Poeschel.

Hartig, J. & Klieme, E. (2008). Kompetenzkonzepte in den Sozialwissenschaften und im erziehungswissenschaftlichen Diskurs. In M. Prenzel, I. Gogolin & H.-H. Krüger (Hrsg.), *Kompetenzdiagnostik* (S. 11–29). Wiesbaden: VS Verlag für Sozialwissenschaften.

Kelly, M.A., Mitchell, M.L., Henderson, A., Jeffrey, C.A., Groves, M., Nulty, D.D., Glover, P. & Knight, S. (2016). OSCE best practice guidelines-applicability for nursing simulations. *Advances in simulation, 1*, 10.

3.5 Gelingende Inklusion? Eine palliative Begleitung

Ramona Hummel

Abstract

Heilerziehungspflegende erleben in der Begleitung von Menschen mit geistiger Behinderung unterschiedliche Notwendigkeiten und Intensitäten professioneller Assistenz, von der Beratung oder der Begleitung im Alltag bis zur Übernahme pflegerischer Tätigkeiten bei Menschen aller Altersgruppen. Anhand eines ausgewählten Fallbeispiels werden mögliche Herausforderungen dargestellt sowie deren Auflösung in Form einer gelingenden Begleitung am Lebensende. Dieses Fallbeispiel kann im Rahmen der Ausbildung Heilerziehungspflegender Verwendung finden und die Grundlage fachtheoretischer Überlegungen bilden. Dies ermöglicht beispielsweise den angehenden Heilerziehungspflegenden, Kenntnisse palliativer Angebote zu erlangen, die bei der Begleitung von Menschen mit geistiger Behinderung zunehmend eine Rolle spielen. Somit ergibt sich im fachtheoretischen Unterricht die Möglichkeit, anhand der Auseinandersetzung mit dem nachfolgenden Fallbeispiel Kenntnisse zur Kooperation mit einem SAPV-Team als eine mögliche Kooperation im palliativen Feld zu erlangen. Es ermöglicht die Auseinandersetzung damit, wie dies, trotz der unterschiedlichen Anforderungen im heilerziehungspflegerischen Alltag, durch professionelles Handeln Heilerziehungspflegender im Sinne des begleiteten Menschen umgesetzt werden kann. Dazu wird die Perspektive Heilerziehungspflegender eingenommen.

Schlüsselbegriffe

- Inklusive Pflege
- Heilerziehungspflege
- Eingliederungshilfe
- palliative Kooperation
- Pflege und Behindertenhilfe

3.5.1 Inklusion als rahmendes Paradigma

Menschen bringen Inklusion häufig eher mit dem schulischen Kontext in Verbindung und doch betrifft oder besser sollte sie alle Lebensbereiche, und dies nicht ausschließlich in Verbindung mit dem Vorliegen einer Behinderung stehend, betreffen.

Im Rahmen einer Befragung zu Einstellungen zur Inklusion von Menschen mit ‚geistiger Behinderung' in Deutschland wurde Inklusion in der Mehrheit als mit einer positiven Bedeutung belegt empfunden, was als gute Grundlage inklusiver Prozesse, Projekte und Anliegen verstanden werden kann (Trescher et al., 2020). Ergänzend wird dennoch die Notwendigkeit der Sensibilisierung dafür formuliert, „dass jede Person – in welcher Form auch immer – im Verlauf ihres Lebens in Situationen geraten kann, in welchen Teilhabemöglichkeiten beschränkt und Ausschlusserfahrungen gemacht werden" (Trescher et al., 2020, S. 106).

„Das Paradigma der Inklusion geht davon aus, dass Menschen mit Behinderung sehr wohl in der Lage sind, trotz ihrer Behinderung, aber auch mit daraus erwachsenden spezifischen Fähigkeiten an normalen Lebensbedingungen in den gesellschaftlichen Regelsystemen teilzuhaben, dass sie ein Recht haben auf ein selbstständiges und selbst verantwortetes Leben in der Gesellschaft" (Theunissen & Schwalb, 2018,

S. 12). Die Begrifflichkeit des *Normalen* kritisch hinterfragend, macht diese einleitende Definition doch deutlich, worum es auch in der medizinisch-pflegerischen Begleitung von Menschen gehen sollte: Dederich (2015) führt dazu aus, dass „die Wertschätzung von Vielfalt und Differenz“ (S. 121) zentraler Bestandteil von Inklusion ist und somit die Grundlage inklusiven Handelns. Teilzuhaben als zentrales Element, mit dem Selbstverständnis, eine Leistung in Anspruch nehmen zu können, wenn sie benötigt wird.

Zur Teilhabe zu befähigen, beratend und unterstützend tätig zu sein, dabei die Individualität der Menschen zu berücksichtigen, dies unabhängig von der Intensität einer Behinderung und unter Berücksichtigung dessen, was an Barrieren z.B. auf organisationaler Ebene sowie durch die Protagonistinnen und Protagonisten im sog. Feld der professionell Tätigen als Herausforderungen benannt und bearbeitet werden muss (Schäper, 2016) ist das Spannungsfeld, in dem sich Heilerziehungspflegende in ihrer beruflichen Praxis bewegen.

Heilerziehungspflegende sind also darauf ausgerichtet und werden in ihrer Ausbildung dazu befähigt, Menschen mit Behinderung dabei zu unterstützen, selbstbestimmt und eigenverantwortlich das eigene Leben und die individuelle Lebenswelt zu gestalten. Im Fokus steht nicht, was gegebenenfalls durch Krankheit oder Behinderung unmöglich oder erschwert ist, sondern die Frage, was Menschen an Unterstützung und Informationen benötigen, um selbstbestimmt leben und entscheiden zu können. Und sie dürfen schlicht die Erwartung haben, dass diesen Unterstützungsnotwendigkeiten Rechnung getragen wird.

Heilerziehungspflegende werden, im Sinne eines inklusiven Verständnisses, dazu ausgebildet, Menschen zu beraten, zu begleiten oder, soweit es notwendig ist, assistierend zu unterstützen sowie auch im Kontext gesundheitlicher Fragen kompetente Ansprechpartnerinnen und Ansprechpartner zu sein. Dabei ist der Anspruch, eine inklusive Perspektive einnehmen und diese gestalten zu können, so wie es beispielsweise auch im Rahmen der UN-BRK gefordert wird, denn: In der amtlichen Übersetzung der „Conventions of the United Nations on the rights of persons with disabilities“, der UN-BRK, Artikel 25 Gesundheit, Absatz d) „erlegen die Vertragsstaaten den Angehörigen der Gesundheitsberufe die Verpflichtung auf, Menschen mit Behinderungen eine Versorgung von gleicher Qualität wie anderen Menschen angedeihen zu lassen, [...] indem sie unter anderem durch Schulungen [...] das Bewusstsein für die Menschenrechte, die Würde, die Autonomie und die Bedürfnisse von Menschen mit Behinderungen schärfen“ (Beauftragter der Bundesregierung für die Belange von Menschen mit Behinderungen, 2018, S. 23). Dieser Auftrag richtet sich nicht nur, aber auch an angehende Heilerziehungspflegende, woraus sich gerade in der fachtheoretischen Ausbildung der Auftrag ergibt, dies wahrzunehmen, anzuerkennen und aktiv an der Umsetzung der Forderungen dieser Konvention mitzuwirken.

3.5.2 Zuhause Eingliederungshilfe?

Anders als bereits seit langem gefordert, leben noch immer viele Menschen mit geistiger Behinderung in stationären Wohneinrichtung (Schmuhl & Winkler, 2018). Diese sog. besonderen Wohnformen (LVR, 2020) sind Wohnzusammenhänge, die neben dem Wohnen bei Angehörigen, in ambulant betreuten Wohnangeboten oder der Möglichkeit, allein zu wohnen, stehen. Dabei lässt sich jedoch festhalten, dass „keine Unterbringung in stationären Einrichtungen, sondern ein Leben in kleinen, gemeindeintegrierten Wohnungen“ (Theunissen & Schwalb, 2018, S. 12) eine nach wie vor wichtige Forderung und Voraussetzung eines inklusiven Lebens darstellt.

Nicht selten ist das Leben in Wohneinrichtungen davon geprägt, dass Menschen über Jahre oder Jahrzehnte in derselben Einrichtung leben, dort alt werden und dann auch dort, dies scheint nur eine logische Schlussfolgerung, in ihrem gewohnten zuhause versterben möchten. Der Grad des sich zuhause Fühlens und der Wunsch, in Zukunft in einer eigenen Wohnung oder einer kleinen Wohngemeinschaft zu leben, mag unterschiedlich ausgeprägt sein. Lebt ein Mensch mit Behinderung in einer besonderen Wohnform, bleibt er häufig Jahre oder Jahrzehnte in dieser Einrichtung. Er wird von Mitarbeitenden begleitet, die nicht selten ebenfalls über Jahre oder Jahrzehnte in derselben Einrichtung arbeiten und die Menschen in ihrem (Alltags-)Leben begleiten. Je nach Bedürfnissen und Bedarfen der dort lebenden Menschen schließt dies auch (grund-)pflegerische Assistenzleistungen mit ein. Benötigt der Mensch mit Behinderung diese nicht von Anfang an, so z.B. durch altersbedingte Veränderungen oder hinzukommende Erkrankungen, wird die Begleitung um diese notwendigen Leistungen im Alltag erweitert, sofern es sich nicht um spezielle, zu verordnende Maßnahmen handelt, die ausschließlich pflegerischem Fachpersonal vorbehalten wäre. Daraus ergeben sich individuell unterschiedliche Bedarfe der dort lebenden Menschen.

Diese bereits erwähnten besonderen Wohnformen, vergleichbar mit den früheren stationären Wohnformen, beinhalten also eine umfassende Assistenz im Gruppenbezug, ergänzt durch individuelle Leistungen (LVR, 2020), so wie bei Herrn Schmidt, dessen Fallbeispiel nachfolgend im Fokus stehen wird.

In besonderen Wohnformen arbeiten in der Hauptsache pädagogische Fachpersonen, aber auch Gesundheits- und Krankenpflegende oder, das Team ergänzend, Nichtfachpersonen. Mitarbeitende mit hauswirtschaftlichem Schwerpunkt können Teil des Teams oder durch externe Firmen gestellt sein und in beiden Fällen sehr im Alltag der in der Einrichtung lebenden Menschen präsent sein. Nicht selten sind diese Mitarbeitenden ebenfalls wichtige Bezugspersonen.

3.5.2.1 Fachrichtung Heilerziehungspflege

Fachpersonen in der Begleitung von Menschen mit geistiger Behinderung sind Heilerziehungspflegende. Dies sind „sozialpädagogisch-heilpädagogisch und pflegerisch ausgebildete Fachkräfte, die sich für die Assistenz, Beratung, Begleitung, Pflege und Bildung von Menschen mit Behinderung in allen Altersstufen im ambulanten, stationären oder aber auch im selbstständigen unternehmerischen Bereich einsetzen. Im Mittelpunkt allen Handelns stehen der Mensch mit Behinderung, mit seiner individuellen und unverwechselbaren Persönlichkeit sowie seine Würde, sein Recht auf Selbstbestimmung sowie auf Teilhabe am gesellschaftlichen Leben“ (Berufsverband Heilerziehungspflege, 2020). Heilerziehungspflegende bewegen sich im Spannungsfeld heterogener Lebensentwürfe und beruflicher Kontexte, die allein durch die Individualität der Menschen mit Behinderung geprägt sein sollten.

Je nach Unterstützungsbedarf eines Menschen im Rahmen pflegerischer Zusammenhänge sind auch dies Lehrinhalte, die sich in Fachtheorie und Fachpraxis abbilden. Gleichzeitig können Heilerziehungspflegende v.a. in gesundheitlich kritischen oder veränderten Situationen eine Schnittstellenfunktion einnehmen, indem sie z.B. umfangreiches biografisches Wissen über einen Menschen mitbringen und gleichzeitig nicht nur über pädagogisches, sondern auch über medizinisch-pflegerisches Wissen verfügen. Des Weiteren können diese Mitarbeitenden Vertrauenspersonen darstellen, die bei medizinischen Untersuchungen oder Krankenhausaufenthalten Sicherheit vermitteln, Assistenzen leisten oder darin unterstützen, die Rolle der Menschen mit Behinderung als Experten ihrer selbst zu stärken (Forum selbstbestimmter Assistenz behinderter Menschen, 2007), sofern von dem begleiteten Menschen erwünscht. Notwendig werdende Entscheidungen obliegen ggf. gesetzlich bestellten Betreuerinnen und Betreuern, wenn ein Mensch, z. B. aufgrund einer umfassenden geistigen Behinderung, diese benötigt. Je nachdem wie intensiv der Kontakt zwischen dem Menschen mit geistiger Behinderung und der gesetzlichen Betreuerin oder dem gesetzlichen Betreuer ist, kann hier eine beratende Funktion durch Heilerziehungspflegende hilfreich sein, ebenfalls nur dann, wenn es durch den begleiteten Menschen erwünscht wird. Wenn eine gesetzlich bestellte Berufsbetreuerin oder ein Betreuer beispielsweise die Worte des Menschen mit Behinderung nicht verstehen kann, kann eine Person aus dem direkten Assistenzumfeld dolmetschend notwendig werden. Dazu formuliert Linnemann (2014), die Aufgabe Heilerziehungspflegender sei es, „dafür zu sorgen, dass Menschen mit einer geistigen Behinderung an den Informationen, den Kommunikationsprozessen […] sowie an Entscheidungen über Diagnose, Therapie und Behandlungsmöglichkeiten beteiligt und in sie mit einbezogen werden" (Linnemann, 2014, S. 204).

Im Rahmen der fachpraktischen Ausbildung ist es zentral, dass sich angehende Heilerziehungspflegende damit auseinandersetzen, wie Menschen in ihrer jeweiligen individuellen Lebenssituation begleitet werden können und wie Angebote partizipatorisch sowie adressatinnen- und adressatengerecht gestaltet werden können. Dies kann auch die Begleitung eines älteren Menschen mit geistiger Behinderung am Ende seines Lebens betreffen, zumal die demografische Entwicklung auch Menschen mit geistiger Behinderung einschließt (Haveman & Stöppler, 2018). Das nachfolgende Fallbeispiel beschreibt eine solche Lebenssituation in seiner gesamten Komplexität. Gleichzeitig kann es als Grundlage dienen, innerhalb des fachtheoretischen Unterrichts zur Auseinandersetzung mit palliativer Begleitung als auch der möglichen Umsetzung herangezogen zu werden.

Am Beispiel der palliativen Begleitung des bereits erwähnten Herrn Schmidts wird dargestellt, wie eine Zusammenarbeit zwischen dem medizinisch-pflegerischen Arbeitsbereich auf der einen und dem heilerziehungspflegerisch-pädagogischen auf der anderen Seite gelingen kann. Auf Basis dessen werden Ableitungen für die Pflegebildung am Beispiel kurativer Ansätze getroffen.

3.5.2.2 Fallbeispiel: Herr Schmidt konnte zuhause sterben

Herr Schmidt war Anfang siebzig, als er starb. Er hatte, lt. seiner Unterlagen, eine geistige Behinderung unklarer Ursache. Herr Schmidt war mittelgroß, schlank, selten krank und viele Jahre seines Lebens gesundheitlich stabil. Seit seiner Jugend rauchte er stark. In den vergangenen Jahren zeigte sich ein vermehrter Husten. Er ging schon immer ungern lange Strecken am Stück, auch wenn er in seiner Freizeit gerne in der Stadt, in der er lebte, unterwegs war. Herr Schmidt legte, bis zum Schluss als er in seinem zuhause, begleitet durch ein Team der spezialisierten ambulanten Palliativversorgung (SAPV), verstarb, Wert auf seine Unabhängigkeit und selbstbestimmte Entscheidungen.

Herr Schmidt lebte etwa fünfzehn Jahre in einer Wohneinrichtung der Eingliederungshilfe. Er hatte eine ältere Schwester, die nach dem Tod der Eltern die gesetzliche Betreuung für ihren Bruder übernommen hatte, beide hatten ein enges Verhältnis zueinander. Bis etwa zwei Jahre vor seinem Tod fuhr er sonntags regelmäßig zu seiner Schwester und verbrachte den Tag, manchmal auch das Wochenende dort. Er teilte eine handwerkliche Vorliebe mit seinem Schwager, sodass sie häufig zusammen an der Werkbank arbeiteten. Als das Verlassen des Hauses und das Unterwegssein im Sozialraum für Herrn Schmidt schwieriger wurden, erfolgte die Beförderung mit dem Taxi. Eine Übernachtung war irgendwann nicht mehr möglich. Aus den regelmäßigen und in An- und Abreise selbstbestimmten Wochenendbesuchen wurden unregelmäßige und fremdbestimmte Tagesausflüge.

Herr Schmidt war immer sehr selbstständig und legte viel Wert darauf, seinen Tagesablauf individuell zu gestalten. Wenn er Feierabend hatte oder bereits morgens auf dem Weg zur Arbeit war, den er selbstständig mit dem öffentlichen Personennahverkehr zurücklegte, kaufte er sich Schokolade und Zigaretten für seinen täglichen Bedarf. Herr Schmidt war eher ein Einzelgänger, auch wenn er es zeitweise genoss, bei seinen Mitbewohnerinnen und Mitbewohnern im Wohnzimmer oder Garten zu sitzen, so lange, wie er es eben für richtig hielt.

Bis zu seinem 65sten Lebensjahr arbeitete er über vier Jahrzehnte in einer Werkstatt für behinderte Menschen. Bereits in den letzten Berufsjahren fiel es Herrn Schmidt häufig schwer, morgens rechtzeitig aufzustehen und zur Arbeit zu gehen. Bis zu seiner Rente wurde ein Teilzeitmodell vereinbart und trotzdem gelang es Herrn Schmidt an manchen Tagen nicht, rechtzeitig aufzustehen. Da er nicht mehr die öffentlichen Verkehrsmittel nutzen konnte, war er auf die Beförderung durch einen Fahrdienst angewiesen. Auf deren Nutzung konnte oder wollte Herr Schmidt sich nicht regelmäßig einlassen. Gleichzeitig schien er auch auf seine berufliche Tätigkeit immer weniger Wert zu legen. Irgendwann äußerte er, froh zu sein, in Rente gehen zu können und nicht mehr arbeiten zu müssen. Seine Abschiedsfeier genoss er dennoch.

In den letzten anderthalb Jahren seines Lebens verschlechterte sich sein Gesundheitszustand kontinuierlich. Er verlor an Gewicht, aß regelmäßig, aber wenig. Medizinische Untersuchungen, soweit er diese zuließ, blieben ohne Befund. Herr Schmidt zog sich häufiger in sein Zimmer zurück. Ausflüge innerhalb des Wohnquartieres oder in die Stadt fielen ihm immer schwerer, bis er sie ganz einstellte.

Für seinen persönlichen Bedarf wurde er von seiner Schwester versorgt, nun besuchte sie ihn häufiger in seinem Zuhause.

Für die tägliche Begleitung waren mehr und mehr die Mitarbeitenden der Wohngruppe zuständig, ärztliche Termine wurden, in Absprache mit Herrn Schmidts Schwester, regelmäßig wahrgenommen. Zu wenigen Mitarbeitenden der Einrichtung hatte Herr Schmidt ein vertrauensvolles Verhältnis. Dieses Vertrauen zeigte sich zum Beispiel darin, dass er sich in ihrer Begleitung zu Spaziergängen oder kleinen Einkäufen einlassen konnte.

Neuen Mitarbeitenden gegenüber wirkte Herr Schmidt eher zurückhaltend reserviert, nahm sie in der Regel nur dann in Anspruch, wenn vertraute Personen nicht greifbar waren, und dann so, wie es für die Situation unbedingt notwendig war, mit wenig verbaler Kommunikation, eher beobachtend und „auf der Hut". So unterblieb mitunter die Körperpflege oder der Wechsel der Kleidung. Eine direkte Assistenz bei der Körperpflege, dem An- oder Auskleiden konnte er auch bei ihm vertrauten Personen nur schwer zulassen. Hinzu kam, dass Herr Schmidt schlecht hörte. Dies konnte er nicht adäquat mitteilen. Davon Kenntnis zu erlangen, bedurfte einer guten Beobachtungsgabe der Mitarbeitenden. Wenn ihn jemand von hinten ansprach oder ungefragt berührte, Herr Schmidt dies nicht vorher wahrnehmen konnte, reagierte er sehr zornig. Menschen, die ihn nicht kannten, beschrieben ihn in solchen Momenten als aggressiv. Dann schlug er mit der Hand nach seinem Gegenüber, schlug mit viel Schwung die Türen zu oder schrie sein Gegenüber an. Hatte Herr Schmidt genug Zeit, die Begegnung wahrnehmen zu können, war mit einer Interaktion zu rechnen. Dann lag es an Herrn Schmidts Gegenüber, die Zeichen nonverbaler und verbaler Kommunikation wahrzunehmen. War eine Berührung für ihn vorhersehbar, war dies für ihn auszuhalten und einzuordnen. In Interaktionen mit vertrauten Menschen zeigte Herr Schmidt nicht selten einen feinen Humor und konnte seine Bedürfnisse mitteilen und deutlich artikulieren.

Herr Schmidt war in seinen letzten Lebensmonaten auf die Nutzung eines Rollstuhles angewiesen. Erst konnte er sich noch in den Räumen der Einrichtung selbstständig fortbewegen, selbstständig mit Hilfe des Personenaufzuges die Etagen wechseln und sein Zimmer aufsuchen. Er zog sich immer mehr in sein Zimmer zurück. Dabei wirkte er keineswegs unzufrieden.

Aufgrund der Entwicklung komplexer Schmerzen und umfassender Hautprobleme wurde die Begleitung innerhalb seines Wohnumfeldes immer schwieriger. Auch Stürze konnten nicht immer verhindert werden. Herr Schmidt wurde schwächer und konkrete medizinische Ursachen konnten nicht gefunden werden. Gleichzeitig äußerte Herr Schmidt den Wunsch, in seinem Zuhause versterben zu dürfen. Er fühlte sich schwach und äußerte neben vermehrten Schmerzen, gerade bei zwei langjährigen Mitarbeiterinnen auch das Gefühl, er müsse bald sterben und wolle nicht mehr ins Krankenhaus. Die kurzen Krankenhausaufenthalte, die z.B. zur Diagnostik oder Kontrolle nach Stürzen notwendig waren, waren für Herrn Schmidt nur schwer auszuhalten. Er konnte sich kaum auf das unbekannte System und die ihm fremden Menschen einlassen, sodass Untersuchungen gar nicht erst möglich waren. Gleichzeitig blieben durchgeführte Untersuchungen aus ungeklärter Ursache medizinisch erkenntnislos und ohne Diagnose.

3.5.2.3 Palliative Kooperation

Herr Schmidts Schwester stand in engem Austausch mit den Mitarbeitenden der Einrichtung sowie in regelmäßigem Kontakt mit seinem Hausarzt, der ihn ebenfalls über einige Jahre kannte. Trotz dieser kontinuierlichen hausärztlichen Begleitung zeigte auch eine medikamentöse Schmerzbehandlung keinen Erfolg und die Situation für Herrn Schmidt wurde durch Krisen geprägt, die weitere Krankenhausaufenthalte bedeuteten. Auch diese blieben ohne nennenswerte Behandlungsansätze. Herrn Schmidts Schwester litt unter den Veränderungen und dem körperlichen Abbau ihres Bruders, sie fühlte sich zeitweise überfordert und hilflos. Für sie stellten sich einzelne langjährige Mitarbeitende als Bezugspersonen dar, denen sie sich zeitweise für Gespräche öffnete. Sie äußerte dann, das Gefühl zu haben, über Leben oder Sterben ihres Bruders entscheiden zu müssen. Die Situation Herrn Schmidts wurde regelmäßig in Teamgesprächen erörtert. Herr Schmidt äußerte in vertrauten Situationen immer häufiger das Gefühl, sterben zu müssen und auch nicht mehr ins Krankenhaus zu wollen. Herr Schmidt wollte zuhause bleiben, bis er „in den Himmel komme“, wie er es formulierte.

Im Verlauf der geschilderten Entwicklung erfolgten Überlegungen, inwieweit eine palliative Kooperation ein sinnvoller Schritt sein könnte. Durch ein Team der spezialisierten ambulanten Palliativversorgung (SAPV) wurde in Absprache mit Herrn Schmidts Schwester sowie des Hausarztes die Möglichkeit eines Beratungsgespräches in Anspruch genommen, nachdem dies mit Herrn Schmidt und seiner Schwester sowie im Team als Option überlegt wurde. Ausschlaggebend dafür waren fehlende Therapieansätze sowie die immer deutlicher erkennbaren Schmerzäußerungen Herrn Schmidts und Probleme mit der Haut: Herr Schmidt hatte immer stärker mit Hautrötungen und -irritationen zu kämpfen. Das erste Beratungsgespräch, an dem auch seine Schwester teilnahm, wurde abgebrochen und neu terminiert, zu groß waren die Ängste der Schwester, man wolle Herrn Schmidt sterben lassen und würde andere Möglichkeiten der Behandlung übersehen. Nach mehrfachen Gesprächen mit den Mitarbeitenden der Einrichtung sowie Ansprechpersonen des SAPV-Teams konnte sich seine Schwester auf ein weiteres Gespräch einlassen und stimmte der Begleitung durch das SAPV-Team schließlich zu.

Ziel sollte es sein, Herrn Schmidt nach seinen Wünschen und Vorstellungen zu begleiten und ihm zu ermöglichen, wie gewünscht, in seinem zuhause zu versterben. Das SAPV-Team hatte bereits zwei Klientinnen in ähnlicher Situation in ihrem Wohnumfeld begleitet, die dann auch in der Einrichtung, in ihrem gewohnten zuhause, versterben konnten. Zu allen Gesprächen war eine langjährige Mitarbeitende vor Ort, die für Herrn Schmidt und seine Schwester gleichermaßen eine Vertrauensperson darstellte. Herr Schmidt war in dieser Phase bereits sehr schwach, das Kennenlernen zwischen Herrn Schmidt und den Mitarbeitenden des SAPV-Teams verlief dabei dennoch positiv. Er beobachtete die Mitarbeitenden des SAPV-Teams genau, antwortete nicht auf Fragen, wehrte den Besuch und das Gespräch jedoch gleichzeitig auch nicht ab. Die Begleitung durch das SAPV-Team wurde veranlasst. Im Erleben der Schwester, dass Herr Schmidt durch die Behandlung seiner Schmerzen und die dadurch wiedergewonnene Lebensqualität auch für sie wieder entspannter, aufmerksamer und ausgeglichener wahrnehmbar wurde, konnte die verbleibende gemeinsame Zeit durch eine hohe Qualität in den Begegnungen zwischen Bruder und Schwester, aber auch mit anderen Menschen aus Herrn Schmidts Umfeld neu und bedürfnisorientiert gestaltet werden. Herr Schmidt konnte bis zuletzt erleben, Entscheidungen treffen und selbstbestimmt über die Tagesgestaltung entscheiden zu können. Dies beinhaltete z. B., das Maß des Kontaktes zu Mitbewohnerinnen und Mitbewohnern selbst bestimmen zu können. So entschied Herr Schmidt regelmäßig darüber, wer in sein Zimmer kommen durfte, um ihn zu besuchen und wer nicht, wann die Türe offen und wann sie geschlossen bleiben sollte.

Er verstarb einige Wochen später ruhig in seinem zuhause kurz vor Feierabend der Mitarbeiterin, die für Herrn Schmidt nicht nur in dieser letzten Lebenszeit, sondern in den letzten fünfzehn Jahren in der Wohneinrichtung eine Bezugsperson darstellte. Dies benannte auch die Schwester im Nachgang als positives Erleben in dieser für sie schwierigen Zeit der Entscheidungen und des Abschieds.

3.5.3 Ein möglicher Diskussionsansatz

Durch die obige Falldarstellung konnte aufgezeigt werden, welche Herausforderungen die Begleitung von Herrn Schmidt bis zu seinem Versterben mit sich brachte. Mit der Darstellung dieses Falls mit all seinen Herausforderungen zeigt sich auch im palliativen Kontext ein Feld, das in der Arbeit als Heilerziehungspflegende und Fachperson der Behindertenhilfe relevant werden kann. Und dabei kann es umso wichtiger sein, die Biografien der Menschen mit Behinderung mit einzubeziehen, die auf dem letzten Weg ihres Lebens begleitet werden (Heller & Wenzel, 2014).

Neben der persönlichen Situation Herrn Schmidts können weitere Inhalte und Ebenen mit den Heilerziehungspflegenden in der fachtheoretischen Ausbildung erarbeitet und diskutiert werden, wie beispielsweise die grundsätzliche Frage einer inklusiven Begleitung in gesundheitlichen Krisen, bei Erkrankung sowie die Vorbereitung, Durchführung und Nachbereitung ggf. notwendiger Krankenhausaufenthalte, oder, wie in dem Beispiel, der Begleitung durch ein Palliativteam. All diese genannten Herausforderungen können Inhalte der Fachpraxis Heilerziehungspflegender sein und lassen sich auf Grundlage eines solchen Fallbeispiels wie der Geschichte von Herrn Schmidt vertiefen. Dabei können, je nach Verortung in den ausbildungsspezifischen Aufgabenfeldern, unterschiedliche Perspektiven von der persönlichen, über pädagogisch oder pflegerische bis zu berufspolitischen Aspekten in den Blick genommen werden. Die nachfolgende Diskussion zeigt einen möglichen Diskussionsstrang auf, der gleichzeitig die Notwendigkeit interdisziplinären Wissens im Kontext palliativer Begleitung in den Mittelpunkt rückt:

Die Möglichkeit, die Unterstützung eines SAPV-Teams in Anspruch nehmen zu können, setzt die Kenntnis dieser Möglichkeit voraus, mehr noch, nämlich zu wissen, an welchem

Punkt der Einsatz dessen zu prüfen und mit dem behandelnden Hausarzt zu besprechen wäre, sofern diese Möglichkeit nicht bereits durch diesen in Betracht gezogen wird. Ist es nicht angemessen oder möglich, dies selbst in die Wege zu leiten, kann hier die beratende Funktion der gesetzlichen Betreuerin oder des Betreuers eine Aufgabe sein, der wiederum, obliegt ihm die gesundheitliche Sorge, nach Wunsch und Willen der Person Entscheidungen treffen muss, für die er die Betreuungsleistung erbringt (BMJV, 2020). Wird eine palliative Begleitung notwendig, liegt es auch in der Verantwortung und Kompetenz einer heilerziehungspflegerischen Fachperson diesen Bedarf im Sinne des begleiteten Menschen, in Kooperation mit z. B. gesetzlich bestellten Betreuerinnen und Betreuern, wahrzunehmen, zu initiieren und umzusetzen. Wenn es einen familiären Kontext gibt, auch Angehörige, Mitbewohnerinnen und Mitbewohner des begleiteten Menschen sowie (ehemalige) Kolleginnen und Kollegen als Interaktionspartnerinnen und -partner anzuerkennen und mit diesen im Austausch zu sein, wie mit Linnemann (2014) bereits zitiert; immer unter der Maßgabe, dass dies durch den begleiteten Menschen, gewünscht ist. Dies bedeutet nicht gleichzeitig, die Situation alleinverantwortlich bewältigen zu müssen, dennoch aber zu erkennen, wann ggf. weitere Unterstützungspersonen in Anspruch genommen werden sollten. Diese Unterstützungspersonen, wie im Falle Herrn Schmidts in Form eines SAPV-Teams, können neben seelsorgerisch ausgebildeten Fachpersonen, ehrenamtliche Hospizbegleiterinnen und Hospizbegleiter oder Fachdienste sein, die Bildungsangebote oder Informationsmaterial in leichter Sprache anbieten und somit auch eine Unterstützung für Mitbewohnerinnen und Mitbewohner darstellen können. Nicht zuletzt geht es darum, sich selbst nicht aus dem Blick zu verlieren und reflektiert wahrzunehmen, wann ergänzende fachliche Unterstützung z. B. in Form von Supervision oder Schulungen, Fortbildungen in Anspruch genommen werden sollten, um das bisher erworbene Wissen zu erweitern, mindestens aber auf einem aktuellen Stand zu halten. All diese Entscheidungen müssen grundsätzlich in Abstimmung mit den Menschen, um deren Unterstützung es geht, getroffen werden.

An der Lebensgeschichte von Herrn Schmidt wird deutlich, dass Heilerziehungspflegende und Pflegefachpersonen die Haltung entwickeln müssen, dass Leistungen wie die einer palliativen Begleitung behinderungsunabhängig zur Verfügung stehen müssen. Des Weiteren ist zu erkennen, dass es nicht nur Herr Schmidt ist, um den es geht. Auch die Beziehung zur Schwester sowie deren Herausforderung in der Doppelrolle als Schwester und gesetzliche Betreuerin und die damit verbundene außergewöhnliche Beanspruchung zu erkennen und anzuerkennen, ist notwendig, Herrn Schmidt gut begleiten zu können. Die mehrfach geführten Gespräche waren notwendig und wichtig, um die Schwester Herrn Schmidts im weiteren Verlauf der Begleitung nicht zu verlieren, sondern sie in dieser Entscheidung zu bestärken und sie zu ermutigen, die Lebensqualität, die Herr Schmidt dadurch erreichen konnte, als Mehrwert und gemeinsam zu verbringende Zeit wahrnehmen zu können. Da Herr Schmidt in einer Wohngruppe lebte, lag in der Verantwortung der Heilerziehungspflegenden auch, den Blick auf die Mitbewohnerinnen und Mitbewohner nicht zu verlieren und das Spannungsfeld zwischen palliativen und kurativen Ansprüchen, pflegerisch-medizinisch und pädagogischen Themen auszuhalten und zu gestalten: in Teamarbeit, vorausschauend und personenzentriert. Dabei sollte im Fokus stehen, verlässliche Vereinbarungen mit den beteiligten Menschen zu treffen und umzusetzen. Seien es ergänzend Personen anderer Berufsfelder, Angehörige, befreundete Personen oder Menschen aus der Nachbarschaft; diese, wenn nötig, nicht aus dem Blick zu verlieren kann ebenfalls Teil des Auftrags sein. Dies bedeutet nicht, auch sie mitbegleiten zu müssen, jedoch deren Einfluss auf die im Zentrum stehende Person fachlich einzuschätzen und gegebenenfalls zu berücksichtigen. Herrn Schmidts Schwester, die gleichzeitig als gesetzliche Betreuerin eingesetzt war und in dieser Rolle Entscheidungen treffen musste, hatte großen Einfluss auf das Wohlbefinden von Herrn Schmidt und gleichzeitig eine hohe Verantwortung, Entscheidungen im Sinne ihres Bruders treffen zu müssen. Der Fokus der Heilerziehungspflegenden liegt also in der Begleitung der Menschen mit Behinderung in ihrer Alltags- und Lebenswelt, wobei kurative, rehabilitative und/oder palliative Bereiche dies zweitweise prägen, zumindest aber in unterschiedlichen Intensitäten, durch die Bedürfnisse und Bedarfe der begleiteten Menschen ergänzen können.

3.5.4 Herausforderungen für eine inklusive Pflege?

In diesem Fallbeispiel stecken Herausforderungen, die mit dem Blick auf Forderungen wie Inklusion oder den barrierefreien Zugang zu Unterstützungsmöglichkeiten im Bereich Gesundheit unbeantwortet bleiben, gleichzeitig gerade deshalb wiederum in der Ausbildung und der theoretischen Auseinandersetzung der Studierenden mit ihrem zukünftigen Berufsfeld aufgegriffen werden können.

Zunächst wird beschrieben, dass Herr Schmidt die Erfahrungen gemacht hat, im Krankenhaus nicht adäquat behandelt worden zu sein. Untersuchungen konnten nicht durchgeführt werden, Kommunikation war nur erschwert oder gar nicht möglich, gerade wenn nicht zeitnah eine Bezugsperson den Aufenthalt begleiten konnte, war dieser nur eingeschränkt gestaltbar.

Unabhängig der palliativen Perspektive, die hier zugrunde gelegt wurde, ist Schmerz bei Menschen mit geistiger Behinderung auch in kurativen Settings ein oft unterschätztes Thema. So formulierten Roser et al. (2011), dass „das Auftreten von Schmerzen nicht sorgfältig genug einzuschätzen und die Tendenz, bei Menschen mit geistiger Behinderung Schmerzäußerungen umzudeuten“ (S. 49) vorhanden ist.

Klauß (2015) beschreibt einen möglichen Zusammenhang zwischen selbstverletzenden Verhaltensweisen und Schmerz sowie der Wahrnehmung des eigenen Körpers durch den Menschen mit Behinderung selbst.

So stellt sich hier beispielsweise die Frage, ob nicht neben pädagogischen und medizinisch-pflegerischen Fachpersonen auch Menschen mit Behinderungen entsprechende Bildungs- und Informationsangebote benötigen, um sich mit der Thematik auseinandersetzen zu können (Klauß, 2015), so z. B. durch den Einsatz von Schmerzfragebögen in leichter Sprache (Schlichting & Lentner, 2017). Hinzu kommt, dass Pflegende sich im Hinblick auf Klinikaufenthalte als unzureichend vorbereitet sehen, Menschen mit Behinderungen so zu begleiten, wie es die Behinderung ggf. erfordert (Roser et al., 2011).

Seidel (2015) argumentierte in seinen Ausführungen zu einer inklusiven Gesundheitsversorgung, dass nicht allein Haltung und Einstellung gegenüber Menschen mit Behinderung für, und Kosten- und Zeitargumente gegen eine bedarfsgerechte Gesundheitsversorgung sprechen, und es nicht darum geht, ausschließlich Spezialangebote für diese heterogene Gruppe zu schaffen. Gleichzeig beschreibt er, dass sich Spezialisierung und Inklusion in keiner Weise entgegenstehen, sondern im besten Fall ergänzen (Seidel, 2015).

In der Zusammenarbeit zwischen Mitarbeitenden der pädagogischen Einrichtung und den medizinisch-pflegerischen Mitarbeitenden des SAPV-Teams gelang es im Falle von Herrn Schmidt, an den Schnittstellen kontinuierliche Absprachen und somit eine Begleitung im Sinne Herrn Schmidts zu gewährleisten. Durch einen regelmäßigen Austausch und die wertschätzende Begegnung mit Herrn Schmidt, das Ernstnehmen seiner Äußerungen und seines Wunsches, wenn er sterben müsse, zuhause sterben zu wollen, konnte auch seine Schwester als gesetzliche Betreuerin in den Prozess einbezogen werden. So konnte es ihr gelingen, den Wunsch ihres Bruders zu akzeptieren und ihn bis zu seinem Versterben zu begleiten.

Aufgrund der Tatsache, dass dies nicht die erste Begleitung innerhalb der Einrichtung war, konnten während und nach jeder bereits stattgefundenen Begleitung Herausforderungen identifiziert und gemeinsam bearbeitet werden. Dadurch gelang bereits während der Begleitung Herrn Schmidts ein fast reibungsloser organisatorischer Ablauf. Durch die adäquate Behandlung der geäußerten Schmerzen erlangte Herr Schmidt ein Maß an Lebensqualität, dass ihn in den letzten Wochen seines Lebens weiterhin nach seinen Wünschen teilhaben und Lebensqualität erfahrbar werden ließ. Auch, wenn in diesem Fall noch keine Versorgungsplanung im Sinne des Hospiz- und Palliativgesetzes, §132g umgesetzt werden konnte, kann auf solchen Erfahrungen aufgebaut und dies zukünftig angestrebt werden (Bundesministerium für Gesundheit, 2015).

Für die palliative Begleitung ist bereits das Angebot der Weiterbildung Palliative Care in der Eingliederungshilfe entstanden, das spezialisiert auf die Begleitung von Menschen mit einer geistigen Behinderung eingeht und konzeptionelle Umsetzungsvorschläge einbezieht (Hartmann, 2014). Es steht zur Diskussion, ob allein durch die Heterogenität der „Gruppe der Menschen mit Behinderung“, wie es etwas provokant formuliert werden könnte, und die durch eine Behinderung ggf. bestehende Komplexität nicht alleine Spezialisierung z.B. in Form Medizinischer Versorgungszentren für (erwachsene) Menschen mit Behinderung (Bredel-Geißler, 2019), sondern auch eine Spezialisierungsmöglichkeit für Pflegefachpersonen im Hinblick auf eine im Sinne der in der UN-BRK geforderten pflegerischen Begleitung notwendig wird.

Bezugnehmend auf die im Zentrum des Artikels stehende Lebensgeschichte Herrn Schmidts ließe sich die Frage ableiten, inwieweit Menschen mit Behinderungen und deren Lebenswelten in der Pflegebildung präsenter sein sollten. Dies nicht mit dem Ziel, Besonderheiten oder eine defizitäre Perspektive einzunehmen, sondern zu identifizieren, wie die Gesundheitsversorgung mindestens auch innerhalb der bestehenden zeitlichen und finanziellen Grenzen in einer Form erfolgen kann, die die Vertragsbedingungen erfülle, bis auch die Rahmenbedingungen im Sinne der UN-BRK angepasst und im Sinne einer Diversitäts- und Inklusionsaspekte berücksichtigender Gesundheitsversorgung aller verändert und intensiviert wurden. Eine gelingende Kommunikation, eine gute, die Schnittstellen beachtende und interdisziplinäre Zusammenarbeit sind nur Teilaspekte, die hier eine Rolle spielen und zu stärken sind.

Der Umfang der fachtheoretischen und fachpraktischen Stunden der medizinisch-pflegerischen Lernarrangements in der Heilerziehungspflege ist erheblich geringer als in der Gesundheits- und Krankenpflegeausbildung. Gleichzeitig scheint der Mensch mit Behinderung, wie bereits erwähnt, nicht grundsätzlich von einer adäquaten Begleitung und Versorgung z.B. bei einem Krankenhausaufenthalt ausgehen zu können. Die Auseinandersetzung mit Fallbeispielen wie dem von Herrn Schmidt ermöglichen es Heilerziehungspflegenden, einen möglichst weiten Einblick innerhalb des medizinisch-pflegerischen Fachgebietes zu erlangen und darauf aufzubauen, ihr Wissen auch nach der Ausbildung je nach Arbeitsfeld und Zielgruppe weiter zu vertiefen und berufsbegleitend ergänzen zu können.

Muss der Mensch mit Behinderung in einem Krankenhaus ärztlich und pflegerisch versorgt werden, weisen auch Roser et al. (2011) oder Hasseler (2016), spezifisch aus der Perspektive Eingliederungshilfe, sowie die Fachverbände zur Assistenz im Krankenhaus (Die Fachverbände für Menschen mit Behinderung, 2020) in ihrem Positionspapier auf eine mangelhafte Versorgung und Begleitung in diesem Setting hin. Mittlerweile ergab sich zumindest eine

Zusage der bisher unklaren Kostenregelungen auf politischer Ebene (Die Fachverbände für Menschen mit Behinderung, 2021).

Für die Verortung eines Verständnisses von Inklusion in Pflegeschulen stellt sich die Frage, wie Menschen mit Behinderung hier mit Blick auf Vielfältigkeit und Diversität und nicht mit dem Blick eines defizitären Wertens so in der Pflegebildung abgebildet werden können, dass zumindest fachliche und personale Kompetenzen geschult und Herausforderungen abgestellt werden können, die nicht in der Hauptsache mit ausschließlich organisatorischen oder finanziellen Rahmenbedingungen erklärt werden können.

Im Rahmen einer Studie zu inklusiven Kliniken kommen Tacke et al. (2019) zu dem Ergebnis, dass Pflegeexpertinnen und Pflegeexperten, zur Vorbereitung und Nachsorge eingesetzt, die Qualität eines Krankenhausaufenthaltes im Hinblick auf das Erleben von Sicherheit und Vertrauen sowie als kontinuierliche Begleiterinnen und Begleiter im Verlauf hilfreich sein können. Umgesetzt werden könnten die genannten Verbesserungen, zumindest um einen formalen Rahmen für eine entsprechende inhaltliche und fachliche Umsetzung und damit eine verbesserte Versorgung von Menschen mit Behinderung schaffen zu können, in entsprechenden Qualitätsverträgen wie sie, hier beispielhaft genannt, bereits im Evangelischen Krankenhaus Alsterdorf implementiert sind (Evangelisches Krankenhaus Alsterdorf, 2020).

Neben Verbesserungen innerhalb des professionellen Systems ist es nicht zuletzt von erheblicher Bedeutung, die Menschen, die es in Anspruch nehmen müssen und damit auch Menschen mit einer Behinderung im Sinne eines inklusiven Verständnisses dazu zu befähigen, für sich informierte Entscheidungen auch im Hinblick auf gesundheitliche Fragen treffen zu können. Deutlich wird, wenn der Fokus auf die Frage informierter Entscheidungen gelegt wird, vor allen Dingen, dass es selbstverständlich sein muss, die begleiteten Menschen selbst nach ihren Wünschen und Bedürfnissen zu fragen. Dass auch Heilerziehungspflegende und angehende Fachpersonen nicht davor zurückschrecken, die Wünsche und Anliegen ihres Gegenübers zu erfragen sowie dafür handhabbare Instrumente und Möglichkeiten zu kennen, sollte eine Selbstverständlichkeit sein. Dass dies auch im palliativen Kontext möglich und unerlässlich ist, zeigt sich mittlerweile in unterschiedlichen Forschungskontexten (Franke, 2012; Bruhn, 2014; Projekt PiCarDi, 2021). Erst dann können informierte Entscheidungen getroffen und auch als solche bezeichnet werden. Äußerungen, wie sie Herr Schmidt mit Blick auf das Ende seines Lebens tätigte, sollten in jedem Fall ernstgenommen und ihnen auf den Grund gegangen werden. Erst dann kann in wertschätzender Weise auf Wünsche eingegangen und der individuell richtige Weg gefunden werden.

Stellt sich die Frage, inwieweit Settings sichtbar gemacht werden können, die die Begegnung mit Menschen mit lebenslanger geistiger Behinderung unabhängig krisenhafter Situationen ermöglichen können, um die Grundlage für gelingende kurative und palliative Situationen schaffen zu können. Teilhabe bedeutet auch Teilhabe im Hinblick auf Gesundheitsleistungen: verständliche Information und Beratung in leichter Sprache, Zugang zu Gesundheitsleistungen, kurativer und palliativer Begleitung. Frühzeitige Kontaktaufnahme, gerade im Kontext großer Kliniken und regionaler Träger entsprechender Einrichtungen oder Wohnangebote im Kontext der Eingliederungshilfe, könnte hier einen Beitrag leisten. Neben dem Einsatz von Pflegeexpertinnen und Pflegeexperten, anknüpfend an die Empfehlungen von Tacke et al. (2019), kann der Ansatz des Advanced Practice Nursing eine Ressource darstellen. Die Rolle einer Clinical Nurse Specialist kann entsprechende Ansätze und Spezialisierungsformen bieten. Sie wird definiert als „an expert clinician in a specialized area of nursing practice. The speciality may be defined by a population (e.g., children or women), a setting (e.g., a critical care unit), a diease or medical subspeciality (e.g., oncology or cardiovascular disease), a type of care (e.g., rehabilitation or psychiatric care), or a type of problem (e.g., wounds or pain) (NACNS, 1998, 2004b)" (Sparacino & Cartwright, 2009, S. 351). So könnte die Entwicklung eines Expertentums zum Themenbereich Schmerz bei Menschen mit Behinderung eine Weiterentwicklungs- und Spezialisierungsmöglichkeit bieten. Ist diese in der Pflegebildung verortet, bietet sie die Möglichkeit, frühzeitig für die Lebenswelten der Menschen zu sensibilisieren, die Einrichtungen des Gesundheitswesens in Anspruch nehmen müssen und ggf. neben einem akut auftretenden Gesundheitsproblem eben auch eine geistige Behinderung mitbringen. Diese notwendigen Kompetenzen ergeben sich weiterhin für die Begleitung in palliativen Kontexten mit Blick auf die Lebensqualität der Begleiteten auch im Kontext der Eingliederungshilfe. Experten in palliativer Begleitung und dem Arbeitsfeld der Behindertenhilfe könnten dazu beitragen, Menschen mit geistiger Behinderung auch bis zum Ende ihres Lebens kompetent und verlässlich begleiten sowie bezüglich möglicher palliativer Versorgungsstrukturen beraten zu können.

Literatur

Beauftragter der Bundesregierung für die Belange von Menschen mit Behinderungen. (2018). *Die UN-Behindertenrechtskonvention. Übereinkommen über die Rechte von Menschen mit Behinderungen.* Die amtliche, gemeinsame Übersetzung von Deutschland, Österreich, Schweiz und Lichtenstein. Verfügbar unter https://www.behindertenbeauftragter.de/SharedDocs/Downloads/DE/AS/PublikationenErklaerungen/Broschuere_UNKonvention_KK.pdf;jsessionid=D6BBBAE80CD72553364D6B8B93873C51.intranet211?__blob=publicationFile&v=7

Berufsverband Heilerziehungspflege. (2020). *Allgemeines zum Berufsbild. Definition.* Verfügbar unter https://www.berufsverband-hep.de/berufsbild.html

BMJV – Bundesministerium der Justiz und für Verbraucherschutz. (2020). *Vorsorge und rechtliche Betreuung. Betreuungsrecht. Mit ausführlichen Informationen zur Vorsorgevollmacht.* Verfügbar unter https://www.bmj.de/SharedDocs/Publikationen/DE/Betreuungsrecht.pdf?__blob=publicationFile&v=41

Bredel-Geißler, A. (2019). MZEB Rheinhessen-Fachklinik Mainz. *epiKurier, 2*, 3–5.

Bruhn, R. (2014). „Es ist schwer. Aber es hat mir gut getan, darüber zu sprechen." – Senioren mit geistiger Behinderung berichten von ihren Erfahrungen und benennen eigene Wünsche und Bedürfnisse für das Lebensende. In R. Bruhn & B. Straßer (Hrsg.), *Palliative Care für Menschen mit geistiger Behinderung. Interdisziplinäre Perspektiven für die Begleitung am Lebensende* (S. 53–57). Stuttgart: Kohlhammer.

Bundesministerium für Gesundheit. (2015). *Gesetz zur Verbesserung der Hospiz- und Palliativversorgung in Deutschland (Hospiz- und Palliativgesetzt – HPG). Bundesgesetzblatt. Jg. 2015. Teil I. Nr. 48.* Verfügbar unter https://www.bgbl.de/xaver/bgbl/start.xav?startbk=Bundesanzeiger_BGBl&start=//*%255B@attr_id=%27bgbl115s2114.pdf%27%255D#__bgbl__%2F%2F*%5B%40attr_id%3D%27bgbl115s2114.pdf%27%5D__1647867484025

Dederich, M. (2015). „Nature Loves Variety – Unfortunately Society Hates it". Emotionale Resonanzen auf Behinderung und ihre Bedeutung für die Inklusion. In M. Dust, S. Kluge, A. Liesner, I. Lohmann, D. Salomon, J. Springer, G. Steffens & E. Weiß (Hrsg.), *Jahrbuch für Pädagogik 2015. Inklusion als Ideologie* (S. 121–132). Frankfurt am Main: Peter Lang. https://doi.org/10.3726/267059_121

Die Fachverbände für Menschen mit Behinderung. (2020). *Positionspapier. Assistenz für Menschen mit geistiger oder mehrfacher Behinderung im Krankenhaus.* Verfügbar unter https://www.diefachverbaende.de/files/stellungnahmen/2020-05-27-Positionspapier%20FV_Assistenz%20im%20Krankenhaus.pdf

Die Fachverbände für Menschen mit Behinderung. (2021). *Die Fachverbände für Menschen mit Behinderung kämpfen erfolgreich für Assistenz im Krankenhaus. Medienmitteilung.* Verfügbar unter https://bvkm.de/wp-content/uploads/2021/06/20210624-mm-fachverbande-erfolgreich-fur-assistenz-im-krankenhaus.pdf

Evangelisches Krankenhaus Alsterdorf. (2020). *Qualitätsverträge.* Verfügbar unter https://www.evangelisches-krankenhaus-alsterdorf.de/2020/09/29/qualitatsvertrage/

Franke, E. (2012). *Anders leben – anders sterben: Gespräche mit Menschen mit geistiger Behinderung über Sterben, Tod und Trauer.* Wien: Springer. https://doi.org/10.1007/978-3-7091-0988-5

Forum selbstbestimmter Assistenz behinderter Menschen (ForseA) e.V. (2007). *Ich muss ins Krankenhaus ... und nun? Dokumentation der Kampagne 2006/2007.* Verfügbar unter https://www.forsea.de/ForseA_Dateien/projekte/Krankenhaus/Dokumentation_Ich_muss_ins_Krankenhaus.pdf

Hartmann, B. (2014). *„Leben bis zuletzt – dort, wo ich zu Hause bin". Implementierung einer Hospizkultur und palliativen Kompetenz in Wohneinrichtungen der Eingliederungshilfe* (Erstfassung 2011; überarbeitet November 2014). Verfügbar unter https://www.hospizkultur-und-palliative-care.de/app/download/5804304939/Konzept+zur+Implementierung+2015.pdf https://doi.org/10.1055/s-0032-1323069

Hasseler, M. (2016). Anforderungen und Herausforderungen an gesundheitliche und pflegerische Versorgung von Menschen mit Behinderungen in Einrichtungen der Eingliederungshilfe. *Pflege & Gesellschaft, 21*(4), 293–313.

Haveman, M. & Stöppler, R. (2018). *Altern mit geistiger Behinderung. Grundlagen und Perspektiven für Begleitung, Bildung und Rehabilitation* (2., überarb. u. erw. Aufl.). Stuttgart: Kohlhammer.

Heller, A. & Wenzel, C. (2014). Menschen mit Behinderung und Palliative Care. In R. Bruhn & B. Straßer (Hrsg.), *Palliative Care für Menschen mit geistiger Behinderung. Interdisziplinäre Perspektiven für die Begleitung am Lebensende* (S. 30–35). Stuttgart: Kohlhammer.

Klauß, T. (2015). Schmerzen und gesundheitliche Kompetenzen von Menschen mit geistiger und schwerer Behinderung. In P. Bienstein & T. Klauß (Hrsg.), *Herausforderung Schmerzen. Ausgewählte Aspekte. Dokumentation der Arbeitstagung der DGSGB am 7. März 2014 in Kassel. Materialien der DGSGB. Band 32* (S. 5–16). Berlin: Eigenverlag der DGSGB.

Linnemann, W. (2014). Palliative Care in der stationären Behindertenhilfe – Begleitung von Menschen mit einer geistigen Behinderung. In M. Wasner & S. Pankofer (Hrsg.), *Soziale Arbeit in Palliative Care. Ein Handbuch für Studium und Praxis* (S. 201–211). Stuttgart: Kohlhammer.

LVR (Landschaftsverband Rheinland). (2020). *Wohnformen.* Verfügbar unter https://www.lvr.de/de/nav_main/soziales_1/menschenmitbehinderung/wohnen/wohnformen/inhaltsseite_225.jsp#section-2497799

Projekt PiCarDi (Palliative Versorgung und hospizliche Begleitung von Menschen mit geistiger und schwerer Behinderung). (2021). *Ausführliche Erläuterungen zum Handlungsfeld „Kommunikation".* Verfügbar unter https://www.picardi-projekt.de/fileadmin/user_upload/picardi/PDFs/Begriffserlaeuterungen/Begriffserlaeuterung_Kommunikation.pdf

Roser, J.-M., Budroni, H. & Schnepp, W. (2011). *Abschlussbericht zum Projekt. Entwicklung einer Zielvereinbarung zur barrierefreien Krankenhausversorgung von Menschen mit Mehrfachbehinderungen.* Witten: Universität Witten/Herdecke. Verfügbar unter https://beb-ev.de/files/pdf/2012/2012-02-20barrierefreies_Krankenhaus_BVKM-UWH_2011.pdf

Schäper, S. (2016). Bedürfnisse und Bedarfslagen von Menschen mit geistiger Behinderung im Alter – Anforderungen an die Sozial- und Teilhabeplanung. In S. Müller & C. Gärtner (Hrsg.), *Lebensqualität im Alter. Perspektiven für Menschen mit geistiger Behinderung und psychischen Erkrankungen* (S. 91–119). Wiesbaden: Springer Fachmedien.

Schlichting, H. & Lentner, I. (2017). *Fragebogen über Ihre Schmerzen. Selbsteinschätzungs-Bogen.* Leipzig: Universität Leipzig, Institut für Förderpädagogik. Verfügbar unter https://www.dgpalliativmedizin.de/images/Schmerzfragebogen_Evaluation_3.pdf

Schmuhl, H.-W. & Winkler, U. (2018). *Wege aus dem Abseits. Der Wandel der Wohnformen für Menschen mit geistiger Behinderung in den letzten sechzig Jahren (1958–2018).* Marburg: Lebenshilfe-Verlag.

Seidel, M. (2015). Regelversorgung und ergänzende Spezialangebote im Lichte von inklusiver Gesundheitsversorgung. In M. Seidel (Hrsg.), *Grundsätzliche und spezielle Aspekte der gesundheitlichen Versorgung von Menschen mit geistiger Behinderung. Dokumentation der Fachtagung am 27. Februar 2015 v. Bodelschwinghsche Stiftungen Bethel, Bielefeld. Materialien der DGSGB. Band 35* (S. 8–14). Berlin: Eigenverlag der DGSGB.

Sparacino, P. & Cartwright, C. (2009). The Clinical Nurse Specialist. In A. Hamric, J. Spross & C. Hanson (Eds.), *Advanced Practice Nursing. An integrative Approach* (pp. 349–379). St. Louis: Saunders Elsevier.

Tacke, D., Steffen, H.-T. & Nadolny, S. (2019). *Abschlussbericht zum Modellprojekt: Patient(inn)en mit Komplexer Behinderung im Krankenhaus.* Bielefeld: Fachhochschule der Diakonie.

Theunissen, G. & Schwalb, H. (2018). Einführung: Von der Integration zur Inklusion im Sinne von Empowerment. In H. Schwalb & G. Theunissen (Hrsg.), *Inklusion, Partizipation und Empowerment in der Behindertenarbeit. Best Practice-Beispiele. Wohnen - Leben - Arbeit - Freizeit* (3. Aufl., S. 11–36). Stuttgart: Kohlhammer.

Trescher, H., Lamby, A. & Börner, M. (2020). Einstellungen zur Inklusion von Menschen mit ‚geistiger Behinderung' in Deutschland. Zentrale Erkenntnisse einer bevölkerungsrepräsentativen Studie. *Teilhabe, 59*(3), 102–107.

Weiterführende Literatur

Latteck, Ä. & Weber, P. (2015). Implikationen der Behindertenpädagogik in die Pflegeforschung. *Pflege & Gesellschaft, 20*(3), 197–212.

Schäper, S., Jennessen, S. & Schlichting, H. (2018). Palliative care for people with intellectual and multiple disabilities – a survey of research and practices. *Journal of Applied Research in Intellectual Disabilities, 31*(4), 634.

Schlichting, H. (2017). Schmerzen bei Menschen mit mehrfacher Behinderung. *Behinderte Menschen, 2*, 25–29.

4
Berufliche Bildung und Hochschulbildung: pädagogische Professionalität

„... zeigt sich ... in der Fähigkeit, die vielfachen Spannungen und genannten Antinomien sachgerecht handhaben zu können. Kompetenter, reflektierender Umgang mit unabstellbarer, aber gleichwohl täglich zu bewältigender und faktisch auch irgendwie bewältigter Unsicherheit und Undeterminiertheit werden im strukturtheoretischen Ansatz zum Kernstück pädagogischer Professionalität“ (Terhart, 2011, S. 206).

„Professionelle Pädagogen sind also als Lernhelfer zu verstehen, und zwar als solche, die ihr Handwerk planmäßig und zielorientiert auszuüben verstehen. Sie sind Menschen, von und mit denen man etwas lernen kann: Sie wissen oder können etwas, was andere nicht wissen oder können, und sie sind in der Lage, mit diesen anderen eine produktive Lerngemeinschaft einzugehen“ (Giesecke, 1999, S. 395)

Literatur

Giesecke, H. (1999). Das Ende der Erziehung. Ende oder Anfang pädagogischer Professionalisierung. In A. Combe & W. Helsper (Hrsg.), *Pädagogische Professionalität* (S. 391–404). Frankfurt am Main: Suhrkamp.

Terhart, E. (2011). Lehrerberuf und Professionalität: Gewandeltes Bergiffsverständnis – neue Herausforderungen. *Zeitschrift für Pädagogik, Beiheft* 57, 202–224.

4.1 Professionalität von Lehrenden der Fachrichtung Pflege

Karin Reiber und Nicola Hofmann

Abstract

Dieser Beitrag behandelt die Frage nach der Professionalität von Lehrkräften in der pflegeberuflichen Bildung. Die drei zentralen Bestimmungsansätze von Professionalität – der strukturtheoretische Bestimmungsansatz, der berufsbiografische Zugang und die kompetenztheoretische Definition – werden vorgestellt und als Hintergrundfolie dafür genutzt, die Forschung und Theorieentwicklung zur pädagogischen Professionalität in der Pflegepädagogik zu skizzieren. Die Professionalität von Pflegepädagoginnen und -pädagogen manifestiert sich in pädagogischen Handlungssituationen auf Basis des professionsbezogenen Wissens. Das Professionswissen umfasst unterschiedliche Anteile, von denen das fachbezogene Wissen besonders wichtig ist für den Lernerfolg, weshalb der Beitrag das domänenspezifische Professionswissen fokussiert. Im neuen Pflegeberufegesetz bildet der Pflegeprozess als grundlegender professioneller Problemlösungsprozess und neue Vorbehaltsaufgaben für beruflich Pflegende den Dreh- und Angelpunkt. Deshalb müssen essenziell Lehrpersonen der beruflichen Fachrichtung Pflege das eigene fachbezogene Professionswissen hierfür vertiefen und erweitern, um professionell unterrichten zu können – im Hinblick auf das adressierte Ausbildungsziel, den Anforderungen an den pflegerischen Problemlösungsprozess mit seinen vielschichtigen Zusammenhängen und Bedingungen.

Schlüsselbegriffe

- Pädagogische Professionalität
- Professionsbezogenes Wissen

4.1.1 Professionalisierung, Professionalität, Profession

Die Begriffe Professionalisierung und Profession haben seit geraumer Zeit Hochkonjunktur im Diskurs um den Pflegeberuf und pflegeberufliche Bildung. Sie scheinen nachgerade zu Metaphern zu werden für eine neue Ära des Pflegeberufs, seiner Eigenständigkeit und Anerkennung. Sie stehen mitunter gleichsam als Zauberformeln für die Befreiung aus der Fremdbestimmung und als Chiffre für ein größeres Selbstbewusstsein. Nicht immer scheint die Verwendung dieser Begriffe von klaren definitorischen Ausgangsbestimmungen und mit einem theoriegeleiteten Verständnis inspiriert zu sein. Insofern erscheint es ebenso sinnvoll wie gerechtfertigt an dieser Stelle mit knappen Definitionen zu diesen drei Grundbegriffen einzusteigen.

„Profession“ benennt einen Status, der von bestimmten Merkmalen gekennzeichnet ist und markiert damit gleichsam die Zielperspektive der Professionalisierung: Berufsgruppen, die über Macht und Ansehen verfügen (Mieg, 2018). Professionalität hingegen bezieht sich auf eine konkrete Handlungssituation und „beschreibt die spezifische Qualität der Beruflichkeit, die interaktiv hergestellt, aufrechterhalten, reflektiert und weiterentwickelt werden muss “ (Nittel, 2009, S. 1236). Aufgrund dieses Bezugs zu einer Situation und ihrer Kontingenz wohnt diesem Begriff zugleich etwas Flüchtiges inne. Neben dieser handlungsorientierten Betrachtungsweise, die in dem Begriff der Professionalität zum Ausdruck kommt und der statusbezogenen Konnotation von Profession hat

Professionalisierung eine prozedurale Prägung. Dieser Begriff kennzeichnet die Entwicklung eines Berufs(feldes), seiner Wissensbasis und Ausbildungsstrukturen hin zu einer beruflichen Tätigkeit, die bestimmten Leistungsstandards entspricht (Mieg, 2016).

Im Zentrum dieses Beitrags steht die Professionalität von Lehrkräften, die das professionelle Handeln in Bildungssituationen kennzeichnet, sowie deren Bedingungen und Facetten. Durch diese Betrachtung bleibt der originäre Handlungsbezug des Begriffs erhalten und er wird zugleich anschlussfähig für eine Argumentation, ohne sich in der Unvorhersehbarkeit einer spezifischen Situation zu verflüchtigen. Dieser Zugang ist zugleich ertragreicher als die schlichte Überprüfung der Erfüllung bestimmter statusbezogener Merkmale im Sinne von Macht und Ansehen, wie sie bei „Profession" mitschwingt.

Im Sinne einer Professionalität, die sich in pädagogischen Handlungssituationen manifestiert, wird dafür auf das professionsbezogene Wissen rekurriert, das sich in diesen Situationen empirisch als wirksam erwiesen hat. Konkret auf die pflegeberufliche Bildung bezogen bedeutet dies, dass darauf fokussiert wird, von welchem Wissen begründet angenommen werden kann, dass es eine notwendige, wenn auch nicht hinreichende Bedingung für den Lernerfolg in der einzelnen Lehr-Lern-Situation und somit die berufliche Handlungskompetenz der nächsten Generation von beruflich Pflegenden ist. Diese nähere Bestimmung von Professionalität erfolgt also evidenzbasiert und nicht in Form von normativen Bestimmungen pädagogischer Professionalität. Dieser Zugang wird zunächst in Abgrenzung zu anderen Bestimmungen von pädagogischer Professionalität hergeleitet und begründet, um dann vor dem Hintergrund bisheriger Forschungsbefunde zur pädagogischen Professionalität für die berufliche Fachrichtung Pflege seine Potenziale, Reichweite und Grenzen zu vermessen.

4.1.2 Drei Blickrichtungen auf pädagogische Professionalität

In der Forschung über und im Diskurs zur pädagogischen Professionalität werden drei Hauptrichtungen unterschieden (Bonnet & Hericks, 2014; Terhart et al., 2011; Keller-Schneider & Hericks, 2020):

- Der strukturtheoretische Bestimmungsansatz von pädagogischer Professionalität betrachtet die Merkmale pädagogischen Handelns ausgehend von der wechselseitigen Beziehung der beteiligten Aktuerinnen und Akteure. Damit pädagogische Interventionen „greifen" können, bedarf es einer (meist unausgesprochenen) Übereinkunft bezüglich der Rollen (dass z.B. die Lehrperson Wissen bereitstellt bzw. Lerngelegenheiten arrangiert und die Lernenden sich in irgendeiner Form zu diesen Lernangeboten verhalten). Meist gehen diese Beziehungen mit einer Asymmetrie an Macht einher. Pädagogisches Handeln ist angesichts der damit verbundenen Ungewissheit geprägt von vielfältigen Antinomien. Dazu gehört z.B. der Widerspruch zwischen dem Festhalten an eingespielten Routinen und dem Impuls nach Veränderung (Helsper, 2011). Professionalität in pädagogischen Handlungssituationen bedeutet in dieser Lesart, dass die Lehrperson mit diesen Widersprüchen bewusst und verantwortlich umgeht (Terhart, 2011).
- Der berufsbiografische Zugang zu pädagogischer Professionalität geht von einer berufsbiografischen Perspektive aus und erforscht die für spezifische Phasen typischen Entwicklungsaufgaben (Helsper, 2011). Die Drosophila dieser Forschungsrichtung ist die Berufseinmündung, weil sie mit der Forschung gut zugänglichen Herausforderungen einhergeht. Pädagogische Professionalität resultiert in diesem Ansatz aus der erfolgreichen Bewältigung der berufsbiografischen Entwicklungsaufgaben (Keller-Schneider & Hericks, 2020).

- Die kompetenztheoretische Definition von pädagogischer Professionalität fokussiert auf das Wissen und Können, das die Lehrperson dazu befähigt einen erfolgreichen Unterricht zu gestalten. Erfolgreich ist der Unterricht dann, wenn er zu messbaren Lernerfolgen der Lernenden führt (Baumert & Kunter, 2006). Dieser Ansatz verfolgt die Intention, die Kompetenzanteile systematisieren und genauer bestimmen zu können, um sie im Sinne von Standards als Zielgröße definieren zu können. Trotz der analytischen Unterscheidung verschiedener Kompetenzfacetten wie die fachliche und fachdidaktische Kompetenzdimension oder das pädagogisch-psychologische Wissen geht dieses Modell davon aus, dass diese Wissensbestandteile im Verbund mit Werten und Überzeugungen in pädagogischer Professionalität resultieren (Baumert & Kunter, 2011).

Der strukturtheoretische Ansatz ist der am häufigsten für die pflegepädagogische Professionalität rezipierte Zugang. Er scheint deshalb besonders anschlussfähig, weil in der Pflegebildung nicht nur die Widersprüche mit hineinspielen, die für jede pädagogische Situation eine Rolle spielen, sondern sie zusätzlich von den Widersprüchen überlagert werden, die die Struktur des pflegerischen Handelns mit seiner Asymmetrie und Ergebnisoffenheit kennzeichnen. Häufig unter dem Diktum „doppelter Handlungsbezug“ wird diese Problematik in der Pflegepädagogik verhandelt, insbesondere in fachdidaktischen Beiträgen (Darmann-Finck, 2010; Ertl-Schmuck, 2010; Seltrecht, 2015; Walter, 2015) und ist darüber hinaus ein wichtiger Ausgangs- und Bezugspunkt des Fachqualifikationsrahmens Pflegedidaktik (Walter & Dütthorn, 2018). Demgegenüber gibt es erst eine vereinzelte Rezeption des berufsbiografischen Ansatzes, z. B. im Kontext der Forschung zum Berufseinstieg von Pflegepädagoginnen und -pädagogen (Reiber et al., 2015).

Bisher weniger rezipiert, diskutiert und erforscht im Kontext der Pflegepädagogik ist der kompetenztheoretische Ansatz. Da dieser Ansatz zentral für die empirische Bildungsforschung ist und die Befunde aus den Studien, die diesen Ansatz nutzen, innovatives Potenzial für die hier verhandelte Frage haben, wird hier nun dieses Verständnis von pädagogischer Professionalität aufgegriffen und auf die Pflegepädagogik bezogen. Diese Betrachtungsweise lässt sich zudem mit dem Argument begründen, dass die Pflegebildung selbst dem Primat der Kompetenzorientierung unterliegt – nicht erst seit dem Inkrafttreten des neuen Pflegeberufegesetzes. Deshalb wird im Folgenden der Frage nachgegangen, was wir über pädagogische Professionalität für die berufliche Fachrichtung Pflege wissen und was wir darüber hinaus brauchen.

4.1.3 Pädagogische Professionalität mit Blick auf Pflegepädagogik

4.1.3.1 Befunde und Desiderata zum fachbezogenen Professionswissen

Mit Blick auf den Stand der Forschung und Theorieentwicklung zum Thema pädagogische Professionalität in der Pflegepädagogik ist zu konstatieren: Es gibt bereits einen großen Wissensfundus zu den Kompetenzanteilen und Wissensbereichen. Diese sind im Modell des kompetenztheoretischen Ansatzes der pädagogisch-psychologischen Dimension des Professionswissen im engeren Sinne zuzuordnen sind oder sich auf die diesem Professionswissen rahmenden Anteile beziehen, die eher etwas mit Persönlichkeit denn mit Ausbildung zu tun haben wie Werthaltungen, Überzeugungen und Motivation (Reiber, 2022).

In empirischen Studien erweist sich das fachbezogene Professionswissen als besonders prädikativ für den Lernerfolg (Baumert & Kunter, 2011). Dieses fachbezogene Professionswissen setzt eine anspruchsvolle wissenschaftliche Ausbildung bezogen auf die fachliche Seite des Unterrichts voraus und geht über den Unterrichtsgegenstand hinaus. Dieses Wissen umfasst differenzierte Strukturen für die Kontextuierung einzelner Unterrichtsthemen und ist die Basis dafür, Querbezüge zwischen Schulstoff und den disziplinären Beständen herstellen zu können (Reiber, 2022). Das fachdidaktische Professionswissen ist eng mit dem Fachwissen verknüpft und gründet in der Fähigkeit, das Fachwissen von den Lernenden her zu durchdenken. Damit bildet es die Basis dafür, die typischen Verständnisschwierigkeiten oder „Denkfehler" der Lernenden antizipieren oder aber situativ erkennen zu können und sich proaktiv oder reaktiv darauf einzustellen.

Für die Pflegepädagogik liegen bisher erst wenig Befunde zum fachbezogenen Professionswissen vor. An Daten aus einer Verbleibstudie pflegepädagogischer Studiengänge konnte gezeigt werden, dass sich die befragten Pflegepädagoginnen und -pädagogen in ihrem Selbstverständnis am wenigsten auf die Disziplin Pflegewissenschaft beziehen und sich stärker über die pädagogischen und pflegepraktischen Kompetenzanteile definieren (Reiber et al., 2015). Das überrascht insoweit, als die Pflegewissenschaft eine wichtige Bezugsgröße für das fachbezogene Professionswissen darstellt. Im Rahmen von Interviews mit Lehrpersonen an Pflegeschulen hat sich gezeigt, dass diese es eher vermeiden, ihre Unterrichtsinhalte pflegewissenschaftlich aufzubereiten (Simon, 2019). Vor dem Hintergrund der oben skizzierten Bedeutung des fachbezogenen Professionswissens für den Lernerfolg geben diese Ergebnisse zu denken, auch wenn sie zugegebenermaßen natürlich nur indirekt Rückschlüsse auf diesen bedeutsamen Anteil des Professionswissens zulassen. Wird das fachbezogene Professionswissen möglicherweise von den Pflegepädagoginnen und -pädagogen unterschätzt? Allerdings ist die Pflegewissenschaft auch nicht die einzige Bezugsgröße für das fachbezogene Professionswissen. Abgesehen von den Bezugswissenschaften, die von Bedeutung sind, sind die unterrichtsrelevanten Fachbezüge auch anders organisiert. Im nächsten Schritt wird dieser Frage weiter nachgegangen.

4.1.3.2 Bezugspunkte für das fachbezogene Professionswissen

Da es in der Berufspädagogik – anders als in der Schulpädagogik – keine eindeutige Entsprechung eines Schulfachs zu einer Disziplin gibt (zukünftige Deutschlehrerinnen und -lehrer studieren Germanistik), sind hier die Bezüge anders zu konzeptualisieren. Unter dem Begriff „Berufswissenschaft" wird diesbezüglich auf die fachwissenschaftlichen Anteile rekurriert, die mit typischen Arbeitsprozessen der beruflichen Fachrichtung korrespondieren. In diesem Zuschnitt des fachbezogenen Professionswissen gibt es natürlich enge Bezüge zu einer (oder mehreren) bestimmten Disziplin(en); es integriert jedoch auch bezugswissenschaftliche Anteile und die Anordnung erfolgt im Hinblick auf berufsbezogene Anforderungen innerhalb der beruflichen Fachrichtung. Bezugspunkte für die Bestimmung dieser Wissensbestandteile sind Ordnungsmittel einerseits und die berufswissenschaftliche Forschung andererseits (Becker et al., 2019). Für die hier zu verhandelnde Frage sind also als Ordnungsmittel die inhaltlichen Eckdaten des neuen Pflegeberufegesetzes (Pflegeberufegesetz, 2017) und empirische Befunde aktueller berufswissenschaftlicher Forschung zu Rate zu ziehen.

Die inhaltlichen Bestimmungen des neuen Pflegeberufegesetzes finden sich in der Ausbildungs- und Prüfungsverordnung/PflAPrV (Pflegeausbildungs- und Prüfungsverordnung, 2018) mit ihren fünf Kompetenzbereichen. Hier bildet der Pflegeprozess als grundlegender professioneller Problemlösungsprozess und neue Vorbehaltsaufgabe für beruflich Pflegende den Dreh- und Angelpunkt. Dabei werden kommunikative und beraterische Anteile ebenso mitgedacht wie die Steuerungsaufgaben, die mit dem Pflegeprozess im Kontext qualifikationsheterogener Teams einhergehen. Weiterhin ist die generelle Ausrichtung des Pflegehandelns an wissenschaftlichen Grundlagen und ethischen Standards ebenso Gegenstand wie die Ausprägung eines Selbstverständnisses und die stetige Weiterentwicklung der eigenen Wissensbasis (Pflegeausbildungs- und Prüfungsverordnung, 2018).

Auch in empirischen Zugängen zu beruflicher Pflegekompetenz spielt der Pflegeprozess mit seinen diagnostisch-reflexiven, praktisch-technischen sowie interaktiv-kommunikativen Anteilen und seiner Kontextbedingungen eine zentrale Rolle. Auch hier haben Kompetenzen zur Prozesssteuerung im Kontext von Vorgaben und Rahmenbedingungen, die intra- und interprofessionelle Kooperation und die Fähigkeit der Selbstfürsorge eine wichtige Bedeutung (Döring et al., 2016). Zu einem ähnlichen Ergebnis kommen Schneider et al. (2019), die die prozesshafte Gestaltung der Pflege und das beziehungsorientierte Handeln betonen. Ausbuchstabiert werden hier die Kernaufgaben entlang der grundlegenden Funktionen und Bedürfnisse der zu pflegenden Menschen unter Berücksichtigung des komplexen Kontexts des darauf bezogenen pflegerischen Handelns.

4.1.3.3 Implikationen für das fachbezogene Professionswissen

Das fachbezogene Professionswissen lässt vor diesem Hintergrund entlang dieses konstitutiven Pflegeprozesses mit seinen Voraussetzungen und Rahmenbedingungen entfalten. Der fachlich-methodisch akzentuierte Problemlösungsprozess bedarf der kommunikativen Begleitung und seine Aussteuerung in komplexen Zusammenhängen (z.B. der Einbettung in Organisationsstrukturen und -abläufe) erfordert darauf bezogenes Kontextwissen.

Fachbezogenes Professionswissen, das über die Ausbildungsinhalte hinausweist, kann auf dieser Basis als Kompetenz modelliert werden, die den Anforderungen an den pflegerischen Problemlösungsprozess mit seinen vielschichtigen Zusammenhängen und Bedingungen mit einer Variationsbreite an Zugängen und Lösungen begegnet. Dies beinhaltet eine Flexibilität hinsichtlich des methodischen Vorgehens bei pflegerischen Interventionen und setzt eine breite Kenntnis unterschiedlichster Pflegeanlässe, -voraussetzungen und Kontextbedingungen voraus, die es zu berücksichtigen gilt. Es geht hier weniger darum, aus diesen Anforderungen – die an dieser Stelle nur skizziert werden können (Reiber, 2022) – einen Inhaltskanon z.B. für die berufliche Fachrichtung in der Lehrerbildung abzuleiten, als vielmehr darum, mit diesem Zugang neue Perspektiven zu eröffnen.

Wichtig dafür erscheint die Relationierung der berufsbezogenen Wissens- und Kompetenzanforderungen zur disziplinären Struktur der Pflegewissenschaft, ihrem Theoriebestand und Forschungsbefunden. Die wechselseitige Bezugnahme der Wissensstrukturen und -bestandteile der professionellen Kompetenz der (zukünftigen) Pflegefachpersonen einerseits und den damit korrespondierenden disziplinären Theorie- und Forschungsbeständen wird somit zum Bestimmungsfeld für das fachbezogene Professionswissen der Pflegepädagogik.

4.1.4 Fazit & Ausblick

Die Pflegepädagogik hat in den letzten beiden Dekaden eine verspätete und nachholende Wissenschaftsentwicklung vollzogen und kann auf einen Bestand an Forschung und Theorieentwicklung zur pädagogischen Professionalität zurückgreifen. Während strukturtheoretische Bestimmungsmerkmale von Professionalität im pflegepädagogischen Diskurs bereits gut eingeführt sind, und auch der berufsbiographische Forschungszugang bereits rezipiert wird, nimmt der kompetenztheoretische Ansatz bisher noch keine prominente Position ein.

Dieser Ansatz unterscheidet beim Professionswissen im engeren Sinne zwischen den Fachlichen, den fachdidaktischen Bezügen sowie dem pädagogisch-psychologischen Wissen. Da dem fachbezogenen Professionswissen eine hohe Bedeutung für den Lernerfolg der Auszubildenden zukommt, erscheint es sinnvoll zukünftig diese Perspektive in Forschung und Theorieentwicklung stärker zu nutzen. Zwar ist die Entwicklung einer Pflegedidaktik gut vorangeschritten. Fachdidaktische Kompetenz ist jedoch in hohem Maße abhängig vom fachbezogenen Professionswissen.

Mit Blick auf die neuen Vorgaben für die Pflegeausbildung und die zukünftigen beruflichen Anforderungen wurden in diesem Beitrag Ansatzpunkte aufgezeigt, wie das fachbezogene Professionswissen zu konzeptualisieren und damit für weitere Forschung und Theorieentwicklung anschlussfähig wäre.

Literatur

Baumert, J. & Kunter, M. (2006). Stichwort: Professionelle Kompetenz von Lehrkräften. *Zeitschrift für Erziehungswissenschaft, 9*(4), 469–520.

Baumert, J. & Kunter, M. (2011). Das Kompetenzmodell von COACTIV. In M. Kunter, J. Baumert, W. Blum, U. Klusmann, S. Krauss & M. Neubrand (Hrsg.), *Professionelle Kompetenz von Lehrkräften. Ergebnisse des Forschungsprogramms COACTIV* (S. 29–53). Münster: Waxmann.

Becker, M., Spöttl, G. & Windelband, L. (2019). Berufliche Fachdidaktiken/Berufsdidaktik im Spannungsfeld der Berufspädagogik und der gewerblich-technischen Fachrichtungen. *bwp@Berufs-und Wirtschaftspädagogik, 37*, 1–21. Verfügbar unter http://www.bwpat.de/ausgabe37/becker_etal_bwpat37.pdf

Bonnet, A. & Hericks, U. (2014). Professionalisierung und Deprofessionalisierung im Lehrer/innenberuf. Ansätze und Befunde aktueller empirischer Forschung (Editorial). *Zeitschrift für interpretative Schul- und Unterrichtsforschung, 3* (2014), S. 3-13.

Bundesanzeiger Verlag. (2018, 2. Oktober). *Ausbildungs- und Prüfungsverordnung für die Pflegeberufe (Pflegeberufe-Ausbildungs- und -Prüfungsverordnung PflAPrV)*. In Bundesgesetzblatt Jahrgang 2018 Teil I Nr 34, ausgegeben zu Bonn am 10. Oktober 2018 (S. 1572-1621). Zugriff am 15.12.2020 unter https://www.bgbl.de/xaver/bgbl/start.xav?startbk=Bundesanzeiger_BGBl&jumpTo=bgbl118s1572.pdf#__bgbl__%2F%2F*%5B%40attr_id%3D%27bgbl118s1572.pdf%27%5D__1598865422695

Bundesministerium für Familie, Senioren, Frauen und Jugend & Bundesministerium für Gesundheit. (2018). *Pflegeberufe-Ausbildungs- und Prüfungsverordnung PflAPrV. Bundesgesetzblatt*. Bonn: Bundesanzeiger Verlag.

Darmann-Finck, I. (2010). *Interaktion im Pflegeunterricht*. Frankfurt am Main: Lang.

Döring, O., Weyland, U., Wittmann, E., Nauerth, A., Hartig, J. Kaspar, R., Möllers, M., Rechenbach, S., Simon, J. & Worofka, I. (2016). Technologiebasierte Messung beruflicher Handlungskompetenz in der Pflege älterer Menschen: Kompetenzmodellierung und Testverfahrensentwicklung. In A. Dietzen, R. Nickolaus, B. Rammstedt & R. Weiß (Hrsg.), *Kompetenzorientierung. Berufliche Kompetenzen entwickeln, messen und anerkennen* (S.117-132). Bielefeld: wbv.

Ertl-Schmuck, R. (2010). Subjektorientierte Pflegedidaktik. In R. Ertl-Schmuck & F. Fichtmüller (Hrsg.), *Theorien und Modelle der Pflegedidaktik* (S. 55–90). Weinheim: Beltz Juventa.

Helsper, U. (2011). Lehrerprofessionalität – der strukturtheoretische Professionsansatz zum Lehrberuf. In E. Terhart, H. Bennewitz & M. Rothland (Hrsg.), *Handbuch der Forschung zum Lehrerberuf* (S. 149–170). Münster: Waxmann.

Keller-Schneider, M. & Hericks, U. (2020). Lehrerinnen- und Lehrerbildung in der Berufseingangsphase. In C. Cramer, J. König, M. Rothland, S. Blömeke (Hrsg.), *Handbuch Lehrerinnen- und Lehrerbildung*. Bad Heilbrunn: Julius Klinkhardt.

Mieg, H. (2016). Profession: Begriff, Merkmale, gesellschaftliche Bedeutung. In M. Dick, W. Marotzki & H. Mieg (Hrsg.), *Handbuch Professionsentwicklung* (S. 27–40). Bad Heilbrunn: Klinkhardt.

Mieg, H. (2018). *Professionalisierung Essays zu Expertentum, Verberuflichung und professionellem Handeln*. Potsdam: Fachhochschule Potsdam.

Nittel, D. (2009). Die Erwachsenenbildner. In T. Fuhr, P. Gonon & C. Hof (Hrsg.), *Erwachsenenbildung/Weiterbildung* (S. 1227–1244). Paderborn: Schöningh.

Pflegeberufegesetz. (2017). Gesetz zur Reform der Pflegeberufe (Pflegeberufegesetz – PflBG). Vom 17. Juli 2017. *Bundesgesetzblatt, Teil I*(49), 2581–2614. Zugriff am 15.12.2020 unter https://www.bgbl.de/xaver/bgbl/start.xav?startbk=Bundesanzeiger_BGBl&jumpTo=bgbl117s2581.df# bgbl_%2F%2F*%5B%40attr_id%3D%27bgbl117s2581.pdf%27%5D 1599484003741

Reiber, K. (2022). Fachspezifisches Professionswissen von Lehrpersonen der beruflichen Fachrichtung Pflege im Spiegel domänenspezifischer Anforderungen. *Zeitschrift für Berufs- und Wirtschaftspädagogik, 33*, 297-320.

Reiber, K., Winter, M. & Mosbacher-Strumpf, S. (2015). *Berufseinstieg in die Pflegepädagogik. Eine empiri-*

sche Analyse von beruflichem Verbleib und Anforderungen. Lage: Jacobs.

Schneider, K., Kuckeland, H. & Hatziliadis, M. (2019). Berufsfeldanalyse in der Pflege. Ausgangspunkt für eine generalistisch ausgerichtete Pflegeausbildung. *Zeitschrift für Berufs- und Wirtschaftspädagogik, 115*(1), 6–38.

Seltrecht, A. (2015). Der „doppelte Fallbezug" – Herausforderung in der Lehramtsausbildung in der beruflichen Fachrichtung Gesundheit und Pflege. In K. Jenewein & H. Henning (Hrsg.), *Kompetenzorientierte Lehrerbildung: neue Handlungsansätze für die Lernorte im Lehramt an berufsbildenden Schulen* (S. 209–227). Bielefeld: Bertelsmann.

Simon, J. (2019). *Pflegewissenschaftliche Ansprüche in der Unterrichtsplanung. Eine empirische Untersuchung* (Veröffentlichte Dissertation). Otto-Friedrich-Universität Bamberg, Bamberg.

Terhart, E. (2011). Lehrerberuf und Professionalität. Gewandeltes Begriffsverständnis – neue Herausforderungen. In W. Helsper & R. Tippelt (Hrsg.), *Pädagogische Professionalität* (S. 202–224). Weinheim: Beltz Juventa.

Walter, A. (2015). Der phänomenologische Zugang zu authentischen Handlungssituationen – ein Beitrag zur empirischen Fundierung von Curriculumentwicklungen. *bwp@Spezial, 10*, 1–22. Verfügbar unter http://www.bwpat.de/spezial10/walter_gesundheitsbereich-2015.pdf

Walter, A. & Dütthorn, N. (Hrsg.). (2018). *Fachqualifikationsrahmen Pflegedidaktik.* Verfügbar unter https://dg-pflegewissenschaft.de/wp-content/uploads/2019/03/2019_02_20-FQR-Ver%C3%B6ffentlichung_ES.pdf

Weiterführende Literatur

Cramer, C. (2020). Professionstheorien. Überblick, Entwicklung und Kritik. In M. Harant, U. Küchler & P. Thomas (Hrsg.), *Theorien! Horizonte für die Lehrerinnen- und Lehrerbildung* (S. 111–128). Tübingen: Tübingen University Press.

Reiber, K. (2018). Pflegepädagogik – eine Etappe auf dem Weg der Akademisierung und Professionalisierung der Lehrtätigkeit an pflegeberuflichen Schulen? In M. Friese (Hrsg.), *Professionalisierung von Care-Work. Innovationen der beruflichen Ausbildung und Lehramtsausbildung in personenbezogenen Dienstleistungsberufen* (S. 61–72). Bielefeld: wbv.

Reiber, K. (2021). *Qualifikation der Lehrenden für die berufliche Fachrichtung Pflege – ein langer Weg zur Meisterklasse.* Verfügbar unter https://denk-doch-mal.de/karin-reiber-qualifikation-der-lehrenden-fuer-die-berufliche-fachrichtung-pflege-ein-langer-weg-zur-meisterklasse/

Reiber, K., Weyland, U. & Wittmann, E. (2019). Professionalisierung des schulischen Bildungspersonals in den Gesundheits- und Pflegeberufen – Zwischenfazit eines berufs- und wirtschaftspädagogischen Sonderweges. In D. Frommberger, U. Weyland & E. Wittmann (Hrsg.), *Jahrbuch der berufs- und wirtschaftspädagogischen Forschung* (S. 45–58). Opladen: Budrich.

Weyland, U. & Wittmann, E. (2020). Lehrerinnen- und Lehrerbildung für die beruflichen Schulen. In C. Cramer, J. König, M. Rothland & S. Blömeke (Hrsg.), *Handbuch Lehrerinnen- und Lehrerbildung* (S. 256–262). Bad Heilbrunn: Klinkhardt UTB.

4.2 Lehrer*innenbildung: Sensibilisierung für Sprachregister

Fach-, Bildungs- und berufssprachliche Register

Lesya Skintey und Maria A. Marchwacka

Abstract

Angesichts des aktuellen Fachkräftemangels in Gesundheitsberufen und der steigenden Diversität in der Migrationsgesellschaft gewinnt die Frage nach der Förderung von Sprachkompetenzen im Rahmen der beruflichen (Aus-)Bildung in den letzten Jahren immer mehr an Bedeutung. In der Gesundheits- und Pflegeversorgung ist berufsbezogene Kommunikation als zentral anzusehen, da sprachliche, aber auch sozio-kulturelle Aspekte, pflegerisches Handeln (Pflegeprozess und Patient*innensicherheit) beeinflussen (können). Nicht zuletzt kann sprachlicher Ausdruck zur Teilhabe/Teilnahme, Zufriedenheit und Sicherheit der Patient*innen beitragen sowie zur Effektivität interprofessioneller Kommunikation mit Kolleg*innen beisteuern. Trotz der Relevanz der fachsprachlichen Kommunikation in der beruflichen Bildung bleibt Fach- und Berufssprachenforschung sowie die Entwicklung und flächendeckende Implementierung von Konzepten berufsspezifischer Sprachförderung und sprachsensiblen Fachunterrichts im Kontext der Pflegefachsprache als Desiderat. Im Beitrag wird zunächst auf die Spezifika der sprachbezogenen Diversität im Bereich Pflege eingegangen. Danach werden fachsprachliche, bildungssprachliche und sprachhandlungsbezogene Anforderungen der Kommunikation in Beruf und Ausbildung im Fach Pflege skizziert sowie erforderliche fachunterrichtsbezogene DaZ-Kompetenzen aufseiten von Lehrpersonen diskutiert. Am Beispiel des Zertifikat Sprachbildung und Deutsch als Fremd- und Zweitsprache, das seit 2016 an der Universität Koblenz-Landau (Campus Koblenz) angeboten wird, werden Gestaltungsmöglichkeiten der Lehrer*innenprofessionalisierung für Sprachbildung im Fach aufgezeigt: Verankerung der Fachsprachendidaktik und des sprachsensiblen Fachunterrichts im Kontext der Pflegebildung.

Schlüsselbegriffe

- Sprachregister
- Berufsspezifische Sprachförderung
- Fachsprache
- Berufssprache

4.2.1 Diversität im Pflegebereich und Sprachbildung

Im OECD-Länder-Vergleich liegt Deutschland im oberen Bereich bei Beschäftigung der ausländischen Pflegefachpersonen (OECD-Länder-Durchschnitt Anteil: 5,9 %; in Deutschland: 7,9 %,) (OECD, 2019). Die Prognosen und Anwerbungsmaßnahmen der Bundesregierung lassen steigende Tendenzen vermuten (BMG, 2018; OECD, 2019). Vor diesem Hintergrund ist die Frage nach Sprachkompetenz und Integration zugewanderter Fachkräfte auf dem Arbeitsmarkt aufzuwerfen, die adäquater Maßnahmen seitens der Politik bedarf. Auf der Bundesebene wurde von der IQ Fachstelle Berufsbezogenes Deutsch und dem Bundesamt für Migration und Flüchtlinge ein „Konzept für einen Spezialkurs für Gesundheitsfachberufe zur berufssprachlichen Vorbereitung B2 im Kontext der Anerkennung von beruflichen Abschlüssen im Rahmen der bundesweiten berufsbezogenen Deutschsprachförderung nach § 45a Aufenthaltsgesetz“ (BaMF, 2021) erarbeitet, das als Grundlage für die Konzipierung berufsspezifischer Sprachfördermaßnahmen dienen kann. Des Weiteren hat die Gesellschaft für Qualitätsmanagement in der Gesundheitsversorgung ein Positionspapier zur Sprachkompetenz von ausländischen Pflegefachpersonen als eine Schlüsselqualifikation veröffentlicht (GQMG, 2020). Während das Thema berufsspezifische Sprachförderung für zugewanderte Arbeitskräfte in Praxis und Forschung bereits etabliert ist, stellt das Thema Professionalisierung von Lehrpersonen für das Fach Pflege im Bereich Sprachbildung noch ein Desiderat dar. Dabei erweist sich das Thema Sprachbildung nicht nur für zugewanderte Fachkräfte als relevant, sondern auch Lernende, die in Deutschland ihre berufliche Ausbildung durchlaufen, weisen eine große Heterogenität in Bezug auf sprachliche Hintergründe (Deutsch als Erst- und Zweitsprache) und Beherrschung des bildungssprachlichen Registers 36 auf, denen im Rahmen der Gestaltung des (sprachsensiblen) Pflegeunterrichts Rechnung zu tragen ist.

Mit dem Begriff *Register* wird in der Linguistik „auf regelhafte sprachliche Variation in der diaphasischen (situativen, funktional-kontextuellen) Dimension [verwiesen]; Register sind demnach funktional gebunden an rekurrente Kommunikationssituationen, deren Rahmenbedingungen (Ort, Zeit, Umstände, Kommunikationspartner, institutionelle Zwecke, Medium) – spezifische (eigene) oder nur typische (hochfrequente) – erwartbare, konventionalisierte Formen des Sprachhandelns bedingen" (Efing, 2014, S. 417).

Auch in den Verordnungen und Empfehlungen der KMK (2017, 2019), dem deutschen Qualifikationsrahmen (DQR, 2011) wird sprachlich-kommunikativen Aspekten eine wichtige Rolle eingeräumt. Vor diesem Hintergrund rückt das Thema Kompetenzen und Professionalisierung angehender Lehrpersonen im Bereich Sprachbildung, DaZ und Mehrsprachigkeit in den Fokus bildungswissenschaftlicher und sprachdidaktischer Diskussionen (Grießhaber, 2019; Köker et al., 2015; Ohm, 2009, 2018; Tajmel & Hägi-Mead, 2017). In der Pflegebildung werden sprachlichen Aspekte (u.a. im Kontext ausländischer Pflegefachpersonen und Diversität im Pflegeberuf) zunehmend fokussiert (Hartung, 2018; Amorocho, 2015, 2016, 2017, 2018; Bitzer & Kniffka, 2019) und zugleich wird der Bedarf im Kontext der Lehrer*innenbildung aufgezeigt (Marchwacka, 2019a).

4.2.2 Sprache im Bereich Pflegebildung

Im Rahmen der Berufs- und Ausbildungskommunikation in Pflege und Pflegebildung werden verschiedene Sprachregister wie Fachsprache, Berufssprache, Allgemeinsprache verwendet (Abt-Zegelin & Schnell, 2006). Darüber hinaus gehört der Gebrauch mehrsprachiger Repertoires häufig zur pflegerischen Berufspraxis (Ehrensberger-Dow et al., 2015). Für die berufsbezogene kommunikative Kompetenz, die als Teil beruflicher Handlungskompetenz angesehen wird (Settelmeyer et al., 2017), ist das Beherrschen von verschiedenen Sprachregistern und der Wechsel zwischen diesen von erheblicher Bedeutung. Mit Fachsprache (Fluck, 1998), Bildungssprache (Feilke, 2012; Gantefort & Roth, 2010; Gogolin, 2009; Gogolin et al., 2011) und Berufssprache (Efing, 2014) werden im Folgenden drei zentrale Konstrukte fokussiert und vor dem Hintergrund ihrer Bedeutung für die Pflegedidaktik beleuchtet.

4.2.2.1 Fachsprache

Unter Fachsprache bzw. Fachregister werden „die sprachlichen Spezifika bzw. Mittel, die für die Bewältigung kommunikativer Aufgaben in einem bestimmten Fach benötigt werden" (Ohm, 2010, S. 75) verstanden. Aus sprachwissenschaftlicher Sicht wird die Spezifik der Fachsprache durch die Aufnahme in Fachlexika markiert (Roelcke, 2005). Fachsprache ist durch Sozialisation in einem Fach bzw. in einer Profession an bestimmte Fachtermini und Denkelemente sowie Denkstrukturen des Faches gebunden (Hoffmann, 1985; Buhlmann & Fearns, 2000). Des Weiteren vertritt die linguistische Forschung die Auffassung, dass Fachsprachen eine identitätsstiftende Funktion für Professionen annehmen (Roelcke, 2005). Pflegefachsprache markiert die Pflegeprofession nach außen (impliziert Distinktionen gegenüber anderen Professionen/Sprachvarietäten) und gleichzeitig verfestigt sie durch ihre Fachsprache den eigenen Habitus (Marchwacka, 2019a). Somit kann Pflegefachsprache als Merkmal des Habitus (zugleich der Profession Pflege) gelten, da diese situationsadäquate Kommunikation innerhalb einer bestimmten Sprachgemeinschaft (Profession) gewährleistet.

Für die Entwicklung der Fachsprache/Fachregister Pflege ist die im Jahre 1995 gegründete Europäische Gesellschaft zur Entwicklung von Pflegediagnosen und -maßnahmen ACENDIO (Association of Common European Nursing Diagnoses, Interventions and Outcomes), „als Vereinigung zur Entwicklung einer europäischen Fachsprache in der Pflege“ (Bartholomeyczik, 2005, S. 27) prägend. Bedingt durch die Pflegetheorien aus dem angloamerikanischen Sprachraum werden in der beruflichen Kommunikation in der Pflege zahlreiche englische Fachausdrücke gebraucht: assessment, nursing care, community health nursing, primary nursing sowie fachliche Abkürzungen wie ENP (European Nursing care Pathways), NANDA/North American Nursing Diagnosis Association). Pflegetermini sind in Klassifikationssystemen (Stefan et al., 2006) verankert, die Pflegediagnostik (NANDA), Pflegeintervention (NIC) und Pflegeergebnisse (NOC) subsumieren. Zum festen Bestandteil der pflegerischen Lexika gehören ebenfalls medizinische Fachbegriffe, die in der verbindlichen Nomenklatur der nomina anatomica zu finden sind, Lexika u.a. aus dem Bereich der Anatomie/Physiologie sowie ökonomische Fachbegriffe, (z.B. Pflegemanagement) und juristische Termini, die insbesondere im Pflegeversicherungsgesetz verankert sind, z.B. Pflegebedürftigkeit (§ 14) und Pflegedienste (§ 71) werden gebraucht (Marchwacka, 2019a).

4.2.2.2 Bildungssprache und bildungssprachliche Praktiken

Neben fachsprachlichen Anforderungen zeichnet sich die mündliche und schriftliche Kommunikation im Bereich Pflegebildung – wie jeder andere Kontext der Vermittlung und Aneignung von Fachwissen auch – durch die Verwendung des bildungssprachlichen Registers aus.

> Bildungssprache definiert Feilke (2012) als „die besonderen sprachlichen Formate und Prozeduren einer auf Texthandlungen wie Beschreiben, Vergleichen, Erklären, Analysieren, Erörtern etc. bezogenen Sprachkompetenz, wie man sie im schulischen und akademischen Bereich findet“ (S. 5) (Herv. im Orig.). Ausführliche Informationen für verwandte Konzepte der Bildungssprache können bei Gantefort und Roth (2010), für die Genese des Begriffs *Bildungssprache* bei Roth (2017) und für den aktuellen Diskurs um das Konstrukt *Bildungssprache* bei Steinhoff (2019) nachgelesen werden.

Auf der Wortebene zeichnen sich die Sachtexte z.B. durch Komposita (Belastungsgrenze, lebensführungsbedingt), auf der Satzebene durch Passivkonstruktionen (dagegen wird eingewandt), Partizipialattribute (pflegende und zu pflegende Personen), uneingeleitete Konditionalsätze und Infinitivkonstruktionen aus: „Sind diese Maßnahmen und Interventionen effektiv, kann eine stabile Phase erreicht werden, die unterschiedliche Grade an Unterstützungen erfordert, um den Zustand aufrechtzuerhalten [...]“ (Grötken, 2006, S. 276). Morek und Heller (2012) haben den Begriff bildungssprachliche Praktiken in die Diskussion eingeführt, um den Zusammenhang zwischen Register und Situation und somit das Dynamische und Interaktive im Umgang mit Bildungssprache hervorzuheben. Im Bereich der mündlichen Kommunikation stellen die bildungssprachlichen Praktiken wie Erklären und Begründen, wenn es z. B. darum geht, dass Lernende eine Pflegemaßnahme erklären und deren Auswahl begründen, sowohl in der Ausbildung (Amorocho, 2018) als auch in dem beruflichen Alltag (Ransberger & Scheffler, 2019; Partsch et al., 2021) eine typische sprachlich-kommunikative Anforderung dar.

4.2.2.3 Berufssprache

Im Fachdiskurs wird unter berufsspezifischer kommunikativer Kompetenz „das Verfügen über die Fähigkeiten und Fertigkeiten, um den einzelnen konkreten, spezifischen kommunikativen Anforderungen (schriftlich wie mündlich, produktiv wie rezeptiv) in einem spezifischen Beruf (inkl. Ausbildung) gerecht werden zu können“ verstanden (Efing, 2015, S. 23).

> Pflegerisches Handeln erfordert neben der Fach- und Bildungssprache situative Kommunikation (Berufs-, Patient*innensprache) und individuelle Herangehensweise, um in einer kurzen Situation adäquat (auch sprachlich) zu agieren und dies nicht nur auf der Sachebene, sondern auf der Beziehungsebene (Darmann, 2000; Marchwacka, 2019b). Insofern können die Multiperspektivität in der Pflege als zentral betrachtet werden, denn diese ermöglicht, sprachliche Varietäten (Fach-, Berufs-, Patient*innensprache) adäquat zu nutzen und der Diversität (Sprachwechsel und Anpassung an die Patient*innen/Klient*innen/Bewohner*innen) im pflegerischen Handeln gerecht zu werden (Marchwacka, 2019a).

Unter *Berufssprache* wird mit Efing (2014) ein „eigenständiges, berufs(feld)übergreifendes Register auf einem Kontinuum zwischen Allgemein- und Fachsprache“ verstanden, „das im Bereich der Sprachhandlungsmuster große Schnittmengen mit der Bildungssprache hat [...] [,] arbeits- bzw. berufs(welt)bezogener als die Allgemeinsprache und konkreter praxis- bzw. handlungsbezogen als Fachsprachen [ist]“ (S. 429).

Die Partizipation an Praktiken berufsbezogener Kommunikation beginnt für Lernende bereits in der Ausbildung: Im Unterricht und während der Praxiseinsätze in Krankenhäusern und Pflegeeinrichtungen werden die Lernende an die fachlichen, textlinguistischen, pragmatischen, semantischen usw. Aspekte der beruflichen Kommunikation herangeführt. Die Identifikation und Analyse sprachlich-kommunikativer Anforderungen berufstypischer Situationen bildet dabei die Basis für die berufsbezogene Sprachsensibilisierung und -förderung. Für eine angemessene Ausführung eines Anamnesegesprächs sind z. B. Kenntnisse in folgenden Bereichen notwendig:

- Pragmatik: z. B. zum Ablauf des Anamnesegesprächs (Begrüßung, Klärung des Einverständnisses zur Erhebung der Pflegeanamnese, Informieren über den Zweck des Gesprächs, Abfragen von Stammdaten, Fragen nach Vorerkrankungen, Hilfsmitteln, Ernährung etc.) und zur Interaktionsgestaltung (aktives Zuhören durch Hörersignale wie *Mhh*, *Aha*),
- Semantik: bildungs- und fachsprachlicher Wortschatz wie *Nahrungsmittelunverträglichkeiten, dumpf* (bei der Schmerzbeschreibung), *auftreten* (bei der Schmerzbeschreibung) aber auch Sprachwissen im Bereich der Alltagssprache (Dialekt, Umgangssprache), um die Äußerungen von Klient*innen verstehen zu können (z. B. *Das ziept so.*),
- Grammatik und Syntax: z. B. Passiv und trennbare Verben *(Wurden bei Ihnen schon Reanimationen durchgeführt?)*,
- Orthografie (die Angaben im Anamnesefragebogen festhalten),
- nonverbale Kommunikation (Mimik, Blicke, Gestik, Bewegung im Raum),
- Umgang mit kultursensiblen Themen (wie Sexualanamnese) (Skintey & Wyss, 2020).

Eine angemessene Realisierung berufstypischer Sprachhandlungen wird im DaF/DaZ-Kontext häufig im Rahmen didaktischer *Szenarien* vermittelt und eingeübt (Sass & Eilert-Ebke, 2014; Svet, 2019). Darunter versteht man „Handlungsserien in prototypischen berufsspezifischen Situationen, in denen die involvierten Personen in bestimmten Rollen agieren" (Konstantinidou & Gubler, 2021, S. 1). Durch die Verzahnung fachlicher und sprachlich-kommunikativer Aspekte bietet sich der Szenario-Ansatz sowohl für die berufsspezifische Sprachförderung als auch für den sprachsensiblen Fachunterricht in der Pflege an (Konstantinidou & Gubler, 2021).

Angesichts der Relevanz verschiedener Register für die berufsbezogene Kommunikation wird in der berufsspezifischen Sprachförderung (v. a. im berufsbezogenen DaF-Unterricht) die Sensibilisierung für Registerunterschiede gefordert (Efing, 2014). Auch für die Pflegeausbildung und -praxis (inkl. DaZ-Kontext) wird die Kompetenz, zwischen verschiedenen Sprachregistern zu switchen und Inhalte aus einem Register ins andere zu „übersetzen" als relevant angesehen (Amorocho, 2018; Hartung, 2018). In der Ausbildung wird von Lernenden dabei häufig erwartet, dass sie bildungssprachliche Kompetenzen mitbringen, um sich komplexe und abstrakte Fachinhalte aneignen und das pflegewissenschaftliche Wissen auf konkrete praktische Fälle anwenden zu können. Die Aufgabe, bildungssprachliche Kompetenzen bei Lernenden adäquat einzuschätzen und zu fördern, stellt Lehrende in der Pflegeausbildung vor eine besondere Herausforderung. Folglich wird auf die Relevanz der expliziten Thematisierung des bildungssprachlichen Registers und bildungssprachlicher Praktiken im Unterricht hingewiesen (Amorocho, 2018).

4.2.3 Fachunterrichtsbezogene Kompetenz in Deutsch als Zweitsprache

Im Zuge der Diskussion um Umgang mit sprachlich-kultureller Heterogenität im Unterricht und in der Schule wird die Frage nach Professionalisierung von angehenden Lehrpersonen im Bereich des sprachsensiblen Fachunterrichts, Deutsch als Zweitsprache und Mehrsprachigkeit aktuell besonders intensiv diskutiert (Becker-Mrotzek et al., 2017; Ehmke et al., 2018; Hoch & Wildemann, 2019; Koch-Priewe & Krüger-Potratz, 2016; Ohm, 2009; Skintey, 2022a). Das Referenzmodell, das den folgenden Überlegungen zugrunde gelegt wird, stellt das Strukturmodell fachunterrichtsrelevanter Kompetenz in Deutsch als Zweitsprache (DaZ-Kompetenz) dar, das im Rahmen des DaZKom-Projekts entwickelt wurde (Köker et al., 2015). Demnach umfasst die DaZ-Kompetenz drei Dimensionen *Fachregister*, *Mehrsprachigkeit* und *Didaktik*, die sich in verschiedene Subdimensionen und Facetten gliedern als sich wechselseitig bedingende Konstrukte anzusehen sind (**Tab. 4-1**).

Im Folgenden werden die einzelnen Dimensionen der DaZ-Kompetenz kurz vorgestellt.

a) Die Dimension Fachregister bezieht sich auf „die für jedes Fach spezifische Art und Weise des Gebrauchs von Sprache zur Konstruktion von Wissen" (Ohm, 2018, S. 75–76). Dazu gehören die Sprachbereiche Wortschatz (Fachtermini, Alltagsbegriffe mit fachspezifischer Bedeutung), Morphologie, Syntax sowie Texte und Diskurse (wie Anamnesefragebogen, Anamnesegespräch etc.). Des Weiteren gehören zur Dimension Fachregister auch verschiedene semiotische Darstellungsformen (z. B. Tabelle, Diagramm, Sachtext) und sprachliche Bezüge zwischen denen sowie Merkmale medialer und konzeptioneller Mündlichkeit und Schriftlichkeit. Das Wissen im Bereich der Fachregister ist insofern relevant, als es eine Basis für den sprachsensiblen Fachunterricht darstellt: „Eine in Deutsch als Zweitsprache kompetente Fachlehrkraft plant den Einsatz von Fachtexten, Übungen und Aufgaben auf der Basis einer systematischen Analyse der sprachlichen Anforderungen aus der Fachregisterperspektive" (Ohm, 2018, S. 86).

b) Die Dimension Mehrsprachigkeit bezieht sich auf das Wissen über Besonderheiten der Zweitspracherwerbsprozesse sowie über sprachlich-kulturelle Vielfalt und Möglichkeiten des Umgangs damit in der Schule und im Unterricht. Eine Lehrperson sollte demnach Kenntnisse über mehrsprachige Ressourcen der Lernenden haben, diese konstruktiv in den Fachunterricht einbinden und Sprachmittlungskompetenzen sowie interkulturelle Kompetenzen bei den Lernenden fördern, die für die spätere Praxis relevant sind.

c) Zur DaZ-Kompetenz im Bereich Didaktik gehören die Kompetenzen in Bezug auf die Diagnostik und Förderung von Sprachlernprozessen, was z. B. mit dem pädagogischen Handeln nach dem Scaffolding-Ansatz realisiert werden kann.

Tabelle 4-1: Strukturmodell fachunterrichtsrelevanter DaZ-Kompetenz (DaZKom-Modell) (Köker et al., 2015, S. 184; Ohm, 2018, S. 75)

	Dimension	**Subdimension**	**Facetten**		
			Stufe I	**Stufe II**	**Stufe III**
DaZ-Kompetenz	Fachregister (Fokus auf Sprache)	Grammatische Strukturen und Wortschatz	Morphologie		
			(Lexikalische) Semantik		
			Syntax		
			Textlinguistik		
		Semiotische Systeme	Darstellungsformen		
			Sprachliche Bezüge zwischen Darstellungsformen		
			Mündlichkeit vs. Schriftlichkeit		
	Mehrsprachigkeit (Fokus auf Lernprozess)	Zweitspracherwerb	*Interlanguage*-Hypothese		
			Meilensteine zweitsprachlicher Entwicklung		
			Gesteuerter vs. ungesteuerter Zweitspracherwerb		
			Literacy/Bildungssprache		
		Migration	Sprachliche Vielfalt in der Schule		
			Umgang mit Heterogenität		
	Didaktik (Fokus auf Lehrprozess)	Diagnose	Mikro-Scaffolding		
			Makro-Scaffolding		
			Umgang mit Fehlern		
		Förderung	Mikro-Scaffolding		
			Makro-Scaffolding		
			Umgang mit Fehlern		

Unter *Scaffolding* (*scaffold* aus dem Englischen „Gerüst") wird ein didaktisches Grundprinzip für die sprachsensible Unterrichtsplanung verstanden. Es geht dabei nicht darum, „Sprache zu vereinfachen, um den Lernenden Inhalte nahezubringen, [...], [sondern] den Unterricht bewusst so zu gestalten, dass sprachliche Kompetenzen auf- und ausgebaut werden" (Kniffka, 2012, S. 215).

Eine Lehrperson sollte den aktuellen Stand der Sprachentwicklung und die Zone der nächsten Entwicklung (Vygotskij, 2002) in verschiedenen Sprachbereichen ermitteln, eine passende Förderung im Rahmen einer konkreten sprachförderlichen Unterrichtsinteraktion (Mikro-Scaffolding) und/oder über mehrere Unterrichtsphasen bzw. -einheiten hinweg (Makro-Scaffolding) umsetzen können. Ein besonderes Augenmerk gilt dabei Fehlern, die im Rahmen der Interlanguage-Hypothese (Selinker, 1972) als zum (Zweit)Spracherwerb dazugehörenden Übergangsphänomene und Indikatoren für sich vollziehende Entwicklungsprozesse angesehen werden. Voraussetzung für eine maßgeschneiderte Unterstützung fachlicher, sprachlicher und sozialer Prozesse der Wissensaneignung sowie der Identitätskonstruktion bei Lernenden stellt eine dauerhafte Reflexion des eigenen Handelns und der eigenen Einstellungen dar.

4.2.4 Förderung fach-, bildungs- und berufssprachlicher Kompetenzen

Dank der Kooperation zwischen der Universität Koblenz-Landau und der Pflegewissenschaftlichen Fakultät an der Philosophisch-Theologischen Hochschule Vallendar werden seit 2012 Lehrer*innen für das Fach Pflege für Berufsbildende Schulen ausgebildet.

Im Kontext der Diversität im Klassenraum (als ein immanentes Thema der Lehrer*innenbildung) wurde hierzu eine Zusatzqualifizierung für angehende Lehrpersonen im Bereich Sprachbildung, Deutsch als Zweitsprache und Mehrsprachigkeit aufgebaut, die im Folgenden kurz vorgestellt werden soll. Das Zertifikat Sprachbildung und Deutsch als Fremd- und Zweitsprache hat zum Ziel, angehende Lehrkräfte für sprach(en)sensiblen Fachunterricht, DaF/DaZ-Unterricht und professionellen Umgang mit Mehrsprachigkeit und Heterogenität zu qualifizieren.

Das Zertifikat *Sprachbildung und Deutsch als Fremd- und Zweitsprache* ist ein Teilprojekt im Rahmen des MoSAiK-Projekts (Modulare Schulpraxiseinbindung als Ausgangspunkt zur individuellen Kompetenzentwicklung), das vom Präsidialamt der Universität Koblenz-Landau und im Rahmen der gemeinsamen „Qualitätsoffensive Lehrerbildung" von Bund und Ländern aus Mitteln des Bundesministeriums für Bildung und Forschung gefördert wird. Weitere Informationen zum Zertifikat finden sich unter https://www.uni-koblenz-landau.de/de/koblenz/fb2/inst-germanistik/daz und https://mosaik.uni-koblenz-landau.de/teilprojekte/tp-3-zertifikat-sprachbildung-und-deutsch-als-fremdsprache/.

Die Studierenden werden dazu befähigt, die Unterrichtspraxis aus der DaZ-didaktischen Perspektive zu reflektieren, einen sprachsensiblen Unterricht zu planen und durchzuführen (d.h. eine Bedarfsanalyse durchführen, Lernvoraussetzungen der Schüler*innen analysieren, Unterricht planen und reflektieren bzw. evaluieren) und mit sprachlich-kultureller Heterogenität im Unterricht konstruktiv umzugehen. Das Zertifikat richtet sich an Studierende aller Fachrichtungen der Universität Koblenz-Landau (Standort Koblenz), die sich mindestens im 5. Semester befinden und ein Lehramt an weiterführenden Schulen anstreben. Die Zusatzqualifizierung dauert vier Semester und besteht aus vier Modulen, die 11 bzw. 12 Lehrveranstaltungen, ein obligatorisches Praktikum (mind. 10 UE) und eine Abschlussprüfung umfassen. Die Zertifikatsteilnehmenden erwerben 33 ECTS-Punkte. Pro Kohorte nehmen ca. 35 Studierende am Zertifikat teil, darunter auch Studierende des Fachs Pflege. Seit seinem Bestehen konnten vier Kohorten (100 Studierende) das Zertifikat erfolgreich abschließen. Im Rahmen der wissenschaftlichen Begleitung des Zertifikats kommen verschiedene Instrumente wie Fragebögen zur Lehrevaluation, der DaZKom-Test und ein Reflexionsfragebogen zum Einsatz sowie werden ethnografische Zugänge genutzt, um die Kompetenzentwicklung bei Zertifikatsteilnehmenden zu untersuchen.

4.2.5 Vernetzung: Pflege- und Sprachdidaktik

Sprachregister in der Lehrer*innenbildung

Sprachlich-kommunikative Kompetenzen gehören zu den wichtigsten Voraussetzungen für die erfolgreiche Gestaltung von Pflegeprozessen. Somit kommt der adäquaten Anwendung von Fach-, Berufsregister in der Pflegebildung eine zentrale Rolle zu. Die Förderung fachsprachlicher, bildungssprachlicher und berufssprachlicher Register ist eine wichtige Aufgabe und erfordert eine gezielte Thematisierung in der Ausbildung von künftigen Lehrer*innen. Eine Möglichkeit, angehende Lehrer*innen für Sprachbildung in sprachlich-heterogenen Lerngruppen zu qualifizieren, stellen Hochschulzertifikate dar, in denen sowohl linguistische und theoretische Grundlagen zum Zweit- und Fremdspracherwerb behandelt als auch praxisnah Methoden des sprachsensiblen Fachunterrichts vermittelt und evaluiert werden. Um den Transfer erworbener Wissensbestände bei angehenden Lehrpersonen in die Praxis zu unterstützen, wäre die Ergänzung der häufig fächerübergreifend angebotenen Qualifizierung durch fachspezifische Angebote wie *sprachsensibler Fachunterricht in der Pflege* wünschenswert, die in Kooperation zwischen der Sprach-/DaF-/DaZ-Didaktik (auch anderen Fremdsprachendidaktiken) und Pflegedidaktik entwickelt werden können. Die Vernetzung der Disziplinen und Verbindung unterschiedlicher Paradigmen kann zu neuen Erkenntnissen im Hinblick auf die Entwicklung didaktischer Konzepte beitragen und damit die Unterrichtsentwicklung bereichern. Exemplarisch können folgende Themen fokussiert werden: Pflegefachsprache in den Lehrwerken und Lehrmaterialien, schriftlicher Sprachgebrauch (Pflegedokumentationen) mit dem Schwerpunkt Fach-, Berufsregister, adressat*innengerechte (Fach-) Kommunikation in beruflichen Situationen, Mehrsprachigkeit in Pflegekommunikation und nicht zuletzt Verwendung von Sprachregister im interprofessionellen Kontext.

Literatur

Abt-Zegelin, A. & Schnell, M.W. (Hrsg.). (2006). *Die Sprachen der Pflege. Interdisziplinäre Beiträge aus Pflegewissenschaft, Medizin, Linguistik und Philosophie*. Hannover: Schlütersche.

Amorocho, S. (2015). Pflege goes DaZ: Zum sprachlichen Handeln in mündlichen Prüfungen der Altenpflege. In H. Rösch & J. Webersik (Hrsg.), *Deutsch als Zweitsprache – Erwerb und Didaktik: Beiträge aus dem 10. Workshop ‚Kinder mit Migrationshintergrund‘* (S. 215–229). Stuttgart: Fillibach bei Klett.

Amorocho, S. (2016). ‚das können wir NISCHT behaupten‘: Argumentieren in Prüfungsgesprächen der Pflegeausbildung. In J. Ricart Brede, D. Maak & E. Pliska (Hrsg.), *Deutsch als Zweitsprache und Mehrsprachigkeit: Beiträge aus dem „Workshop Deutsch als Zweitsprache, Migration und Mehrsprachigkeit“* (S. 289–311). Stuttgart: Fillibach bei Klett.

Amorocho, S. (2017). ‚also ich bin ja kein ARZT‘: ERKLÄREN und ARGUMENTIEREN in Prüfungsgesprächen der Altenpflegeausbildung. In I. Meißner & E.L. Wyss (Hrsg.), *Begründen – Erklären – Argumentieren. Konzepte und Modellierung in der angewandten Linguistik* (S. 133–157). Tübingen: Stauffenburg.

Amorocho, S. (2018). Berufsbezogene Bildungssprache: Praktiken der Wissensdarbietung in Prüfungsgesprächen der Pflegeausbildung. *Informationen Deutsch als Fremdsprache, 45*, 507–539.

Bartholomeyczik, S. (2005). Nachdenken über Sprache – Professionalisierung der Pflege? In A. Zegelin (Hrsg.), *Sprache und Pflege* (S. 19–30). Bern: Huber.

Becker-Mrotzek, M., Rosenberg, P., Schroeder, C. & Witte, A. (Hrsg.). (2017). *Deutsch als Zweitsprache in der Lehrerbildung.* Münster, New York: Waxmann.

Bitzer, E. & Kniffka, G. (2019). *Deutsch für die Pflege. Das Training für den Beruf.* Stuttgart: Klett.

BaMF. (2021). *Konzept für einen Spezialkurs für Gesundheitsfachberufe zur berufssprachlichen Vorbereitung B2 im Kontext der Anerkennung von beruflichen Abschlüssen im Rahmen der bundesweiten berufsbezogenen Deutschsprachförderung nach § 45a Aufenthaltsgesetz.* Verfügbar unter https://www.bamf.de/SharedDocs/Anlagen/DE/Integration/Berufsbezsprachf-ESF-BAMF/BSK-Konzepte/konzept-nichtakademische-gesundheitsberufe.pdf?__blob=publicationFile&v=8

BMG (Bundesministerium für Gesundheit). (2018). *Pflegekräfte aus dem Ausland.* Verfügbar unter https://www.bundesgesundheitsministerium.de/ministerium/meldungen/2018/november/pflegekraefte-aus-dem-ausland.html

Buhlmann, R. & Fearns, A. (2000). *Handbuch des Fachsprachenunterrichts.* Tübingen: Narr.

Darmann, I. (2000). *Kommunikative Kompetenz in der Pflege.* Stuttgart: Kohlhammer.

DQR (Deutscher Qualifikationsrahmen). (2011). *Deutscher Qualifikationsrahmen für lebenslanges Lernen.* Verfügbar unter https://www.fibaa.org/fileadmin/redakteur/pdf/ZERT/Der_Deutsche_Qualifikationsrahmen_fue_lebenslanges_Lernen.pdf

Efing, C. (2014). Berufssprache & Co.: Berufsrelevante Register in der Fremdsprache. Ein varietätenlinguistischer Zugang zum berufsbezogenen DaF-Unterricht. *Informationen Deutsch als Fremdsprache, 41*(4), 415–441.

Efing, C. (2015). Berufsweltbezogene kommunikative Kompetenz in Erst- und Fremdsprache - Vorschlag einer Modellierung. In C. Efing (Hrsg.), *Sprache und Kommunikation in der beruflichen Bildung: Modellierung - Anforderungen - Förderung* (S. 17–46). Frankfurt am Main: Peter Lang.

Ehmke, T., Hammer, S., Köker, A., Ohm, U. & Koch-Priewe, B. (Hrsg.). (2018). *Professionelle Kompetenzen angehender Lehrkräfte im Bereich Deutsch als Zweitsprache.* Münster, New York: Waxmann.

Ehrensberger-Dow, M., Hanselmann, S., Imhof, L., Kleinberger, U., Knüppel Lauener, S., Matic, I., Petry, H., Probst, S. & Roser, M. (2015). *Sprachbarrieren in der Spitex - Overcoming Language Barriers in Homecare Nursing (OLBiHN).* Verfügbar unter http://docplayer.org/57234196-Sprachbarrieren-in-der-spitex-overcoming-language-barriers-in-homecare-nursing-olbihn.html

Feilke, H. (2012). Bildungssprachliche Kompetenzen – fördern und entwickeln. *Praxis Deutsch, 39*(233), 4–13.

Fluck, H.-R. (1998). *Fachsprachen und Fachkommunikation.* Heidelberg: Julius Groos.

Gantefort, C. & Roth, H.J. (2010). Sprachdiagnostische Grundlagen für die Förderungsbildung sprachlicher Fähigkeiten. *Zeitschrift für Erziehungswissenschaft, 13*(4), 573–592.

Gogolin, I. (2009). „Bildungssprache“ – The Importance of Teaching Language in Every School Subject. In T. Tajmel (Eds.), *Science education unlimited. Approaches to equal opportunities in learning science* (pp. 91–102). Münster: Waxmann.

Gogolin, I., Lange, I., Hawighorst, B., Bainski, C., Heintze, A., Rutten, S. & Saalmann, W. (2011). *Durchgängige Sprachbildung. Qualitätsmerkmale für den Unterricht* (FörMig Material. Bd 3). Münster: Waxmann.

GQMG. (2020). *Sprachkompetenz von ausländischen Pflegefachpersonen – eine Schlüsselqualifikation. Version 2.0.* Verfügbar unter https://www.gqmg.de/media/redaktion/Publikationen/Positionspapiere/GQMG_PP._Sprachkompetenz_von_auslaendischen_Pflegefachpersonen._2._Auflage_28.04.20.pdf

Grießhaber, W. (2019). DaZ-relevantes Können von Lehrstudierenden. In D. Maak & J. Ricart Brede (Hrsg.), *Wissen, Können, Wollen - sollen?! (Angehende) LehrerInnen und äußere Mehrsprachigkeit* (S. 145-160). Münster, New York: Waxmann.

Grötken, K. (2006). Das Trajekt-Modell. *Die Schwester/der Pfleger, 4*, 270–274.

Hartung, N. (2018). *Berufsbezogene Deutschkenntnisse unter inter- bzw. transkultulturelle Kompetenzen in der ambulanten Pflege* (Dissertation). Technische Universität Berlin, Berlin.

Hoch, B. & Wildemann, A. (2019). Qualifizierung für den Umgang mit Heterogenität und Mehrsprachigkeit. Konzeption und Evaluation eines lehramtsübergreifenden Zertifikats. *Herausforderung Lehrer*innenbildung Zeitschrift, 2*(3), 383–399.

Hoffmann, L. (1985). *Kommunikationsmittel Fachsprache: Eine Einführung.* Tübingen: Narr.

KMK. (2017). *Interkulturelle Bildung und Erziehung in der Schule.* Verfügbar unter https://www.kmk.org/fileadmin/Dateien/pdf/Bildung/AllgBildung/2017-05-11-Berichte_Interkulturelle_Bildung.pdf

KMK. (2019). *Sprachsensibler-Unterricht-berufl-Schulen.pdf* https://www.kmk.org/fileadmin/Dateien/veroeffentlichungen_beschluesse/2019/2019_12_05-

Kniffka, G. (2012). Scaffolding – Möglichkeiten, im Fachunterricht sprachliche Kompetenzen zu vermitteln. In M. Michalak & M. Kuchenreuther (Hrsg.), *Grundlagen der Sprachdidaktik Deutsch als Zweitsprache* (S. 208–225). Baltmannsweiler: Schneider Verlag Hohengehren.

Koch-Priewe, B. & Krüger-Potratz, M. (2016). *Qualifizierung für sprachliche Bildung. Programme und Projekte zur Professionalisierung von Lehrkräften und pädagogischen Fachkräften.* Münster, New York: Waxmann.

Köker, A., Rosenbrock-Agyei, S., Ohm, U. Carlson, S., Ehmke, T., Hammer, S., Koch-Priewe, B. & Schulze, N. (2015). DaZKom – Ein Modell von Lehrerkompetenz im Bereich Deutsch als Zweitsprache. In B. Koch-Priewe, A. Köker, J. Seifried & E. Wuttke (Hrsg.), *Kompetenzerwerb an Hochschulen: Modellierung und Messung. Zur Professionalisierung angehender Lehrerinnen und Lehrer sowie frühpädagogischer Fachkräfte* (S. 177–205). Bad Heilbrunn: Verlag Julius Klinkhardt.

Konstantinidou, L. & Gubler, L. (2021). Szenariobasierte berufsspezifische Sprachförderung in der Pflege. *Transfer, Berufsbildung in Forschung und Praxis, 2021*(3), 1-3.

Marchwacka, M.A. (2019a). Zur Klassifikation und Spezifika der Pflegesprache – Wissenschaftssprache – Berufssprache – Transfersprache. *Pädagogik der Gesundheitsberufe, 6*(2), 147–156.

Marchwacka, M.A. (2019b). Gestaltung pflegerischer Beziehungen als Teil der Professionalität in der Gesundheits- und Pflegeausbildung – Überlegungen zur didaktischen Implementierung. In T. Iwers & U. Graf (Hrsg.), *Beziehungen bilden – Wertschätzende Interaktionsgestaltung in pädagogischen Handlungsfeldern* (S. 90–104). Heilbrunn: Klinkhardt.

Morek, M. & Heller, V. (2012). Bildungssprache – Kommunikative, epistemische, soziale und interaktive Aspekte ihres Gebrauchs. *Zeitschrift für Angewandte Linguistik, 57*, 67–101.

OECD. (2019). *Health at a Glance, 2019: OECD Indicators.* Paris: OECD Publishing.

Ohm, U. (2009). Zur Professionalisierung von Lehrkräften im Bereich Deutsch als Zweitsprache: Überlegungen zu zentralen Kompetenzbereichen für die Lehrerausbildung. *Zeitschrift für Interkulturellen Fremdsprachenunterricht, 14*(2), 28–36.

Ohm, U. (2010). Fachsprache. In H. Barkowski & H.-J. Krumm (Hrsg.), *Fachlexikon Deutsch als Fremd- und Zweitsprache* (S. 75). Tübingen, Basel: A. Francke Verlag.

Ohm, U. (2018). Das Modell von DaZ-Kompetenz bei angehenden Lehrkräften. In T. Ehmke, S. Hammer, A. Köker, U. Ohm & B. Koch-Priewe (Hrsg.), *Professionelle Kompetenzen angehender Lehrkräfte im Bereich Deutsch als Zweitsprache* (S. 73–91). Münster, New York: Waxmann.

Partsch, S., Muths, S. & Darmann-Finck, I. (2021). Situations-based Curriculum Construction. In I. Darmann-Finck & K. Reiber (Eds.), *Development, implementation and evaluation of curricula in nursing and midwifery education* (pp. 109–119). Paris: Springer.

Ransberger, K. & Scheffler, B. (2019). Digitales Lernspiel „Ein Tag Deutsch – in der Pflege": Integriertes Fach- und Sprachlernen für die Förderung der sprachlich-kommunikativen Handlungskompetenzen am Arbeitsplatz. *Sprache im Beruf, 2*(2), 226–237.

Roelcke, T. (2005). *Fachsprachen.* Berlin: Erich Schmidt.

Roth, H.J. (2017). Bildungssprache: Eine historisch-systematische Perspektive zur Bedeutung der Sprache in der Ausbildung von Lehrerinnen und Lehrern. In B. Jostes, D. Caspari & B. Lüdke (Hrsg.), *Sprachen – Bilden – Chancen: Sprachbildung in der Lehrkräftebildung* (S. 51–61). Münster: Waxmann.

Sass, A. & Eilert-Ebke, G. (2014). *Szenarien im berufsbezogenen Unterricht Deutsch als Zweitsprache. Förderprogramm „Integration durch Qualifizierung IQ". Grundlagen Anwendungen Praxisbeispiele.* Verfügbar unter https://www.netzwerk-iq.de/fileadmin/Redaktion/Downloads/IQ_Publikationen/Thema_Sprachbildung/BD_Szenarien_2014_web.pdf

Selinker, L. (1972). Interlanguage. *International Reviews of Applied Linguistics in Language Teaching, 10*(3), 209–231.

Settelmeyer, A., Widera, C., Schneider, K. & Schmitz, S. (2017). *Sprachlich-kommunikative Anforderungen in der beruflichen Ausbildung. Forschungsprojekt 2.2.304. Abschlussbericht. Laufzeit I/13 bis I/17. 29. 06.2017.* Bonn: Bundesinstitut für Berufsbildung.

Skintey, L. (2022a). Entwicklung professioneller Kompetenzen von angehenden Lehrkräften im Bereich Sprachbildung und Deutsch als Fremd- und Zweitsprache. In D. Dimova, J. Müller, K. Siebold, F. Teepker & F. Thaller (Hrsg.), *DaF und DaZ im Zei-*

chen von Tradition und Innovation. Marburger FaDaF-Thementage (S. 197–219). Göttingen: Universitätsverlag.

Skintey, L. & Wyss, E. L. (2020b). Orientierungen angehender Lehrpersonen im Bereich Sprachbildung und Deutsch als Zweitsprache: Rekonstruktionen von Praxiserfahrungen. *Info-DaF, 49*(1), 38–62.

Stefan, H., Eberl, J., Schalek, K. & Pointner, H. (2006). *Praxishandbuch Pflegeprozess. Lernen – Verstehen – Anwenden.* Wien: Springer.

Steinhoff, T. (2019). Konzeptualisierung bildungssprachlicher Kompetenzen: Anregungen aus der pragmatischen und funktionalen Linguistik und Sprachdidaktik. *Zeitschrift für Angewandte Linguistik, 71*, 327–352.

Svet, A. (2019). *Szenario-Methode zur Förderung der beruflichen Handlungskompetenz: Exemplarische Studie zur Entwicklung der sprachlich-kommunikativen Kompetenz am Arbeitsplatz* (Dissertation). Friedrich-Schiller-Universität Jena, Jena.

Tajmel, T. & Hägi-Mead, S. (2017). *Sprachbewusste Unterrichtsplanung: Prinzipien, Methoden und Beispiele für die Umsetzung.* Münster, New York: Waxmann.

Vygotskij, L. S. (2002). *Denken und Sprechen.* Weinheim: Beltz.

Weiterführende Literatur

BIBB. (2016). Sprache im Beruf. *BWP – Berufsbildung in Wissenschaft und Praxis, 6.*

Oleschko, S. (Hrsg.). (2017). *Sprachsensibles Unterrichten fördern – Angebote für den Vorbereitungsdienst.* Arnsberg: Bezirksregierung Arnsberg. Verfügbar unter https://sprachsensibles-unterrichten.de/wp-content/uploads/2017/12/Buch_Sprachsensibles-Unterrichten-foerdern.pdf

4.3 Praxisphasen in der hochschulischen Pflegeausbildung

Katja Boguth & Theresa Forbrig

Abstract

Die Besonderheiten der hochschulischen praktischen Ausbildung sind Gegenstand dieses Beitrags. Zunächst werden die Unterschiede in den praktischen Anteilen zwischen der Pflegeausbildung und dem Pflegestudium herausgearbeitet, um die Rahmenbedingungen des Studiums zu verdeutlichen. Im zweiten Teil des Kapitels wird das Praxiskonzept des primärqualifizierenden Studienganges der Alice Salomon Hochschule Berlin vorgestellt. Der Studiengang startete zum 01.10.2020 und erste Erfahrungen liegen nun vor.

Schlüsselbegriffe

- Hochschulische Pflegeausbildung
- Advanced Nursing Process
- Praxisanleitung
- Praxisbegleitung

4.3.1 Einleitung

Mit der Durchführung primärqualifizierender Pflegestudiengängen und der einhergehenden Gesamtverantwortung für theoretische und praktische Studienanteile erwachsen neue Aufgaben wie die Koordination der praktischen Einsätze, das Erstellen von Ausbildungsplänen, die Durchführung der Praxisbegleitung, Übungen in Skills-Centern sowie die Abnahme von praktischen Prüfungen für die Hochschulen. Diese Aufgaben sind personalintensiv; sie führen außerdem dazu, dass das Studium weiter verschult wird und stehen zudem in Konkurrenz zur wissenschaftlichen Entwicklung, die eher Freiräume benötigt und Zeit für die intensive Auseinandersetzung mit Wissenschaftstheorie und Theoriebildung (Boguth & Knoch, 2018). Es gilt also für die praktische Studienphase und der damit verbunden Lernortkooperation, Praxisanleitung und Praxisbegleitung entsprechende hochschulische Konzepte zu entwickeln.

Das Ausbildungsziel zur Pflegefachperson umfasst die Vermittlung von fachlichen und personalen Kompetenzen im Hinblick auf die Durchführung einer selbstständigen, umfassenden und prozessorientierten Pflege von Menschen aller Altersstufen in den verschiedenen Settings des Gesundheitswesens. (§ 5 PflBG). Als Vorbehaltene Tätigkeiten legt der § 4 PflBG für Pflegefachfrauen und Pflegefachmänner die Erhebung und Feststellung des individuellen Pflegebedarfs nach § 5 Absatz 3 Nummer 1 Buchstabe a, 2. die Organisation, Gestaltung und Steuerung des Pflegeprozesses nach § 5 Absatz 3 Nummer 1 Buchstabe b sowie 3. die Analyse, Evaluation, Sicherung und Entwicklung der Qualität der Pflege nach § 5 Absatz 3 Nummer 1 Buchstabe d fest. Für die hochschulische Pflegeausbildung werden neben den in § 5 Abs. 3 PflBG beschriebenen zu erwerbenden Kompetenzen der fachschulischen Ausbildung, erweiterte Kompetenzen für Hochschulabsolvent*innen vorgesehen (Teil 3 PflBG).

In Deutschland wurde der Pflegeprozess erst in den 1980er-Jahren gesetzlich eingeführt und einer Berufsgruppe übertragen, die zum damaligen Zeitpunkt als Assistenzkräfte der Medizin ausgebildet wurde und noch keinen Emanzipations- und Akademisierungsprozess durchlebt hatte (Boguth, 2020). Heute werden in Deutschland unterschiedliche Pflegeprozessmodelle gelehrt und praktisch angewendet. Dabei ist die Akzeptanz des Pflegeprozesses bei Praktiker*innen zum Teil eher gering (Wilkinson, 2012).

Das zurzeit international etablierteste Pflegeprozessmodell, der Advanced Nursing Process, also „der vertiefte, fortgeschrittene Pflegeprozess, besteht aus definierten, validierten Konzepten. Er umfasst Assessment, Pflegediagnosen, Pflegeinterventionen und Pflegeergebnisse und beruht auf wissenschaftlich basierten Pflegeklassifikationen" (Müller-Staub et al., 2014, S. 16). Er inkludiert zudem drei Prozesse in einem: den Pflegeprozess, den „Entlassungsprozess und den Beratungs- und Edukationsprozess" (Doenges et al., 2018, S. 116). Diese sind untrennbar miteinander verwoben und müssen parallel umgesetzt werden. Dieses Pflegeprozessmodell begründet sich darüber hinaus in der Anwendung der wissenschaftlichen Klassifikationssysteme NANDA I, NIC und NOC (Müller-Staub et al., 2014).

Die Anwendung dieses Modells erscheint insbesondere für die hochschulische Pflegeausbildung geeignet und ist mit dem Erlernen spezieller Techniken und kognitiver Kompetenzen verbunden. Die Methodologie des kritischen Denkens, klinischen Beurteilens und der klinischen Entscheidungsfindung muss den Studierenden vermittelt werden, bspw. anhand des hermeneutischen Fallverstehens (Schrems, 2019). Um den pflegediagnostischen Prozess auch praktisch sicher durchzuführen, gilt es, weitere Methoden zu erlernen, z. B. das „Outcome-Present-State-Test-Modell" (Doenges et al., 2018). Diese Techniken erlauben es, die Zusammenhänge einer klinischen Situation zu erkennen. So kann die Transparenz und Nachvollziehbarkeit von klinischen Entscheidungen sichergestellt und das kritisch, reflexive und vernetzte Denken trainiert werden. In den praktischen Studienphasen besteht nun die Herausforderung, dieses – für die Praxis noch oftmals unbekannte – Pflegeprozessmodell und die entsprechenden Techniken in beruflichen Handlungssituationen zu vermitteln. Da die Umsetzung des Pflegeprozesses unter Anwendung von Pflegediagnosen als förderlich für die Entwicklung der beruflichen Identität erachtet wird (Gordon & Georg, 2020), erscheint es für die Professionalisierung der Berufsgruppe elementar zu sein, den Advanced Nursing Process in dem Pflegestudium zugrunde zu legen.

4.3.2 Rahmenbedingungen der praktischen Pflegeausbildung

4.3.2.1 Allgemeines

Die hochschulische Pflegeausbildung ist neben den Bundesberufsgesetzen und -verordnungen gleichzeitig den ländergemeinsamen Strukturvorgaben für die Akkreditierung von Bachelor- und Masterstudiengängen der Kultusministerkonferenz (KMK) unterworfen und muss sich an deren Vorgaben für Studiengänge halten, deren Einhaltung in einem Akkreditierungsverfahren überprüft wird. Zur Akkreditierung eines Bachelor- oder Masterstudiengangs muss die Hochschule oder Universität nachweisen, dass der Studiengang modularisiert und mit einem Leistungspunktsystem ausgestattet ist (KMK, 2010). Ein Studium sieht keine spiralförmige Entwicklung von Kompetenzen vor, wie es der Rahmenlehrplan der Fachkommission nach § 53 PflBG (Fachkommission nach § 53 Pflegeberufegesetz, 2020) empfiehlt. Mit der Hochschulzugangsvoraussetzung ist verbunden, dass Schlüsselkompetenzen bereits vor Studienbeginn erworben wurden, die für ein Studium befähigen. So wird von Studierenden erwartet, sich Wissen selbständig aneignen zu können. Im Studium werden bereits zu Beginn die grundlegenden Theorien des jeweiligen Fachgebietes vermittelt, gleichzeitig werden Studierende in die Methoden der Wissenschaft und Forschung eingeführt. Studierenden wird die Verantwortung für das Studium übertragen. Hochschulehrende berücksichtigen den Grundsatz der akademischen Freiheit.

Diese Unterschiede zeigen einen Bedarf an ein hochschulisches Rahmencurriculum für die praktischen Studienanteile auf, was bereits 2014 in der Evaluation der Modellstudiengänge NRWs von Darmann-Finck et al. (2014) konstatiert wurde. So wurde gezeigt, dass die unterschiedlichen Ansätze von Ausbildung und Studium nicht ohne Qualitätseinbußen ineinander verzahnt in die hochschulische Ausbildung implementiert werden können, weshalb die berufsgesetzliche Regelung für die hochschulische Erstausbildung dringend notwendig ist (Darmann-Finck et al., 2014), was schließlich mit Einführung des Pflegeberufegesetzes aufgenommen wurde – die Hochschulen tragen nunmehr die Gesamtverantwortung für das Studium. Hülsken-Giesler und Korporal (2013) verdeutlichen im *Fachqualifikationsrahmen Pflege für die hochschulische Bildung* zum einen die Notwendigkeit der Auseinandersetzung mit dem Thema, inwieweit eine akademisierte Pflege, Einfluss auf die Entwicklung der Profession Pflege hat sowie der Frage, welche Inhalte und methodischen Zugänge von Bedeutung für die Einmündung in das Praxisfeld Pflege sind, um dabei gleichzeitig das Prinzip der Wissenschaftlichkeit nicht zu vernachlässigen.

Die Empfehlungen und Rahmenvorgaben der Fachkommission nach § 53 PflBG (Fachkommission nach § 53 Pflegeberufegesetz, 2020), die den schulischen und betrieblichen Ausbildungsstätten bei der Umsetzung der Berufsgesetze eine wertvolle Unterstützung bieten, verfolgen ein anderes Bildungsziel (BMFSFJ, 2020).

4.3.2.2 Dauer und Struktur

Das Pflegeberufegesetz (PflBG) regelt sowohl für die Auszubildenden als auch für die Studierenden Dauer und Struktur der Ausbildung in § 6. Dabei wird zunächst dargelegt, dass die Dauer *i.d.R.* drei Jahre beträgt und in theoretischen und praktischen Unterricht sowie einem praktischen Ausbildungsanteil unterteilt wird, wobei die praktischen Ausbildungszeiten überwiegen (§ 6 Abs. 1 PflBG). Die praktische Ausbildung erfolgt in Einrichtungen nach § 7 PflBG und wird durch einen durch den Träger der praktischen Ausbildung zu erstellenden Ausbildungsplan strukturiert. Dabei erfolgt die Untergliederung in

- Pflichteinsätze,
- einen Vertiefungseinsatz
- sowie weitere Einsätze.

Die Dauer der hochschulischen Pflegeausbildung wird mit *mindestens* drei Jahren angegeben. Auch innerhalb der hochschulischen Pflegeausbildung wird eine Unterteilung in theoretische und praktische Lehrveranstaltungen vorgenommen, die an staatlichen oder staatlich anerkannten Hochschulen durchgeführt werden. Ebenfalls sind Praxiseinsätze in Einrichtungen nach § 7 PflBG elementarer Bestanteil des Studiums (**Tab. 4-2**, Struktur der hochschulischen Pflegeausbildung).

Tabelle 4-2: Struktur der hochschulischen Pflegeausbildung (Eigendarstellung)

<table>
<tr><th colspan="5">Der Workload in der hochschulischen Pflegeausbildung insgesamt (mindestens 4.600 Stunden) (vgl. § 30 Abs. 2 PflAPrVo)</th></tr>
<tr><th>Lehrveranstaltungen</th><th colspan="4">Praxiseinsätze</th></tr>
<tr><td rowspan="3">mindestens 2.100 Stunden Lehrveranstaltungen Module lt. Modulhandbuch</td><td colspan="3">mindestens 2.300 Stunden Praxiseinsätze im Modulhandbuch integriert als praktische Studienphasen</td><td rowspan="3">Optional: praktische Lehreinheiten an der Hochschule ersetzen einen geringen Anteil der Praxiseinsätze (i.d.R. 5 % / 115h)</td></tr>
<tr><th colspan="3">Davon Pflichteinsätze:</th></tr>
<tr><td>400 Stunden Akutpflege in stationären Einrichtungen</td><td>400 Stunden allgemeine Langzeitpflege in stationären Einrichtungen</td><td>400 Stunden allgemeine ambulante Akut- und Langzeitpflege</td></tr>
</table>

Während in der beruflichen Ausbildung der Träger der praktischen Ausbildung für die Umsetzung und Organisation der praktischen Ausbildung verantwortlich ist, liegt bei der hochschulischen Pflegeausbildung die Gesamtverantwortung- und Koordination für die praktischen Studienphasen bei der Hochschule.

Wie in der **Tabelle 4-2** deutlich wird, ist es möglich „einen geringen Teil der Praxiseinsätze durch praktische Lerneinheiten [wie Simulation] an Hochschulen zu ersetzen" (§ 38 Abs. 3 PflBG), dies unterstreicht die Entwicklung, dass Skills-Training und Simulation immer stärker an Bedeutung in der Pflegebildungslandschaft gewinnt und sich damit sukzessive an internationale Standards annähert (Kirsten & Kagermann, 2018). Die Anlagen zur PflAPrVo spezifizieren diesen „geringen" Anteil mit fünf Prozent (PflAPrVo). International hat sich gezeigt, dass sogar noch größere Anteile der klinischen Stunden ersetzt werden können (Hayden et al., 2014).

Das Skills Lab dient als Bindeglied zwischen theoretischer Lehre und praktischer Ausbildung. Skills- und Simulationstrainings erfolgen auf Basis der in der Theorie vermittelten Inhalten. Durch Reflexion und Wiederholung ist es möglich, eine Handlungssystematik zu entwickeln und damit die Selbstsicherheit der Studierenden vor Kontakten zu realen Patient*innen zu erhöhen und Ängste abzubauen (Beckers et al., 2010; Wellard et al., 2009).

4.3.2.3 Praxisanleitung und Praxisbegleitung

Die gesetzlichen Grundlagen für die Pflege stellen die Relevanz der Praxisanleitung für die praktische Ausbildung heraus, so heißt es in § 6 Abs. 3 PflBG: „Wesentlicher Bestandteil der praktischen Ausbildung ist die von den Einrichtungen zu gewährleistende Praxisanleitung" (§ 18 PflBG).

In der Ausbildungs- und Prüfungsverordnung für Pflegeberufe werden die Vorgaben zur Praxisanleitung näher spezifiziert. § 4 Abs. 1 PflAPrV formuliert die Aufgaben der Praxisanleitung wie folgt:

„Aufgabe der Praxisanleitung ist es,
- die Auszubildenden schrittweise an die Wahrnehmung beruflicher Aufgaben als Pflegefachfrau oder Pflegefachmann heranzuführen,
- zum Führen des Ausbildungsnachweises nach § 3 Absatz 5 anzuhalten
- und die Verbindung zur Pflegeschule zu halten." (§ 4 Abs. 1 PflAPrV).

Innerhalb des Orientierungseinsatzes, der Pflichteinsätze sowie des Vertiefungseinsatzes sollen die Studierenden durch zertifizierte Praxisanleitungen angeleitet werden (§ 4 Abs. 2 PflAPrV).

Während der weiteren Einsätze ist die Anleitung auch durch qualifizierte Fachkräfte, ohne Praxisanleiter*innenweiterbildung möglich.

Für die hochschulische Pflegeausbildung regelt die PflAPrV, dass die Anleitungszeit im angemessenen Umfang zu erfolgen hat. Zur Gewährleistung derer, werden Kooperationsverträge mit den Einrichtungen geschlossen. Die Praxisanleitung erfolgt im Gegensatz zur schulischen Ausbildung nicht auf Basis eines für die Praxisphasen erstellen Ausbildungsplanes, sondern vielmehr auf Grundlage des modularen Curriculums der Hochschule (§ 31 PflAPrV).

Hinsichtlich der zugrundeliegenden Ausbildung der Praxisanleiter*innen für die hochschulische Anleitungssituation sieht die PflAPrV „geeignetes, in der Regel hochschulisch qualifiziertes Pflegepersonal" vor (§ 31 Abs. 1 PflAPrV). Dabei ist die konkrete Ausgestaltung Ländersache. Gleichsam sieht die PflAPrV eine Übergangszeit zur möglichen Nachqualifizierung von Praxisanleitenden bis zum 31.12.2029 vor (§ 31 Abs. 1 PflAPrV). Weiterhin sind die konkreten Aufgaben für Praxisanleitende für die hochschulische Pflegeausbildung nicht näher spezifiziert.

Tabelle 4-3: Vergleich der gesetzlichen Anforderungen an die Praxisanleitung in Bezug auf die Anleitung von Auszubildenden und Studierenden. (Eigendarstellung)

	Vorgaben zur Praxisanleitung für Auszubildende	Vorgaben zur Praxisanleitung für Studierende
Qualifizierung der Praxisanleitung	• mindestens 300 Stunden berufspädagogische Zusatzqualifikation (§ 4 Abs. 3 PflAPrV) • jährliche Fortbildung von mind. 24 Stunden (§ 4 Abs. 3 PflAPrV) • Berufserfahrung innerhalb des Einsatzbereiches (mind. ein Jahr bzw. fünf Jahre) (§ 4 Abs. 2 PflAPrV)	• geeignetes, in der Regel hochschulisch qualifiziertes Pflegepersonal (§ 31 Abs. 1 PflAPrV) • Die Länder können weitergehende Regelungen treffen. Sie können bis zum 31. Dezember 2029 auch abweichende Anforderungen an die Eignung der Praxisanleiter*innen zulassen. (§ 31 Abs. 1 PflAPrV)
Planung und Durchführung der Anleitung	• mindestens 10 % Anleitungszeit während eines Einsatzes (§ 18 Ab. 3 PflBG; § 4 Abs. 1 PflAPrV) • Planung und Strukturierung der Anleitungszeit (§ 4 Abs. 1 PflAPrV) • Erstellung eines Ausbildungsplanes (§ 4 Abs. 1 PflAPrV) • Anleitung während des Orientierungseinsatzes, der Pflichteinsätze, des Vertiefungseinsatzes (§ 4 Abs. 2 PflAPrV) • Übertragung von Aufgaben dem Ausbildungszweck und Ausbildungsstand entsprechend (§ 18 Abs. 5 PflBG) • Übertragung von Aufgaben, die den physischen und psychischen Kräften der Auszubildenden entsprechen (§ 18 Abs. 5 PflBG)	• in angemessenem Umfang (§ 31 PflAPrV) • Praxisanleitung entsprechend den Vorgaben des modularen Curriculums (§ 31 Abs. 1 PflAPrV) • Übertragung von Aufgaben dem Ausbildungszweck und Ausbildungsstand entsprechend (§ 31 Abs. 3 PflAPrV) • Übertragung von Aufgaben, die den physischen und psychischen Kräften der Studierenden entsprechen (§ 31 Abs. 3 PflAPrV)
Finanzierung der Praxisanleitung	• praktischer Anleitung durch Praxisanleiterinnen und Praxisanleiter einschließlich Reisekosten (Anlage 1 zu § 3 Abs. 1 und § 4 Abs. 1 PflAFinV) • Kosten der Organisation nach § 8 PflBG einschließlich Reisekosten (Anlage 1 zu § 3 Abs. 1 und § 4 Abs. 1 PflAFinV) • Arbeitsausfallkosten für die Teilnahme an Weiterbildungs- und Qualifizierungsmaßnahmen zur Praxisanleiterin oder zum Praxisanleiter (Anlage 1 zu § 3 Abs. 1 und § 4 Abs. 1 PflAFinV) • Kosten der Qualifikation von Praxisanleiterinnen und Praxisanleitern, einschließlich der erforderlichen Fortbildungskosten (Anlage 1 zu § 3 Abs. 1 und § 4 Abs. 1 PflAFinV) • Kosten der Auszubildenden während der Praxiseinsätze mit Ausnahme der Ausbildungsvergütung (z. B. Fahrtkostenerstattung) (Anlage 1 zu § 3 Abs. 1 und § 4 Abs. 1 PflAFinV)	• bisher keine

Die Kosten der praktischen Ausbildung wie Freistellung, Qualifikation, Arbeitszeit und Organisation der Praxisanleitung und ihre Refinanzierung sind in §§ 3 und 4 der Pflegeberufe-Ausbildungsfinanzierungsverordnung (PflAFinV) normiert. Eine Refinanzierung der Praxisanleitung im Zusammenhang mit der hochschulischen Ausbildung ist bisher nicht vorgesehen, was die Hochschulen entsprechend vor enorme Herausforderungen stellt.

In den **Tabellen 4-3** und **4-4** werden die gesetzlichen Vorgaben für die Praxisanleitung und die Praxisbegleitung systematisiert abgebildet.

Die Gegenüberstellung verdeutlicht die Freiheiten, die die Hochschulen in der Umsetzung der praktischen Studienphasen haben, aber auch ihre fehlende finanzielle Ausstattung. Nick et al. (2020) empfehlen in ihrer Studie Qualitätskriterien für hochschulisches Lernen in der Pflege. Dabei werden u.a. Empfehlungen zu den Anforderungen an praxisanleitende Personen formuliert. So sollen Praxisanleitungen möglichst auf Grundlage eines schriftlich fixierten Anforderungsprofils ausgewählt und auch bewertet werden. Hinsichtlich der Qualifikation wird in Anlehnung an die gesetzliche Formulierung ein Bachelorabschluss im Bereich Pflege sowie eine Weiterbildung zur Praxisanleitung nach Landesrecht erwartet (Nick et al., 2020). Zur stetigen Weiterentwicklung sollten Praxisanleitungen an hochschulischen Veranstaltungen teilnehmen, die im Zusammenhang mit der Anleitungstätigkeit stehen. Ein weiteres essenzielles Kriterium für eine hohe Qualität in der Praxis, ist die Freistellung für die Anleitungstätigkeit sowie eine angemessene Vergütung für ebenjene (Nick et al., 2020). Im Hinblick auf einen Austausch zwischen Hochschule und Praxisanleitungen werden regelmäßige Plattformen, z.B. jour fixe-Treffen oder Fachtage, für Praxisleitungen empfohlen (Nick et al., 2020). Weitere Ergebnisse in Bezug auf die Kenntnisse von Praxisanleitungen zeigen den Anspruch an gute didaktische Kenntnisse sowie eine Tätigkeit auf Basis der neuesten wissenschaftlichen Erkenntnisse (Nick et al., 2020). Im Praxis-Konzept der Alice Salomon Hochschule Berlin wurden diese Qualitätskriterien weitestgehend berücksichtigt und stellen ein Gerüst für die fortlaufende formative Evaluation dar.

Tabelle 4-4: Vergleich der gesetzlichen Anforderungen an die Praxisbegleitung von Auszubildenden und Studierenden. (Eigendarstellung)

Vorgaben für die Praxisbegleitung für Auszubildende	Vorgaben für die Praxisbegleitung für Studierende
• Regelmäßige persönliche Anwesenheit in den Einrichtungen (§ 5 PflAPrV) • mindestens einen Besuch der Auszubildenden je Orientierungseinsatz, Pflichteinsatz und Vertiefungseinsatz (vgl. § 5 PflAPrV). • Fachliche Betreuung und Beurteilung der Auszubildenden (vgl. § 5 PflAPrV). • Unterstützung der Praxisanleitungen (vgl. § 5 PflAPrV) • Regelmäßige Abstimmung zwischen Lehrkräften, die die Praxisbegleitung durchführen und den Praxisanleiterinnen und Praxisnaleitern (vgl. § 8 Abs. 2)	• Praxisbegleitung in angemessenem Umfang (§ 31 PflAPrV) • Praxisbegleitung in Kooperationsverträgen geregelt (§ 31 PflAPrV)

4.3.3 Konzept zu den Praktischen Studienphasen an der ASH Berlin

Primärqualifizierender Pflegestudiengang (B.Sc.)

Das Studium an der ASH Berlin sieht sechs praktische Studienphasen vor, die im Anschluss an eine Theoriephase und praktischen Unterricht im Skills Lab erfolgt. Das Konzept der praktischen Studienphase ist auf der Website der ASH Berlin zu finden unter www.ash-berlin.eu. Im Folgenden werden ausgewählte Bestandteile vorgestellt.

4.3.3.1 Durchführung der Praxisbegleitung und Praxisanleitung

Die Praxisanleitung in den Kooperationseinrichtungen erfolgt mit Blick auf die Studieninhalte der vorangegangenen Theorie-Module. Vorgabe für jede praktische Studienphase ist die vertraglich festgehaltene Anleitungszeit von zehn Prozent. Die Planung und Dokumentation der praktischen Studienphase wird mithilfe der Software QUESAP® Ausbildungsplaner durchgeführt. QUESAP® ist ein webbasiertes Planungsprogramm, in der alle Beteiligten der praktischen Studienphase – Studierende, Praxisanleitungen und Hochschullehrende – das Praktikum inhaltlich planen, miteinander kommunizieren sowie Termine und Informationen austauschen können. Des Weiteren werden Anleitungs- und Fehlzeiten dokumentiert. Diese Angaben dienen als Nachweis der korrekten Durchführung des Studiums und für die spätere Berufszulassung. Darüber hinaus lassen sich Dokumente zu den einzelnen Terminen hochladen. Im Ausbildungsbaukasten ist das Praxiscurriculum der ASH Berlin hinterlegt. Dieser Baukasten basiert auf Anlage fünf der PflAPrV. Studierende sind aufgefordert die Eintragungen im Ausbildungsplaner, soweit möglich selbst vorzunehmen. Damit werden die Studierenden in die Lage versetzt, die Eigenverantwortung auch für die praktische Studienphase zu übernehmen im Sinne der „mündigen Studierenden" und die Praxisanleitungen werden gleichzeitig an administrativen Aufgaben entlastet. In QUESAP® sind alle wichtigen Dokumente wie Protokollvorlagen für das Erst-, Zwischen- und Abschlussgespräch, Checklisten etc., die den Studierenden und den Praxisanleitungen zur Dokumentation und Planung der Praxiseinsätze dienen, hinterlegt.

Die Praxisbegleitung der Studierenden findet einmal je praktische Studienphase statt. Dabei sollen Studierende in ihrem Kompetenzerwerb begleitet und unterstützt werden. Zu Beginn des Praxisbegleittermins arbeiten die Studierenden einen Praxis-Fall aus und stellen ihn vor. Sie versuchen dabei insbesondere, Zusammenhänge zu erklären und wichtige Probleme zu identifizieren. Danach soll die Demonstration einer pflegerischen Intervention erfolgen. Anschließend wird ein Reflexionsgespräch gemeinsam mit der Praxisanleitung durchgeführt. Am Ende wird ein Protokoll angefertigt, deren Inhalt für den Praxisbericht genutzt werden kann.

4.3.3.2 Praxisbegleitungsseminar und wissenschaftliche Transferaufgabe

Das Praxisbegleitungsseminar ist ein weiteres Konzept zur Verknüpfung der Lernorte Hochschule, Skills Lab und Pflegepraxis im Bachelorstudiengang Pflege. Es handelt sich um einen Tag, an dem die Studierenden aus Ihrem Praxiseinsatz in die Hochschule kommen bzw. sich online treffen und zur systematischen Reflexion ihrer erlebten Praxis angeregt werden.

In allen praktischen Studienphasen soll eine wissenschaftliche Transferaufgabe bearbeitet werden. Dabei werden ein einsatzbezogenes Pflegephänomen und eine pflegerische Intervention mithilfe mindestens zweier relevanter wissenschaftlicher Arbeiten bewertet. Die Verschriftlichung der Transferaufgabe wird am Ende des Einsatzes mit der Praxisanleitung besprochen und im Team vorgestellt.

4.3.3.3 Praxisbericht

Das Modul Praktische Studienphase sieht als Modulprüfung einen Praxisbericht inkl. Fallarbeit vor. Die Studierenden bearbeiten einen Fall anhand der Akte von Patient*innen bzw. Bewohner*innen und können Fragen an Pflegefachkräfte, aber auch ärztliches/therapeutisches Personal bezüglich des Versorgungsprozesses stellen. Außerdem sollen sie ihre Entscheidungen begründen und sich dabei auf wissenschaftliche Literatur stützen.

Die primäre Funktion der Praxisberichte im Rahmen des Studiums ist, dass die Studierenden ihre Vorgehensweise für sich und andere transparent darstellen und in schriftlicher Form nachvollziehbar darlegen. Die Gliederung orientiert sich an den Elementen des Pflegeprozesses. Die Erstanamnese berücksichtigt die Struktur des Assessment der funktionellen Gesundheitsverhaltensmuster von Marjory Gordon (Monoprofessionelles Assessment) und des Erfassungsblattes der International Classification of Functioning, Disability and Health – ICF (Interprofessionelles Assessment). Die Studierenden werden im Bericht aufgefordert, eigene Schlüsse aus den Informationen zu ziehen und daraus Pflegediagnosen zu stellen und zu begründen. Anhand der Pflegediagnosen können dann sowohl die Interventionen als auch das Ergebnis von Patent*innen festgelegt werden. Weitere Bestandteile des Berichtes sind eine knappe Zusammenfassung des pflegerischen Verlaufs und das Verfassen eines Kurzberichtes. Abschließend soll das Vorgehen durch die Studierenden reflektiert werden.

4.3.4 Ausblick und Perspektiven

Was haben wir aus diesen ersten Erfahrungen gelernt? Für eine erfolgreiche Bewältigung der praktischen Studienphasen müssen seitens der Hochschule viele Informationen an alle Beteiligten weitergegeben werden und Schulungen der Praxisanleitungen und Studierenden erfolgen zum Advanced Nursing Process, aber auch im Umgang mit der Software. Diese Tätigkeiten sind im Lehrdeputat jedoch nicht vorgesehen. Folglich müssen Hochschulen diese neuen Aufgaben auch haushälterisch einplanen dürfen. Es ist erforderlich, dass unterschiedliche Gesprächskreise gebildet werden. Einerseits mit der Ebene der Geschäftsleitung oder Pflegedirektion und andererseits mit der Ebene der Praxisanleitungen. Die Zusammenarbeit mit den Praxiseinrichtungen ist eine große Bereicherung und Motivation. Praxiseinrichtungen sind bei der Konzeptionsentwicklung unbedingt zu beteiligen, das Lernen findet voneinander statt und die Kommunikation erfolgt auf Augenhöhe. Erfahrungen sollen zeitnah ausgewertet und entsprechende Schlussfolgerungen gezogen werden.

Für die praktischen Studienphasen sollten eigene Rahmenempfehlungen entwickelt werden, die einerseits auf den Erwerb der erweiterten beruflich-pflegerischen Kompetenzen ausgerichtet sind, den Erwerb von wissenschaftlichen Methoden unterstützen und dabei gleichzeitig digitale hochschuldidaktische Methoden des Kompetenzerwerbs berücksichtigen. Jene sollten verstärkt auf die Umsetzung des Advanced Nursing Process, der Fallorientierung und im weiteren Studienverlauf auf Aspekte der fachlichen Führung, Sicherung der pflegerischen Versorgungsqualität, Organisation von (Entlassungs-)Prozessen, Anleitungen und Beratungen fokussieren.

Vor dem Hintergrund der dargestellten Empfehlungen und Anforderungen an Praxisanleitungen erscheinen diese nur dann für die hochschulische Ausbildung umsetzbar, wenn die Praxisanleitungen eine pädagogische Zusatzqualifikation aufweisen, selbst mindestens einen Bachelorabschluss erworben haben und auch die Freistellung für die Tätigkeit selbst sowie die jeweiligen Vor- und Nachbereitungszeiten gewährleistet bekommen, um sich hochschulisch weiterbilden zu können.

Vorteile der hochschulischen Ausbildung für die Praxiseinrichtungen zeigen sich in den besonderen Lernaufgaben, die die Studierenden in den praktischen Studienphasen zu bearbeiten haben. Jene können den Wissenstransfer insgesamt befördern, da Studierende neue Methoden in der Praxis etablieren. Ein Erleben von gegenseitiger Bereicherung der verschiedenen Ausbildungsinhalte und -ziele wird als Anspruch an eine wirkungsvolle Zusammenarbeit zwischen Hochschule und Praxis angestrebt. Dabei sollen auch Themen wir die Reflektion und Weiterentwicklung der beruflichen Identität in der Pflege eine Rolle spielen.

Ein weiteres essenzielles anzustrebendes Element für eine erfolgreiche Etablierung des Pflegestudiums ist die Umsetzung einer nachhaltigen Finanzierung für die Hochschulen, für die Praxisanleitungen und in Form von Vergütung für die Studierenden. Dabei sollten die bestehenden Finanzierungszuständigkeiten Orientierung geben (KMK, 2015).

Die Freiheiten, die die Hochschulen in der Umsetzung der praktischen Studienphasen haben, sollten unbedingt für Innovationen genutzt werden. Im Zusammenhang mit einer formativen Evaluation kann Neues ausprobiert werden, da erforderliche Anpassungen schnell erkannt werden. Zudem sollten die Hochschulen in einem fachlichen Austausch stehen. In Sinne dieses Apells soll dieser Aufsatz verstanden werden.

Literatur

Beckers, S.K., Sopka, S., Classen-Linke, I., Weishoff-Houben, M. & Dott, W. (2010). Strukturell-organisatorische Entwicklung und Etablierung eines interdisziplinären Trainingszentrums für klinisch-praktische Fertigkeiten. *GMS Zeitschrift für Medizinische Ausbildung, 27*(1), Doc10.

BMFSFJ (Bundesministerium für Familie, Senioren, Frauen und Jugend). (2020). *Gesetz zur Reform der Pflegeberufe (Pflegeberufereformgesetz)*. Verfügbar unter https://www.bmfsfj.de/bmfsfj/service/gesetze/gesetz-zur-reform-der-pflegeberufe-pflegeberufereformgesetz--119230

Boguth, K. (2020). Historische Entwicklung des Pflegeprozess. Ein Vergleich zwischen den USA und Deutschland. In D. Rottenkolber, G. Hellmann & G. Thiele (Hrsg.), *Das Pflegeadministrationslehrbuch* (S. 37–58). Bern: Hogrefe.

Bundesgesundheitsministerium. (2018). *Ausbildungs- und Prüfungsverordnung für die Pflegeberufe vom 13.6.2018 (DR 19/2707)*. Zugriff am 10.7.2018 https://www.bundesgesundheitsministerium.de/fileadmin/Dateien/3_Downloads/Gesetze_und_Verordnungen/GuV/P/PflAPrV_Bundestag-130618.pdf

Boguth, K. & Knoch, T. (2018). Anforderungen, Perspektiven und Chancen des neuen Pflegeberufereformgesetzes. *Forum Public Health, 26*(1), 10–13.

Darmann-Finck, I., Muths, S., Görres, S., Adrian, C., Bomball, J. & Reuschenbach, B. (2014). *Abschlussbericht Dezember 2014. „Inhaltliche und strukturelle Evaluation der Modellstudiengänge zur Weiterentwicklung der Pflege- und Gesundheitsfachberufe in NRW“*. Düsseldorf: Ministerium für Gesundheit, Emanzipation, Pflege und Alter.

Doenges, M., Moorhouse, M. & Murr, A. (2018). *Pflegediagnosen und Pflegemaßnahmen*. Hogrefe: Bern.

Fachkommission nach § 53 Pflegeberufegesetz. (2020). *Rahmenpläne der Fachkommission nach § 53. O.O. 2020*. Zugriff am 16.11.2020 unter https://www.bibb.de/dokumente/pdf/Rahmenplaene_BARRIEREFREI_FINAL.pdf

Gordon, M. & Georg, J. (2020). *Handbuch Pflegediagnosen*. Bern: Hogrefe.

Hayden, J.K., Smiley, R.A., Alexander, M., Kardong-Edgren, S. & Jeffries, P.R. (2014). The NCSBN National Simulation Study: A Longitudinal, Randomized, Controlled Study Replacing Clinical Hours with Simulation in Prelicensure Nursing Education. *Journal of Nursing Regulation, 5*(2), S3–S40.

Hülsken-Giesler, M. & Korporal, J. (Hrsg.). (2013). *Fachqualifikationsrahmen Pflege für die hochschulische Bildung*. Berlin: Dekankonferenz Pflegewissenschaft.

Kirsten, A. & Kagermann, D. (2018). Simulation in der Berufsbildung der Pflege. In St. Pierre & G. Breuer (Hrsg.). *Simulation in der Medizin. Grundlegende Konzepte – Klinische Anwendung* (2. Aufl., S. 445–464). Berlin: Springer.

KMK. (2010). *Ländergemeinsame Strukturvorgaben für Bachelor und Masterstudiengänge*. Verfügbar unter https://www.kmk.org/fileadmin/veroeffentlichungen_beschluesse/2003/2003_10_10-Laendergemeinsame-Strukturvorgaben.pdf

KMK. (2015). *Gemeinsamer Bericht der Gesundheitsministerkonferenz und der Kultusministerkonferenz „Fachkräftesicherung im Gesundheitswesen"*. Verfügbar unter https://www.kmk.org/fileadmin/Dateien/veroeffentlichungen_beschluesse/2015/2015_06_12-Fachkraeftesicherung-im-Gesundheitswesen.pdf

Müller-Staub, M., Abt, J., Brenner, A. & Hofer, B. (2014). *Expertenbericht zum Verantwortungsbereich der Pflege*. Bern: Schweizerischer Verein für Pflegewissenschaft VFP.

Nick, C., Helmbold, A., Latteck, Ä.-D. & Reuschenbach, B. (2020). Qualitätskriterien für hochschulisches Praxislernen in der Pflege – Ergebnisse eines Delphi-Verfahrens. *Zeitschrift für Evidenz, Fortbildung und Qualität im Gesundheitswesen,* 153–154, 111–118.

Schrems, B. (2019). *Fallarbeit in der Pflege*. Wien: Facultas.

Wellard, S.J., Solvoll, B.A. & Heggen, K.M. (2009). Picture of Norwegian clinical learning laboratories for undergraduate nursing students. *Nurse Education in Practice, 9*(4), 228–235.

Wilkinson, J.M. (2012). *Das Pflegeprozess-Lehrbuch*. Bern: Huber.

Weiterführende Literatur

Bundesministerium für Familie, Senioren, Frauen und Jugend & Bundesministerium für Gesundheit. (2018). *Pflegeberufe-Ausbildungs- und Prüfungsverordnung PflAPrV. Bundesgesetzblatt*. Bonn: Bundesanzeiger Verlag.

Levett-Jones, T. (2018). *Clinical Reasoning. Learning to think like a nurse*. Melborne: Paerson.

Paete, I. (2014). *Nursing Practice. Knowledge and Care*. Chichester: Wiley Blackwell.

Herausgeber- und Autorenverzeichnis

Herausgeberin

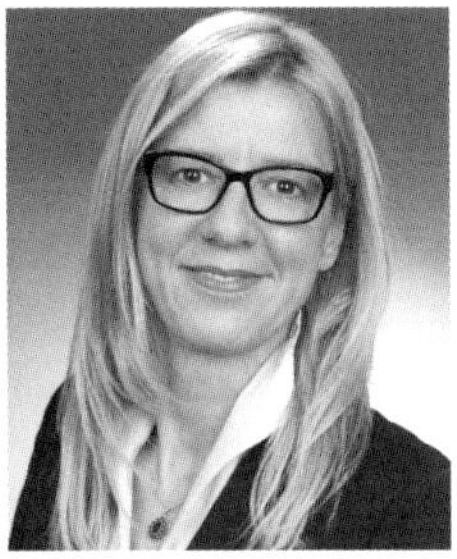

Maria Anna Marchwacka, Prof. Dr., lebt in Koblenz. Sie ist Bildungs- und Kommunikationswissenschaftlerin (M.A., Dr.). Sie hat den Lehrstuhl für Berufspädagogik mit dem Schwerpunkt Gesundheits- und Pflegedidaktik an der Vinzenz Pallotti University inne und ist zudem Professorin für Medizinpädagogik an der SRH Hochschule für Gesundheit/Campus Stuttgart. Zuvor war sie an zahlreichen Hochschulen tätig (u. a. Universität Paderborn, Technische Universität Dresden, Technische Universität Berlin). Arbeits- und Forschungsschwerpunkte: Pflege- und Gesundheitsbildung, digitale Lehre, Diversität. Für dieses Handbuch verfasste sie als Einzelautorin das Kapitel zum Thema: „Partizipative Haltung (in) der Pflegebildung" und als Ko-Autorin zwei zusätzliche Beiträge – mit Lesya Skintey: „Lehrer*innenbildung: Sensibilisierung für Sprachregister" sowie mit Anja Walter, Nadin Dütthorn, Roland Brühe und Wolfgang von Gahlen-Hoops „Ein digitales hochschulübergreifendes Projekt zur Fallarbeit".
E-Mail: marchwacka@icloud.com

Autorinnen und Autoren

Veronika Anselmann, JProf. Dr. Sie ist Juniorprofessorin für Pflegewissenschaft mit dem Schwerpunkt Pflegepädagogik an der Pädagogischen Hochschule Schwäbisch Gmünd. In ihrer Forschung beschäftigt sie sich mit informellem und formellem Lernen von Pflegenden und Auszubildenden sowie Studierenden in der Pflege. Ihre Forschungsschwerpunkte: u. a. das Lernen aus Fehlern, die Zusammenarbeit von Pflegekräften oder Lehrenden in ihren jeweiligen Teams und Lernen für eine digitalisierte Arbeitswelt in der Pflege. Für das Handbuch Pflegebildung verfasste sie mit Prof. Regina H. Mulder den Beitrag „Pflegeteams Kohäsion, informellen Lernaktivitäten und Performanz", der eine Studie zum informellen Lernen von Teams in der Pflege thematisiert.
E-Mail: veronika.anselmann@ph-gmuend.de

Laura Arndt, Studentin des Masterstudiengangs „Lehramt an Gymnasien" für die Fächer Mathematik und Wirtschaft an der Otto-von-Guericke-Universität Magdeburg und Absolventin des Studiengangs „Wirtschaftsmathematik" (B.Sc.). Sie arbeitet neben dem Studium als wissenschaftliche Hilfskraft am Lehrstuhl Berufliche Didaktik personenbezogener Berufe. Dort unterstützt sie Prof. Dr. Astrid Seltrecht bei ihren Forschungsvorhaben im Bereich der Pflegedidaktik und -wissenschaft. Für dieses

Handbuch verfasste sie das Kapitel zum Thema „Computerbezogene Selbstwirksamkeit im Kontext Schule".
E-Mail: laura.arndt@ovgu.de

Cecily L. Betz, Prof. Dr., she lives in California. She is Professor of Clinical Pediatrics in the University of Southern California Keck School of Medicine, Department of Pediatrics. She is the Co-Founder and Editor-in-Chief of the Journal of Pediatric Nursing. Her nursing career has been focused on the care needs of children and youth with long-term conditions, focused over the past two decades on health care transition. She is the Co-Chair of the International and Interdisciplinary Health Care Transition Research Consortium. Area of research/practice: health care transition for adolescents and emerging adults with long-term conditions. For this book she wrote the contribution: „Pediatric Nursing in the United States: Growth and Development".
E-Mail: cbetz@chla.usc.edu

Pia Bienstein, Prof. Dr., lebt in Schwerte. Sie ist diplomierte Heilpädagogin und approbierte Kinder- und Jugendlichenpsychotherapeutin (VT). Sie promovierte im Fach heilpädagogische Psychologie und leitete aktuell als Univ.-Professorin das Fachgebiet Rehabilitation und Pädagogik bei intellektueller Beeinträchtigung an der Fakultät Rehabilitationswissenschaften der TU Dortmund. Ihre Forschungsschwerpunkte beinhalten u.a. die Diagnostik und Förderung/Intervention von Menschen mit intellektueller Beeinträchtigung (u.a. Komplexbehinderung/genetischen Syndromen). Für dieses Handbuch verfasste sie zusammen mit Christian Kißler das Kapitel zum Thema: „Pflegequalifikationen Studierender der Sonderpädagogik und Rehabilitationswissenschaften".
E-Mail: pia.bienstein@tu-dortmund.de

Beate Blättner (1959- 2021), Prof. Dr., war von 2003–2021 Professorin für Gesundheitsförderung am Fachbereich Pflege und Gesundheit der Hochschule Fulda. Sie hat die Entwicklungen im Bereich Prävention und Gesundheitsförderung in Forschung und Lehre nachhaltig gestaltet. Für dieses Handbuch verfasste sie das Kapitel zum Thema: „Gesundheitsförderung in der Pflege".

Katja Boguth, Prof. Dr., lebt in Berlin, Kinderkrankenschwester und Krankenschwester; sie war jahrelang auf einer chirurgischen interdisziplinären Intensivstation tätig. Nach ihrem Studium (Diplompflegewirtin), leitete Sie als Pflegedienstleitung eine Sozialstation, von 2007 -2010 übernahm sie die Gesamtkoordination des bundesweiten vom BMFSFJ geförderten Projektes „Servicenetzwerk Altenpflegeausbildung". Von 2010–2020 war sie Professorin für Pflegewissenschaft an der Akkon-Hochschule in Berlin, von 2013–2016 war sie die Präsidentin der Hochschule. Seit Oktober 2020 lehrt sie klinische Pflegewissenschaften an der Alice Salomon Hochschule. Arbeitsschwerpunkte: wissenschaftlich fundiertes Curriculum für die praktische Studienphase, Qualität der pflegerischen Versorgung", „Klinische Pflegeforschung". Für dieses Handbuch verfasste sie gemeinsam mit Theresa Forbrig das Kapitel „Praxisphasen in der hochschulischen Pflegeausbildung".
E-Mail: boguth@ash-berlin.eu

Mathias Bonse-Rohmann, Prof. Dr. medic, Dipl.-Ghl., Professur für das Fachgebiet Pflege- und Gesundheitspädagogik, Hochschule Hannover, Fakultät V, Abteilung Pflege und Gesundheit. Arbeits- und Forschungsgebiete: Gesundheitsförderung in der beruflichen und hochschulischen Bildung, Modellierung der Gesundheitskompetenz, Diagnostik und Anrechnung beruflicher Kompetenzen auf Hochschulstudiengänge, kompetenzorientierte Prüfungsdesigns in der pflegeberuflichen Bildung. Für das Handbuch verfasste er zusammen mit Pia Meißner, Christa Rustler und Katrin Schulze das Kapitel zum Thema: „Gesundheitsförderung und Prävention – empirische Beiträge für

die berufliche und akademische Bildung der Gesundheits- und Pflegeberufe".
E-Mail: mathias.bonse-rohmann@hs-hannover.de

Roland Brühe, Prof. Dr., lebt in Köln. Der Pflegedidaktiker und -wissenschaftler (M.Sc., Dr. rer. cur.) ist tätig als Professor für Pflegepädagogik an der Katholischen Hochschule NRW in Köln. Seine wissenschaftlichen Schwerpunkte sind die Pflegelehrendenbildung, die Situation der praktischen Pflegeausbildung und Aufgabenorientierung im Pflegeunterricht. Für dieses Handbuch wirkte er gemeinsam mit Anja Walter, Nadin Dütthorn, Maria A. Marchwacka und Wolfgang von Gahlen-Hoops am Beitrag über „ein digitales hochschulübergreifendes Projekt zur Fallarbeit in der Lehrer*innenbildung Pflege und Gesundheit".
E-Mail: r.bruehe@katho-nrw.de

Monika Büchmann, lebt in Kiel. Sie ist Fachkrankenschwester für Intensivpflege und übergeordnete Praxisanleiterin für internationale Pflegekräfte in der Anerkennung am Universitätsklinikum Schleswig-Holstein/Campus Kiel. Für dieses Handbuch verfasste sie als Coautorin das Kapitel zusammen mit Sofia Mallmann zum Thema: „Simulationsprüfungen in der Pflegebildung – zwei Praxisbeispiele".
E-Mail: monika.buechmann@uksh.de

Anneke Bühler, Prof. Dr., Dipl.-Psych., Professorin an der Hochschule Kempten, Fakultät für Soziales und Gesundheit, Lehrgebiet Gesundheitswissenschaften und Prävention, Leiterin des Instituts für Gesundheit und Generationen. Forschungsgebiete: Wirksamkeit von Prävention, Evidenzbasierung in der Suchtprävention, Lebensqualität und Gesundheit von Fachkräften im Sozial- und Gesundheitswesen, Versorgung im Alter. Für dieses Handbuch verfasste sie zusammen mit Mathias Bonse-Rohmann, Pia Meißner, Christa Rustler und Katrin Schulze das Kapitel zum Thema: „Gesundheitsförderung und Prävention – empirische Beiträge für die berufliche und akademische Bildung der Gesundheits- und Pflegeberufe".
E-Mail: Anneke.buehler@hs-kempten.de

Peter Dehnbostel, Prof. Dr., ist Professor an der TU Dortmund mit den Schwerpunkten betriebliche Bildungsarbeit und berufliche Weiterbildung. Er lehrt zudem in berufsbegleitenden MA-Studiengängen an der Carl von Ossietzky Universität in Oldenburg (seit 2006) und an der Friedrich-Alexander Universität Erlangen-Nürnberg (seit 2007). Nach Berufstätigkeiten in Industrie und im Bildungsbereich hatte er langjährig Professuren inne. Für dieses Handbuch verfasste er zusammen mit Wolfram Gießler das Kapitel zum Thema: „Arbeitsintegrierte Berufsqualifizierung in der Pflege".
E-Mail: peter.dehnbostel@t-online.de

Lena Dorin, Dr., lebt in Bonn. Sie ist Leiterin des Arbeitsbereich 2.6 – Pflegeberufe, Geschäftsstelle der Fachkommission nach dem Pflegeberufegesetz im Bundesinstitut für Berufsbildung in Bonn. Ihre Promotion widmet sich dem Thema Versorgungsvorstellungen und Unterstützungsbedarfe von Pflegebedürftigen. Für dieses Handbuch wirkte sie gemeinsam mit Miriam Peters und Zoe Klein am Beitrag „Digitalisierung in der (Alten-)Pflegeschule".
E-Mail: Lena.Dorin@bibb.de

Nadin Dütthorn, Prof. Dr., lebt in Münster. Sie ist Professorin für Berufspädagogik im Gesundheitswesen an der Fachhochschule Münster. Ihre Forschungsschwerpunkte liegen in den Bereichen ‚Empirische Bildungsforschung', ‚Pflegespezifische Kompetenzentwicklung in Europa' sowie ‚der Kompetenzentwicklung durch digitale Fallsimulation im Lernspiel'. In pflegedidaktischer Perspektive setzt sie sich im Rahmen letzter in verschiedenen nationalen und internationalen Projektbezügen mit der Entwicklung und Erprobung von digitalen Medien für die Pflegebildung auseinander. Für dieses Handbuch wirkte sie gemeinsam mit Anja Walter, Maria A. Marchwacka, Roland Brühe

und Wolfgang von Gahlen-Hoops am Beitrag „Ein digitales hochschulübergreifendes Projekt zur Fallarbeit“.
E-Mail: duetthorn@fh-muenster.de

Bettina Flaiz, Prof. Dr., lebt in Haigerloch. Sie ist examinierte Gesundheits- und Krankenpflegerin, hat einen Bachelorabschluss in Pflege/Pflegemanagement, Master und Promotion in Pflegewissenschaft. Sie ist an der DHBW am Studienzentrum für Gesundheitswissenschaften & Management als Professorin für Angewandte Gesundheitswissenschaften für Pflege und Studiengangsleiterin und Prodekanin tätig. Für dieses Handbuch verfasste sie gemeinsam mit Katrin Heeskens das Kapitel: „Pflegebildung durch Praxisvorbilder“.
E-Mail: bettina.flaiz@dhbw-stuttgart.de

Theresa A. Forbrig, ist Gesundheits- und Krankenpflegerin. Sie hat Gesundheits- und Pflegemanagement sowie Management und Qualitätsentwicklung im Gesundheitswesen (MSc) studiert. Sie arbeitet als wissenschaftliche Mitarbeiterin im Bachelorstudiengang Pflege an der Alice Salomon Hochschule Berlin. Schwerpunkte in der Lehre sind: Gesundheitswissenschaften, Pädiatrie im Skills Lab sowie Ethisches Handeln in der Pflege. Forschungbezogen liegen Schwerpunkte ebenfalls im Bereich Kompetenzentwicklung in der Simulation und Skills Lab Lehre. Für dieses Handbuch verfasste sie mit Katja Boguth das Kapitel zum Thema: „Praxisphasen in der hochschulischen Pflegeausbildung“.
E-Mail: theresa.forbrig@ash-berlin.eu

Karin Gäumann-Felix, lebt in der Schweiz. Sie ist Pflegefachfrau BScN und Erwachsenenbildnerin MAS A&PE. Sie arbeitet als Lehrperson an der Höheren Fachschule Pflege HFPO in Olten/Schweiz und ist seit Jahren maßgeblich an der Entwicklung und Implementierung des Comet-Kompetenzmodells in der Schweiz beteiligt. Für dieses Handbuch verfasste sie zusammen mit Daniel Hofer das Kapitel zum Thema: „Kompetenzorientierung – ein Unterrichtsbeispiel aus der Schweiz“.
E-Mail: karin.gaeumann@bbzolten.ch

Wolfram Gießler, lebt in Wuppertal. Er ist Krankenpfleger, Lehrer für Pflegeberufe, BBA und Organisationsberater für Personalentwicklung in Krankenhäusern und Pflegeeinrichtungen. Hierzu führt er Drittmittelprojekte durch u.a. im Förderprogramm Sozialpartnerrichtlinie des Bundesarbeitsministeriums. Für dieses Handbuch ist er Mitverfasser mit Peter Dehnbostel des Kapitels zum Thema: „Arbeitsintegrierte Berufsqualifizierung in der Pflege“.
E-Mail: wolfram.giessler@big-essen.de

Michael Goller, Dr., lebt und arbeitet in Paderborn. Er ist Akademischer Rat (a.Z.) in der Arbeitsgruppe Erziehungswissenschaft mit dem Schwerpunkt Bildungsmanagement und Bildungsforschung in der Weiterbildung an der Universität Paderborn und hat bereits Professuren an den Universitäten Bamberg und Jena vertreten. Er forscht zu Themen wie Lernen am Arbeitsplatz, berufliche Expertiseentwicklung sowie Digitalisierung von Arbeit.
Für dieses Handbuch verfasste er gemeinsam mit Bianca Steffen das Kapitel zum Thema: „Lernen auf der Schulstation“.
E-Mail: michael.goller@upb.de

Susanne Grundke, Prof. Dr., Professorin für Pflegewissenschaft und Klinische Pflege an der Ernst-Abbe-Hochschule Jena und Mitglied der Leitlinienkommission der Deutschen Gesellschaft für Pflegewissenschaft. Ihre Schwerpunkte: u. a. Pflege von Menschen mit Diabetes mellitus und Substanzabhängigkeit sowie berufsgruppenübergreifende Zusammenarbeit in der interdisziplinären Patientenversorgung. Für dieses Handbuch verfasste sie das Kapitel zum Thema: „Interdisziplinäres Lernen im Pflegestudium.“
E-Mail: susanne.grundke@eah-jena.de

Katrin Heeskens, lebt in Bad Liebenzell, ist Krankenschwester, Gesundheitswissenschaftlerin und Master in Management von Gesundheits- und Sozialeinrichtungen. Sie arbeitet an der DHBW, aktuell als Geschäftsführerin der Fachkommission Gesundheit und als Leitung der Wissenschaftlichen Weiterbildung am Studienzentrum Gesundheitswissenschaften & Management der DHBW Stuttgart. Für dieses Handbuch verfasste sie gemeinsam mit Bettina Flaiz das Kapitel: „Pflegebildung durch Praxisvorbilder".
E-Mail: katrin.heeskens@dhbw-stuttgart.de

Daniel Hofer, lebt in der Schweiz. Er war 25 Jahre in verschiedenen Arbeitsfeldern der Pflege tätig, ist Pflegefachmann, -lehrer, -bildungsmanager und leitet heute als Rektor die Gesundheitlich-Soziale Berufsfachschule des BBZ Olten. Er leitete von 2012 bis 2014 das Schweizer COMET-Projekt in der Pflegeausbildung, an dem sechs Höhere Fachschulen beteiligt waren. Für dieses Handbuch verfasste er zusammen mit Karin Gäumann-Felix das Kapitel zum Thema: „Kompetenzorientierung – ein Unterrichtsbeispiel aus der Schweiz".
E-Mail: daniel.hofer@dbk.so.ch

Nicola Hofmann, lebt in Aaalen und ist ausgebildete Gesundheits- und Krankenpflegerin; sie hat einen Bachelorabschluss in Nonprofit-, Sozial- & Gesundheitsmanagement und einen Masterabschluss in Pflegepädagogik. Sie ist wissenschaftliche Mitarbeiterin an der Hochschule Esslingen, Fakultät Soziale Arbeit, Bildung und Pflege. Ihre Arbeitsschwerpunkte liegen im Bereich der Berufsorientierung, des Ausbildungs- und Berufseinstiegs. Für dieses Handbuch verfasste sie zusammen mit Karin Reiber das Kapitel zum Thema: „Professionalität von Lehrenden der Fachrichtung Pflege".
E-Mail: Nicola.Hofmann@hs-esslingen.de

Ramona Hummel, Dr., lebt in Rüsselsheim am Main. Sie ist Heilerziehungspflegerin, Diplom Pflegewirtin, M. Sc. in Pflege – Advanced Practice Nursing und promoviert an der Philosophisch-Theologischen Hochschule Vallendar. Sie arbeitet als Ausbildungsleitung in einer Fachschule für Sozialwesen in der Fachrichtung Heilerziehungspflege. Ihre Arbeitsschwerpunkte: Erleben von Schmerz und Verletzlichkeit, Palliative Care in der Behindertenhilfe. Für dieses Handbuch verfasste sie das Kapitel zum Thema: „Gelingende Inklusion? Eine palliative Begleitung".
E-Mail: ramona_hummel@t-online.de

Christian Kißler, lebt in Altena (Westf.). Er hat einen Bachelorabschluss (B. A.) in den Fächern Erziehungswissenschaft und Biologie, einen Masterabschluss (M. A.) in Erziehungswissenschaft und einen weiteren Masterabschluss (M. A.) in Bildung und Medien: eEducation. Er arbeitet als wissenschaftlicher Mitarbeiter an der TU Dortmund. In Forschung und Lehre beschäftigt er sich insbesondere mit den Themen Lernstörungen, Autismus und Pflege. Für dieses Handbuch verfasste er das Kapitel zum Thema „Pflegequalifikationen Studierender der Sonderpädagogik und Rehabilitationswissenschaften".
E-Mail: christian.kissler@tu-dortmund.de

Zoé Klein, lebt in Köln. Sie ist wissenschaftliche Mitarbeiterin im Arbeitsbereich 2.6 – Pflegeberufe, Geschäftsstelle der Fachkommission nach dem Pflegeberufegesetz im Bundesinstitut für Berufsbildung in Bonn. Ihre Aufgabe ist die Öffentlichkeitsarbeit und der Wissenschaftsjournalismus mit Schwerpunkt Pflege. Für dieses Handbuch hat sie gemeinsam mit Miriam Peters und Leno Dorin das Kapitel „Digitalisierung in der (Alten-)Pflegeschule" verfasst.
E-Mail: Lena.Dorin@bibb.de

Helen Kohlen, Prof. Dr., lebt in Bremen, Professorin an der Pflegewissenschaftlichen Fakultät der Vinzenz Pallotti University in Vallendar; sie hat den Lehrstuhl für Care Policy und Ethik in der Pflege inne. Sie lehrt und forscht im Bereich der Klinischen Ethik und Palliative Care. Gender, Ethnizität und soziale Ungleich-

heit sind ihre Schwerpunktthemen. Sie ist ausgebildete Krankenschwester, Gesundheits- und Sozialwissenschaftlerin sowie Lehrerin an Berufsbildenden Schulen. Für dieses Handbuch verfasste sie das Kapitel „Pflegeethik".
E-Mail: hkohlen@pthv.de

Nadine Konopik, Prof. Dr., lebt in Frankfurt am Main. Sie ist Erziehungswissenschaftlerin und examinierte Krankenschwester. Von 2010 bis 2019 arbeitete sie in der Arbeitseinheit Interdisziplin. Seit 2019 ist sie Professorin für Angewandte Pflegewissenschaft und Studiengangleitung für den B.A. Angewandte Pflegewissenschaft der Katholischen Hochschule Freiburg. Dort vertritt sie am Institut für angewandte Forschung (IAF) als stellvertretende Sprecherin den Forschungsschwerpunkt Versorgungsforschung in Gerontologie, Pflege und Gesundheitswesen. Für dieses Handbuch verfasste sie das Kapitel zum Thema: „Gerontologische Pflege: Theorie, Forschung und Praxis".
E-Mail: Nadine.Konopik@kh-freiburg.de

Katrin Kunze, lebt in Bielefeld. Sie ist Ergotherapeutin und Berufspädagogin (M.A.). Aktuell ist sie Doktorandin im Graduiertenkolleg ILEGRA an der Universität Osnabrück und forscht zu interprofessioneller Ausbildung in den Gesundheitsberufen. Für dieses Handbuch verfasste sie mit Ursula Walkenhorst das Kapitel zum Thema „Interprofessionalität – Innovatives Lernen für den Gesundheitsbereich".
E-Mail: kakunze@uni-osnabrueck.de

Sofia Mallmann, lebt in Dormagen. Sie ist Krankenschwester, Lehrerin für Pflege und Gesundheit (M.A.), Promovendin an der Vinzenz Pallotti University in Vallendar. Sie arbeitet als Lehrerin für Pflege und Gesundheit an einer Pflegeschule in Köln. Arbeitsschwerpunkte: Leiblichkeit und Simulationen. Für dieses Handbuch verfasste sie gemeinsam das Kapitel zum Thema: „Simulationsprüfungen in der Pflegebildung – zwei Praxisbeispiele".
E-Mail: sofiamallmann@gmx.de

Pia Meißner, wissenschaftliche Mitarbeiterin, MSc Studiengang Bevölkerungsmedizin und Gesundheitswesen (Public Health), Hochschule Hannover, Fakultät V, Abteilung Pflege und Gesundheit. Für das Handbuch wirkte sie gemeinsam mit Mathias Bonse-Rohmann, Anneke Bühler, Christa Rustler und Katrin Schulze am Beitrag: „Gesundheitsförderung und Prävention: Tabakkonsum".

Regina H. Mulder, Prof. Dr., ist Professorin für Pädagogik an der Universität Regensburg. In ihrer Forschung fokussiert sie unterschiedliche Themengebiete der betrieblichen Aus- und Weiterbildung und das Lernen in Organisationen. Forschungsthemen in Bezug auf informelles Lernen umfassen u.a. das Lernen aus Fehlern und Feedback, innovatives Arbeitsverhalten, Team Learning, Effekte von neuen Technologien auf die Arbeit und die daraus resultierenden Folgen für ein Professional Development im Gesundheitswesen und anderen Domänen. Für das Handbuch Pflegebildung verfasste sie mit Veronika Anselmann den Beitrag „Pflegeteams: Kohäsion, informellen Lernaktivitäten und Performanz in Pflegeteams", der eine Studie zum informellen Lernen von Teams in der Pflege thematisiert.
E-Mail: regina.mulder@ur.de

Doris Nauer, Prof. Dr., Dr., habil., lebt in Berlin. Sie ist Professorin für Diakonische Theologie und Pastoraltheologie an der Philosophisch-Theologischen Hochschule Vallendar (PTHV) dnauer@pthv.de. Schwerpunktthemen: Christliche Unternehmenskultur: „Christlich drin, wo christlich draufsteht?"; Spiritual Care: „Konkurrenz oder neuer Partner für die professionelle Seelsorge?" Für dieses Handbuch verfasste sie das Kapitel zum Thema: „Spiritualität und Spirituale Care in der Pflege".
E-Mail: dnauer@pthv.de

Miriam Peters, Dr., lebt bei Bonn. Sie ist Leiterin des Forschungsprogramms zur Pflegebildung und zum Pflegeberuf im Arbeitsbereich

Pflegeberufe, Geschäftsstelle der Fachkommission nach dem Pflegeberufegesetz im Bundesinstitut für Berufsbildung in Bonn. Sie forscht zu Fragen der Digitalisierung der Pflegebildung sowie zur Durchlässigkeit des Bildungssystems in der Pflege. Für dieses Handbuch verfasste sie zusammen mit Lena Dorin und Zoe Klein das Kapitel zum Thema: „Digitalisierung in der (Alten-)Pflegeschule".
E-Mail: Miriam.Peters@bibb.de

Felix Rauner, Prof. Dr. h.c., Leiter der Forschungsgruppe Berufsbildungsforschung (I:BB) an der Universität Bremen sowie Advisory Professor an der East China University in Shanghai. Seine Forschungsschwerpunkte sind die international vergleichende Berufsbildung unter den spezifischen Aspekten der Kompetenzdiagnostik und Kompetenzentwicklung in der beruflichen Bildung. Für dieses Handbuch verfasste er das Kapitel zum Thema: „Messen beruflicher Kompetenzen von Pflegefachkräften".
E-Mail: felix.rauner@gmail.com

Karin Reiber, Prof. Dr., lebt in Tübingen und ist Professorin an der Hochschule Esslingen, Fakultät Soziale Arbeit, Bildung und Pflege, Institut für Gesundheits- und Pflegewissenschaften. Ihre Denommination bezieht sich auf die Erziehungswissenschaft mit den Schwerpunkten Berufspädagogik und Berufliche Didaktik der Pflegeberufe. Ihre Forschungsschwerpunkte sind: die berufliche und berufspädagogische Kompetenzentwicklung in der Domäne Pflege sowie Berufliche Bildung im Kontext von Professionalisierung und Fachkräftesicherung. Für dieses Handbuch verfasste sie zusammen mit Nicola Hofmann das Kapitel zum Thema: „Professionalität von Lehrenden der Fachrichtung Pflege".
E-Mail: Karin.Reiber@hs-esslingen.de

Birgit Riegraf, Prof. Dr., ist Professorin für Allgemeine Soziologie an der Fakultät für Kulturwissenschaften der Universität Paderborn. Seit 2018 ist sie Präsidentin der Universität Paderborn. Sie forscht u.a. zu Fragen von Care und Care-Arbeit, Ungleichheits-, Gerechtigkeits-Geschlechterfragen, Wissenschafts- und Hochschulforschung. Für dieses Handbuch verfasste sie gemeinsam mit Lena Weber das Kapitel zum Thema: „Geschlechterkonstruktionen und Care Arbeit".
E-Mail: birgitt.riegraf@uni-paderborn.de

Christa Rustler, lebt in Berlin. Sie ist Krankenschwester, Pflegelehrerin und hat Gesundheitskommunikation studiert (BSc). Sie ist Geschäftsführerin des Deutschen Netzes Rauchfreier Krankenhäuser & Gesundheitseinrichtungen e.V. worüber sie Konzepte zur Reduktion des Tabakkonsums im Gesundheitswesen entwickelt und implementiert. Für das Handbuch wirkte sie gemeinsam mit Mathias Bonse-Rohmann, Anneke Bühler, Pia Meißner und Katrin Schulze am Beitrag: „Gesundheitsförderung und Prävention: Tabakkonsum".
E-Mail: rustler@rauchfrei-plus.de

Katrin Schulze, Dr., Pädagogik (M.A.), wissenschaftliche Mitarbeiterin am Hamburger Zentrum für Universitäres Lehren und Lernen, Arbeits- und Forschungsgebiete: Gesundheitsförderung und Tabakprävention in der Pflege, Persönlichkeit und Sucht, Professionalisierung der Hochschuldidaktik. Für das Handbuch wirkte sie gemeinsam mit Mathias Bonse-Rohmann, Anneke Bühler, Pia Meißner und Katrin Schulze am Beitrag: „Gesundheitsförderung und Prävention – empirische Beiträge für die berufliche und akademische Bildung der Gesundheits- und Pflegeberufe".
E-Mail: katrin.schulze@uni-hamburg.de

Astrid Seltrecht, Prof. Dr., Inhaberin des Lehrstuhls Berufliche Didaktik personenbezogener Berufe an der Otto-von-Guericke-Universität Magdeburg. Sie forscht und lehrt u.a. im Bereich der Pflegedidaktik und Pflegewissenschaft. Für dieses Handbuch verfasste sie zusammen mit Laura Arndt das Kapitel zum

Thema „Computerbezogene Selbstwirksamkeit im Kontext Schule".
E-Mail: astrid.seltrecht@ovgu.de

Lesya Skintey, Dr. lebt in Köln. Sie ist als wissenschaftliche Mitarbeiterin (postdoc) am Institut für Germanistik der Universität Koblenz-Landau (Campus Koblenz) tätig. Ihre Arbeits- und Forschungsschwerpunkte liegen in den Bereichen Deutsch als Fremd- und Zweitsprache, Mehrsprachigkeit, Lehrer*innenprofessionalisierung im Bereich Deutsch als Zweitsprache und sprachsensibler Fachunterricht, Implementierung und Multiplikation von Konzepten sprachlicher Bildung sowie qualitative Forschungsmethoden.
Für dieses Handbuch verfasste sie gemeinsam mit Maria A. Marchwacka das Kapitel zum Thema: „Lehrer*innenbildung: Sensibilisierung für Sprachregister".
E-Mail: skintey@uni-koblenz.de

Bianca Steffen, lebt in Paderborn. Sie hat Medienwissenschaft, Gender Studies und Erziehungswissenschaft studiert. Sie arbeitet als wissenschaftliche Mitarbeiterin in der AG „Bildungsmanagement und Bildungsforschung in der Weiterbildung" an der Universität Paderborn. Für dieses Handbuch verfasste sie gemeinsam mit Michael Goller das Kapitel zum Thema „Lernen auf der Schulstation".
E-Mail: bianca.steffen@uni-paderborn.de

Charlotte Uzarewicz, Prof. Dr., ist Krankenschwester, Ethnologin M.A., Soziologin, Professorin für Pflegewissenschaft an der Katholischen Stiftungshochschule München, Arbeitsschwerpunkte: Leibphänomenologie, Körpertheorie, Raumkonzepte für das Gesundheitswesen Transkulturelle Pflege. Für dieses Handbuch verfasste sie das Kapitel zum Thema: „Körper und Leib in der Pflege – mehr als nur Anatomie".
E-Mail: charlotte@uzarewicz.de

Franz Wagner, Dr. h.c., lebt in Berlin. Er ist Gesundheits- und Krankenpfleger, Lehrer für Pflegeberufe. Er war mehr als 20 Jahre Bundesgeschäftsführer des Deutschen Berufsverbandes für Pflegeberufe und von 2017 bis 2021 Präsident des Deutschen Pflegerates. Seine Arbeitsschwerpunkte waren Intensivpflege und Pflegeausbildung. Später dann Berufspolitik. Seine Fachexpertise umfasst Gesundheits- und Pflegepolitik national und international sowie Pflegebildung und Qualitätssicherung. Für dieses Handbuch verfasste er das Geleitwort: *„Vorbehaltene Aufgaben und Zukunft der Pflege"*
E-Mail: fralwa@icloud.com

Ursula Walkenhorst, Prof. Dr., lebt in Dortmund. Sie ist Professorin an der Universität Osnabrück und hat den Lehrstuhl für ‚Didaktik der Humandienstleistungen' inne. Sie ist studierte Erziehungs- und Gesundheitswissenschaftlerin und forscht zu Themen der Akademisierung der Gesundheitsberufe in Bildung und Versorgung. Für dieses Handbuch verfasste sie mit Katrin Kunze das Kapitel zum Thema „Interprofessionalität – Innovatives Lernen für den Gesundheitsbereich".
E-Mail: ursula.walkenhorst@uni-osnabrueck.de

Anja Walter, Prof. Dr., lebt in der Lausitz. Sie ist Professorin für Gesundheit und Pflege / Berufliche Didaktik im beruflichen Lehramtsstudiengang Gesundheit und Pflege an der Technischen Universität Dresden, Pflegepädagogin, Krankenschwester und Supervisorin. Ihre Arbeitsschwerpunkte sind Berufsfeldanalysen, phänomenologische Fallarbeit und Professionalisierung der Lehrer*innenbildung Gesundheit und Pflege. Für dieses Handbuch verfasste sie gemeinsam mit Nadin Dütthorn, Maria A. Marchwacka, Roland Brühe und Wolfgang von Gahlen-Hoops den Beitrag „Ein digitales hochschulübergreifendes Projekt zur Fallarbeit".
E-Mail: anja.walter@tu-dresden.de

Lena Weber, Dr., ist Teamleitung des Center of Excellence Women and Science (CEWS) bei GESIS-Leibnitz-Institut für Sozialwissenschaf-

ten, Köln. Ihre Forschungsschwerpunkte sind zu Digitalisierung von Arbeit, Care-Arbeit, geschlechtliche Arbeitsteilung, universitäre Gleichstellungspolitiken, Ökonomisierung der Wissenschaft. Für dieses Handbuch verfasste sie gemeinsam mit Birgit Riegraf das Kapitel zum Thema: „Geschlechterkonstruktionen und Care Arbeit".
E-Mail: lena.weber@gesis.de

Wolfgang von Gahlen-Hoops, Prof. Dr., Krankenpfleger, Diplom Pflegelehrer, Staatsexamen im Lehramt für berufsbildende Schulen Pflegewissenschaft/ev. Religion, Promotion zum mit der Schrift „Pflege als Performance – zum Darstellungsproblem des Pflegerischen". Er arbeitet als Professor für Didaktik der Pflege und Gesundheitsberufe an der Christian-Albrechts-Universität zu Kiel und ist studiengangverantwortlich für den Master Pflegepädagogik. Derzeitige Forschungsthemen sind u.a. Interprofessionelles Lehren und Lernen, Umschüler*innen in der Pflege und Soziale Ordnungen des Sterbens und des Todes. Für dieses Handbuch verfasste er gemeinsam mit Anja Walter, Nadin Dütthorn, Maria A. Marchwacka und Roland Brühe das Kapitel „Ein digitales hochschulübergreifendes Projekt zur Fallarbeit in der Lehrer*innenbildung Pflege und Gesundheit."
E-Mail: wvgh@allgemeinmedizin.uni-kiel.de

Sachwortverzeichnis

C

D

E

F